DIE IMMUNITÄTSFORSCHUNG

ERGEBNISSE UND PROBLEME
IN EINZELDARSTELLUNGEN

HERAUSGEGEBEN VON

PROF. DR. R. DOERR

BASEL

BAND III

DIE ANTIGENE

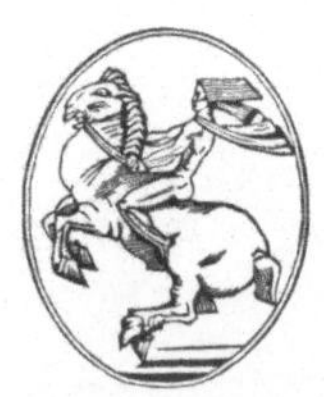

SPRINGER-VERLAG WIEN GMBH 1948

DIE ANTIGENE

VON

R. DOERR

BASEL

MIT 3 TEXTABBILDUNGEN

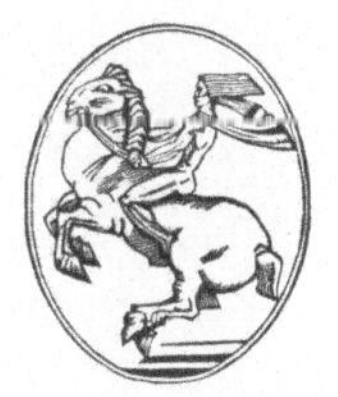

SPRINGER-VERLAG WIEN GMBH 1948

ISBN 978-3-662-40952-7   ISBN 978-3-662-41436-1 (eBook)
DOI 10.1007/978-3-662-41436-1

Inhaltsverzeichnis.

I. Definition.

Als „*Antigene*" bezeichnet man Substanzen, welche, wenn sie dem tierischen Organismus in geeigneter Weise einverleibt werden, die Bildung von Antikörpern, d. h. von Stoffen hervorrufen, welche im Blutplasma auftreten und mit den Antigenen, denen sie ihre Entstehung verdanken, spezifisch reagieren.

Antigen bedeutet also „*Antikörperbildner*". Der Terminus wurde von L. Deutsch in die immunologische Nomenklatur eingeführt und ist aus dem Bestreben entstanden, das deutsche Wort „Antikörperbildner" ins Griechische zu übertragen. Da „Antisomatogen" zu lang und daher zu unbequem schien, schlug Deutsch (1899) die Kontraktion „Antigen" vor, die auch sofort als praktische Neuerung Eingang fand. Zu jener Zeit sah man in den Agglutininen, Präzipitinen, Antitoxinen usw. durchaus verschiedene Stoffe und differenzierte dementsprechend die ihre Produktion auslösenden Substanzen in Agglutinogene, Präzipitinogene, Toxine usf. [vgl. u. a. L. Deutsch (Detre) und C. Feistmantel (1903)]. Es ist aber für den, welcher die ganze Entwicklungsgeschichte der Immunitätsforschung miterlebt hat, keine Frage, daß die Subsumierung der scheinbaren Mannigfaltigkeit unter den übergeordneten Begriff der „Antigene" ein erster, wenn auch nur rein formaler Schritt auf dem Wege war, der schließlich zur Aufstellung der Theorie von der Einheitlichkeit der Antikörper fuhrte.

II. Antigene und Haptene.

In der obigen Definition ist die Aussage enthalten, daß jedes Antigen *zwei Wirkungsqualitäten* besitzt, nämlich die Fähigkeit, die Bildung von Antikörpern anzuregen (*die „produktive Antigenfunktion" oder das „Immunisierungsvermögen"*) und die Eigenschaft, mit diesen Antikörpern abzureagieren (das *„Bindungsvermögen"*). Unter experimentellen wie unter natürlichen Bedingungen stößt man jedoch auf Substanzen, welche nur das spezifische Bindungsvermögen aufweisen; man nennt sie nach dem Vorschlage von K. Landsteiner (1921) *Haptene*, zuweilen auch *Halbantigene* oder *Partialantigene*, im Gegensatz zu den nach beiden Richtungen funktionierenden *Vollantigenen*.

Um das spezifische Bindungsvermögen eines Haptens im Reagenzglase festzustellen, muß man im Besitz des zugehörigen Antikörpers (bzw. des antikörperhaltigen Immunserums) sein, und da dieser mit Hilfe des Haptens infolge seiner funktionalen Unvollkommenheit nicht gewonnen werden kann, muß ein Vollantigen ausfindig gemacht werden, welches einen Antikörper von der erforderlichen spezifischen Affinität zum Hapten liefert. Wie dies zu verstehen ist, soll durch ein Beispiel erläutert werden.

Die Kapsel-Polysaccharide der Pneumokokken verhalten sich, von wenigen Ausnahmen abgesehen, wie reine Vitro-Antigene (Haptene)[1]. Sie immunisieren nicht und erzeugen keine Antikörper. In den typenspezifischen Pneumokokken sind sie aber als Vollantigene von gleicher Spezifität vorhanden, wahrscheinlich an ein bei allen Typen identisches Protein gebunden; wenn man daher Kaninchen mit typenspezifischen Pneumokokken immunisiert, bekommt man Antisera, welche mit den reinen Polysacchariden unter Bildung spezifischer Präzipitate reagieren. Die Haptene lassen sich auf diese Art noch in minimalen Konzentrationen identifizieren; die gereinigten Polysaccharide der Pneumokokken geben noch in Dilutionen von 1 : 5 bis 6 Millionen spezifische Niederschläge, vorausgesetzt, daß ein Immunserum von hohem Titer zur Verfügung steht [M. HEIDELBERGER und O. T. AVERY (1923, 1924), HEIDELBERGER, W. F. GOEBEL und AVERY (1925 a, b)].

Haptene können natürlich nicht nur bei der Präzipitation, sondern bei allen serologischen Vitro-Reaktionen in Aktion treten, für welche definitionsgemäß nicht mehr als ihr Bindungsvermögen, ihre spezifische Affinität zum Antikörper notwendig ist. Diese Eigenschaft genügt auch,

---

[1] Menschen reagieren auf die intracutane oder subkutane Injektion der Polysaccharide verschiedener Pneumokokkentypen mit der Bildung von Antikörpern (Präzipitinen), im Gegensatze zu den negativen Resultaten, die man beim Kaninchen und beim Meerschweinchen verzeichnet. Seit das Verhalten des Menschen von T. FRANCIS und W. S. TILLETT (1930) erstmalig beobachtet wurde, hat man wiederholt versucht, die Differenz gegenüber den Versuchstieren zu erklären, meist in dem Sinne, daß der Mensch durch vorausgehende Infektionen sensibilisiert wird, so daß er auf sonst unwirksame Reize anspricht, oder daß im Organismus desselben Substanzen von Pneumokokken, z. B. die allen Pneumokokken gemeinsame C-Substanz, vorhanden sind, welche das zugeführte Polysaccharid zum Vollantigen ergänzen, so daß eine Art „Kombinationsimmunisierung" zustandekommt. Beim Menschen genügt jedenfalls in manchen Fällen die Injektion minimaler Dosen (weniger Hundertstel eines Milligramms), um eine kräftige Antikörperproduktion auszulösen, und der Antikörpergehalt des Serums kann sich 5 bis 8 Monate auf der erreichten Höhe halten, um dann langsam — zuweilen erst binnen 2 Jahren — auf Null abzusinken. Merkwürdig und nicht befriedigend begründet ist die Tatsache, daß eine zweite, nach dem völligen Verschwinden des durch die Erstinjektion erzeugten Antikörpers vorgenommene Polysaccharidinjektion ("injection de rappel", amerik. "booster injection") keinen Erfolg hat [M. HEIDELBERGER, COLIN MACLEOD, S. J. KAISER und B. ROBINSON (1946)].

um den anaphylaktischen Schock auszulösen, wenn das Tier aktiv oder passiv „sensibilisiert", d. h. im Besitze des Antikörpers ist. Der anaphylaktische Schock ist ja nichts anderes als eine in den Organismus eines Versuchstieres verlegte Antigen-Antikörper-Reaktion [E. FRIEDBERGER (1909), R. DOERR und V. RUSS (1909 b)].

So erklären sich die Experimente von J. TOMCSIK und T. J. KUROTSCHKIN (1928). J. TOMCSIK (1927) hatte aus einem Stamm von Bact. lactis aerogenes eine kohlehydratartige Substanz isoliert, welche mit einem Immunserum, das er durch Behandlung von Kaninchen mit den Vollbakterien erhalten hatte, noch in sehr starken Verdünnungen Präzipitation und Komplementbindung gab. Es gelang nicht, Meerschweinchen mit dem spezifischen Kohlehydrat aktiv zu immunisieren („sensibilisieren"); wurden die Tiere aber mit dem Immunserum vom Kaninchen *passiv* präpariert, so wirkte die intravenöse Injektion minimaler Mengen des bakteriellen Haptens (0,000033 g) tödlich und der Uterus passiv sensibilisierter Meerschweinchen reagierte im Schultz-Daleschen Versuch auf Hapten-Verdünnungen von 1 : 20,000.000 [J. TOMCSIK (1927 b), TOMCSIK und KUROTSCHKIN (1928)]. Derartige Versuche mit Haptenen bakterieller Provenienz wurden mit demselben Resultat auch von R. C. LANCEFIELD (1928), von O. T. AVERY und W. S. TILLET (1929) und W. T. J. MORGAN (1932) ausgeführt.

K. LANDSTEINER hatte ursprünglich angenommen, daß sich die Antigene von den Haptenen auch in *chemischer Beziehung* grundsätzlich unterscheiden. Die Antigene sollten durchwegs zu den hochmolekularen Proteinen gehören, die Haptene dagegen eiweißfreie Substanzen sein. In der letzten Auflage seines bekannten Werkes "The specificity of serological reactions" (1945) hat jedoch LANDSTEINER selbst (l. c., S. 110) anerkannt, daß sich diese scharfe Abgrenzung nicht mehr aufrechterhalten läßt, weil bei gewissen nicht-proteiden Stoffen immunisierende Fähigkeiten nachgewiesen werden konnten, z. B. beim Acetylpolysaccharid der Pneumokokken vom Typus I (s. S. 75), und weil man bei der Spaltung von komplexen Vollantigenen Produkte erhält, deren produktive Antigenfunktion graduelle Abstufungen zeigt. Man könne daher die Frage aufwerfen, ob die Beibehaltung des Ausdruckes „Hapten" in Ermangelung einer präzisen Definition überhaupt noch gerechtfertigt sei, ganz einfache chemische Verbindungen ausgenommen. LANDSTEINER, und man wird ihm wohl zustimmen dürfen, entscheidet sich in konservativem Sinne, da der Haptenbegriff die Tatsache zum Ausdruck bringt, daß serologische Reaktivität und antigene Funktion zwei verschiedene Eigenschaften sind, und weil der Ausdruck auch zweckmäßig ist, um von den Vollantigenen reagierende Teile derselben zu unterscheiden, welche im Vergleich zur Muttersubstanz keine oder nur schwache antigene Fähigkeiten besitzen. Wollte man — entgegen dem Sprachgebrauch und der Etymologie — auch Substanzen als Antigene bezeichnen, welche (wie die sogenannte Wassermann-Substanz oder präzipitable einfache Verbindungen) nur noch in vitro mit Antiserum reagieren, so würde man die Nomenklatur ohne zwingenden Grund komplizieren.

Seit den klassischen Untersuchungen von FR. OBERMAYER und E. P. PICK (1906) wußte man, *daß man natürlichen Eiweißantigenen durch chemische Eingriffe eine andere Spezifität aufprägen kann, welche im allgemeinen durch die Art der chemischen Operation bestimmt wird;* durch Jodieren oder Nitrieren der verschiedensten Proteine konnten OBERMAYER und PICK Produkte gewinnen, welche sich durch eine gemeinsame „Jod- oder Nitro-Spezifität" auszeichneten. Es war ferner festgestellt worden, daß arteigenes Serum, welches keine Antikörperbildung auszulösen vermag, durch die genannten Eingriffe diese Fähigkeit erwirbt und sich dann immunologisch so verhält wie artfremdes, der gleichen chemischen Behandlung unterworfenes Serum. Auf diese beiden Voraussetzungen baute alsbald A. WOLFF-EISNER (1907) die Theorie auf, daß die sogenannten Arzneiidiosynkrasien auf einer Sensibilisierung des Organismus mit Substanzen beruhen könnten, welche zwar an sich nicht antigen sind, die aber durch die Reaktion mit körpereigenem Eiweiß diesem die Eigenschaften eines chemospezifischen Vollantigens verleihen. Den experimentellen Beweis für diese Vermutung erbrachte aber erst LANDSTEINER mit seinen Mitarbeitern, indem er zeigte, daß gewisse, sehr einfach gebaute chemische Substanzen, wie mit Cl oder NO_2 substituierte Benzole, Acylchloride, Picrylchlorid, wenn sie Meerschweinchen als solche intracutan injiziert werden, nicht nur eine allgemeine Sensibilität der Haut gegen die Applikation dieser Substanzen, sondern auch die Entstehung von Präzipitinen und von anaphylaktischen Antikörpern hervorrufen, welche letztere sich passiv auf normale Meerschweinchen übertragen lassen [K. LANDSTEINER und J. JACOBS (1936), LANDSTEINER und W. M. CHASE (1937, 1940, 1941)]. Es wird also ein Hapten im tierischen Organismus in ein Vollantigen umgesetzt; die Definition der „Antigene", welche an den Beginn dieser Abhandlung gesetzt wurde, umfaßt diesen Fall, da sie nur verlangt, daß die als Antigen anzuerkennende Substanz „durch ihre Einverleibung" zur Antikörperbildung führt, und sich nicht darüber ausspricht, ob das Immunisierungsvermögen schon von Haus aus vorhanden ist oder erst nach der Einverleibung zustandekommt. Man kann daher die oben angeführten einfachen chemischen Verbindungen sowie andere, welche sich ebenfalls als „Antikörperbildner" ausweisen, definitionsgemäß als Antigene bezeichnen, was auch K. LANDSTEINER (1945, S. 202) mit einer etwas geänderten Motivierung für zulässig hält.

Wie dies K. LANDSTEINER und J. JACOBS (1936) durch vergleichende Versuche mit durch Halogene substituierten und nitrierten Benzolen feststellen konnten, ist die Fähigkeit einfacher chemischer Verbindungen, Meerschweinchen spezifisch zu sensibilisieren und Antikörper zu produzieren, durch den Besitz von lose gebundenem Cl oder NO_2 bedingt, welcher die Reaktion mit organischen Stoffen erleichtert oder ermöglicht; das kam auch dadurch zum Ausdruck, daß die wirksamen Benzolverbindungen mit Anilin (durch Vermittlung der Aminogruppe) Substitutionsprodukte gaben und in alkalischer Lösung (Natriummethylat oder Natriumaethylat) Halogen abspalteten. Andere Benzolderivate, welche nicht sensibilisieren, verhielten sich gegen Anilin und gegen alkalische Lösungsmittel negativ. Für die im Organismus erfolgende Umsetzung in Vollantigene müssen somit einfache chemische Stoffe durch ihre Struktur disponiert sein, sei es in der ursprünglichen Form, in welcher sie in den Körper gelangen, sei es, daß sie zunächst im Organismus chemische Veränderungen erleiden und erst dadurch die sensibilisierende Fähigkeit gewinnen, wie dies von F. NITTI und D. BOVET (1936) für das p-sulfamido-Chrysoidin (Rubiazol) gezeigt wurde. Sind diese Bedingungen nicht erfüllt, so verhält sich das Chemical wie ein reines oder „absolutes" Hapten; will man eine demselben entsprechende spezifische Sensibilisierung oder die Produktion eines auf dasselbe eingestellten chemo-spezifischen Antikörpers auch unter solchen Umständen erreichen, so muß man die chemische Gruppe außerhalb des Organismus in das Molekül eines antigenen Eiweißmoleküles einführen [FR. OBERMAYER und E. P. PICK (1906)] oder an ein solches ankuppeln (Azoproteinverfahren).

Einen experimentellen Beitrag zu dieser Frage haben in neuerer Zeit P. G. H. GELL, C. R. HARINGTON und R. P. RIVERS (1946) geliefert. Die Versuchsergebnisse dieser Autoren und die aus ihnen gezogenen Schlüsse, soweit sie experimentell fundiert sind, gehen im Prinzip nicht über die Hypothese von WOLFF EISNER und ihre sachliche Begründung durch OBERMAYER und E. P. PICK sowie durch LANDSTEINER und seine Mitarbeiter hinaus. GELL, HARINGTON und RIVERS verwendeten zu ihren Tierversuchen Substanzen, die im allgemeinen komplizierter gebaut waren als die von LANDSTEINER und CHASE geprüften chemischen Verbindungen; sie wurden so gewählt, daß ihre leichte Kuppelungsfähigkeit mit Proteinen a priori gesichert war, was bei der kritischen Bewertung der Resultate natürlich berücksichtigt werden muß. Von den acht verwendeten Substanzen seien zwei als Beispiele angeführt:

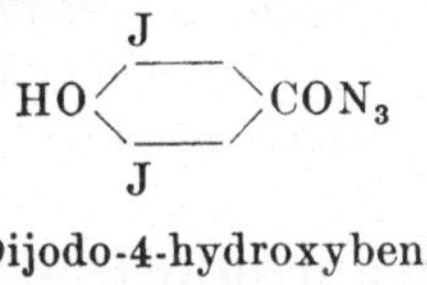

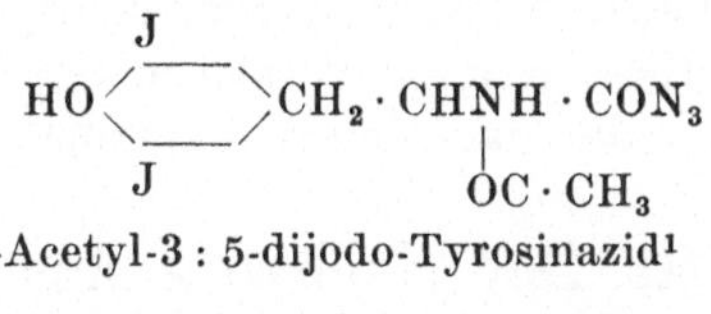

$$\text{HO} \overset{\text{J}}{\underset{\text{J}}{\diamondsuit}} \text{CON}_3 \qquad\qquad \text{HO} \overset{\text{J}}{\underset{\text{J}}{\diamondsuit}} \text{CH}_2 \cdot \underset{\underset{\text{OC}\cdot\text{CH}_3}{|}}{\text{CHNH}} \cdot \text{CON}_3$$

3 : 5-Dijodo-4-hydroxybenzazid[1]   N-Acetyl-3 : 5-dijodo-Tyrosinazid[1]

Alle acht Substanzen vermochten, intracutan injiziert, Meerschweinchen zu sensibilisieren, so daß ihre Haut auf den Kontakt mit der verwendeten Verbindung spezifisch reagierte, und erzeugten zum Teile einen typischen

---

[1] Als „Azide" werden Verbindungen bezeichnet, welche die Gruppe CON_3 enthalten.

anaphylaktischen Zustand. Wurden Kaninchen intraperitonal mit diesen Stoffen immunisiert, so bildeten sie spezifische Präzipitine, welche mit dem an Gelatine gebundenen Stoff Niederschläge gaben. Die Präzipitine entstanden oft schon nach wenigen (6 bis 9) Injektionen, hatten zum Teil einen hohen Titer, *hielten sich aber im Blute der Kaninchen nur kurze Zeit;* sie erreichten das Maximum schon am 3. bis 4. Tage nach der letzten Injektion und nahmen innerhalb einer Woche bereits erheblich ab. Daß auf diese Art zum ersten Male die Möglichkeit nachgewiesen wurde, durch die parenterale Injektion einfacher chemischer Verbindungen die Produktion von zirkulierenden Antikörpern auszulösen, stimmt insoferne nicht, als LANDSTEINER den durch Picrylchlorid induzierten anaphylaktischen Zustand mit dem Serum der sensibilisierten Meerschweinchen auf normale übertragen konnte; das passiv anaphylaktische Experiment ist ein ebenso gültiger Beweis für das Vorhandensein von zirkulierendem Antikörper wie eine Präzipitation in vitro; übrigens hat LANDSTEINER auch die Bildung von Präzipitinen bereits beobachtet. GELL, HARINGTON und RIVERS schlagen für chemische Verbindungen von bekannter Konstitution, welche in der beschriebenen Art sensibilisierend wirken und Antikörper erzeugen, den Namen "Pro-Antigene" vor, was nur neue Diskussionen über die gegenseitige Abgrenzung von Haptenen, Proantigenen und Antigenen entfesseln könnte und schon aus diesem Grunde abzulehnen ist.

Die von WOLFF-EISNER konzipierte und K. LANDSTEINER unter Beweis gestellte *Conjugationshypothese* läßt sich nicht auf alle Fälle überzeugend anwenden, in welchen Tiere durch reine und einfach gebaute chemische Verbindungen sensibilisiert werden konnten. Die Sensibilisierung von Meerschweinchen gegen Chinin [LANDSTEINER und A. A. DI SOMMA (1940)] ist auf diese Weise, wie LANDSTEINER (1945, S. 201) selbst zugibt, jedenfalls nicht so leicht zu erklären, wie die positiven Resultate, die mit Acylchloriden, Picrylchlorid, Säureanhydriden, Benzylchloriden oder Diazomethan erzielt wurden, mit Verbindungen, deren starke und schnelle Reaktionsfähigkeit schon in vitro demonstriert und mit ihrer chemischen Struktur zwanglos in Konnex gebracht werden kann. Auch entsprechen die Ergebnisse der Tierversuche nur im allgemeinen den Beobachtungen über die sogenannten Arzneiidiosynkrasien des Menschen [M. SULZBERGER und BAER (1938, 1939), G. MIESCHER (1946)] in dem Sinne, daß Substanzen, welche Tiere leicht und schon in geringen Mengen sensibilisieren, auch beim Menschen häufig chemospezifische Allergien hervorrufen; doch sind die Fälle, in welchen die Hypothese WOLFF-EISNERS zu versagen scheint, beim Menschen häufiger als man dies nach den tierexperimentellen Erfahrungen annehmen würde.

III. Der Nachweis der Antikörperproduktion.

Wenn man die Antigene als Substanzen definiert, welche die Entstehung von spezifischen Antikörpern hervorrufen, muß man sich darüber im klaren sein, durch welche Mittel man sich die Überzeugung verschaffen kann, daß die Antikörperproduktion nach Einverleibung einer vorgelegten Substanz tatsächlich eingetreten ist. Zu diesem Zweck stehen uns nur zwei Methoden zur Verfügung, nämlich a) die Untersuchung des Serums der behandelten Tiere; b) die Feststellung, daß sich die Reaktionsfähigkeit der Gewebe gegen den zur Vorbehandlung verwendeten Stoff spezifisch geändert hat.

a) Die Untersuchung des Serums der vorbehandelten Tiere.

Durch die *physikalische oder chemische Untersuchung der Sera* läßt sich nicht feststellen, daß sie Antikörper enthalten. Nach der herrschenden, gut fundierten Auffassung sind die Antikörper, die im Blutplasma auftreten, Globuline, welche sich chemisch von den normalen Plasma- bzw. Serumglobulinen nicht unterscheiden lassen. Bei der elektrophoretischen Analyse antikörperhaltiger Sera treten allerdings gewisse Veränderungen zutage, welche der Globulinbestand der korrespondierenden Normalsera infolge der Antikörperbildung erlitten haben muß; da aber gleiche oder ähnliche Veränderungen auch bei verschiedenen pathologischen Prozessen gefunden wurden, welche mit einer Antikörperbildung nicht in Beziehung gebracht werden können, vermag das elektrophoretische Diagramm keinen Aufschluß zu geben, ob das im Vergleich zur Norm geänderte Bild auf Antigenwirkung bzw. auf den Antikörpergehalt des untersuchten Serums zurückgeführt werden darf.

Unter diesen Umständen kann der Nachweis von Antikörper in einem Serum *nur durch seine Reaktion mit dem zur Vorbehandlung benutzten Antigen* erbracht werden. Serum und Antigenlösung werden miteinander vermischt oder auch durch Überschichtung des spezifisch schwereren Serums mit der leichteren Antigenlösung in flächenhaften Kontakt gebracht; ist die Reaktion positiv, so tritt im Reaktionsgemisch eine Trübung auf, die sich bei hinreichender Reaktionsstärke zu sedimentierenden Flocken verdichtet, oder es bildet sich an der Berührungsfläche der Reaktionskomponenten eine Trübung, die von außen betrachtet Ringform hat (Ringprobe). Diese Reaktion wird als *Präzipitin-Reaktion* oder zur Unterscheidung von andersartigen Niederschlagsbildungen als *Immunpräzipitation* bezeichnet; das Serum nennt man „präzipitierendes Serum" oder kurz „Präzipitin", das Antigen „präzipitable Substanz".

Diese Ausdrücke sind sachlich unrichtig, schon aus dem Grunde, weil sich sowohl der Antikörper als auch das Antigen an der Bildung des Reaktionsproduktes (des „Präzipitates") beteiligen. Wenn durch Einleiten von CO_2 in eine Lösung von $Ba(OH_2)$ ein Niederschlag von unlöslichem Baryumcarbonat entsteht, wird es wohl niemandem einfallen, der CO_2 eine aktive („präzipitierende") Rolle und dem Aetzbaryt die passive Eigenschaft einer „präzipitierbaren" Substanz zuzuschreiben; beide Faktoren sind für die Entstehung des Niederschlages gleich wichtig und werden entsprechend unseren Kenntnissen nach ihrer chemischen Struktur bezeichnet. Das wäre bei der Immunpräzipitation nur für das Antigen und auch für dieses nur dann durchführbar, wenn es sich um chemisch bekannte oder zumindest reine und nach ihrer Herkunft bezeichnete Stoffe (Ovalbumin, bakterielle Polysaccharide) handeln würde. Für den „Antikörper" steht uns kein anderer Name als eben dieser zur Verfügung. In der Handwerkssprache des immunologischen Laboratoriums erweist es sich aber als zweckmäßig, ja, wenn man lange Umschreibungen vermeiden will, geradezu als notwendig, das Antiserum, welches wir zur Anstellung einer Immunpräzipitation verwenden wollen, durch einen besonderen Terminus zu kennzeichnen, und das leistet dann das Wort „Präzipitin", dem als Gegenstück, wieder nur zum Zweck bequemer Verständigung, die „präzipitable Substanz" zugeordnet wird. Die Niederschlagsbildung ist bloß eine Begleiterscheinung der Antigen-Antikörper-Reaktion und hängt nicht von besonderen („präzipitierenden") Eigenschaften des Antikörpers, sondern von der Beschaffenheit und vom Verteilungszustand des Antigens, von der Mitwirkung von Lipoiden sowie von den gewählten Reaktionsbedingungen ab [J. BORDET (1910, 1920, 1929), R. DOERR und V. RUSS (1909), R. DOERR und C. HALLAUER (1926a, b, 1927), R. DOERR (1929), F. S. JONES (1927, 1928a, b), H. ZINSSER (1921), H. R. DEAN (1912, 1916), F. L. HORSFALL und KENNETH GOODNER (1936a b), M. HEIDELBERGER und E. A. KABAT (1938) u. a.].

Die *Niederschlagsbildung* (*Präzipitation*) ist ein recht zuverlässiger Indikator des Ablaufes einer Antigen-Antikörper-Reaktion, wenn man durch geeignete Kontrollen andere Ursachen der beobachteten Trübung und Flockung ausschließt. Zu diesen Kontrollen gehört — was nicht immer berücksichtigt wird — die Feststellung der genetischen Beziehung zwischen der auf ihre Antigenfunktion zu prüfenden Substanz und dem Auftreten des „Präzipitins" im Serum des mit derselben parenteral behandelten Tieres. Man muß mit anderen Worten nachweisen, daß das Serum des immunisierten Tieres *vor* der Einwirkung des Antigens mit diesem nicht reagierte, womöglich auch, daß die Wirkungsstärke (der Titer) des Präzipitins während der Immunisierung zugenommen hat. Es genügt natürlich auch, wenn man sich überzeugt, daß im Serum der Tierspezies, welcher das zum Versuch verwendete Tier angehört, nie Antikörper gefunden werden, welche mit dem fraglichen Antigen Flockungsreaktionen geben, vorausgesetzt, daß die untersuchten Exemplare nicht an irgendwelchen Krankheiten leiden und somit als „normal" betrachtet werden können.

„Natürliche" Präzipitine im Serum von Menschen oder Tieren gehören übrigens — im Gegensatz zu den natürlichen Agglutininen, Lysinen und „komplementbindenden Ambozeptoren" — zu den Seltenheiten. P. L. MARIE

(1916) hat berichtet, daß zwei Fleckfieberkranke auf eine zweite, nach einem Intervall von 7 resp. 10 Tagen ausgeführte intravenöse Injektion von menschlichem Rekonvaleszentenserum mit typischen Serumexanthemen reagierten; im Blute des einen Falles traten einige Tage nach der zweiten Injektion Präzipitine für andere Menschensera auf, welche längere Zeit persistierten, während das Serum des anderen Falles nur unmittelbar nach dem Ausbruch des Exanthems schwache Flockungen mit verschiedenen anderen Menschensera gab. Wenn man davon zunächst absieht, daß es sich um arteigenes Serum gehandelt hat, erinnern diese Beobachtungen an die inverse passive Serumkrankheit, wie sie zuerst von E. A. Voss (1937/38) sowie von E. A. Voss und O. Hundt (1938) beschrieben wurde. Die immunologisch wirksame Substanz war allerdings nicht menschliches Normalserum, sondern Rekonvaleszentenserum, ein Umstand, der für die Auslösung der Serumexantheme wahrscheinlich wichtig war [R. Doerr (1922), S. 138]. Daß aber auch die Serumproteine normaler Individuen derselben Art als Antigene (Präzipitinbildner) kleine Differenzen aufweisen können, geht aus den Untersuchungen von R. W. Cumley und M. R. Irwin (1943) hervor. Erwähnt sei schließlich noch die Mitteilung von A. Netter (1915), der acht Tage nach einer intraspinalen Injektion von Menschenserum bei einem jungen Mann eine durchaus typische Serumkrankheit (mit Urticaria, Schwellungen der Lymphknoten und Gelenkschmerzen) auftreten sah, sowie die Angabe von I. Schiller (1916), der bei Kaninchen durch wiederholte intravenöse Injektion von Kaninchenserum anaphylaktische Anfälle auszulösen vermochte.

In der weitaus überwiegenden Mehrzahl der Experimente verwendet man zur Gewinnung von Präzipitinen das *Kaninchen*, weil es sich, obwohl individuelle Differenzen relativ häufig sind, doch für diesen Zweck am besten eignet. Da gerade beim Kaninchen das Vorkommen von natürlichen spezifischen Präzipitinen, wenn es sich überhaupt ereignet, jedenfalls zu den größten Seltenheiten gehört, so sind die Fehlerquellen schon durch diesen Umstand erheblich reduziert. Hinsichtlich der Spezifität der immunisatorisch hergestellten Präzipitine bieten die auf ihre Antigenfunktion zu erprobenden Substanzen einfachere Verhältnisse und daher auch größere Sicherheit, wenn sie als reine oder weitgehend gereinigte Stoffe vorliegen, als wenn es sich um Produkte handelt, welche schon infolge ihrer Herstellung als variable Gemenge verschiedener und überdies unbekannter Bestandteile angesehen werden müssen wie z. B. *Gewebeextrakte*. Stammen solche Gemische aus arteigenem oder körpereigenem Material, soll also die Bildung von Iso- oder Auto-Präzipitin festgestellt werden, so ist besondere Vorsicht am Platze.

In neuerer Zeit berichtete F. Duran-Reynals (1940), daß das Serum normaler erwachsener Hühner *„unspezifische Antikörper"* enthalte, welche mit zahlreichen Bakterien und Virusarten reagieren und in Gewebsextrakten Flockungen bewirken. Die Flockungen traten nur bei niedriger Temperatur auf und konnten durch Immunisierung mit spezifischen Antigenen (Bakterien oder artfremdem Serum) verstärkt werden. Der Autor nahm an, daß das ausflockende Globulin kein unabhängiger Antikörper sei, sondern nur ein „Indikator der Antikörperproduktion", der wahrscheinlich mit dem Faktor verwandt ist, welcher die positive Reaktion syphilitischer Sera bedingt; die wirksamen Hühnersera flockten nämlich auch alkoholische Gewebs-

extrakte bei niedriger Temperatur und gaben die WASSERMANNsche sowie
KAHNsche Reaktion. Mit den Sera immunisierter Tauben, Fasane und
(in geringem Grade) mit den Sera von Kaninchen wurden ähnliche Ergebnisse erzielt. Merkwürdig war, daß die Behandlung mit spezifischen Antigenen
die Flockungen der Gewebsextrakte verstärkte und daß sogar zwischen
der Kurve der spezifischen Antigen-Antikörper-Reaktion und der Flockungs-
kurve der Gewebsextrakte ein Parallelismus zu bestehen schien; ferner,
daß das unspezifische Flockungsglobulin zugleich mit dem spezifischen
Antikörper an spezifische Antigene adsorbiert wurde[1].

Ein mit der Präzipitation verwandter Indikator der Antigen-Antikörper-Reaktionen ist die *Agglutination antigenhaltiger Zellen* von mi-
kroskopischer Dimension, speziell von Bakterien oder von Erythrocyten.
Obzwar es keinem Zweifel unterliegt, daß die Verschiedenheit zwischen
Präzipitation und Agglutination rein äußerlich ist und nur durch die
verschiedene Form des Antigens (colloidale Lösung — Zellsuspension)
bedingt wird, und obwohl es F. J. JONES (1928) möglich war, eine der
beiden Reaktionsformen durch Änderung der Antigenverteilung in die
andere umzusetzen, bestehen doch einige nicht unwichtige Differenzen,
welche sich auf die hier erörterte Aufgabe des Nachweises der Antigenfunktion beziehen.

Vor allem kann man nicht darauf abstellen, daß durch Immunisierung
mit einer bestimmten Bakterientype oder einer bestimmten Art von
roten Blutzellen ein Agglutinin entsteht, welches sich unter normalen
Bedingungen im Serum des immunisierten Tieres oder der Spezies,
welcher es angehört, nicht vorfindet. Denn die Normalsera des Menschen
und der Tiere agglutinieren oft verschiedene Bakterienarten und Erythrocyten verschiedener Herkunft. Die viel umstrittene Frage, ob man
die Globulinträger dieser agglutinierenden Wirkungen als natürliche
Antikörper bezeichnen und so schon vi nominis auf eine Stufe mit den
immunisatorisch erzeugten Antikörpern stellen darf, kann hier beiseite
geschoben werden.

Es sei nur zur Orientierung des Lesers kurz daran erinnert, daß ein
und dasselbe normale Serum auf eine größere Zahl von Zellarten wirken
kann. J. BORDET (1899) suchte nachzuweisen, daß jede dieser Teil-
wirkungen spezifisch auf die beeinflußte Zellart eingestellt ist und daß
somit ihre substantiellen Träger (die natürlichen Agglutinine) unabhängig
voneinander im selben Serum koexistieren. Adsorbiert man nämlich,
wie BORDET zeigte, ein normales Pferdeserum, welches Choleravibrionen
und Typhusbazillen agglutiniert, mit einer der beiden Bakterienarten,
so verliert es seine verklumpende Wirkung nur für die zur Adsorption
verwendete Bakterienart, während die agglutinierende Eigenschaft für

---

[1] Die Publikation von DURAN-REYNALS konnte nicht im Original ein-
gesehen werden; die angeführten Daten sind einem Referat in den Ber.
über d. ges. Physiol., **121,** 422 (1940) entnommen.

die andere intakt bleibt. In analoger Weise führte M. G. MALKOFF (1900) seine Versuche über die Spezifität und die gegenseitige Unabhängigkeit mehrerer, im gleichen Normalserum nachweisbarer natürlicher Hämagglutinine durch. Die Ergebnisse derartiger elektiver Adsorptionsversuche wurden mehrfach bestätigt, ihre Deutung aber in Zweifel gezogen, da es als unwahrscheinlich bezeichnet wurde, daß ein Serum so viele Antikörper enthalten kann, die alle spezifisch auf Substanzen abgestimmt sind, welche in gewissen Tierarten oder in bestimmten Bakterien vorkommen. Da auch sachliche Einwände gegen diese Hypothese sprachen, neigte man der Auffassung zu, daß die sogenannten natürlichen Antikörper den typischen (immunisatorisch erzeugten) nicht vollkommen adäquat sind, sondern daß sie vor allem eine weniger scharf ausgeprägte Spezifität besitzen, welche sie befähigt, mit einer größeren Zahl von verschiedenen Zellarten zu reagieren [K. LANDSTEINER (1945, S. 129), C. H. BROWNING (1931, S. 219) E. M. DUNLOP (1928)]. Als Analogien standen die pflanzlichen Hämagglutinine zur Verfügung, welche ebenfalls nicht alle Arten von Erythrocyten, sondern nur eine bestimmte, für jedes Phytagglutinin typische Auswahl in verschiedener Stärke agglutinieren, und seit der Entdeckung von G. K. HIRST (1941) eine Schar virusartiger Infektionsstoffe, deren verklumpende Wirkung auf rote Blutkörperchen von verschiedener Provenienz eine in noch höherem Grade bizarre Kombination von Spezifität und Aspezifität aufweist. Die natürlichen Antikörper sind aber Stoffe von ganz anderer Art und gehören ebenso wie die Immun-Antikörper zu den Serumglobulinen [K. LANDSTEINER und A. CALVO (1902), L. BLEYER (1927), H. J. GIBSON (1932)]; diese Identität müßte naturgemäß bei allen Erklärungsversuchen in erster Linie berücksichtigt werden statt rein äußerliche Analogien in den Vordergrund zu schieben. Ferner sollte man in diesem Konnex auch die Tatsache heranziehen, daß natürliche Präzipitine so selten, Agglutinine und Lysine dagegen häufig sind. Schließlich ist die Frage nach der Entstehung der natürlichen Antikörper noch zum Teile unentschieden, so daß eine der wichtigsten Prämissen für hypothetische Annäherungen vorderhand fehlt.

Klar ist dagegen folgender Sachverhalt: Wenn man die Antigenfunktion einer Substanz A durch Immunisierung eines Tieres nachweisen will, in dessen Serum schon unter normalen Verhältnissen ein auf A eingestellter Antikörper vorhanden ist, kann das Resultat nur dann als positiv d. h. als Beweis für die erfolgte (durch die Immunisierung bedingte) Antikörperproduktion bewertet werden, wenn die Menge des gebildeten Antikörpers das „physiologische" Ausmaß hinreichend weit übersteigt und wenn die Steigerung spezifisch ist d. h. wenn sie nur den Antikörper gegen A erfaßt, den restlichen Bestand an natürlichen Antikörpern dagegen quantitativ nicht beeinflußt. Durch die auf S. 8

empfohlene Voruntersuchung der zur Immunisierung verwendeten Tiere kann man in manchen Fällen das Vorhandensein von störenden natürlichen Antikörpern von vornherein ausschließen; aber nicht immer, da sich z. B. lytische Ambozeptoren für Hammelblutkörperchen fast regelmäßig im Kaninchenserum vorfinden. Doch kann sich eine solche Konstellation auch vorteilhaft auswirken. *Es ist eine alte Erfahrung, daß Tiere auf einen bestimmten Antigenreiz mit der Produktion besonders hochwertiger Antikörper mit sonst nicht gewohnter Regelmäßigkeit antworten, wenn sich ein natürlicher Antikörper von der nämlichen Spezifität in ihrem Blut bereits vorfindet.* Man erhält den Eindruck, daß die Immunisierung einen schon gebahnten Weg antrifft, der weiter verfolgt wird. So ist es bekanntlich sehr leicht, von Kaninchen hochwertige lytische Antikörper für Hammelerythrocyten zu erhalten, während die Gewinnung von Lysinen für die Blutkörperchen des Menschen auf erhebliche Schwierigkeiten stoßen kann. Auch dieser Erscheinung wurde bei der Diskussion des Problems der natürlichen Antikörper keine Aufmerksamkeit gewidmet.

Die Gesichtspunkte, welche für den Nachweis der Antigenfunktion durch die immunisatorische Erzeugung spezifischer lytischer Antikörper (Bakterio- oder Hämolysine) maßgebend sind, decken sich mit den vorstehenden Ausführungen und erfordern daher keine gesonderte Besprechung.

Präzipitation, Agglutination und Cytolyse sind dadurch ausgezeichnet, daß sich an die Reaktion zwischen Antigen und Antikörpern eine sinnfällige Veränderung des Reaktionsgemisches anschließt, *welche mit freiem Auge zu konstatieren ist und als Indikator des primären Vorganges wertvolle Dienste leistet.* Es kann aber der Fall eintreten, daß die Antigen-Antikörper-Reaktion nicht durch sichtbare Vorgänge signalisiert wird und daß auch andere einfachere Mittel nicht zu Gebote stehen. *Antigen-Antikörper-Komplexe können jedoch Komplement, einen normalen Serumbestandteil, binden* und obwohl auch diese Bindung nicht immer sichtbar ist, kann sie durch eine von J. BORDET und O. GENGOU vorgeschlagene Technik (1901) in den Wahrnehmungsbereich des Beobachters gerückt werden, indem man nämlich zu dem Gemisch des fraglichen Antigens mit dem durch dasselbe gewonnenen Antiserum Komplement zusetzt und nach Ablauf der für die Bindung des Komplementes erforderlichen Zeit ein unvollständiges aus Erythrocyten und einem zugehörigen lytischen Amboceptor bestehendes Indikatorsystem; schematisch läßt sich der Vorgang wiedergeben durch folgende Zeichen:

x + Anti-x + Komplement → Bindungszeit → + Hammelerythrocyten + Hammelamboceptor. Werden die Hammelblutkörperchen gelöst, so kann das nur geschehen, wenn das Komplement in der ersten Phase der Reaktion frei geblieben ist, d. h. wenn x und Anti-x nicht miteinander reagiert haben; im Sinne der Fragestellung, ob x als Antikörperbildner gewirkt hat, wird dann der Reaktionsausfall als negativ bezeichnet; werden die Erythrocyten nicht gelöst, so wird dies als Zeichen eines positiven Ergebnisses angesehen.

P. EHRLICH hatte angenommen, daß sich nicht nur das Antigen mit seinem Antikörper spezifisch verbindet, sondern auch der Antikörper mit dem Komplement bzw. mit einer besonderen „haptophoren" Gruppe desselben. Diese Auffassung ist jedoch widerlegt worden, da eine Vereinigung von Komplement mit einem Antikörper nie nachgewiesen werden konnte; das Komplement wird nur fixiert und dadurch im Indikatorsystem funktionsunfähig, wenn irgendein Antigen-Antikörper-Komplex im gleichen Reaktionsvolum entsteht. *Spezifisch ist somit nur die Affinität des Antigens zu seinem Antikörper, die Komplementbindung ist ein unspezifischer Vorgang.* Komplement kann daher auch an Erythrocyten gebunden werden, welche mit Tannin gegerbt wurden [L. REINER und Mitarbeiter (1929)], und in diesen Verhältnissen ist die Gefahr einer irrigen oder zweifelhaften Interpretation positiver Resultate im Sinne immunologischer Prozesse begründet.

J. G. KIDD und W. F. FRIEDEWALD (1942) wiesen z. B. nach, daß sich im Serum normaler Kaninchen, die das erste Lebensmonat überschritten haben, nahezu immer Stoffe vorfinden, welche mit allerlei Extrakten aus Geweben von normalen Kaninchen oder von anderen Tierarten (besonders aus den Nieren und der Leber, weniger aus der Milz, dem Gehirn und dem Hoden) Komplementbindung geben. Diese Serumstoffe zeigten einen Parallelismus mit zwei anderen „natürlichen Antikörpern" des Kaninchenblutes (dem schon erwähnten Hammelhämolysin und dem „natürlichen WASSERMANN-Reagin"), konnten durch 20 bis 30°/₀ Ammonsulfat ausgesalzen und durch 20 bis 30 Minuten langes Erhitzen auf 65⁰ C zerstört werden; die Antigene, wenn man diesen Ausdruck hier überhaupt gebrauchen darf, schienen identisch zu sein, gleichgültig, von welchem Gewebe oder von welcher Tierart sie stammten, waren gegen Erhitzen (56 bis 70⁰ C durch 30 Minuten), gegen die Behandlung mit Alkohol, ja schon gegen das Stehenlassen in physiologischer NaCl-Lösung so empfindlich, daß sie völlig „inaktiviert" wurden, und konnten bei sehr hoher Tourenzahl aus den reaktionsfähigen wässerigen Extrakten ausgeschleudert werden. KIDD und FRIEDEWALD deuten ihre serologischen Befunde als Reaktionen eines normalen, weit verbreiteten Zellbestandteiles mit einem natürlichen Antikörper; doch widerspricht diese Auffassung der extremen Aspezifität der Reaktionen und dem Umstande, daß sich der angebliche Antikörper auch gegen körpereigene Stoffe richtet. Ob überhaupt Beziehungen zu den natürlichen Antikörpern bestehen, ist daher zweifelhaft und man weiß nicht, was man mit dem umfangreichen Bericht der Autoren überhaupt anfangen soll[1].

---

[1] Unwillkürlich denkt man hier an eine Äußerung von P. WEISS (1945): "The primary aim of research must not be just more facts, but more facts of strategic value. By strategic value I mean that property of an observation or experiment that leads to the clarification or solution of a problem, to deeper insight into a phenomenon, to the linking of previously unrelated facts and ideas, or simply to the birth of a new problem; at any rate, leads to some end other than the bewildered question, 'So, what?'"

Vorläufig ist der Wert der Komplementbindungsreaktion für die Feststellung der Antigenfunktion einer noch nicht untersuchten und ihrer Natur nach unbekannten Substanz nur bedingt und in hohem Grade von den Kontrollen und den quantitativen Bedingungen der Versuchsanordnung abhängig. Anders liegt die Sache, wenn nicht x und Anti-x (s. das obige Schema) unbekannt sind, sondern wenn eine der beiden Komponenten identifiziert ist, d.h. wenn man das Antigen mit Hilfe eines bekannten Immunserums oder umgekehrt den Antikörper durch ein bestimmtes Antigen nachweisen will. In diesen Fällen kann sogar die Komplementbindungsreaktion der Präzipitation wegen ihrer größeren Empfindlichkeit vorgezogen werden; die Differenz wurde von H. ZINSSER auf das Zehnfache geschätzt. Das gilt aber nur für die übliche Technik der Präzipitation (s. S. 7). HEIDELBERGER. MAC LEOD, KAISER und ROBINSON (1946) konnten ein Verfahren zum Nachweis sehr geringer Konzentrationen präzipitierender Antikörper ausarbeiten, welches noch positive Resultate gab, wenn der Stickstoff des im ccm Antiserum enthaltenen Antikörpers nur wenige γ betrug.

Die größten Erfolge hat die Komplementbindungsreaktion auf dem Gebiete der serologischen Luesdiagnose erzielt. In diesem Falle weiß man vom *Antikörper* (*dem syphilitischen* „*Reagin*") nicht mehr, als daß er in relativ hoher Konzentration (87%) durch Dissoziation der Flockungsprodukte mit einem „Antigen" gewonnen werden kann, daß er im elektrophoretischen Diagramm zwischen dem β- und dem γ-Globulin lokalisiert ist und daß er schwerer ist als die anderen Globuline, daß er aber nach den Ergebnissen der Zentrifugierversuche beurteilt, nicht einheitlich zu sein scheint, sondern sich auf eine leichtere und eine schwerere Komponente (mit den Sedimentierungskonstanten 7 und 9 nach SVEDBERG) verteilt. Besonders bemerkenswert ist, daß sich bei keiner der eben genannten drei Methoden auffällige Unterschiede zwischen luetischen Sera und positiv reagierenden Sera von nicht-luetischen Patienten ergaben [B. D. DAVIS, D. H. MOORE, E. A. KABAT und Ad HARRIS (1945)]. Welche Entwicklung das sogenannte „*Lues-Antigen*" durchgemacht hat, ist wohl allgemein bekannt, obzwar sich wenige Rechenschaft ablegen, in welchem Ausmaße bloßes Herumprobieren über rationale Fragestellungen dominiert hat. Von dem Modell der von BORDET und GENGOU (s. S. 14) ersonnenen Komplementbindungsreaktion ausgehend hat man zunächst wässerige Extrakte aus der spirochätenreichen Leber syphilitischer Föten angewendet, also ein anscheinend spezifisches Material, dann alkoholische Extrakte aus syphilitischen und schließlich aus normalen Organen (Rinderherz), ferner einheitlichere chemische Substanzen wie Lecithin oder Cholesterin, teils allein, teils als Zusatz zu Organextrakten, und die gegenwärtig noch nicht abgeschlossene Phase bilden die Bestrebungen, aus einem in der ursprünglichen Versuchsanordnung wirksamen Ausgangsmaterial, dem Rinderherzextrakt, den wirksamen Faktor in reinem Zustande zu isolieren. Aber die Angaben über die chemische Beschaffenheit und die Wirkungsweise des gesuchten „*Cardiolipins*" differieren derart, daß eine vergleichende Bewertung nicht möglich ist. M. C. PANGBORN (1942a, 1942b, 1947) will in ihrem Präparat erhebliche Mengen eines Kohlehydrates nachgewiesen haben, was allerdings später bestritten wurde [vgl. K. LANDSTEINER (1945), S. 83], und gab an, daß dasselbe im serologischen Test nur nach Zusatz von Cholesterin oder Lecithin funktioniert, während die von A. J. WEIL, B. RITZENTHALER und H. MERKENS (1933), sowie von E. FISCHER, R. FISCHER-DALLMANN und R. BONÉ (1945) dargestellten Produkte ohne Hilfssubstanzen wirksam waren. Es ist charakteristisch, daß die an letzter Stelle genannten Autoren ihre Publikation mit dem Zugeständnis schließen, daß in ihrem Präparat Spuren des Cardiolipins von PANGBORN vorhanden gewesen sein könnten und daß dieses den eigentlichen Wirkstoff repräsentiert, oder daß mehrere Substanzen existieren, welche im Luestest aktiv sind. Trotz des enormen Aufwandes von serologischer und chemisch-physikalischer Detailarbeit ist also das „Syphilisantigen" unbekannt geblieben. Die Erörterungen, ob die an der Reaktion beteiligten Serumbestandteile Antikörper oder Reagine sind, und ob der als Antigen fungierende Stoff ein Antigen oder, wie dies von H. SACHS, A. KLOPSTOCK und A. J. WEIL (1926) behauptet wurde, ein Hapten ist, haben bei dieser Sachlage geringe Bedeutung. Die Bezeichnung „Reagin" ist in diesem wie in manchen anderen Fällen ein Ausdruck der Verlegenheit; die von HYMAN MILLER und D. CAMPBELL (1946) aufgestellte Theorie über die Natur der Reagine ist noch nicht so weit ausgebaut, um sich auf die syphilitischen Reagine anwenden zu lassen. Das „Luesantigen" in seinen ständig wechselnden Formen eignet sich ebenfalls nicht für die Einordnung in serologische, auf solider Basis entstandene Begriffe. Sicher ist, daß auch die Sera von nicht-syphilitischen Menschen positive Reaktionen geben können, und daß man den Zusammenhang der syphilitischen Infektion mit dem Auftreten der „Reagine" im Serum nicht kennt. R. A. KILDUFFE (1933) hat zehn Grundregeln für die serologische Luesdiagnose formuliert und unter diesen finden sich zwei Sätze, die hier angeführt werden sollen. KILDUFFE konstatiert, daß es kein serologisches Verfahren gibt und daß wahrscheinlich auch keines gefunden werden wird, mit welchem man keine „falschen" negativen Befunde erhalten würde. Zweitens betont er, daß die Laboratoriumsverfahren nur einen einzigen Bestandteil (a single phase) der Untersuchung der Patienten bilden dürfen. *Daran hat sich bis heute nichts geändert.*

Aus diesen Beispielen geht hervor, daß das Komplementbindungsverfahren versagen oder zu irrigen Schlüssen verleiten kann, wenn es sich darum handelt, den Antigencharakter einer unbekannten Substanz sicher festzustellen. Deshalb habe ich K. LANDSTEINER, der bei seinen Arbeiten über künstlich erzeugte chemospezifische Antigene ursprünglich diese Methode bevorzugte, geraten, davon abzugehen und nur die Präzipitinreaktion zu verwenden; wie aus seinen Publikationen hervorgeht, hat er diesen Rat konsequent und mit Vorteil befolgt.

b) Der Nachweis der Antigenfunktion durch die spezifisch geänderte Reaktionsfähigkeit bestimmter Gewebe gegen den zur Vorbehandlung verwendeten Stoff.

Als Ausgangspunkt der Betrachtung wählen wir einen besonders gut analysierten Fall dieser Art:

α) Das aktiv anaphylaktische Experiment am Meerschweinchen.

Einem Meerschweinchen von mittlerem Körpergewicht (ca. 200 bis 400 g) kann man einige Kubikzentimeter abgelagerten Pferdeserums in eine Vene injizieren, ohne daß sich im unmittelbaren Anschluß an diesen Eingriff sinnfällige Zeichen einer schweren Schädigung des Tieres einstellen würden. Ein Meerschweinchen dagegen, dem man vor ungefähr 2 bis 3 Wochen kleine Dosen Pferdeserum z. B. 0,01 bis 0,001 ccm Pferdeserum subkutan eingespritzt (parenteral einverleibt) hat, reagiert schon auf die intravenöse Zufuhr minimaler Menge Pferdeserum (0,005 bis 0,02 ccm) mit intensiven Symptomen, welche innerhalb von wenigen Minuten zum Tode führen können. Die Todesursache ist eine Erstickung, welche durch eine spastische Kontraktur der Bronchialmuskulatur und die dadurch bedingte Bronchostenose herbeigeführt wird.

Die Substanz, welche man zur Vorbehandlung benützt (das „*Anaphylaktogen*"), ist mit dem Stoff, der den shockartigen Exitus bewirkt, identisch wie in dem geschilderten Versuch, oder steht mit ihm in einer verwandtschaftlichen Beziehung, wie sie uns bei den Antigen-Antikörper-Reaktionen in vitro als serologische Spezifität entgegentritt. Dieses Merkmal legt den Gedanken nahe, daß das aktiv anaphylaktische Experiment nichts anderes ist als eine in den Organismus eines Tieres verlegte Antigen-Antikörper-Reaktion (s. S. 3).

Das Gewebe, dessen Reaktivität infolge der Vorbehandlung spezifisch geändert wurde, das „*Shockgewebe*", ist die glatte Muskulatur, eine Behauptung, welche experimentell bewiesen werden kann, indem man überlebende glatte Muskeln vorbehandelter Meerschweinchen (Dünndarmstreifen oder ein Uterushorn) in warmer, von O durchperlter Ringerlösung derart aufhängt, daß eine eintretende Muskelverkürzung auf einen Schreibhebel übertragen wird, welcher die Muskelbewegung als Funktion der Zeit auf einer mit Papier bespannten rotierenden Trommel verzeichnet. Fügt man die auslösende Substanz dem Bade zu, in welches das überlebende Organ eintaucht, so reagiert dieses sofort mit einer starken Kontraktion. In dieser Versuchsanordnung, die von W. H. SCHULTZ (1910, 1912) zuerst angewendet und bald darauf von H. H. DALE (1913) sowie von R. MASSINI (1916) vervollkommnet wurde, wird der Bronchialmuskulatur die glatte Muskulatur anderer Organe mit positivem Erfolg substituiert, was dafür spricht, daß der akute Shock tatsächlich auf einem Bronchospasmus beruht, d. h. daß auch in der Lunge die glatten Muskeln als Shockgewebe funktionieren.

β) Das passiv anaphylaktische Experiment.

Was aber aus dem aktiv anaphylaktischen Experiment nicht unmittelbar hervorgeht, ist der Schluß, daß die Wirkung der Vorbehandlung durch die Antigenfunktion der verwendeten Substanz bedingt ist und daß der Effekt der shockauslösenden Reinjektion (der „*Erfolgsinjektion*") dadurch zustandekommt, daß sich während der eingeschalteten Inkubationsperiode ein Antikörper gebildet hat, der mit dem erneut zugeführten Antigen abreagiert. Die spezifische Beziehung zwischen dem Stoff der Vorbehandlung und der Erfolgsinjektion ist kein zwingender Beweis. Die Physiologie und die Pharmakologie kennen zahlreiche Beispiele spezifisch erhöhter Reaktivität, welche mit Antigen-Antikörper-Reaktionen nichts zu schaffen haben; man braucht sich nur an die Kumulation der Digitalisglukoside zu erinnern. Ebensowenig genügt die Feststellung, daß der für die Vorbehandlung gewählte Stoff in anderen Versuchsanordnungen, z. B. bei der Immunpräzipitation, die Eigenschaften der klassischen Antigene zeigt. Vom Standpunkte strenger Logik aus muß vielmehr verlangt werden, daß sich im Organismus des anaphylaktischen Meerschweinchens ein Antikörper nachweisen läßt, und zwar nicht ein Antikörper schlechtweg, sondern ein Antikörper, der, auf ein normales Meerschweinchen übertragen, dieses in denselben Zustand spezifisch gesteigerter Reaktivität versetzt, wie man ihn durch die aktive Versuchsanordnung herstellen kann [R. DOERR (1946 a)]. Diese Forderung wurde durch das *passiv anaphylaktische Experiment* erfüllt, bei welchem man als antikörperhaltiges Substrat zunächst das Blutserum aktiv anaphylaktischer Meerschweinchen benutzte [R. OTTO (1907a, b), U. FRIEDEMANN (1907), E. FRIEDBERGER und S. SEIDENBERG (1927), B. SCHWARZMANN (1926), R. DOERR und BLEYER (1926)]. Eine sehr wertvolle Ergänzung erhielt dieses *homolog* passive Experiment durch die Möglichkeit, die Erzeugung des „anaphylaktischen" Antikörpers in eine andere Tierart, z. B. in das Kaninchen, zu verlegen [R. OTTO (1917a, b), WEIL-HALLÉ und LÉMAIRE (1908), R. DOERR und H. RAUBITSCHEK (1908), R. DOERR und V. RUSS (1909)], weil sich aus der „*heterologen*" Herkunft des Immunserums die Folgerung ergab, daß der im Serum eines anaphylaktischen Meerschweinchens nachweisbare Antikörper kein Antikörper besonderer Art ist, *sondern daß im Organismus des Meerschwein-chens die Ursache gesucht werden muß, warum die Zufuhr eines Immun-serums beliebiger Provenienz die anaphylaktische Reaktivität bedingt.*

Der Sachverhalt des aktiv anaphylaktischen Versuches wird auch jetzt noch allgemein so definiert, daß das Meerschweinchen durch die Vorbehandlung mit dem Antigen, z. B. mit Pferdeserum, gegen dieses überempfindlich gemacht, daß es sensibilisiert wird. Dieser Auffassung entsprechend werden die Anaphylaktogene häufig auch als Sensibilisino-gene und die Antikörper als Sensibilisine bezeichnet. Das anaphylaktische Tier ist jedoch nicht „überempfindlich" in rein quantitativem Sinne; es reagiert nicht stärker als ein normales Individuum der gleichen Art, sondern mit qualitativ abweichenden Symptomen, es ist anders empfind-lich, in des Wortes eigentlicher Bedeutung allergisch [R. DOERR (1929a, b; 1946a)]. Selbst A. F. COCA (1920), der es ursprünglich für richtig hielt, die Anaphylaxie als eine bloße Überempfindlichkeit zu bewerten, ist in einer seiner letzten Publikationen [A. F. COCA (1943)] insoferne von diesem Standpunkt abgewichen, als er zugibt, es sei besser, von spezifi-scher Empfindlichkeit als von Überempfindlichkeit zu sprechen. „Strenge genommen erlaubt das aktiv anaphylaktische Experiment nur die Aus-sage, daß das Tier ‚gegen die Zufuhr' bzw. die intravenöse Injektion von Pferdeserum empfindlich geworden ist; die Abkürzung ‚gegen Pferde-serum' ist nicht minder inkorrekt wie die Einführung des Begriffes der Überempfindlichkeit, da in beiden Fällen die Schlußfolgerung über das Versuchsresultat hinausgeht." [Cit. aus R. DOERR (1929b, S. 651).]

Daß zwischen der „Zufuhr von Pferdeserum" und „Pferdeserum" tat-sächlich eine prinzipielle Differenz bestehen kann, hat DOERR (1929b) an einem toxicologischen Experiment erläutert. Wenn man in die Jugularvene eines Kaninchens eine Amygdalinlösung und bald darauf Emulsin injiziert, verendet das Tier an einer Blausäurevergiftung, während Kontrollen, die nur Amygdalin oder Emulsin erhalten haben, keine Erscheinungen zeigen. Es ist klar, daß man den Zustand des mit Amygdalin vorbehandelten Kanin-chens nicht als „Überempfindlichkeit gegen Emulsin" bezeichnen darf, und daß es gleichermaßen unrichtig wäre, von einer Sensibilisierung gegen Emulsin zu sprechen. Für den pathologischen Effekt kommt nur eine „Empfindlichkeit" in Betracht, die Empfindlichkeit gegen Blausäure, und diese ist bei dem mit Amygdalin vorbehandelten Kaninchen gerade so groß wie bei einem normalen. Daß die Amygdalininjektion eine Empfindlichkeit gegen „Zufuhr von Emulsin" bedingt, ließe sich als bloße Beschreibung des beobachteten Effektes immerhin aufrechterhalten; nur wird diese Fassung nichtssagend, wenn man erfährt, daß das Amygdalin durch Emulsin unter Blausäurebildung gespalten wird, und daß dieser Vorgang — in die Blutbahn verlegt — das Ergebnis des von BERNARD vor zirka hundert Jahren beschriebe-nen Versuches allein verursacht. Ganz ähnlich verhalten sich die Dinge im aktiv anaphylaktischen Experiment. Das mit Pferdeserum vorbehandelte Meerschweinchen reagiert bei der Erfolgsinjektion nicht auf das reinjizierte Pferdeserum, vielmehr ist die Reaktion des Pferdeserums mit seinem Anti-körper das pathogene Agens, wie im Versuch von BERNARD die Reaktion des Amygdalins mit dem Emulsin; eine Differenz besteht zunächst nur insoferne, als bei der aktiven Anaphylaxie die zweite Reaktionskomponente (der Antikörper) schon im Organismus vorhanden ist, weil er sich während der Inkubationsperiode infolge der Vorbehandlung mit einem Antigen gebildet hat.

Um die Antigenfunktion einer unbekannten Substanz mit Hilfe des anaphylaktischen Experimentes festzustellen, müssen im Sinne der vorstehenden Ausführungen folgende Bedingungen erfüllt werden:

1. Der aktiv anaphylaktische Versuch muß ein positives Ergebnis liefern.

2. Die untersuchte Substanz darf nicht schon primär toxisch sein und insbesondere dürfen die Wirkungen derselben nicht denselben Charakter haben, wie sie bei der Erfolgsinjektion der anaphylaktischen Versuchsanordnung in Erscheinung treten.

3. Die für die Vorbehandlung verwendete Substanz muß mit dem bei der Erfolgsinjektion verwendeten Stoff identisch sein oder muß mit ihr in jenem Grad der Verwandtschaft stehen, der im Gebiete der serologischen Spezifität die vitro-Reaktionen beherrscht.

4. Die Existenz eines für die Reaktion notwendigen Antikörpers muß durch den Übertragungsversuch (das homologe oder heterologe passiv anaphylaktische Experiment) erwiesen werden. wobei man als antikörperhaltiges Substrat entweder das Serum eines anaphylaktischen bzw. mit der untersuchten Substanz immunisierten Tieres oder isolierte, überlebende Organe von Tieren benutzen kann, welche sich im Stadium der anaphylaktischen Reaktivität befinden (SCHULTZ-DALEsche Versuchsanordnung, s. S. 17).

Meist läßt sich der Beweis für die Antigenfunktion auf einem weit einfacheren Wege erbringen. Auch lassen sich die aufgezählten Postulate, die von R. DOERR (1926, 1929) formuliert wurden, nicht in jedem Falle befriedigen und es erhebt sich dann die Frage, *ob und in welchem Ausmaße man sich mit partiellen Lösungen begnügen kann.*

γ) Die spezifische Sensibilisierung der Haut. Die Kontaktdermatitis.

Das gilt in erster Linie für die zahlreichen Beobachtungen, daß *die Empfindlichkeit des Hautorgans infolge der Einwirkung von chemisch definierten Stoffen,* die als Arzneimittel oder in der Industrie Verwendung finden, *erheblich gesteigert werden kann.* Die allergische Umstimmung kommt als entzündliche Reizung der Hautstelle zum Ausdruck, auf welche man solche Substanzen in wirksamer Konzentration einwirken läßt. Da aber diese Stoffe oft auch auf die normale Haut reizend wirken können und diese Wirkungen den allergischen qualitativ ähneln können, *kann die Allergie den Charakter einer quantitativen Steigerung der Empfindlichkeit annehmen,* deren Feststellung an die Voraussetzung gebunden ist, daß man die Konzentrationen kennt, welche schon bei normalen

Individuen unspezifische Reizungen der Haut hervorrufen. Man hat bei einer ganzen Reihe von Substanzen diese Konzentrationen bestimmt und auf Grund der erhaltenen Werte die für den allergischen Test brauchbaren Konzentrationen bemessen [vgl. E. URBACH (1935), Konzentrationstabellen für Ekzemproben, S. 726 bis 734]. Leider sind die normalen Schwellenwerte keine konstanten Größen, für manche Substanzen sehr hoch und überdies individuellen Schwankungen unterworfen. Das quantitative Intervall zwischen primärer Toxizität und allergisch bedingter Wirksamkeit — gemessen an den reaktionsauslösenden Konzentrationen — kann sich unter solchen Umständen so verschmälern, daß der allergische Charakter der Kontaktdermatitis zweifelhaft und die Annahme, daß die Empfindlichkeit der Haut auf dem Vorhandensein von Antikörpern beruht, in Frage gestellt wird, um so mehr, als die Allergie in der Regel nur entsteht, wenn die Sensibilisierung („die Vorbehandlung") von der Haut aus erfolgt, während intraperitoneale, subkutane, intravenöse Injektionen im Tierexperiment keinen oder nur geringen Erfolg haben [M. B. SULZBERGER (1930), LANDSTEINER und CHASE (1939)].

Diese Tatsachen bedeuten, daß bei der Kontaktdermatitis sowohl das erste wie das zweite Kriterium des aktiv anaphylaktischen Experimentes (s. S. 19) nicht anwendbar ist. Übrig bleibt also nur *die Spezifität* und *der passive Übertragungsversuch*, der die Existenz eines im Blute zirkulierenden Antikörpers beweisen soll.

Nun ist gerade bei der als „Kontaktdermatitis" bezeichneten Sensibilisierung der Haut die humorale Übertragung der Allergie durch das Blutserum nicht gelungen. LANDSTEINER und M. W. CHASE (1942) erzielten allerdings positive Resultate, wenn sie bei Meerschweinchen, welche durch intraperitoneale Injektion von Komplexantigen sensibilisiert worden waren[1], abgetötete Tuberkelbacillen oder Tuberkulin einspritzten; die entstehenden Exsudate bzw. die in ihnen enthaltenen Zellen riefen, wenn sie normalen Meerschweinchen in die Bauchhöhle injiziert wurden, denselben Zustand der Kontaktdermatitis hervor, der bei dem sensibilisierten Tier bestand, von welchem die Exsudatzellen stammten. Daß durch die Exsudatzellen Antigenreste übertragen wurden, welche eine aktive Sensibilisierung zur Folge hatten, bezeichnen die Autoren als unwahrscheinlich, weil die passive Kontaktdermatitis auch erzeugt

---

[1] Das Komplexantigen bestand aus einer Verbindung von homologen Meerschweinchenstromata mit Picrylchlorid, welcher auf Grund der Angaben von L. DIENES und E. W. SCHÖNHEIT (1930) abgetötete Tuberkelbacillen als Adjuvans zugesetzt wurden. Bei derart immunisierten Tieren entwickelte sich eine typische Anaphylaxie gegen das Komplexantigen und eine ausgesprochene Überempfindlichkeit gegen das Picrylchlorid, welche klinisch als Kontaktdermatitis anzusprechen war, mit dem *Serum* jedoch nicht auf normale Meerschweinchen übertragen werden konnte [K. LANDSTEINER und M. W. CHASE (1940)].

werden konnte, wenn man das Komplexantigen mit dem Adjuvans unter die Nackenhaut injizierte, so daß die passiv sensibilisierenden Exsudatzellen von einem anderen Orte (als dem Peritoneum) entnommen wurden. Auch war die passiv induzierte Kontaktdermatitis schon 2 Tage nach der Einverleibung größerer Mengen von Exsudatzellen nachweisbar, eine Latenz, die kürzer ist als die Zeit, nach welcher man sonst aktive Antikörperbildung konstatiert.

Rätselhaft ist diese zellulare Übertragung jedenfalls. Es kommt noch hinzu, daß die Exsudatzellen ihre Wirksamkeit schon durch kurzes Erwärmen verlieren und daß sich die geänderte Reaktivität der Haut nicht auf die Umgebung der Injektionsstelle beschränkt, sondern auf die ganze Haut ausdehnt, auch wenn man nicht intravenös injiziert (persönliche Mitteilung von M. W. CHASE). Ferner liegt eine neuere Mitteilung von W. E. EHRLICH, T. N. HARRIS und E. MERTENS (1946) vor, derzufolge man in den Granulocyten und Makrophagen von Exsudaten, die man bei mit Typhus- oder Dysenterieantigen immunisierten Kaninchen zur Zeit der höchsten Antikörperkonzentration erzeugt, keinen Antikörper findet, sondern nur in der überstehenden Flüssigkeit der zentrifugierten Exsudate, die in den Übertragungsversuchen von LANDSTEINER und CHASE unwirksam war. An der Richtigkeit der Beobachtung dieser Autoren ist nicht zu zweifeln; ob es sich aber um die Übertragung von Antikörpern handelt, welche die Kontaktdermatitis der mit den Exsudatzellen passiv präparierten Tiere bedingt, kann vorderhand nicht als sicher bezeichnet werden.

Die experimentelle Kontaktdermatitis der Laboratoriumstiere und die natürliche des Menschen nimmt übrigens hinsichtlich der passiven Übertragbarkeit eine Sonderstellung ein. Man ging allerdings noch weiter und behauptete, daß die passive Übertragung nicht nur bei der Kontaktdermatitis, sondern auch bei anderen Formen der Hautallergien, speziell bei der *Serumkrankheit* und bei den *Allergien gegen einfach gebaute chemische Substanzen* (,,*Arzneimittelidiosynkrasie*", "*Drug allergy*") *unmöglich sei*, und daß diese Differenz genüge, um den bezeichneten Zuständen einen anderen Mechanismus zuzuschreiben als den sogenannten ,,Atopien" (Heufieber) und der experimentell hervorgerufenen Anaphylaxie verschiedener Tierspezies [H. ZINSSER (1931), N. P. SHERWOOD (1935) u. v. a.]. Dieser dogmatische und an und für sich unwahrscheinliche Standpunkt ist zunächst für die Serumkrankheit durch die von E. A. VOSS und von VOSS und O. HUNDT (s. S. 48) beschriebene *invers passive Serumkrankheit* sowie durch die Transfusionsversuche von M. H. LOVELESS (1941) widerlegt worden, nachdem schon weit früher die Methode von C. PRAUSNITZ und H. KÜSTNER (1921) die Schranke zwischen der ,,klinischen" Allergie des Menschen und der Anaphylaxie der ,,Laboratoriumstiere" (vgl. hiezu die Einleitung des ersten, 1930 erschienenen Bandes des Journal of Allergy) auf breiter Front niedergelegt hatte. Von vorgefaßter Meinung beherrscht, klammerte man sich an die Angaben, wonach nur homologe Übertragungen gelingen, aber nicht heterologe vom Menschen auf das Tier. Es liegen jedoch Mitteilungen zuverlässiger Autoren vor, denen zufolge auch heterologe Übertragungen mit unzweifelhaft positivem Ergebnis durchgeführt werden konnten [R. A. Cooke und Spain (1929), E. F. Grove (1928), Caulfield, Brown und Waters (1936/37), B. Ratner und H. L. Gruehl (1930)]. Ferner hat E. A. Kern (1930) über einen Patienten berichtet, der an einem durch Phtalsäureanhydrid bedingten allergischen Asthma litt, und in dessen Serum Antikörper (spezifische Reagine) durch die Übertragung nach Prausnitz-Küstner einwandfrei festgestellt werden konnten, was von spezieller Bedeutung ist, da hier eine typische Allergie gegen eine chemische Substanz von einfachem Bau (eine „drug-allergy") vorlag.

In allen diesen Fällen handelte es sich um vereinzelte positive Ergebnisse, denen als Regel negative Resultate entgegengehalten wurden. Kann man der ausschließlichen Anerkennung der negativen Übertragungsversuche und der Vernachlässigung der positiven zustimmen? Das ist nach meiner Überzeugung zu verneinen.

Erstens wurden die Übertragungen immer mit dem Blutserum ausgeführt. Es ist aber aus verschiedenartig variierten Experimenten von R. Doerr und seinen Mitarbeitern [siehe R. Doerr (1922)], von R. Weil (1913/14), R. Otto (1907 b), K. Iwanoff (1927), C. H. Kellaway und Cowell (1922) und von W. Schäfer (1939) bekannt, daß das Vorhandensein oder der Titer des im Blute durch den passiven Versuch nachweisbaren Antikörpers für die anaphylaktische Reaktivität nicht maßgebend ist. Insbesondere hat es sich gezeigt, daß der Antikörper aus der Zirkulation aktiv präparierter Meerschweinchen nach relativ kurzer Zeit verschwindet (nach 2 bis 4 Monaten), obwohl die Tiere anaphylaktisch bleiben und, falls es sich um Weibchen handelt, noch nach 1½ Jahren und länger passiv anaphylaktische Jungen gebären [C. H. Kellaway und Cowell (1922), R. Weil (1913/14), R. Doerr und S. Seidenberg (1931), R. Ratner, H. C. Jackson und H. L. Gruehl (1927)]. Der Nachweis des Antikörpers im Blutstrom beweist somit nur, daß eine Antikörperbildung stattgefunden hat, ist aber kein Indikator für die anaphylaktische Reaktivität des Tieres, was sich dadurch erklärt, daß der Antikörper zwar nicht im Blute, wohl aber in bestimmten Geweben vorhanden ist, wo er durch den Schultz-Daleschen Versuch (beim Meerschweinchen) festgestellt werden kann. *Die Übertragung mit dem Blutserum vom allergischen auf ein normales Tier kann also ein „Versuch mit untauglichen Mitteln" sein. Gelingt sie auch nur in vereinzelten Fällen, so beweist das, daß die präparierenden Substanzen als Antigene funktionieren und spezifische Antikörper produzieren, welche im Blute auftreten können aber nicht auftreten müssen, zumindest nicht in dem willkürlich und wahrscheinlich meist unzweckmäßig gewählten Zeitpunkt der Untersuchung.*

Zweitens unterscheiden sich die Fälle, in welchen die Übertragung der Allergie auf normale Individuen mit Hilfe der Technik von Prausnitz und Küstner gelingt, in keiner Weise von den Fällen, in welchen sie keinen Erfolg hat. Schon von diesem Gesichtspunkt beurteilt, muß es als prinzipiell verfehlt beurteilt werden, daß A. F. Coca (1942/45) den Vorschlag gemacht hat, die Idiosynkrasien gegen Nahrungsmittel, sofern der Nachweis von Reaginen nicht gelingt, als eine besondere Kategorie allergischer Zustände, die er als „Idioblapsien" bezeichnen möchte, hinzustellen, um so mehr, als die sonstigen differenziellen Kriterien der Kritik nicht standhalten. Schließlich werden alle allergischen Reaktivitäten durch das gemeinsame Band der Spezifität umspannt, und Coca gibt selbst zu, daß man sich die scharf ausgeprägte Spezifität der „Idioblapsien" nur durch die Annahme eines spezifischen Antikörpers erklären könne, welcher mit dem von außen zugeführten Allergen abreagiert. Es steht eben keine andere Hypothese zur Verfügung, welche die Spezifität und die qualitative Änderung der allergischen Reaktionen befriedigender erklären würde als die Annahme, daß dem pathologischen Effekt eine Reaktion des Antigens mit seinem Antikörper zugrundeliegt[1] [R. Doerr (1921, 1946a, b)]. Wenn man daher den Nachweis von humoralen

---

[1] H. W. Straus und A. F. Coca (1937) kamen auf Grund von Untersuchungen über die Kontaktdermatitis gegen den Wirkstoff von Rhus toxicodendron zu der Überzeugung, daß diese Form der Allergie auf die Zellen der Haut-Epidermis beschränkt bzw. in denselben lokalisiert sei, und daß die Ausdehnung über die ganze Hautoberfläche nicht durch Antikörper vermittelt werde, sondern wahrscheinlich durch die Diffusion der öligen Rhusextrakte in den öligen Substanzen, welche in der normalen Haut stets vorhanden sind. Um diese Auffassung experimentell zu stützen, wurden bei Rhesusaffen kreisförmige Hautbezirke durch Umschneidung isoliert und sodann mit Rhusextrakt behandelt. Es wurden nur diese Hautinseln sensibilisiert, während die Hautdecke ihr normales Verhalten bewahrte. Ähnliche Versuche von H. Th. Schreus (1938) führten zu demselben Ergebnis und veranlaßten den Autor zu analogen Schlüssen, wie sie Straus und Coca formuliert hatten. K. Landsteiner und M. W. Chase (1939) konnten jedoch durch Versuche an Meerschweinchen zeigen, daß die ausschließliche Sensibilisierung von operativ isolierten Hautinseln nur dann gelingt, wenn die Schnitte so tief sind, daß die abführenden Lymphgefäße durchtrennt werden; werden sie so angelegt, daß die in der Hautmuskulatur liegenden Lymphgefäße unversehrt bleiben, so wird die ganze Haut überempfindlich. Durch eine zu tiefe Schnittführung wird übrigens auch die anaphylaktische Sensibilisierung beeinträchtigt, wenn die in die Hautinseln injizierten Dosen der Eiweißantigene hinreichend klein sind. K. Landsteiner (1945, S. 203) weist auch auf die Unmöglichkeit hin, daß sich sensibilisierende Substanzen, welche so schnell reagieren wie Diazomethan oder gewisse Acylchloride, über die ganze Haut ausbreiten können, ohne Verbindungen mit anderen Stoffen einzugehen.

Antikörpern bei gewissen Formen der Allergie derzeit nicht oder nicht konstant erbringen kann, ist die Überlegung gerechtfertigt, daß die bei Mensch und Tier beobachteten Erscheinungen vorläufig nicht anders als durch eine Antigen-Antikörper-Reaktion mit pathogener Auswirkung erklärbar sind [R. DOERR (1946b)].

Allerdings geht man dabei von der Voraussetzung aus, daß, so wie dies im anaphylaktischen Experiment notwendig ist, jede allergische Reaktivität auf einer vorausgehenden *spezifischen Sensibilisierung* mit der wirksamen Substanz beruht. Beim Menschen kann die Sensibilisierung derart zustandekommen, daß sie vom Patienten nicht bemerkt wird und daher durch die Anamnese nicht festgestellt werden kann; kasuistische Belege für solche „okkulte" Sensibilisierungen findet man u. a. bei K. HANSEN [s. W. BERGER und K. HANSEN (1940), S. 217]. Aber die Berufsidiosynkrasien, bei denen sich die Allergie gerade gegen jene Stoffe richtet, mit welchen die Individuen zufolge ihrer Beschäftigung besonders oft und ausgiebig in Berührung kommen, beweisen die unbedingte Notwendigkeit einer spezifischen Sensibilisierung ebenso wie die experimentellen Sensibilisierungen von Menschen, welche mit gewissen Substanzen, wie mit dem ätherischen Extrakt aus den Blättern der Primula obconica[1] [CASH (1911), BR. BLOCH und STEINER-WOURLISCH (1926, 1930)], mit p-Phenylendiamin [R. L. MAYER (1931)], oder mit Extrakten aus Rhus-Arten [H. W. STRAUS (1934)] einen hohen Prozentsatz (70 bis $100^0/_0$) positiver Resultate geben. In gleichem Sinne lassen sich die Beobachtungen von H. J. HARA (1939) verwerten, denen zufolge das Heufieber im wiesenarmen Japan nicht vorkommt, während die nach Südkalifornien ausgewanderten Japaner relativ häufig (bis zu $3,5^0/_0$) befallen werden. Desgleichen hat P. HEINBECKER (1928) konstatiert, daß die Sensibilität gegen Toxicodendron radicans bei den Eskimos der Baffinsinsel nicht vorkommt, während sie bei den rasseverwandten Indianern Nordamerikas sehr häufig ist, weil bei den Eskimos jede Gelegenheit zu sensibilisierenden Kontakten so gut wie ausgeschlossen ist.

Die Angaben von E. W. PHILLIPS (1940a, b) sind, ihre Zuverlässigkeit vorausgesetzt, von besonderer Bedeutung, weil sie nicht nur den Satz bestätigen: „*Ohne spezifische Sensibilisierung keine Allergie*", sondern weil sie auch im Vereine mit den Untersuchungen von J. A. CLARKE und H. C. LEOPOLD (1940) Aufschluß über die zeitlichen Bedingungen geben, welche für die Entwicklung von Allergien gegen Stoffe pflanzlicher Herkunft maßgebend sind. Nach E. W. PHILLIPS (1940a) wurde die Kultur der stark stäubenden Zuckerrüben, welche früher in der

---

[1] Die wirksame Substanz wurde aus dem ätherischen Extrakt von P. KARRER isoliert, hatte die Formel $C_{14}H_{18}O_3$ oder $C_{14}H_{20}O_3$ und wurde als „Primulin" bezeichnet.

betroffenen Gegend (einem Distrikt von Arizona) unbekannt waren, 1936 eingeführt. Drei Jahre später traten die ersten Fälle von Allergie gegen die Pollen der Zuckerrüben auf. Im zweiten Bericht E. W. PHILLIPS (1940)] wird berichtet, daß an einer Grasart (Holcus halepensis) vorher unbekannte Brandpilze (Sphacelotheraarten) beobachtet wurden, und daß es nach 5 Jahren (bzw. Vegetationsperioden) bei den Einwohnern zu allergischen Erkrankungen kam, welche auf Grund der angestellten Hautreaktionen auf die Wirkung der Brandpilze zurückgeführt werden konnten. Auch nach CLARKE und LEOPOLD dauert es lange (5 bis 15 Jahre oder Blüteperioden), um eine spezifische Pollinosis (gegen die Pollen von Ambrosiaceen) durch wiederholte Sensibilisierung zur Entwicklung zu bringen.

Aus diesen Mitteilungen darf man jedoch nicht den Schluß ziehen, daß die sensibilisierenden Kontakte stets so lange und so intensiv einwirken müssen, bis das klinische Bild der allergischen Erkrankung voll ausgeprägt ist. Es ist anzunehmen, daß schon geringe Substanzmengen und wenige, vielleicht sogar einmalige Berührungen Erfolg haben. Für die Differenzen, die in dieser Beziehung bestehen können, sind zwei Faktoren von maßgebender Bedeutung, nämlich die *Natur der sensibilisierenden Stoffe* und zweitens die *Disposition der exponierten Personen.* Da diese beiden Faktoren auch in der Diskussion der jetzigen Auffassungen über die allgemeinen Charaktere der Antigenfunktion eine wichtige Rolle spielen, sollen sie im nächsten Kapitel ausführlicher behandelt werden.

IV. Die immunisierende (produktive) Antigenfunktion.

A. Die Vorzugsstellung der Proteine.

In meinem Artikel über „Allergie und Anaphylaxie" (1929 a, S. 807) habe ich zu den Eigenschaften der Anaphylaktogene mit folgenden Sätzen Stellung genommen:

„Die typischen Anaphylaktogene sind *Proteine* und besitzen als solche gewisse gemeinsame *chemisch-physikalische Eigenschaften wie bedeutendes Molekulargewicht, fermentative Spaltbarkeit, kolloide Löslichkeit, Aufbau aus zum Teil optisch aktiven Aminosäuren.* Keines der aufgezählten Merkmale stellt eine *hinreichende* Bedingung der produktiven Antigenfunktion dar; auch ihre Vereinigung, wie sie eben in den Eiweißkörpern vorliegt, ist ungenügend, da man zahlreiche, nicht-antigene Proteine kennt. Dagegen steht man heute fast ausnahmslos auf dem Standpunkt, daß die genannten Faktoren den Charakter notwendiger Bedingungen haben (LANDSTEINER) d. h., daß eine Substanz, welcher sie mangeln, unfähig ist, Antikörperbildung auszulösen (zu sensibilisieren)."

Man darf in diesen Ausführungen weder das Wort „typisch" streichen noch auch die Bezeichnung „Anaphylaktogene" einfach durch „Antigene" ersetzen, wie dies später K. LANDSTEINER (1945, S. 61 f.) getan hat. Durch die Einschränkung „typisch" wird *die Vorzugsstellung der Proteine als sensibilisierende Substanzen zum Ausdruck* gebracht und an dieser Tatsache hat sich nichts geändert. Fast alle anaphylaktischen Experimente wurden mit artfremdem Serum, Ovalbumin, Phytalbuminen usw. durchgeführt, weil man der sensibilisierenden Fähigkeiten — auch in sehr kleinen Mengen (s. S. 43) — im vorherein gewiß war. *Zweitens ist „Anaphylaktogen" und „Antigen" keineswegs identisch.* Daß man mit Tetanustoxoid immunisieren kann, steht fest; allergische Reaktionen hat man aber nach wiederholten Injektionen dieses Toxoids nur selten beobachtet [H. E. WITTINGHAM (1940), A. A. CUNNINGHAM (1940), R. A. COOKE, S. F. HAMPTON, W. P. SHERMAN und A. STULL (1940), H. J. PARISH und C. L. OAKLEY (1940), W. W. HALL (1940), H. GOLD (1941)], obzwar die ausgedehnten Schutzimpfungen des zweiten Weltkrieges naturgemäß eine ausgezeichnete Gelegenheit für die Feststellung derartiger Impffolgen bieten mußten. So impfte H. E. WITTINGHAM (1940) 61.042 Soldaten der R. A. F. zweimal mit je 1 ccm Tetanustoxoid in einem Zeitabstand von 6 Wochen; anaphylaktische Reaktionen von mäßig schwerem Charakter wurden nur bei $0.003^0/_0$, ernstere Allgemeinerscheinungen bei $0.02^0/_0$ und Lokalreaktionen bei $1.06^0/_0$ registriert. Auch diese relativ seltenen Ereignisse konnten mit großer Wahrscheinlichkeit dem Umstande zur Last gelegt werden, *daß für die Toxingewinnung Nährböden verwendet wurden, welche Wittepepton enthielten.* Die durch peptische Verdauung von Eiweiß hergestellten Heteroproteosen (speziell auch die im Handel vertriebenen „Peptone" wie das Wittepepton und das Pepton „Berna") wirken tatsächlich sensibilisierend [LANDSTEINER und VAN DER SCHEER (1931), LANDSTEINER und M. W. CHASE (1933), R. A. COOKE, HAMPTON, SHERMAN und STULL (1940), A. STULL und St. F. HAMPTON (1941)] und Personen, welche auf die Reinjektion mit Toxoiden aus peptonhaltiger Giftbouillon mit allergischen Symptomen antworteten, reagierten auch auf den Cutantest mit Wittepepton positiv [A. A. CUNNINGHAM (1940), H. E. WITTINGHAM (1940)]. Diese Erfahrungen veranlaßten J. H. MUELLER und P. A. MILLER (1945), gestützt auf ältere Erfahrungen [J. H. MUELLER, E. B. SCHÖNBACH, J. J. JEZUKAWICZ und P. A. MILLER (1943), J. H. MUELLER und P. A MILLER (1943)], das Tetanustoxin durch Züchtung des Cl. tetani auf flüssigen Medien zu gewinnen, welche peptonfrei aus Schweinemagenautolysat und Rinderherzextrakt hergestellt und durch einen hohen Eisengehalt ausgezeichnet waren. Solche Toxine konnten leicht in Formoltoxoide von hoher Antigenwirkung umgesetzt werden, die eine befriedigende immunisierende Leistung beim Menschen aufwiesen [D. F. FRASER, D. L. MAC LEAN, M. D. ORR, H. C.

PLUMMER und F. O. WISHART (1943)], ohne daß sich bei einer vierjährigen, ausgedehnten Anwendung zu prophylaktischen Zwecken ein Fall von anaphylaktischen Symptomen ereignet hätte [E. M. TAYLOR (1945)]. Wahrscheinlich könnte man mit anderen Toxinen analoge Resultate erzielen; daß ihre sensibilisierenden Effekte nicht einmal entfernt an jene der anderen Eiweißantigene heranreichen, ist schon jetzt als gesichert zu betrachten.

Die Vorzugsstellung der Eiweißantigene geht übrigens auch daraus hervor, daß man sie fast stets als *immunisierende Träger* zur Hilfe ruft, wenn man einer an sich nicht antigenen Substanz die Wirksamkeit einer spezifitätsbestimmenden Determinante verleihen will, gleichgültig, ob man für diesen Zweck die Substitutionsmethoden, das Kuppelungsverfahren nach vorausgegangener Diazotierung oder die Kombinationsimmunisierung verwendet. Die Ausnahmen, von welchen noch die Rede sein wird, sind vereinzelt und haben weder in rein technischer noch in theoretischer Hinsicht Bedeutung gewonnen.

Die Vorzugsstellung der Eiweißkörper besteht somit nach wie vor und läßt sich heute ebensowenig begründen wie zu der Zeit als die einleitenden Feststellungen dieses Kapitels präzisiert wurden. Daß aber die Eiweißstruktur und insbesondere die von DOERR ausdrücklich angeführten chemisch-physikalischen Eigenschaften der Proteine unerläßliche („notwendige") Bedingungen der antikörperproduzierenden Fähigkeit darstellen, läßt sich mit Rücksicht auf die neueren Forschungsergebnisse nicht aufrechterhalten.

Erkenntnistheoretisch ist die Tatsache interessant, daß sich in jüngster Zeit GELL, HARINGTON und R. P. RIVERS (1946) wieder mit dem Gedanken beschäftigt haben, daß vielleicht doch nur Proteine die Fähigkeit besitzen, die Produktion von Antikörpern hervorzurufen. Daß gewisse Polysaccharide mit der vollen Antigenfunktion ausgestattet sind, könnte nach der Ansicht dieser Autoren darauf beruhen, daß diese Substanzen im Organismus der Tiere, denen sie injiziert werden, an Eiweiß adsorbiert und dadurch zu Antigenen aktiviert werden. Als Beweise werden angeführt: 1. Der bekannte Versuch von S. M. PARTRIDGE und W. P. J. MORGAN, denen es gelang, ein nicht-antigenes spezifisches Polysaccharid des Shigaschen Dysenteriebacillus mit dem aus dem gleichen Bakterium isolierten Protein in vitro zu einem Antigen zu rekombinieren (s. S. 75), und 2. Die auf Seite 5 besprochenen Experimente von GELL, HARINGTON und RIVERS, aus welchen erhellt, daß bestimmte chemische Verbindungen, die sich schon in vitro leicht mit Eiweiß kuppeln, im Organismus als chemo-spezifische Antigene wirken, weil sie sich auch in vivo mit den Proteinen der immunisierten Tiere chemisch verbinden. Es ist jedoch klar, daß keines der beiden Argumente stichhaltig ist. Denn das Polysaccharid des Shiga-Bacillus wirkt eben, wenn es als solches injiziert wird, nicht antigen und kann sich mit dem Protein *nur in vitro unter ganz bestimmten Bedingungen zu einem Antigen kombinieren, Bedingungen, die im Organismus offenbar nicht gegeben sind.* Zweitens können die Polysaccharide, im Gegensatz zu den von GELL, HARINGTON und RIVERS geprüften chemischen Substanzen, in vitro mit Proteinen chemisch *nicht*

reagieren und die Annahme, daß sie im Organismus an körpereigenes Eiweiß
adsorbiert werden, ist willkürlich; die Kombinationsimmunisierung, d. h.
das bloße Vermischen mit Serum in vitro, gibt bei den nicht-antigenen
Polysacchariden negative Resultate.

Versuche, die Vorzugsstellung der Proteine durch ihre chemisch-physikalischen Eigenschaften zu erklären.

Wie bereits erwähnt wurde, läßt sich die bei den Proteinen so ausgeprägte Fähigkeit, als Vollantigene zu wirken, nicht begründen. Diese
negative Aussage soll durch die nachstehenden Ausführungen eingehender
erläutert werden.

Nichtantigene Proteide. Zunächst wäre hervorzuheben, was schon
R. DOERR (1929 a) in diesem Zusammenhange besonders betonte, daß
man zahlreiche Eiweißstoffe kennt, denen die Fähigkeit der Antikörperbildung mangelt, wie die *Histone*, die *Protamine* und die in dieser Be-
ziehung besonders sorgfältig untersuchte hochmolekulare *Gelatine* [H. G.
WELLS (1908), K. LANDSTEINER (1917), R. L. KAHN und A. McNEIL
(1918), A. STARIN (1918), R. BRUYNOGHE und P. VASSILIADIS (1930),
L. M. ADANT (1930) u. a.], ferner die *racemisierten Eiweißderivate*, die
man durch Einwirkung von Alkali auf wirksame Eiweißantigene erhält
[H. G. WELLS (1909, 1911), KAHN und McNEIL (1918), K. LAND-
STEINER und C. BARRON (1917), H. D. DAKIN (1912, 1913), DAKIN und
DUDLEY (1913), C. TEN BROECK (1914)].

Man ist nicht imstande anzugeben, wodurch sich antigenes und nicht-
antigenes Eiweiß voneinander unterscheiden. Die angeführten Differenzen sind durchwegs hypothetisch und vor allem auch nicht einheitlich,
indem der Mangel der produktiven Antigenfunktion bald auf ein zu
kleines Molekulargewicht, bald auf das Fehlen aromatischer Aminosäuren, bald wieder auf den Verlust der fermentativen Spaltbarkeit
[TEN BROECK (1914), H. D. DAKIN (1913), DAKIN und DUDLEY (1913),
H. G. WELLS (The chemical aspects of immunity, 1925)] zurückgeführt
wird. Außerdem kennt man Beobachtungen, welche gegen die ausschließliche Bedeutung jeder der auf S. 25 angeführten Eigenschaften
sprechen, ohne daß man im Klaren wäre, wodurch die Abweichung
von der „Regel" in solchen Fällen bedingt ist. Diese Aussage stützt
sich auf folgende Angaben:

1. *Antigene von niedrigem Molekulargewicht.* Wie manche andere
Enzyme erzeugt auch die Ribonuclease präzipitierende Immunsera,
obwohl ihr Molekulargewicht nur auf 15.000 geschätzt wird [SMOLENS
und SEVAG (1942)]. N. GUTMAN (1938) stellte durch Kuppelung von
Clupein an Phenylisocyanat ein Antigen her, welches beim Kaninchen
zur Bildung von Präzipitinen führte, welche nicht nur mit dem homologen Komplexantigen, sondern auch mit Clupein und mit Phenyliso-

cyanat-Verbindungen reagierten, welche aus Schweineserum, Pferde-serum und Casein gewonnen worden waren. Clupein allein vermochte die Antikörperbildung nicht hervorzurufen; das Molekulargewicht dieses Proteins wurde verschieden eingeschätzt, geht aber nicht über 4000 bis 4100 hinaus [FELIX und DIRR (1929)] und konnte durch die Kuppelung mit Phenylisocyanat nur eine relativ unbedeutende Steigerung erfahren haben, so daß für den Komplex ca. 5000 als wahrscheinlich angenommen werden kann.

Die Vergrößerung des Molekulargewichtes kann daher nicht dafür verant-wortlich gemacht werden, daß das Clupein durch die Kuppelung mit Phenyl-isocyanat zum Antigen aktiviert wurde. GUTMAN stützte sich vielmehr auf die Analysen von E. WALDSCHMIDT-SEITZ, ZIEGLER, SCHÄFFNER und L. WEIL (1931) sowie von FELIX und DIRR, denen zufolge das Clupein als Kette von Aminosäuren zu betrachten ist, welche durch peptidartige Bindun-gen zusammengehalten werden, und die auf der einen Seite in einer Carboxyl-gruppe, auf der anderen in einer NH_2-Gruppe endet. Unter den Amino-säuren des Clupeins herrscht das Arginin (mit 10 bis 20 Molekülen) vor; daneben wurden nur geringe Mengen von Prolin, Serin und Valin gefunden. In der Wirkung der Verbindung mit Phenylisocyanat erblickt GUTMAN einen Beweis für die Theorie von FR. OBERMAYER und E. P. PICK, der-zufolge aromatische Radikale für die Antigenfunktion notwendig sind (Phenylisocyanat $= C_6 H_5 N = C = O$). K. LANDSTEINER (1945) wendet da-gegen ein, daß die Kombination mit Phenylisocyanat bei der Gelatine ver-sagt [S. J. HOPKINS und A. WORMALL (1933)] und daß Alkalialbuminate, obwohl sie Tyrosin enthalten, keine Antikörper bilden. Unklar sind die Spezifitätsverhältnisse der Immunsera, die man von Kaninchen mit dem aus Clupein und Phenylisocyanat hergestellten Komplexantigen erhält; man weiß nicht, ob der Antikörper durch das Clupein oder durch das Phenyl-isocyanat immunchemisch determiniert ist oder durch das Kooperieren beider Komponenten.

Hieher gehören auch die Mitteilungen von H. A. ABRAMSON, D. H. MOORE und H. H. GETTNER (1941) sowie von G. E. ROCKWELL (1942). Das durch Extraktion mit HCl gewonnene Pollenantigen von G. E. ROCKWELL erwies sich als ein Hydrochlorid der wirksamen Substanz der Ambrosiapollen und hatte ein Molekulargewicht von 4453; nach An-sicht des Autors handelte es sich um ein Polypeptid mit einem hohen Gehalt an basischen Aminosäuren (Arginin, Histidin und Lysin).

In der neueren Literatur sind auch Angaben zu finden, aus welchen man schließen könnte, daß das Molekulargewicht organischer Substanzen, welche Antikörper produzieren ohne sich mit dem Eiweiß der immuni-sierten Tiere zu koppeln nach unten zu praktisch überhaupt nicht be-grenzt ist. Gemeint sind also nicht Stoffe wie die durch Halogene sub-stituierten und nitrierten Benzole (s. S. 5) oder die von GELL, HARING-TON und RIVERS untersuchten Verbindungen (s. S. 5), welche sich schon im Reagenzglase leicht und rasch mit Proteinen verbinden, sondern Substanzen, welche keine solche Reaktionsfähigkeit besitzen und welche ohne Mitwirkung von Eiweiß trotz ihrer einfachen Struktur und ihres

niedrigen Molekulargewichtes Antigenfunktionen besitzen sollen. Hieher
gehört die Behauptung von J. SOLOMIDÈS (1944), daß sich Kaninchen,
welchen man 1 bis 2 cm³ Glycerin (mit 10 % Wasser versetzt) intravenös
oder intrapleural injiziert hat, nach einer Inkubation von 27 Tagen als
„sensibilisiert" erweisen, indem sie einer intravenösen Erfolgsinjektion
mit derselben Dosis in einigen Stunden unter den Zeichen einer starken
Kongestion der Lungen erliegen. Die Spezifität und die passive Übertragung wurden nicht geprüft und Versuche an anderen Tierspezies
(Meerschweinchen) nicht angestellt, so daß die Auffassung von SOLOMIDÈS,
daß das Glycerin als Antigen fungiert hat, als unzureichend begründet
abzulehnen ist. Sollten sich die Beobachtungen als richtig erweisen,
so müßten sie wohl toxikologisch aufgeklärt werden; parenteral injiziertes
Glycerin wirkt giftig. — Anders hat man sich zu den Mitteilungen von
JEAN LOISELEUR (1946a, b, c, d, 1947) einzustellen, bei denen man an der
Exaktheit der grundlegenden Versuche im allgemeinen nicht zweifeln
kann. LOISELEUR injiziert Kaninchen intravenös organische Substanzen,
deren Molekulargewichte zwischen 44 (Äthylalkohol) und 472 (Phloridzin)
schwanken. Die Injektionen werden zwei- bis viermal täglich verabreicht,
und zwar zehn bis zwölf Tage hindurch und das Serum wird den Kaninchen
am Morgen nach der letzten Injektion genommen. Versetzt man nun dieses
Serum in einem Viscosimeter mit einer optimalen Menge des zur Behandlung verwendeten Stoffes, so steigt die Viscosität des Gemisches erheblich
(um 10 bis 20 %); wird weniger oder mehr als die optimale Menge zugesetzt, so ist die Steigerung der Viscosität entsprechend der quantitativen
Abweichung vom Optimum geringer (Zonenphänomen). Die Reaktion
ist nach den Angaben von LOISELEUR so spezifisch, daß man beispielsweise Äthyl- von Methylalkohol oder Xylose von Arabinose unterscheiden
kann. Der wirksame Bestandteil der Sera ist in der Globulinfraktion
lokalisiert. Es sind also gewisse äußere Ähnlichkeiten mit sichergestellten
Tatsachen der Immunitätsforschung vorhanden. Die Substanzen, mit
welchen positive Reaktionen erzielt wurden (Äthylalkohol, d-Weinsäure,
Xylose, Arabinose, Phloridzin, Natriumoleat, p-Aminosulfamid, Leucin,
Arginin, Morphin), haben aber miteinander nichts gemein, und ebensowenig wie die positiven versteht man die negativen Ergebnisse mit l-Wein-
säure, Antipyrin, Pyramidon, Methylenblau. In wichtigen Beziehungen
verhalten sich die Substanzen, welche LOISELEUR schlankweg als Antigene
bezeichnet, und die mit ihnen spezifisch reagierenden Kaninchensera
ganz anders wie die Antigene und Antikörper, welche die Immunitätsforschung bisher als solche anerkannt hat. Daher ist eine abwartende
Haltung geboten und die vorliegende Darstellung der „Antigene" geht
aus diesem Grunde auf die Arbeiten von LOISELEUR [s. auch die Zu-
sammenfassung von J. LOISELEUR und L. LÉVY (1947)] nicht näher ein.
Im 4. Band der „Immunitätsforschung" („Antikörper, 2. Teil") wird das

Thema im Zusammenhang mit den neuesten Untersuchungen über die Darstellung von Antikörpern nach PAULING und CAMPBELL ausführlicher behandelt werden.

2. *Es besteht kein Parallelismus zwischen dem Verlust der fermentativen Spaltbarkeit und der Zerstörung der Antigenfunktion.* Wenn man Eiweißantigene (Serumproteine) acetyliert, erhält man Produkte, welche trotz ihrer völligen Resistenz gegen Trypsin und Pepsin noch immer Antikörper zu bilden vermögen [K. LANDSTEINER und JABLONS (1914), LANDSTEINER und PRASEK (1916)]. Ferner konnten LIN WU und CHEN (1928) nachweisen, daß Alkalialbuminate gegen verdauende Enzyme nicht völlig resistent sind, und P. HARTLEY (1931) konstatierte, daß die Antigenfunktion schon erheblich verringert ist, bevor die Einwirkung des Alkalis zu einer totalen Racemisierung des Eiweißes geführt hat.

3. Als Beweis für die Hypothese von Fr. OBERMAYER und E. P. PICK, daß aromatische Kerne nicht nur für die Spezifität der natürlichen Eiweißantigene, insbesondere der Serumproteine, maßgebend, sondern auch für die Eignung zur Antikörperbildung notwendig sind, wurde auch die *mangelnde immunisierende Wirkung der Gelatine* angeführt (vgl. S. 28), die man mit ihrer chemischen Zusammensetzung bzw. mit dem Fehlen von aromatischen Aminosäuren in Zusammenhang gebracht hat.

Die Gelatine enthält jedoch $1,4\%$ Phenylalanin und nach einer von W. DIRSCHERL (1939) zitierten Angabe von GERNGROSS auch 1% Tyrosin. Es ist übrigens zweifelhaft, ob die als „Gelatine" bezeichneten und im Versuch verwendeten Präparate miteinander identisch waren; R. BRUYNOGHE und P. VASSILIADIS (1930) hielten gelegentliche Verunreinigungen mit den Proteinen des Ausgangsmaterials für möglich. Die Bewertung der Versuchsergebnisse wird dadurch bis zu einem gewissen Grade unsicher, umsomehr als Widersprüche zu verzeichnen sind.

C. R. HARINGTON, J. HUMPHREY, M. E. YUILL und R. F. CLUTTON (1939), sowie CLUTTON, HARINGTON und YUILL (1938, 1940) konnten nämlich durch Kuppelung der Gelatine mit O-β-glucosido-N-carbobenzyloxy-Tyrosin oder O-β-glucosido-Tyrosin Antigene herstellen, welche im Kaninchen die Bildung von Präzipitinen hervorriefen, welche auf die als Haptene fungierenden Tyrosylgruppen spezifisch eingestellt waren. Ferner lagen aus früherer Zeit Angaben vor, daß man durch die chemische Bindung von Gelatine an Diazokörper antikörperproduzierende Antigene herstellen kann [K. LANDSTEINER (1919), S. B. HOOKER und W. C. BOYD (1933 a, b), M. ADANT (1930), NATHAN und P. KALLOS (1937), A. MEDVECSKY und A. UHROVITS (1931)]. K. LANDSTEINER (1945) will die Beweiskraft dieser Experimente aus den bereits auf S. 29 angeführten Gründen nicht gelten lassen, weil die Kuppelung mit Phenylisocyanat bei der Gelatine im Gegensatz zum Clupein keine Aktivierung bewirkt und weil die Tyrosin-haltigen Alkalialbuminate nicht antigen sind.

So glauben auch F. HAUROWITZ, M. TUNKA und P. SCHWERIN (194
aus den zitierten Versuchen mit diazotierter Gelatine den sicheren Schluß
ziehen zu dürfen, daß die fehlende Antigenfunktion der Gelatine mit dem
Mangel an aromatischen Kernen nicht in Konnex gebracht werden kann,
was insoferne befremdet, als man gerade aus diesen Experimenten die gegenteilige Folgerung abgeleitet hat. HAUROWITZ und seine Mitarbeiter berufen
sich lediglich darauf, daß man durch die Immunisierung von Kaninchen mit
Arsanil-Azogelatine Immunsera erhält, welche mit Arsanilazoverbindungen
aus Casein, Ovalbumin oder Serumglobulin schwache Niederschläge geben,
aber mit Arsanilazogelatine nicht sichtbar reagieren. Diese Argumentierung
ist nicht verständlich, da ja die Immunsera mit *Arsanilazogelatine* gewonnen
wurden, deren antigene Wirksamkeit dadurch bewiesen erscheint. Die
Fähigkeit einer Substanz, Antikörper zu bilden, muß nicht mit der Eignung
einhergehen, mit diesen Antikörpern in vitro auszuflocken. Es sind genug
Fälle bekannt, daß die Antisera mit dem Antigen ohne sichtbare Niederschlagsbildung reagieren (s. S. 40 f.) und der von HAUROWITZ präzisierte
Tatbestand ist eben ein solcher Fall.

Das schließt natürlich nicht aus, daß die Gelatine ein minderwertiger
Ersatz für ein Vollantigen ist, daß man also, was auch von HAUROWITZ und
seinen Mitarbeitern festgestellt wurde, durch die Immunisierung mit Arsanilazoglobulin bessere Resultate erzielt als mit Arsanilazogelatine. Nach den
Untersuchungen von HAUROWITZ kann die Differenz darauf beruhen, daß
das Arsanilazoglobulin (intravenös injiziert) in der Leber gespeichert wird,
während Arsanilazogelatine mit dem Harn rasch den Organismus des immunisierten Kaninchens verläßt. Der Versuch, die antigene Aktivität der Arsanilazogelatine durch Adsorption an Kaolin, Kohle usw. zu verstärken (Prinzip
der Depotimmunisierung), wurde nicht unternommen.

Die Gründe, welche LANDSTEINER ins Treffen führt, sind jedenfalls
überzeugender als die experimentellen Ergebnisse, durch welche HAURO-
WITZ und seine Mitarbeiter ihren Standpunkt in der Frage nach den
Ursachen der fehlenden produktiven Antigenfunktion der Gelatine zu
motivieren versuchen. Aber allgemein beurteilt liegt die Sache doch so,
daß man keine sichere und oft nicht einmal eine hypothetische Auskunft
zu geben vermag, warum die Kuppelung mit Phenylisocyanat beim
Clupein aktivierend wirkt, bei der Gelatine nicht, warum bei der Gelatine
andere Verfahren (Kuppelungen, Diazotierung) zum Ziele führen, warum
bestimmte Stoffe von geringem Molekulargewicht Antikörper bilden
im Gegensatze zu den hochmolekularen natürlichen Proteinen, warum
die Gelatine trotz ihres hohen Molekulargewichtes nicht wirkt ebenso
wie die große Zahl der niedermolekularen Eiweißstoffe (Histone und
Protamine), warum die Alkalialbuminate, obwohl sie ein an sich genü-
gendes Molekulargewicht besitzen und aromatische Aminosäuren enthalten, keine immunisierenden Wirkungen entfalten u. s. f. Es ist mit
anderen Worten unmöglich, die „Regeln" und die „Ausnahmen" kausal
von einheitlichen Gesichtspunkten zu erfassen, wie ja auch die große
Verschiedenheit der natürlichen und experimentell erzeugten Substanzen
die Vermutung nahelegt, daß die Zurückführung auf eine beschränkte
Anzahl von Eigenschaften oder Prozessen ein falscher Weg sein könnte.

Derselbe Gedanke drängt sich auf, wenn man die im folgenden Abschnitt angeführten Versuchsresultate mit den bisher erörterten Phänomenen in rationale Beziehungen zu setzen trachtet.

B. Die Reversibilität des Verlustes der Antigenfunktion.

Gemeint sind hier nicht jene Vorgänge, bei welchen ein Antigen zuerst in ein Hapten umgesetzt und das so gewonnene Hapten durch Vermittlung irgend eines Eiweißkörpers (Diazokuppelung, Kombinationsimmunisierung) wieder auf die Stufe eines Vollantigens gehoben wird. Es werden vielmehr nur Prozesse ins Auge gefaßt, bei denen sich sowohl der Verlust als die Regenerierung an einer und derselben als Antigen wirkenden Substanz *ohne Zuhilfenahme eines hochmolekularen Proteins* vollzieht, wobei als wirksame Kräfte Agenzien verwendet wurden, die in einfachen physikalischen oder chemischen Eingriffen bestehen, wie z. B. das Erhitzen, die Einwirkung von Säuren, Alkalien, Guanidinchlorid, also in Eingriffen, die man häufig unter dem Ausdruck der „Denaturierungen der Proteine" zusammenfaßt. Es sind hier zwei Fälle möglich und tatsächlich beobachtet worden, nämlich a) *die Regeneration des Antigenverlustes wird von einer Änderung der serologischen Spezifität begleitet* oder b) *es kommt die ursprüngliche Spezifität des Ausgangsantigens bei der Regeneration wieder zum Vorschein.*

a) Die Regeneration der ausgelöschten Antigenfunktion durch einen chemischen Prozeß, welcher dem Regenerat eine neue, vorher nicht vorhandene Spezifität aufprägt.

Dieser Sachverhalt wurde von K. Landsteiner und C. Barron (1917) entdeckt und von L. R. Johnson und A. Wormall (1932) bestätigt. Landsteiner und Barron konstatierten, daß Pferdeserum durch die Behandlung mit NaOH nicht nur seine produktive Antigenfunktion einbüßt, sondern auch seine Fähigkeit, Antikörper gegen Pferdeserum in vitro zu binden. Durch die Einwirkung von konzentrierter HNO_3 wird das racemisierte Serumeiweiß wieder antigen, nimmt aber die Eigenschaften eines Xanthoproteins an, wie man es nach den klassischen Untersuchungen von Fr. Obermayer und E. P. Pick (1906) auch darstellen kann, wenn man das native Pferdeserum (oder ein anderes Eiweißantigen) direkt nitriert, ohne die Zwischenstufe des Alkalialbuminates einzuschalten. Johnson und Wormall konnten nicht nur durch Nitrieren, sondern auch durch Jodieren die fehlende Antigenfunktion der Alkalialbuminate wieder zum Vorschein bringen, wobei sich abermals nicht das ursprüngliche Antigen („Pferdeserum"), sondern ein Jodprotein ergab. Die Regeneration durch Nitrieren gab bessere

Resultate als das Jodieren der Alkalialbuminate; sie wurde aber in beiden Fällen unmöglich, wenn die Einwirkung der Natronlauge zu intensiv war. Nun wird die Jodspezifität durch den Eintritt von Jod in die aromatischen Aminosäuren der Eiweißkörper zu erklären versucht, und A. WORMALL (1930) hat diese Annahme gestützt, in dem er zeigte, daß die Reaktion solcher Jodproteine mit ihren Antisera durch 3 : 5 substituierte Tyrosingruppen gehemmt wird[1]. In analoger Weise führte W. MUTSAARS (1930) die Nitrospezifität auf die Entstehung von Nitro-Tyrosin im Eiweißmolekül zurück. JOHNSON und WORMALL hielten es daher für wahrscheinlich, daß die Wiederherstellung der Antigenfunktion nur solange möglich ist, als die Tyrosingruppen noch intakt sind oder nur so geringe Veränderungen erlitten haben, daß dieselben durch das Jodieren oder Nitrieren wieder rückgängig gemacht werden können; wird diese Grenze infolge der hydrolysierenden und denaturierenden Wirkung des Alkalis überschritten, so erweist sich der Verlust der Antigenfunktion als irreversibel. Bedeutet es aber nicht einen Widerspruch, daß die Alkalialbuminate, solange in ihnen die reaktionsfähige Gruppe des Tyrosins nur als solche besteht, wirkungslos sind und daß sie erst durch Jodieren oder Nitrieren dieser Gruppe in immunisierende Antigene umgewandelt werden?

b) Der reversible Verlust der Antigenfunktion unter Wahrung der Ausgangsspezifität.

Es sind jedoch auch Experimente veröffentlicht worden, aus welchen erhellt, daß die Antigenfunktion durch chemische Eingriffe aufgehoben und durch Prozeduren mit entgegengesetztem Vorzeichen regeneriert werden kann, und zwar derart, daß die Spezifität des Ausgangsmaterials nicht verändert wird. Für eine Reihe derartiger Ergebnisse bildete die Beobachtung den Ausgangspunkt, daß Cobragift [J. MORGENROTH (1910)],

---

[1] Die Untersuchungen von J. SNAPPER und A. GRÜNBAUM (1936), aus welchen hervorgeht, daß nicht das 3,5-Dijodtyrosin

$$\mathrm{HO}\underset{\mathrm{J}}{\overset{\mathrm{J}}{\diamondsuit}}\mathrm{CH_2\,CH\,(NH_2)\,COOH}$$

sondern die 3,5-Dijod-4-oxy-Gruppe

$$\mathrm{OH}\underset{\mathrm{J}}{\overset{\mathrm{J}}{\diamondsuit}}$$

die eigentliche Determinente der Jodproteine repräsentiert, ändern natürlich nichts am Grundgedanken, welcher für die obigen Ausführungen von JOHNSON und WORMALL und ihre Kritik maßgebend ist.

Dysenterie- und Diphtherie-Toxin, in geringerem Ausmaße auch Staphylo-toxin [R. DOERR (1907a, b)] durch starkes Ansäuern ihrer Lösungen entgiftet werden können und daß die charakteristische Pathogenität wieder zum Vorschein kommt, wenn man die ursprüngliche Reaktion wiederherstellt. Eine Umkehrung des Vorganges war nicht möglich; wohl wurden die Giftlösungen auch durch Zusatz von Laugen unwirksam, aber die Neutralisierung der Base durch Säure hatte keine Reaktivierung zur Folge. Versuche mit Tetanospasmin, Rauschbrand- und El-Tor-Toxin verliefen auch in der Richtung Säure → Base negativ [R. DOERR (1907b)].

Daß bakterielle Toxine durch Ansäuern abgeschwächt und durch Neutralisierung der Säure wieder verstärkt werden können, war schon früher mehrfach beobachtet worden; die erste derartige Angabe stammt von E. ROUX und A. YERSIN (1889) und bezog sich auf das Diphtherie-toxin. Da die Tatsache — wenn auch nicht für alle Toxine bakterieller Herkunft — bestätigt werden konnte, kam es zu Diskussionen über den Mechanismus des Phänomens [Sv. ARRHENIUS (1907) u. a.], die aber wenig Beachtung fanden, da sie sich auf einer schmalen und zudem unzuverlässigen experimentellen Basis aufbauten. Das Problem konnte erst mit Aussicht auf Erfolg wieder in Angriff genommen werden, nach-dem R. DOERR (1907a, b) im Toxin der Shigaschen Ruhrbacillen ein besonders taugliches Objekt gefunden hatte, welches die Möglichkeit bot, die quantitativen und zeitlichen Bedingungen der Inaktivierung durch Säuren und der Reaktivierung durch Basen zu präzisieren. DOERR widerlegte zunächst die Auffassung von ARRHENIUS, daß die Toxinin-aktivierung durch starke Säuren auf einer Zerstörung dieser Stoffe beruhe, somit als irreversibel zu betrachten sei, und bewies, daß es sich tatsächlich um eine Veränderung handeln müsse, welche durch die Neu-tralisierung der Säure wieder rückgängig gemacht werden kann; er gewann die Überzeugung, daß nur *chemische* Prozesse geeignet seien, das Reaktions-geschehen aufzuklären, ließ es jedoch zunächst noch unentschieden, ob man *Salzbildungen* oder *intramolekulare Umlagerungen* anzunehmen habe.

Im Verlaufe der experimentellen Untersuchungen, welche auf Ver-anlassung von R. DOERR durch seine Mitarbeiter [C. HALLAUER (1925), K. KELLENBERGER (1926)] fortgesetzt wurden, gewann die an zweiter Stelle genannte Lösung an Wahrscheinlichkeit. Dafür waren zwei Um-stände maßgebend.

Es stellte sich nämlich heraus, daß beim Dysenterietoxin nicht nur die Pathogenität durch starke Säuren erheblich reduziert oder gänzlich aufgehoben und durch Neutralisierung der Säure wiederhergestellt werden kann, *sondern daß auch das Immunisierungsvermögen analoge Veränderungen erleidet, wobei die originäre Spezifität im Regenerat erneut zutage tritt.* Es konnte ferner gezeigt werden, daß sich die beiden Vorgänge nicht nur gleichsinnig und gleichzeitig abspielen, sondern daß sich sogar unter günstigen Bedingungen ein quantitativer Parallelismus nachweisen läßt. Diese Beobachtungen unterstützten die Vermutung, daß die Säure bei der Inaktivierung und das Alkali bei der Reaktivierung an ein und derselben Gruppe des Toxinmoleküles angreifen, und daß diese Gruppe sowohl der Toxizität wie dem spezifischen Immunisierungsvermögen zugrundeliegt. Nun hatten FR. OBERMAYER und E. P. PICK (1906) das Vorhandensein aromatischer Kerne im Toxinmolekül als notwendige Bedingung der produktiven Antigenfunktion hingestellt; würde die Säure Ringsysteme des Toxinmoleküls in offene Ketten verwandeln und das Alkali die offenen Ketten wieder zu Ringen schließen, so wären alle Elemente der experimentellen Beobachtungen in einer einheitlichen Hypothese zusammengeschlossen.

Es fragt sich nur, ob die aufeinanderfolgende Einwirkung von Säure und Alkali de facto imstande ist, in organischen Verbindungen jene Prozesse zustandezubringen, welche für gewisse Toxinmoleküle als Ursache der reversiblen Inaktivierungen angenommen werden, d. h. ob Verschiebungen der Reaktion (Änderungen der H-Jonenkonzentration) cyclische Atomgruppierungen in offene Ketten zu transformieren vermögen, welche durch entgegengesetzte Änderungen der Reaktion wieder zur ringförmigen Struktur zurückkehren. Diese Frage durfte auf Grund der Arbeiten von M. BERGMANN (1924) bejaht werden. So hatten u. a. M. BERGMANN und M. MICKELEY (siehe M. BERGMANN) mitgeteilt, daß das im Oxazolinpeptid vorhandene Ringsystem bei saurer Reaktion in die offene Kette eines „Esterpeptides" übergeht, und daß die durch Zusatz von Alkali bewirkte Salzbildung in der Carboxylgruppe des Esterpeptides die Regeneration der ursprünglichen cyclischen Configuration einleitet. Ein anderes Beispiel, das C. HALLAUER (1925) zitiert, wäre die Überführung von Kreatin in Kreatinin durch 3- bis 4stündiges Erwärmen mit n HCl; in diesem Falle *schließt* allerdings die Säure den Ring und die Neutralisierung derselben öffnet ihn wieder.

Die von R. DOERR und seinen Mitarbeitern verwendeten „Toxine" waren, von wenigen Ausnahmen abgesehen, Bouillonkulturfiltrate und enthielten jedenfalls größere Mengen verschiedener Begleitsubstanzen, welche die beschriebene Reaktion zwischen Säure und antigenem Toxin stören konnten. Es wäre angezeigt, die Experimente mit weitgehend gereinigten Toxinen wieder aufzunehmen; vielleicht würden dann einige Unregelmäßigkeiten in den Resultaten der In- und Reaktivierungsexperimente, über welche C. HALLAUER (1925) berichtet hat, verschwinden. Bei der Shigella dysenteriae könnte der Umstand eine Rolle spielen, daß in den Bouillonkulturfiltraten zwei oder vielleicht sogar mehrere Gifte vorhanden sein können (vgl. hierzu S. 142ff.). Es sollten daher Versuche mit reinen oder weitgehend gereinigten Toxinen herangezogen werden, um die unter anderen Voraussetzungen entstandenen Befunde mit neueren Methoden auszugestalten, und zu prüfen, ob sich die theoretischen Ansätze von Doerr und seinen Mitarbeitern aufrechterhalten lassen oder nicht.

Auf den ersten Blick scheinen die Angaben von H. P. Treffers (1946) den von Doerr erzielten experimentellen Ergebnissen zu widersprechen. Treffers wollte die aus Shigella dysenteriae hergestellten Impfstoffe ihrer Toxizität berauben, ohne ihr Immunisierungsvermögen zu beeinträchtigen. Solche Versuche wurden mehrfach angestellt, in neuerer Zeit von W. F. Goebel, F. Binkley und E. Perlman (1945) sowie von W. T. J. Morgan und S. M. Partridge (1945), verliefen aber insoferne negativ, als mit der Entgiftung eine Abschwächung der Antigenfunktion einherging; nur die Behandlung mit Ketengas [M. J. Boyd und J. T. Tamura (1936)] schien eine Ausnahme zu machen. An diese Mitteilung anknüpfend, acetylierte Treffers Polysaccharide oder Polysaccharid-Protein-Komplexe der Shigaschen Dysenteriebacillen mit Ketengas und bekam Derivate, die angeblich nur schwach toxisch, aber noch antigen waren. Sowohl die Toxizität als auch das Immunisierungsvermögen wurden an Mäusen geprüft und als Kriterium der Immunität die intracerebrale Injektion lebender Dysenteriebacillen [Verfahren von R. J. Dubos, J. H. Strauss und C. Pierce (1945)] verwendet. Daß die Giftwirkung durch die Acetylierung erheblich reduziert wurde, geht aus den von Treffers mitgeteilten Resultaten deutlich hervor, aber die Beweise für die Erhaltung des Immunisierungsvermögens sind nichts weniger als überzeugend. Denn von den mit nicht-acetylierten Präparaten vorbehandelten 15 Mäusen überlebten 4 (27%), von den mit dem acetylierten Präparat geimpften 93 Mäusen 19 (20%) bzw. 64 von 151 (42%), je nach der Dauer der Behandlung der Polysaccharide mit Ketengas; es ist nachgerade oft genug betont worden, daß man aus Impfstatistiken dieser Art keine Folgerung auf die erzielte Schutzwirkung ableiten kann und darf. Ferner überzeugte sich Treffers selbst, daß die acetylierten Präparate keine Agglutinine für Shigasche Bacillen zu erzeugen vermochten, weil die Acetylierung die Spezifität der Polysaccharide verändert hatte, da Kaninchen, die mit den acetylierten Derivaten immunisiert wurden, keine Agglutinine für Shiga-Bacillen produzierten, wohl aber Präzipitine für die acetylierten Polysaccharide — ein Umstand, welcher die Möglichkeit einer antiinfektiösen Schutzimpfung mit solchen Präparaten von vornherein in Frage stellt. Was also vorliegt, ist die Umsetzung der toxischen Polysaccharide in schwachgiftige Antigene von anderer Spezifität. In den Experimenten von Doerr und seinen Mitarbeitern wurden aber nicht Polysaccharide, sondern Bouillonkulturfiltrate der Shiga-Bacillen, in einigen Fällen auch die Vollbakterien verwendet und die Entgiftung wurde durch hohe Konzentrationen hochdissoziierter Mineralsäuren bewerkstelligt; geprüft wurde nicht die antiinfektiöse, sondern die antitoxische Immunität, und zwar nicht an Mäusen, sondern an Kaninchen. Der Verlust der Toxizität durch die Einwirkung der starken Säuren konnte durch Neutralisierung mit Alkali in vitro wieder rückgängig gemacht werden, und die auf diese Weise regenerierten Toxine wirkten symptomatisch und immunisatorisch so wie die Ausgangsgifte, so daß eine bloße Änderung der Spezifität nicht anzunehmen war. Diese Resultate haben somit nichts mit den von Treffers erzielten Ergebnissen zu tun. Treffers hat übrigens die Arbeiten von Doerr und seinen Mitarbeitern in der zitierten Publikation nicht erwähnt.

Wichtig wäre es, wenn auch bei anderen Eiweißantigenen ähnliche Verhältnisse festgestellt werden könnten wie beim Toxin der Shigaschen Ruhrbacillen. Das ist aber, soweit ich die Literatur zu überblicken vermag, bisher nicht der Fall gewesen, wenn man als Kriterium einer überzeugenden Analogie die Auslöschung der Antigenfunktion durch die Einwirkung von Säuren und ihre Regeneration durch Alkali bzw. durch die Neutralisierung der Säure verlangt.

Die in solchem Zusammenhang zuweilen zitierten Untersuchungen von M. Spiegel-Adolf (1926) entsprechen diesem Postulat jedenfalls nicht. Spiegel-Adolf denaturierte durch Elektrodialyse hergestelltes Albumin aus Pferdeserum durch Erhitzen auf Siedetemperatur und stellte fest, daß dieses Produkt durch Lösen in NaOH und abermalige Elektrodialyse ein wasserlösliches Derivat lieferte, daß sich in serologischer Hinsicht (im Präzipitinversuch) so verhielt wie natives (nicht denaturiertes) Pferdeserumalbumin; wurde aber nur die Hitzedenaturierung angewendet, und zwar zur Vermeidung der Koagulation durch Herstellung eines „Koktoserums", so reagierte dieses nicht mit einem auf natives Albumin wirkenden Präzipitin. Es kam somit durch die Behandlung mit NaOH die ursprüngliche serologische Spezifität wieder zum Vorschein. *Von einer Auslöschung und Regeneration der Antigenfunktion des Pferdeserumalbumins konnte jedoch nicht gesprochen werden;* denn die im „Koktoserum" vorhandene Zwischenstufe wirkte auf Kaninchen immunisierend und erzeugte einen Antikörper, der mit „Koktoserum" unter Niederschlagsbildung reagierte, nicht aber mit nativem oder durch NaOH regeneriertem Albumin. In der nachstehenden Tabelle sind diese Resultate auf ein möglichst einfaches Schema reduziert, in welchem NA natives Pferdeserumalbumin, DA hitzedenaturiertes Albumin bzw. Koktoserum und RA das erhitzte und durch die Behandlung mit NaOH wieder auf die ursprüngliche serologische Spezifität gebrachte Präparat bedeutet.

Tabelle 1.

Immunsera, hergestellt mit	Prüfungsantigene der Präzipitinreaktionen:		
	NA	DA	RA
NA	+	—	+
DA	—	+	—
RA	+	—	+

Die von Spiegel-Adolf benutzten präzipitierenden Immunsera hatten zum Teil einen ziemlich hohen Titer; das mit nativem Pferdeserumalbumin gewonnene Immunserum gab noch mit 100.000fachen Antigenverdünnungen eine Flockung. Es bestand daher die Möglichkeit, daß die Eigenschaften des Regenerates dadurch bedingt waren, daß es Spuren des Ausgangsalbumins enthielt, welche der Hitzedenaturierung entschlüpften. SPIEGEL-ADOLF glaubt diesen Einwand, soweit ihre Ergebnisse in Frage stehen, ablehnen zu dürfen. Daß aber partielle Denaturierungen mit unvollständigen Reaktivierungen verwechselt werden und so zur irrigen Annahme von partiell reversiblen Prozessen führen können, geht aus den Diskussionen zwischen J. O. ERICKSON und H. NEURATH (1943 b) einerseits und G. G. WRIGHT und L. PAULING anderseits hervor, ob das durch Guanidinchlorid denaturierte Antipneumokokkenserum vom Pferde bzw. der in demselben enthaltene Antikörper zum Teile regeneriert werden kann oder nicht.

Außer von J. O. ERICKSON und H. NEURATH (1943 b) liegen auch von anderer Seite [B. F. CHOW K. H. LEE und H. WU (1936), B. F. CHOW und GOEBEL (1935)] Angaben vor, daß durch Säurebehandlung oder durch Behandlung mit Formaldehyd unwirksam gewordene Antikörper wieder regeneriert werden können. Die Analyse solcher Vorgänge ist a priori mit größeren Schwierigkeiten verbunden als sie für Toxine oder andere Eiweißantigene in Betracht kommen. Die Immunitätsforschung erblickt in den Antikörpern wie sie in den Immunsera enthalten sind, *modifizierte Serumglobuline.* Demgemäß muß jeder Antikörper zwei Gruppierungen enthalten, eine welche das Globulin zum „Immunglobulin" stempelt und die spezifische Affinität desselben zu dem Antigen bedingt, dem es seine Entstehung verdankt, und eine zweite, welche dem Globulincharakter des Antikörpers zugrundeliegt; die erste Gruppe hat keine Antigenfunktion, da es nicht gelingt, durch Immunisierung mit Antikörpern „Anti-Antikörper" zu erzeugen, wohl aber wirkt die zweite als produktives Antigen, wenn der Antikörper einer Tierspezies einverleibt wird, für welche sein Globulinträger „artfremdes Eiweiß" ist. Spricht schon diese Differenz dafür, daß Globulincharakter und Affinität zum spezifischen Antigen an verschiedene Gruppierungen im Antikörpermolekül gebunden sind, so wird dies durch die Entdeckung von I. A. PARFENTJEW (1936) zur Gewißheit, daß antitoxische Pferdesera durch Digestion mit Pepsin derart verändert werden können, daß sie zwar ihre antitoxische Wirksamkeit bewahren, aber „despezifiziert" werden, d. h. daß die antigene Globulinfunktion partiell oder total zerstört wird, wobei sich gleichzeitig das Antitoxinmolekül nachweisbar verkleinert. Nähere Angaben über diese „Despezifizierung", die mehrfach modifiziert wurde, finden sich bei BRET RATNER (1943, S. 70 bis 77) und bei R. DOERR [Antikörper I (1947 a), S. 27f. und 80 bis 84]; sie interessieren an dieser Stelle nicht, vielmehr wollen wir uns nur an die Tatsache halten, daß Antitoxine sowie auch andere Antikörper gegen proteolytische Enzyme widerstandsfähiger sind als die Globuline, mit welchen sie verbunden sind, so daß eine mehr oder minder vollkommene

Dissoziierung der beiden Komponenten der „Immunglobuline" erreicht werden kann.

Was hat unter diesen Umständen die Aussage zu bedeuten, daß „Antikörper" inaktiviert und reaktiviert werden können? Eine isolierte reversible Schädigung des Globulinträgers ist nicht wahrscheinlich, obzwar nicht sicher ausgeschlossen, da man bei derartigen Experimenten meines Wissens nur die Wirksamkeit der inaktivierten und reaktivierten Präparate als Antikörper untersucht und sich um die Intaktheit des Globulinträgers nicht bekümmert hat; an und für sich ist es plausibler, daß sich der reversible Prozeß in der anderen, für die Antikörperfunktion maßgebenden Gruppe abspielt, so daß diese gegen bestimmte Eingriffe empfindlicher sein könnte als der Globulinträger — im Gegensatz zu den oben erwähnten Erscheinungen der „Despezifizierung". *Sind diese Erwägungen richtig, so kann die Reaktivierung eines inaktivierten Antikörpers nicht zu den Beobachtungen gerechnet werden, welche für die Wiederherstellung einer ausgelöschten Antigenfunktion sprechen; denn der „Antikörper" im engeren Sinne des Wortes wirkt ja nicht als Antigen.* Was allerdings bei der In- und Reaktivierung der Antikörperwirkung geschieht, können wir zur Zeit auch nicht vermutungsweise beantworten.

B. F. Chow und W. F. Goebel (1935) sind auf Grund ihrer Experimente am Antipneumokokkenserum gegen den Typus I zu entgegengesetzten Schlüssen gekommen. Sie behandelten nämlich die aus solchen Sera abgesonderten Immunglobuline mit Formaldehyd bei einem $p_H \gtrless 7$, und fanden, daß „die serologische Reaktivität des Antikörpers infolge dieser Prozedur gänzlich schwindet"; wurde der p_H einer solchen formalinisierten Antikörperlösung auf 4 eingestellt, so kam die Reaktivität nach mehreren Tagen wieder partiell zum Vorschein. Chow und Goebel bezogen die Inaktivierung auf eine Reaktion der freien Aminogruppen des Immunproteins mit Formaldehyd im Sinne der Gleichung

$$-NH_2 + HCHO \rightarrow -N = CH_2 + H_2O$$

und dachten, daß infolge der Ansäuerung unter Mitwirkung von Wasser die ursprünglich vorhandene Gruppe wieder hergestellt wird:

$$-N = CH_2 + H_2O \rightarrow -NH_2 + HCHO.$$

Darnach wären die Vorgänge am Globulin für den Schwund und die Regeneration des Antikörpers maßgebend. Es fehlt jedoch der Beweis, daß sich die angenommenen chemischen Reaktionen am Globulin tatsächlich vollzogen hatten, und wenn dies der Fall war, erscheint die Konstruktion eines ursächlichen Zusammenhanges mit dem „Schwund der serologischen Reaktivität des Antikörpers" und seiner partiellen Regeneration willkürlich; schließlich haben Chow und Goebel keinen „Schwund" der Reaktivität des Antikörpers beobachtet, sondern nur das Ausbleiben der Flockung beim Vermischen mit Antigen, was bekanntlich nicht dasselbe ist. Präzipitierende und agglutinierende Immunsera können ihr Flockungsvermögen durch eine Reihe von verschiedenen Eingriffen, wie z. B. durch Erhitzen[1], durch Adsorptionen an

---

[1] P. Eisenberg und R. Volk (1902), F. S. Jones (1928a), A. Kleczkowski (1941).

Kollodiumpartikel[1], durch Acetylierung mit Ketenen[2], durch Photooxyda-
tion[3], durch Extraktion der Lipoide mit Äther oder andern Lösungsmitteln[4],
durch Einwirkung von Formaldehyd[5] verlieren, was aber nicht durch eine
Zerstörung des Antikörpers bedingt sein muß; der Antikörper kann vielmehr
erhalten bleiben und verrät seine Anwesenheit durch das spezifische Bindungsvermögen an das zugehörige Antigen. „In Anbetracht dieser Sachlage erscheint es gewagt, den Verlust des Flockungsvermögens auf die Art
des Eingriffes zu beziehen und beispielsweise aus der Wirkung von Formaldehyd oder Keten auf die Bedeutung der NH_2-Gruppen für diese Antikörperfunktion zu schließen (cit. nach R. Doerr, 1947, S. 79)". Diese Warnung
trifft gerade auf den von Chow und Goebel studierten Fall und die daraus
gezogenen Schlüsse der genannten Autoren zu. Daß hier der Verlust des
Flockungsvermögens wieder teilweise ausgeglichen wird, berechtigt ebenfalls
nicht zu der Hypothese, daß dies durch die Umkehrung der Reaktionen an
den freien NH_2-Gruppen verursacht wurde, da auch dieser Effekt auf einem
ganz anderen Weg erreicht werden kann. F. L. Horsfall und K. Goodner
(1936b) konnten nämlich zeigen, daß man die sichtbaren Phänomene der
Agglutination und Präzipitation aufheben kann, wenn man die Immunsera
mit Alkohol und Äther entlipoidiert, daß sie aber wieder in Erscheinung
treten, wenn man zum entlipoidierten Immunserum Lecithin oder Kephalin
(je nach der Herkunft der Immunsera vom Pferd oder Kaninchen) zusetzt. —
Bei der Beurteilung der Arbeit von Chow und Goebel hat man jedenfalls
zu berücksichtigen, daß sie im Mai 1935 abgeschlossen wurde, während die
Untersuchungen, welche für die hier vorgetragene Auffassung maßgebend
waren, erst später publiziert wurden; so erschien die erste wissenschaftliche
Mitteilung über die „Despezifizierung" antitoxischer Sera erst im Novem-
ber 1938 (A. J. Weil, I. A. Parfentjev und K. L. Bowman).

Schaltet man alles, was nicht hierher gehört oder nicht mit genügender
Sicherheit in diesem Sinne gedeutet werden kann, aus, so reduziert sich
das, was wir über die Reversibilität des Verlustes der Antigenfunktion
aussagen dürfen, auf folgende zwei Sätze:

1. Gewisse Gifte bakterieller Herkunft — in erster Linie das Toxin
der Shigella dysenteriae — können durch die Einwirkung starker Säuren
in atoxische Derivate übergeführt werden, wobei gleichzeitig das Immunisierungsvermögen aufgehoben wird; neutralisiert man die Säure, so kehrt
die Toxizität und das Immunisierungsvermögen — dieses mit der gleichen
serologischen Spezifität wie das Ausgangstoxin — wieder zurück.

2. Eiweißantigene (Serumproteine) werden durch Behandlung mit
Alkalien (Racemisierung) ihrer Antigenfunktion beraubt. Unterwirft
man die Alkalialbuminate den von Fr. Obermayer und E. P. Pick
angegebenen Methoden der Nitrierung oder Jodierung, so erhält man
wieder Antigene, welche sich aber nicht wie die Ausgangsproteine ver-

---

[1] F. S. Jones (1927, 1928b), J. Freund (1930/31, 1931, 1932).
[2] H. Goldie und G. Sandor (1938b), J. T. Tamura und M. J. Boyd
(1938).
[3] A. Tyler (1945a, b), A. Tyler und St. Swingle (1945).
[4] P. Hartley (1925), F. L. Horsfall und K. Goodner (1935, 1936b).
[5] H. Eagle (1938), St. Mudd und Joffe (1933).

halten, sondern die serologische Spezifität von Xantho- bzw. Jod-
proteinen aufweisen, wie man sie auch durch die direkte Nitrierung
oder Jodierung von nativen Eiweißantigenen ohne die Zwischenschaltung
der Phase von Alkalialbuminaten herstellen kann. Dagegen hat es sich
als unmöglich erwiesen, durch Kuppelung von diazotierten Atoxyl an
racemisiertes Ovalbumin Produkte zu erhalten, welche im Kaninchenorganismus die Entstehung von Antikörpern (Präzipitinen) auslösen;
wohl aber lieferten derartige Kuppelungsprodukte spezifische Niederschläge mit einem Antiserum, welches durch Immunisierung von Kaninchen mit einem Kuppelungsprodukt aus nativen (nicht racemisierten)
Ovalbumin mit diazotierten Atoxyl erzeugt worden war, und diese Vitro-
Reaktionen besaßen streng atoxylspezifischen Charakter [R. DOERR und
P. GIRARD (1933)]. Der Umstand, daß die Reaktionsfähigkeit des diazotierten Atoxyls, das in diesen Versuchsanordnungen als Hapten funk-
tionierte, durch das racemisierte Ovalbumin derart verstärkt werden
konnte, daß in vitro spezifische Flockungen und nicht bloß Hemmungen
der Präzipitinreaktion zustandekamen, lehrt, daß eine enge Beziehung
zwischen der Reaktionsfähigkeit im Reagenzglase und der Eignung zur
Antikörperbildung existieren muß. Mit Rücksicht auf die Angaben von
L. R. JOHNSON und A. WORMALL (s. S. 34) sollten die Versuche von
DOERR und GIRARD wieder aufgenommen bzw. entsprechend variiert
werden.

Zu dem Verhalten des Dysenterietoxins und einiger anderer Gifte
bakterieller Provenienz wäre zu bemerken, daß man in dieser Gruppe
pathogener Wirkstoffe eine Eigenschaft von ungleich allgemeinerer
Gültigkeit kennt, nämlich die irreversible Auslöschung der Toxizität
kombiniert mit Konservierung des Immunisierungsvermögens und der
serologischen Spezifität, erzeugt durch die Einwirkung von Formaldehyd. Da wir auf den Mechanismus der Umsetzung von Toxinen in
Formoltoxoide an anderer Stelle (s. S. 169ff.) ausführlich eingehen
müssen, kann es hier bei der Feststellung sein Bewenden haben, daß es
bisher nicht gelungen ist, die Reaktionen bestimmter Toxine auf Säure
und Alkali mit der Entstehung der Formoltoxoide in irgendeine Beziehung
zu bringen; man hat sich allerdings auch nicht besonders bemüht, den
Kontakt herzustellen, weil die Propaganda für die Formoltoxoide
(G. RAMON) theoretische Interessen verdrängte.

C. Die Dynamik der Eiweißantigene.

Worauf die Vorzugsstellung der natürlichen Eiweißkörper unter den
mit antigener Wirkung ausgestatteten Substanzen beruht, konnte, wie
auf S. 28 ff. dargelegt wurde, bisher nicht ermittelt werden. Dagegen
besitzen diese Stoffe Eigenschaften, welche sie in höherem Maße als

andere Antigene tauglich machen, jene Wirkungsqualitäten zu untersuchen und zu messen, welche man unter dem *Begriff der antigenen Dynamik* zusammenfassen kann.

Es sind bestimmte Versuchsanordnungen, in welchen diese Wirkungsqualitäten besonders klar zutage treten; die *aktive Anaphylaxie des Meerschweinchens* steht in dieser Hinsicht an erster Stelle, und es ist daher verständlich, daß die wichtigsten grundsätzlichen Erkenntnisse aus der experimentellen Bearbeitung dieses Objektes abgeleitet werden konnten. Es darf als bekannt vorausgesetzt werden, daß jeder aktiv anaphylaktische Versuch in drei Akte zerfällt, nämlich 1. die *Vorbehandlung* oder *Sensibilisierung*, 2. das *Inkubationsstadium* (die *Latenzperiode*) und 3. die *Probe* auf das Bestehen des anaphylaktischen Zustandes, die zumeist in der Form einer intravenösen „*Erfolgsinjektion*" des Antigens der Vorbehandlung ausgeführt wird. Definiert man die Dynamik eines Antigens als die Intensität seiner antikörperbildenden Auswirkung im Organismus eines Versuchstieres, so ist es ohne weiters klar, daß der Energiegehalt dieser Funktion nur in den ersten und in der zweiten Phase zum Ausdruck kommen kann, nicht aber in der dritten, welche von anderen Faktoren bestimmt wird. Denn die Sensibilisierung gibt den Anstoß zur Antikörperproduktion, und die minimale Dauer der Latenzperiode markiert den Zeitpunkt, in welchem die Menge des Antikörpers das für eine positive Probe erforderliche Ausmaß erreicht hat; die Probe selbst ist dagegen nur der Indikator der Ereignisse, welche sich in den beiden ersten Etappen des Versuches abgespielt haben. In der ersten Etappe läßt sich die Dynamik des Antigens nur quantitativ oder durch die „Konkurrenz" mit anderen Antigenen erfassen, in der zweiten wird sie zur Funktion der Zeit. Auf Grund dieser Vorbemerkungen seien nun folgende Feststellungen angeführt und erläutert.

a) Die Dosis sensibilisans minima als Maß der Aktivität der Antigene.

Die Dosen hochwirksamer Antigene, welche für die subcutane Sensibilisierung eines Meerschweinchens von mittlerem Körpergewicht ausreichen, sind außerordentlich klein; sie können bei artfremden Sera auf 0,00001 g (etwa 0,000001 g Serumprotein) absinken, beim Ovalbumin sogar auf 0,00005 mg [G. H. WELLS (1908)]. Antigene von geringer Aktivität müssen, wenn die Sensibilisierung durch eine einzige Subkutaninjektion erreicht werden soll, in größeren Mengen eingespritzt werden; G. FISCHER (1924) erzielte selbst mit artfremden, gewaschenen Erythrocyten aus 0,2 bis 0,4 ccm Vollblut (vom Pferde, Kaninchen oder Rind) nur unregelmäßige Resultate d. h. die Tiere reagierten nicht immer auf die Erfolgsinjektion mit akut letalem Schock. Will man mit solchen Antigenen konstante Ergebnisse bekommen, so muß man die von E. v.

DUNGERN (1903), R. I. COLE (1904) u. a. erprobte Methode der wiederholten Antigenzufuhr mit zwischengeschalteten Intervallen anwenden, die sich auch in der Tat in derartigen Fällen bewährt hat, nicht nur in Versuchen mit artfremden Erythrocyten [G. FISCHER (1924), J.H. LEWIS (1928)], sondern auch bei anderen Antigenen, welche entweder von Haus aus nur wenig aktiv sind oder durch denaturierende Eingriffe abgeschwächt waren.

Die Tatsache, daß von aktiven Antigenen Mengen von 10^{-7} g Trockensubstanz, die man nur einmal subkutan injiziert, ausreichen, um die Antikörperproduktion auszulösen, läßt den Gedanken nicht aufkommen, daß der Antikörper aus dem Antigen entsteht; eine Vorstellung, die ja auch durch Experimente anderer Art ad absurdum geführt werden konnte. Man erhält vielmehr den Eindruck, daß das Antigen auf die antikörperbildenden Gewebe einen Reiz ausübt, den P. EHRLICH in glücklicher Intuition den „ictus immunisatorius" nannte, und wird in dieser Auffassung durch die Tatsache bestärkt, daß die wiederholte Zufuhr unterschwelliger Dosen aktiver Antigene oder schwach wirksamer Stoffe das zu leisten vermag, was die einmalige Einverleibung nicht zuwege bringt.

b) Die vergleichende Bewertung der antigenen Aktivität im Konkurrenzversuch.

Antigene von quantitativ verschiedener Dynamik (Aktivität) können sich gegenseitig antagonistisch beeinflussen. Der Beweis für die reale Existenz einer solchen „*Konkurrenz der Antigene*" wurde von R. DOERR und W. BERGER (1922) erbracht. Von den Proteinen des Blutserums der Säugetiere hat das Albumin eine geringere Aktivität (antigene Kraft) als das Globulin [L. MICHAELIS (1904), H. H. DALE und P. HARTLEY (1916)]. Wenn man nun ein Meerschweinchen mit einem Gemisch von 100 Teilen Euglobulin und 1 Teil Albumin (beide aus derselben Probe Pferdeserum abgesondert) sensibilisiert, kommt die Anaphylaxie gegen Albumin überhaupt nicht zustande, während sich bei der Umkehrung des Verhältnisses (100 Teile Albumin plus 1 Teil Euglobulin) sowohl die Anaphylaxie gegen Albumin wie auch jene gegen Euglobulin ungestört nebeneinander entwickeln.

Leider wurde dieser wichtige Versuch nicht genauer analysiert. Die geringere Aktivität des Albumins kommt u. a. auch dadurch zur Geltung, daß die mit diesem Serumprotein vorbehandelten Meerschweinchen erst nach einer längeren Inkubationsperiode anaphylaktisch werden, *daß also die Antikörperproduktion verzögert ist.* Anderseits wurde im Versuch von DOERR und BERGER die hundertfache Dosis Euglobulin verwendet, um die Sensibilisierung durch Albumin zu verhindern, so daß außer der schwächeren Antigenwirkung des Albumins auch ein quantitatives Moment mitwirkte. Die Bedeutung dieser Faktoren hätte gesondert untersucht und ihre Beteiligung am Endresultat geprüft werden sollen.

Das *Konkurrenzphänomen* tritt übrigens nicht nur in Erscheinung, wenn man zwei verschiedene Stoffe von differenter Aktivität (Euglobulin und Albumin) miteinander vermischt und das Gemenge auf den Organismus wirken läßt, sondern auch dann, wenn man mit einer einheitlichen Substanz immunisiert, welche in ihren Molekülen zwei oder mehrere Gruppierungen enthält (immunchemische Determinanten), welche auf die Eigenschaften des entstehenden Antikörpers, nämlich auf seine serologische Spezifität Einfluß nehmen. Diese gegenseitige Konkurrenzierung der Determinanten im Molekülverband eines einheitlichen Antigens wurde von R. Doerr (1929 a, S. 795) vorausgesehen und in der Folge durch die Resultate der Azoproteinforschung vielfältig bestätigt.

Die „*Konkurrenz der Antigene*" steht in Beziehung zur *Konkurrenz der Infektionen*, welche von Flaviano Magrassi (1935 a, b, c) in Experimenten mit Herpesvirus festgestellt wurde und daher auch als *Phänomen von Magrassi* bezeichnet wird. Magrassi fand, daß Kaninchen, die man an der Haut der Flanke mit encephalitogenen Herpesstämmen infiziert, fast regelmäßig an einer Myeloencephalitis erkranken, und daß die intracerebrale Inokulation kleiner Dosen desselben Virus stets zu einer letal endigenden Encephalitis führt; wenn man aber auf die intracutane Impfung in einem Zeitabstand von 7 bis 8 Tagen die intracerebrale Reinokulation folgen läßt, bleiben alle krankhaften Störungen aus und die Kaninchen überleben. Dieser Sachverhalt wurde, soweit er das Herpesvirus betrifft, alsbald von Doerr und S. Seidenberg (1937 b), sowie von R. Doerr und M. Kon (1937) bestätigt, wobei die ursprüngliche Versuchsanordnung mannigfach variiert wurde, speziell auch in dem Sinne, daß zur primären (schützenden) Infektion nichtencephalitogene Herpesstämme benützt und andere Bahnen der Zuleitung des Virus zum Gehirn (Trigeminusbahn) gewählt wurden (Verallgemeinerung des Prinzips der von R. Doerr so genannten „*Schienenimmunisierung*"). Im gleichen Jahr wie die zitierten grundlegenden Arbeiten von Fl. Magrassi erschien eine Mitteilung von Meredith Hoskins, daß Affen gegen die experimentelle Infektion mit neurotropem Gelbfiebervirus geschützt werden, wenn man sie entweder mit einem Gemisch von pantropem und neurotropem Gelbfiebervirus impft oder wenn man die Infektion mit pantropem Virus nicht länger als 20 Stunden vor der Infektion mit neurotropem Virus ausführt. Die so geschaffene Konjunktur ausnützend beschäftigten sich zahlreiche Autoren mit dem Antagonismus tierpathogener Virusarten [vgl. die Angaben von R. Doerr und M. Kon (1937) und die neuere kurzgefaßte Übersicht von C. H. Andrewes (1944)][1], die insoferne eine thematische Ähnlichkeit mit den Versuchsergebnissen der Vorgänger als auch untereinander aufwiesen, als der Schauplatz der gegenseitigen und gegensätzlichen Beeinflussung der Organismus einer empfänglichen Tierspezies war und die Virusarten, welche sich im Infektionsprozeß als erfolgreiche Gegenspieler bewährten, in der Regel miteinander nahe verwandt, meist verschiedene Stämme einer gleichbenannten Virusart waren. Schon F. Magrassi (1935 c, S. 613) lenkte die Aufmerksamkeit auf die Parallele, die zwischen dem von ihm beobachteten Phänomen und den älteren Feststellungen der Phytopathologen bestand, daß Pflanzen durch eine vorangehende Virusinfektion gegen eine nachfolgende Infektion mit einem nahe verwandten Virus immun werden [L. O. Kunkel (1934, 1936); vgl. auch den Artikel von demselben Autor im Handb. d. Virusforschung, 1. Erg.-Band (1944)]. Es kann daher nicht überraschen, daß ausgiebige Infektionen eines Bakterienvolkes mit Phagen eine Sekundärinfektion mit Phagen derselben oder einer anderen Art, gegen welche es unter normalen Umständen empfänglich wäre, verhindern [M. Delbrück und S. E. Luria (1942)]. Da sich die tierpathogenen Virusarten auch außerhalb eines empfänglichen Organismus nur in Gegenwart lebender Zellen vermehren, bedeutete die Verlegung des Phänomens von Magrassi in die Allantoisflüssigkeit des bebrüteten Hühnereies [W. Henle und G. Henle (1943, 1944), J. E. Ziegler und F. L. Horsfall (1944)] oder in Gewebekulturen [E. H. Lenette und H. Koprowski (1946)] keinen wesentlichen Fortschritt.

Daß die Verdienste von F. Magrassi von seinen Nachfolgern ignoriert oder nicht entsprechend gewürdigt wurden, gehört zu den im internationalen Schrifttum der Gegenwart immer häufiger auftretenden Erscheinungen. Daß man aber, namentlich in englischen oder amerikanischen Arbeiten an die Stelle der *„Konkurrenz der Infektionen"* den Ausdruck *„Interferenzphänomene"* gesetzt hat, ist keine bloße Hintansetzung berechtigter Ansprüche. Im Gegensatz zu dem inhaltslosen Wort „Interferenz" markiert die Bezeichnung „Konkurrenz" die Tat-

---

[1] R. G. Green und C. S. Stulberg (1946) führen außer den älteren Arbeiten über dieses Thema auch einige Veröffentlichungen neuesten Datums an. Sie berichten ferner über ihre eigenen Erfahrungen mit Staupe-Virus, welches durch fortgesetzte Frettchenpassage so modifiziert worden war, daß es für Füchse und Hunde zwar noch infektiös, aber nur noch in geringem Grade pathogen war [R. Green (1945)]. Füchse erliegen fast immer der Infektion mit genuinem Staupevirus, sobald sich bei ihnen Krankheitserscheinungen gezeigt haben; die Infektion mit dem Passagevirus wirkte aber antagonistisch, so daß die Tiere die Inokulation mit vollvirulentem Material überlebten, wobei es gleichgültig war, ob die Impfung mit dem Piassagevirus innerhalb der ersten Stunde nach der sonst tödlichen Infektion oder 12 Tage später vorgenommen wurde.

sache, *daß es sich um einen Wettbewerb zweier zellschädigender Agenzien um eine und dieselbe Wirtszelle handelt*[1], und dies ist der Grund, warum das Phänomen von MAGRASSI in diesem, scheinbar auf anderer Ebene liegenden Zusammenhang diskutiert wird.

C. v. PIRQUET und B. SCHICK (1905) kamen auf Grund des eingehenden Studiums der Serumkrankheit zur Erkenntnis, daß diese Erkrankungsform mit den infektiösen Prozessen in einem kausalen Zusammenhang stehen müsse; die Inkubation und ihre Varianten, das Fieber, die Drüsenschwellungen und die Gelenkschmerzen sowie die Exantheme bestärkten sie in dieser, für ihre Zeitgenossen befremdenden Überzeugung, welche bloß einen fundamentalen Unterschied erblickten, der dadurch bedingt war, daß die Ursache auf der einen Seite in der Zufuhr eines unbelebten Antigens (des Pferdeserums), auf der anderen in der Vermehrung eines „Erregers" gesucht werden mußte. Die Antikörperbildung geht jedoch nur in Zellen vor sich und ist an die Voraussetzung gebunden, daß das Antigen mit diesen Zellen in intimen Kontakt kommt — genau so, wie das bei den Virusarten, wenn sie infizierend wirken sollen, geschehen muß. Und so wie es bei der Herstellung des Kontaktes zwischen Zelle und Virus zu einer Konkurrenz zwischen zwei andrängenden Virusarten kommen kann, ist nun als Parallel-Phänomen die *Konkurrenz der Antigene* außer Zweifel gestellt. Bei der Konkurrenz der Antigene fällt außer der verschiedenen Aktivität der gleichzeitig einwirkenden Stoffe zuweilen auch ein quantitativer Faktor ins Gewicht, was man daraus schließen kann, daß in dem zitierten Versuch von DOERR und BERGER 100 Teile Euglobulin mit *einem* Teil Albumin vermischt wurden. Auch BENJAMIN und WITZINGER (1911) verzögerten die Sensibilisierung mit Rinderserum dadurch, daß sie Meerschweinchen mit einem Gemenge von 0,01 ccm Rinderserum und 10 ccm Pferdeserum präparierten. Analoge Beobachtungen konnten nun LENETTE und KOPROWSKI bei der *Konkurrenz von Virusinfektionen in Gewebekulturen* machen. Der Gelbfieberstamm 17 DD oder das „West Nile virus" vermochten das Wachstum des Venezuelanischen Virus der equinen Encephalomyelitis teilweise oder vollständig zu unterdrücken, wenn nur kleine Mengen des venezuelanischen Virus zugesetzt wurden; wurden große Mengen zugefügt, so blieb die Konkurrenz aus d. h. es entwickelte sich eine Doppelinfektion des Kultursubstrates. Doch war der quantitative Faktor in anderen Kombinationen ohne Bedeutung; der Gelbfieberstamm 17 DD verhinderte das Wachstum des Gelbfieberstammes „Asibi" und des heterologen „West Nile virus" vollständig, auch wenn die beiden konkurrenzierten Stämme den Kulturen des Stammes 17 DD in großer

---

[1] Die Bezeichnung „*Zellblokade-Phänomen*" ist zwar besser als „Interferenz", präjudiziert aber eine bestimmte Vorstellung, die besonderer, noch nicht erbrachter Beweise bedarf.

Masse zugesetzt wurden. In diesem Falle war eben die geringere Infektiosität maßgebend, welche von dem hier erörterten Gesichtspunkt
aus mit der geringeren Aktivität des Albumins gegenüber dem Euglobulin auf eine Linie gerückt werden darf.

Zwischen der Konkurrenz der Virus-Infektionen und der Konkurrenz
der Antigene bzw. zwischen den Beobachtungen, aus welchen sich diese
beiden Begriffe ergeben haben, bestehen mancherlei Unterschiede. Zur
Zeit kann man jedoch keineswegs behaupten, daß die trennenden Merkmale
die erkenntnistheoretische Bedeutung der zahlreichen Analogien ent-
werten. Über den Mechanismus der miteinander verglichenen Phänomene
können wir vorläufig keine Auskunft geben. Es ist nicht bekannt, wie
und wo sich der Vorgang abspielt, welcher die Funktion eines Antigens
durch ein anderes, das eine höhere Aktivität besitzt oder in größerer
Masse zugeführt wird, abschwächt oder gänzlich aufhebt; speziell die
Wirksamkeit des rein quantitativen Übergewichtes erscheint geradezu
unverständlich. Nicht anders liegen die Verhältnisse bei der Konkurrenz
der Virusinfektionen. LENETTE und KOPROWSKI, welche den Tierversuch
durch die leichter analysierbare Viruszüchtung in Gewebekulturen er-
setzten, geben zu, daß man bei der Beantwortung der Frage, ob die als
„Interferenz" bezeichnete Reaktion an der Oberfläche oder im Inneren
der Zellen abläuft, auf Vermutungen angewiesen sei — eine negative
Aussage, die mit gleichem Recht auf die Konkurrenz der Antigene übertragen werden könnte.

Natürlich kann man zwischen die Vorstellung eines infizierenden
Virus und den Begriff eines antikörperbildenden Antigens nicht einfach
ein Gleichheitszeichen setzen. Nur P. JORDAN (1940) hat diesen Versuch gemacht, war aber nicht in der Lage, seine Hypothese glaubwürdig
zu begründen. Anderseits wäre es verfehlt und im Hinblick auf die Kon-
kurrenzprobleme auch unfruchtbar, zwischen dem erst durch seine Vermehrung zum pathogenen Agens erstarkenden Virus und dem Antigen,
das nur durch seine Reaktion mit dem spezifischen Antikörper zur Noxe
wird, einen Trennungsstrich zu ziehen. Es ist allerdings richtig, daß
die allergischen Krankheiten, die Anaphylaxie, die Serumkrankheit und
die Schar der anderen Allergieformen auf Antigen-Antikörper-Reaktionen
beruhen. Aber wir kennen die Ursache ihrer pathogenen Auswirkung nicht[1]

---

[1] Das gilt auch von der Serumkrankheit; denn die Untersuchungen von
E. A. VOSS (1937/38) sowie von E. A. VOSS und HUNDT (1938) und die serologischen Beiträge von S. KARELITZ und S. S. STEMPIEN (1942) und von
S. KARELITZ und A. GLORIG (1943) brachten nur eine Bestätigung der Hypothese von C. v. PIRQUET und B. SCHICK (1905), daß diese Erkrankung auf
einer Reaktion zwischen dem als Antigen fungierenden Pferdeserum und
einem im Organismus produzierten Antikörper beruhen dürfte, ohne die
kausale Erkenntnis zu vertiefen.

R. Doerr (1946)] und es besteht meines Erachtens kein Zweifel, daß schon die Antigenwirkung als solche bzw. die durch das Antigen ausgelöste Antikörperbildung als ein krankhafter Prozeß zu bewerten ist, welcher in der eingreifenden Veränderung des Bestandes der Serumproteine (Verminderung der Albuminkonzentration, Vermehrung der Globuline, Auftreten abnormer Globuline) seinen Ausdruck findet.

c) Die Dauer des Inkubationsstadiums der aktiven Anaphylaxie als Funktion der Intensität des Antigenreizes.

Meerschweinchen, welche man durch eine einmalige Subkutaninjektion minimaler Mengen hochaktiver Antigene (z. B. mit 10^{-4} bis 10^{-5} ccm artfremden Serums) sensibilisiert hat, werden erst nach einer beträchtlich verlängerten Inkubationsperiode anaphylaktisch. So reagierten Meerschweinchen, die mit 0,004 ccm Pferdeserum behandelt waren, schon am 12. Tage auf eine intravenöse Reininjektion von 0,035 ccm desselben Antigens mit akut letalem Schock [O. Thomsen (1917)], während man nach der Präparierung mit Antigenquanten, die sich der unteren Grenze nähern, 3, ja 4 bis 6 Wochen warten muß, um durch die Probe einen eindeutigen Erfolg zu erzielen. Diese Erscheinung wurde zuerst von Rosenau und Anderson und bald darauf von R. Doerr und V. Russ 1909 a) beobachtet und in der Folge mehrfach bestätigt.

Da die Meerschweinchen nach solchen „Minimalsensibilisierungen" mehrere Monate lang anaphylaktisch bleiben, und man mit großer Wahrscheinlichkeit annehmen muß, daß das sensibilisierende Antigen in kurzer Frist (binnen 10 bis 14 Tagen) aus dem Organismus der Tiere verschwindet, zog R. Doerr (1929 b) den Schluß, daß der Antikörper nicht aus dem Antigen entstehen könne, *sondern daß das Antigen als Reiz wirkt, welcher die Antikörperproduktion in Gang setzt, und daß diese Reizfolge autonom, d. h. vom Vorhandensein des Antigenreizes unabhängig werden und denselben beträchtlich überdauern kann.* Schon die Möglichkeit einer excessiven Verlängerung der Inkubationsperiode rechtfertigte diese Auffassung, die im jahrelangen Bestehen des anaphylaktischen Zustandes eine zweite Stütze fand. Solange die anaphylaktische Reaktivität nachweisbar ist, muß auch Antikörper im Organismus vorhanden sein, und diese „Persistenz" des Antikörpers kann nicht in der Weise erklärt werden, daß sich der Antikörper, wenn er einmal entstanden ist, wie ein dem Stoffwechsel nicht unterworfenes Produkt intakt erhält. Vielmehr hat bereits O. Thomsen (1917) gezeigt, daß auch der nach einer *aktiven* Sensibilisierung erscheinende Antikörper abnimmt, und die Versuche von R. Schönheimer, S. Ratner, D. Rittenberg und Heidelberger (1942) lieferten den Beweis, daß die Antikörpermoleküle schon nach relativ kurzer Zeit (ca. 4 Wochen) zerfallen. Wenn nun der produzierte Anti körper fortlaufend zerstört wird, der aktiv induzierte anaphylaktische Zustand aber trotzdem andauert, ist dies nur so zu verstehen, *daß Antikörperabbau und Antikörperbildung in der Art interferieren, daß die Produktion den Abbau lange Zeit hindurch überwiegt, bis sie schließlich im aktiv anaphylaktischen Experiment am Meerschweinchen nach ca. 3 Jahren ganz aufhört.*

Es kann aber auch der Fall eintreten, daß die einmal ausgelöste Produktion spezifischer Antikörper überhaupt nicht sistiert, sondern fortbesteht, solange das Individuum lebt. In Anbetracht der biologischen Beziehungen zwischen Antigenwirkungen und Virusinfektionen (s. S. 47) darf es als auffallend bezeichnet werden, daß man eine lebenslängliche Persistenz spezifischer Antikörper gerade nach Viruserkrankungen des Menschen (Masern, Gelbfieber) festgestellt hat [vgl. hiezu R. DOERR, Antikörper I (1947), S. 44f.].

Mit der Vorstellung, daß das Antigen nicht das Material für den Antikörper liefert, sondern auf die antikörperbildenden Organe nur als spezifischer Reiz wirkt, stimmt die Tatsache überein, daß man die Inkubation der aktiven Anaphylaxie des Meerschweinchens auch dadurch verlängern kann, daß man zur Sensibilisierung Antigene von geringer Aktivität, selbst in höherer Dosis verwendet wie z. B. Pferdeserumalbumin [H. DALE und P. HARTLEY (1916), R. DOERR und W. BERGER (1922)], Öle, Insekteneiweiß, Mumienmaterial usw. [P. UHLENHUTH und HÄNDEL (1910)], oder Stoffe, die zwar in nativem Zustande kräftig wirken, die aber durch verschiedene Eingriffe (Erhitzen, koagulierende Agenzien, ultraviolettes Licht usw.) abgeschwächt wurden [R. DOERR und V. RUSS (1909a)]. Die Verlängerung des Inkubationsstadiums läßt sich somit ebenso durch eine starke Reduktion der sensibilisierenden Dosis hochaktiver Antigene wie durch Verwendung von Antigenen, welche nur eine schwache Aktivität besitzen (Hämoglobine, Serummukoide, Mucine, Pollensubstanzen), oder von „denaturierten" Antigenen erreichen, wobei als gemeinsame Ursache immer eine Herabsetzung der Intensität des Antigenreizes anzunehmen ist.

d) Die unspezifische Steigerung der antigenen Aktivität. Die Adjuvantia.

Daß die produktive (antikörperbildende) Funktion bestimmter Substanzen durch unspezifische Hilfsmittel (Adjuvantien) verstärkt werden kann, ist als gesicherte Tatsache zu betrachten. Wie aber dieser Effekt zustande kommt, konnte in manchen derartigen Fällen nicht aufgeklärt werden; es hat — zumindest bei dem jetzigen Stande unseres Wissens — den Anschein, als ob die Wirkung, obwohl äußerlich gleichartig, auf verschiedene Weise realisiert wird. Die wichtigeren Beobachtungen seien daher hier getrennt angeführt, so als ob es sich de facto um disparate Phänomene handeln würde.

α) *Die Aktivierung des* FORSSMAN*schen Antigens.*

Das FORSSMANsche Antigen findet sich bekanntlich in den Geweben einiger Tierspezies, besonders reichlich in der Pferdeniere. Wässerige Auszüge aus der Pferdeniere rufen im Organismus die Entstehung von Hämolysinen für Hammelerythrocyten hervor, während sich alkoholische Extrakte wie Haptene verhalten, indem sie zwar in vitro Hammelhämolysine binden, aber als Immunisierungsantigen ganz oder fast ganz unwirksam sind. Adsorbiert man jedoch das im alkoholischen Extrakt enthaltene Hapten an Kaolin oder Tierkohle, so erhält man durch die Behandlung von Kaninchen mit dem Adsorbat Hammelhämolysine von hohem Titer [P. GONZALEZ und M. ARMANGUÉ (1931, 1933), P. GONZALEZ, M. ARMANGUÉ und ROMERO (1932), K. LANDSTEINER und J. JACOBS (1932, 1933), J. JACOBS (1934), F. PLAUT und H. RUDY (1933,) J. ZOZAYA (1931, 1932)].

Nun können die alkoholischen Extrakte aus der Pferdeniere auch durch Vermischen mit artfremdem Serum zu einem Vollantigen mit konstanter und starker Wirksamkeit ergänzt werden [K. LANDSTEINER (1921), LANDSTEINER und SIMMS (1923)] und es fragt sich, was diese „*Kombinationsimmunisierung*" mit der Aktivierung durch Adsorption gemein hat. H. SACHS (1928, 1929) vertrat die Auffasung, daß es sich in beiden Fällen um das gleiche Prinzip handelt, nämlich um die Zuleitung des Haptens zu den antikörperproduzierenden Zellen, welche das Hapten ohne Adjuvans nicht erreichen kann (sogenannte „Schleppertheorie"). K. LANDSTEINER konnte jedoch feststellen, daß die FORSSMANsche Substanz, wenn sie hinreichend gereinigt ist, durch Adsorption an Kaolin nicht mehr aktiviert werden kann, wohl aber noch durch Zusatz von artfremdem Serum. LANDSTEINER ist daher im Gegensatze zu H. SACHS nicht geneigt, die beiden Verfahren der Aktivierung des FORSSMANschen Haptens als adäquate Vorgänge zu betrachten. Nach seiner Ansicht beruht die Wirkung des Serumzusatzes auf der Entstehung einer losen Verbindung zwischen Hapten und Serumeiweiß, was auch daraus hervorgehe, daß man arteigenes Serum für die Kombinationsimmunisierung nicht verwenden kann [R. DOERR und C. HALLAUER (1926)]. Die verstärkende Wirkung der Adsorption dagegen führt LANDSTEINER darauf zurück, daß das sogenannte FORSSMANsche Hapten eigentlich kein absolutes Hapten ist, sondern schwach immunisierende Fähigkeiten besitzt [A. SORDELLI und Mitarbeiter (1918), K. LANDSTEINER (1921), T. TANIGUCHI (1921)]; auch bei anderen Antigenen von schwacher Aktivität hätte man die Erfahrung gemacht, daß die Adsorption an unspezifische Träger die Produktion von Antikörpern fördere, so bei den peptischen

Heteroproteosen durch Adsorption an Kohle [K. LANDSTEINER und
M. W. CHASE (1933), H. BAILEY und S. RAFFEL (1941)], beim Tuberkulin [F. B. SEIBERT (1935)], bei Pollenextrakten [A. H. W. CAULFIELD
und Mitarbeiter (1936)], bei Serumproteinen und beim Hämoglobin
[L. HEKTOEN und W. H. WELKER (1933), F. E. HOLFORD, J. B. LUDDEN
und W. H. STEVENS (1943)]. Die Erklärung LANDSTEINERS läuft der
Hauptsache nach darauf hinaus, daß die Abspaltung des schwachen
Antigens vom Absorbens und infolgedessen auch seine Resorption langsam
verläuft, so daß sich die Wirkung des Antigens auf die antikörperproduzierenden Gewebe auf einen langen Zeitraum verteilt („Depot-Immunisierung"); nebenbei wird auch auf die Teilchenform des Adsorbates
Gewicht gelegt, welche die Aufnahme durch phagocytierende und den
Antikörper erzeugende Zellen erleichtert, worin man wohl eine Annäherung an die Schleppertheorie zu erblicken hat.

β) *Die Depot-Immunisierung.*

1926 berichteten A. T. GLENNY, C. G. POPE, W. WADDINGTON und
U. WALLACE, daß die immunisierende Fähigkeit des durch Formaldehyd
gewonnenen Diphtherietoxoids ganz erheblich gesteigert werden kann,
wenn man dasselbe nicht in flüssigem Zustande injiziert, sondern in Form
eines in NaCl-Lösung aufgeschwemmten Präzipitates, das man erhält,
wenn das flüssige Toxoid durch Zusatz von 1 bis $2^0/_0$ Alaun gefällt wird.
Die Überlegenheit der Alaunpräzipitate konnte sowohl in Experimenten
an Meerschweinchen wie auch bei Schutzimpfungen von Kindern von
zahlreichen Autoren sichergestellt werden, und kommt vor allem dadurch
zur Geltung, daß man durch eine einzige Injektion denselben immunisatorischen Erfolg erzielt wie durch wiederholte, in längeren Intervallen
ausgeführte Impfungen mit flüssigem Formoltoxoid [A. T. GLENNY und
M. BARR (1931)]. Diese Differenz legt den Gedanken nahe, daß das
flüssige Formoltoxoid nicht zu voller Auswirkung gelangt, sondern daß
ein Teil derselben ausgeschieden oder zerstört wird, bevor er seine Antigenfunktion entfalten kann. Die rasche Eliminierung des im flüssigen
Zustande injizierten Diphtherietoxoids wurde von A. T. GLENNY und
seinen Mitarbeitern in mehrfach variierten Experimenten nachgewiesen
[A. T. GLENNY und C. G. POPE (1925), A. T. GLENNY, A. H. BUTTLE
und M. T. STEVENS (1931)], so durch die Feststellung, daß man Kaninchen
wohl durch subkutane, aber nicht durch intravenöse Toxoidinjektionen
immunisieren kann, daß aber auch die intravenöse Injektion Erfolg
hat, wenn man die Ausscheidung des Toxoids durch Koppelung an Antitoxin verhindert, weil dadurch größere, kolloidale Komplexe entstehen.
Nach der subkutanen Injektion des Alauntoxoids hingegen bildet sich
im Unterhautzellgewebe ein Depot in Form eines Knötchens, das mehrere
Tage bestehen bleibt, und von diesem Depot aus gelangt das Toxoid

in stark verlangsamtem Tempo in den Kreislauf; der protrahierte Antigenreiz tritt an die Stelle des wiederholten ictus immunisatorius. Daß sich
dies tatsächlich so verhält, geht daraus hervor, daß eine vorzeitige ope-
rative Entfernung des Depots im Tierversuch das Zustandekommen einer
befriedigenden antitoxischen Immunität verhindert oder beeinträchtigt.
Wenn man ferner Alauntoxoid und flüssiges Toxoid Meerschweinchen
subkutan injiziert, die Injektionsstellen nach 3 Tagen exzidiert, verreibt
und die Emulsionen normalen Meerschweinchen einspritzt, so werden diese
nur immun, wenn sie mit den zerriebenen Injektionsstellen des Alauntoxoids behandelt wurden, während die Emulsionen aus den Injektionsstellen des flüssigen Toxoids nicht immunisierend wirken; ein Beweis
für die Retention des Antigens an der Stelle des Depots, falls es an Alaun
adsorbiert ist [W. T. Harrison (1935)]. Histologisch bietet das Knöt-
chen an der Injektionsstelle des Alauntoxoids das Bild einer reaktiven
Entzündung; manche Autoren glauben, daß der entzündliche Prozeß an
der starken Wirkung des Alauntoxoids Anteil nimmt [G. Ramon (1925a, b,
1926, 1938), Ramon und R. Richou (1939), E. Grasset (1926)], was
insofern zutreffen könnte, als die Entzündung vermutlich das Depot
fixiert und die schnelle Resorption des frei werdenden Toxoids beeinträchtigt. Wie man erkennt, rückt dadurch diese *Depot-Immunisierung*
auf die gleiche Stufe, welche Landsteiner der Aktivierung des Forssmanschen Haptens durch Adsorption an Kaolin oder Kohle zuweisen
will.

Daß man sich in der Impfpraxis nicht auf eine einzige Injektion von
Alauntoxoid verläßt, sondern auf die erste Injektion in einem Zeitraum
von mehreren Wochen eine zweite Impfung mit einer kleineren Dosis
folgen läßt, braucht hier nicht betont oder begründet zu werden, da es
sich nur um die reale Existenz der verstärkten Wirksamkeit der Alaun-
toxoide und um den Mechanismus derselben handelt. Übrigens bedeutet
eine zweimalige Impfung im Vergleich mit der für flüssiges Toxoid vor-
geschriebenen dreimaligen noch immer einen wesentlichen Vorteil, besonders wenn die prophylaktische Immunisierung großer Menschen-
massen erforderlich ist.

Auch für die prophylaktische Immunisierung gegen Tetanus wurden
anstatt der flüssigen Toxoide Derivate verwendet, die durch Adsorption
des Toxoids an Aluminiumverbindungen (Kalialaun [AlK $(SO_4)_2$ +
+12 H_2O] oder Aluminiumhydroxyd [Al (OH_3)]) gewonnen worden waren,
nachdem A. T. Glenny, C. G. Pope, H. Waddington und U. Wallace
(1926) auf ihre Vorteile hingewiesen hatten. Nach neueren tierexperimentellen Untersuchungen von R. Prigge (1940) wird die immunisierende Kraft der Rohtoxoide durch die Kombination mit Aluminiumverbindungen mindestens auf das 70fache gesteigert. Berichte von
D. H. Bergey (1934), F. G. Jones und J. St. Moss (1936, 1937), H. Gold

(1937) u. a. sprechen ebenfalls dafür, daß bei den aktiv antitoxischen Schutzimpfungen von Menschen gegen Tetanus die ein- oder zweimalige Injektion der Alaunpräzipitate die dreimalige Impfung mit flüssigem Toxoid in Beziehung auf den erzielten Grad der Immunität übertrifft.

γ) Tuberkelbacillen und andere säurefeste Bakterien als Antigenverstärker.

I. Die tuberkulöse Infektion. Nach den Angaben von P. A. LEWIS und D. LOOMIS (1924 bis 1926) produzieren tuberkulös infizierte Meerschweinchen mehr Antikörper als nicht-tuberkulöse, wenn sie mit verschiedenen Antigenen, welche mit den Tuberkelbacillen in keiner verwandtschaftlichen Beziehung stehen, immunisiert werden.

L. DIENES und E. W. SCHÖNHEIT (1929, 1930) suchten den Beweis zu erbringen, daß es die Anwesenheit von tuberkulösem Gewebe ist, welche die Wirkung verschiedener Antigene nicht nur steigert, sondern auch qualitativ verändert. Nicht-tuberkulöse Meerschweinchen, die man mit Ovalbumin, Schafserum, Ovoglobulin oder mit Timotheusgraspollen sensibilisiert, reagieren auf die Kutanprobe mit diesen Antigenen mit rasch entstehenden und vergehenden Veränderungen („evanescent type of sensitiveness"). Infiziert man aber die Tiere durch Injektion von tuberkulösem Material in die Lymphknoten der Leistenbeuge und sensibilisiert sie dann mit den genannten Antigenen, so ändert sich der Charakter der Hautreaktionen insoferne, als sie protahiert verlaufen und oft in großem Umfang nekrotisch werden, so daß sie sich von intensiven Tuberkulinreaktionen nicht unterscheiden. Allerdings wurde dieser „Tuberkulineffekt" nur ganz ausnahmsweise erzielt, wenn man die Hautprobe an beliebigen Körperstellen vornahm; in der Regel war das Ergebnis im präzisierten Sinne nur dann positiv, wenn die Antigene in die geschwollenen und schon hochgradig tuberkulös infizierten Lymphknoten eingespritzt wurden, und zwar nicht einmal, sondern wiederholt mit eingeschalteten Intervallen oder wenn der Probe mit Eiweißantigen ein oder zwei Injektionen großer Mengen abgetöteter Tuberkelbacillen vorangingen. Obzwar die Beobachtungen von DIENES später von J. FREUND (1934) sowie von J. H. HANKS (1935) bestätigt wurden, darf man mit R. DOERR (1929b, S. 804 f..) bezweifeln, ob die Behauptung richtig ist, „daß man am tuberkulösen Tier durch Sensibilisierung mit verschiedenen Eiweißantigenen eine spezifische, d. h. gegen diese Antigene gerichtete Allergie zu erzeugen vermag, welche das klinische Gepräge der Tuberkulinüberempfindlichkeit aufweist".

DOERR weist am angeführten Orte darauf hin, daß die Tuberkulinreaktion bei einem sehr großen Prozentsatz der Menschen positiv ausfällt, d. h. daß in ihrem Körper „tuberkulöse Gewebe" oder zumindest lebensfähige Tuberkelbacillen vorhanden sind. Ausgedehnte Erfahrungen beweisen jedoch, daß

Individuen mit positiver Tuberkulinreaktion, wenn sie gegen Pferdeserum, gegen Pflanzenpollen oder andere Allergene sensibilisiert sind, auf Kutanproben mit den betreffenden Stoffen spezifisch und nicht wie auf Tuberkulin reagieren.

II. Abgetötete Tuberkelbacillen. — Apathogene säurefeste Bakterien.
DIENES hat in den bereits zitierten Versuchen nicht nur die tuberkulöse Infektion mit Injektionen abgetöteter Tuberkelbacillen kombiniert, sondern auch die Frage geprüft, ob man nicht durch abgetötete Tuberkelbacillen allein, d. h. ohne Infektion ähnliche Änderungen des Reaktionstypus erzielen kann. Die Problemstellung war im Hinblick auf die Bedeutung, welche DIENES den tuberkulösen Gewebestrukturen zuschrieb, berechtigt, da sich gewebliche Prozesse von gleichem histologischen Aufbau auch durch abgetötete Tuberkelbacillen erzeugen lassen; diese schon seit geraumer Zeit wohlbekannte Tatsache wurde anläßlich der Aktivierungsexperimente von N. RIST (1938), von J. CASALS und J. FREUND (1939) sowie von J. FREUND, J. CASALS und D. S. GENGHOF (1940) aufs neue bestätigt. Da aber die mit abgetöteten Tuberkelbacillen erzielten Resultate nicht überzeugend waren, variierten J. FREUND und K. McDERMOTT (1942) zunächst das Adjuvans, indem sie die abgetöteten und im Vacuum getrockneten Tuberkelbacillen in Paraffinöl suspendierten, und da es auch mit dieser Methode nicht recht gelang, den spezifischen Hautreaktionen auf ein Eiweißantigen (Ovalbumin) den Charakter der Tuberkulinreaktion aufzuzwingen, wurde als weiteres Adjuvans die Verreibung flüssiger Eiweißantigene (Pferdeserum) in Aquaphor (einem lanolinartigen Wollfett) herangezogen und mit diesem Präparat die in Paraffinöl verteilten abgetöteten Tuberkelbacillen vermischt. Die Sensibilisierung mit diesem komplizierten Produkt bewirkte, daß die Kutanreaktionen auf Pferdeserum länger — mehr als 48 Stunden — anhielten als bei Kontrollen, die bloß mit den gleichen Mengen Pferdeserum (ohne die genannten Adjuvantien) vorbehandelt waren, und daß sie zuweilen nekrotisch wurden. Bei den mit Adjuvantien immunisierten Tieren wurde jedoch auch eine stärkere Präzipitinproduktion festgestellt und *diese Potenzierung der produktiven Antigenfunktion, wie sie im Sensibilisierungsvermögen und im Auftreten bzw. im Titer der im Blute auftretenden Antikörper nachweisbar und meßbar wird, ist in dem hier diskutierten Zusammenhang das zentrale Problem.* Die Veränderungen des Typus der Hautreaktionen sind demgegenüber nur von sekundärer Bedeutung und hatten von vorneherein nur die Bestimmung, die Ursache der potenzierenden Wirkung in einer bestimmten hypothetischen Richtung (Wichtigkeit tuberkulöser Gewebeveränderungen) aufzuklären. Es erscheint rationeller, dieses Ziel auf einem direkten Wege anzustreben, *nämlich durch eine isolierte Untersuchung der am Potenzierungseffekt beteiligten Faktoren.*

In den Experimenten von J. Freund und K. McDermott wurde ein
— übrigens nicht homogenes — Antigen, nämlich Pferdeserum, mit
drei verschiedenen Adjuvantien (Aquaphor, Paraffinöl und abgetöteten
Tuberkelbacillen) zusammengespannt. Ist nun jede dieser drei Substanzen
gleich wichtig? J. Freund und A. W. Walter (1944) suchten diese
Frage zu beantworten, indem sie die abgetöteten Tuberkelbacillen ausfallen ließen; nach ihren Angaben soll die Antikörperproduktion trotzdem
erhöht, der Typus der Kutanreaktion auf Pferdeserum jedoch im Vergleich
zur Norm nicht beeinflußt werden. Wurden die abgetöteten Tuberkelbacillen durch abgetötete Timotheusgrasbacillen (Mycobacterium phlei)
ersetzt, so wirkten derartige Kombinationen sowohl potenzierend auf die
Antikörperbildung als auch modifizierend auf den Typus der Kutan-
Reaktionen. Ebenso vermochte W. F. Friedewald (1944 a, b) die immunisierende Kraft des Influenzavirus A (Stamm PR8) erheblich zu verstärken,
wenn er zu den wässerigen Virusemulsionen abgetötete säurefeste Bakterien (Tuberkelbacillen oder Mycobacterium butyricum), Paraffinöl und
„Falba“ (eine lanolinartige Substanz) zusetzte, so daß eine stabile
Emulsion des wässerigen und des öligen Teiles der Mischung entstand;
wurden die säurefesten Bakterien weggelassen, so wirkten die Kombinationen noch immer besser als einfache wässerige Virus-Suspensionen,
aber nicht so stark, als wenn die säurefesten Bakterien vorhanden waren.
Dieselben Methoden wurden auch verwendet, um mit abgetöteten Malaria-
parasiten gegen die Infektion mit den lebenden Plasmodien zu immunisieren. J. Freund, H. E. Sommer und A. W. Walter (1945) versetzten
das Blut von mit Pl. lophurae infizierten Enten zwecks Abtötung der
Plasmodien mit 0,1% Formaldehyd und wuschen sodann die Erythrocyten mit NaCl-Lösung. Eine dichte Suspension wurde mit „Falba“
und Paraffinöl (mit oder ohne abgetötete Tuberkelbacillen) gemischt
und gesunde Enten mit diesem Impfstoff dreimal mit Intervallen von
je einem Monat subkutan und die Brustmuskulatur injiziert. Einen
Monat nach der dritten Injektion erhielten die geimpften Enten sowie
nicht vorbehandelte Kontrollenten ca. eine Billion lebender Parasiten
intravenös. Die Immunisierung hatte insoferne Erfolg, als die Parasiten aus dem zirkulierenden Blute nach einigen Tagen wieder verschwanden oder so selten wurden, daß sie nicht mehr nachgewiesen werden
konnten, während sie im Blute der Kontrollenten um diese Zeit noch
ziemlich zahlreich waren. Eine Infektion hatte also trotz der Schutzimpfung stattgefunden, war aber — nach der Zahl der zirkulierenden
infizierten Erythrocyten beurteilt — abgeschwächt. Auf diese Weise
war es J. Freund, K. J. Thomson, H. E. Sommer, A. W. Walter und
E. L. Schenkein (1945) möglich, die Infektion von Rhesusaffen mit
Pl. Knowlesi durch Immunisierung mit den abgetöteten Plasmodien abzuschwächen. Doch waren die Beobachtungszeiten zu kurz, um Aufschluß über

den späteren Verlauf der abgebremsten Infektionen geben zu können[1].

Aus diesen Experimenten ergibt sich der Schluß, *daß die Mitwirkung abgetöteter Tuberkelbacillen oder anderer säurefester Bakterien nicht als notwendige Bedingung des Potenzierungseffektes betrachtet werden kann.* Es sind zwar durch dieses Adjuvans Sensibilisierungen und Bildungen von Antikörpern erzielt worden, die durch die Behandlung mit den Antigenen allein nicht zustandekamen [K. LANDSTEINER und M. W. CHASE (1940, 1941, 1942), M. W. CHASE (1943), L. M. KOPELOFF, S. E. BARRERA und N. KOPELOFF (1942), L. M. KOPELOFF und N. KOPELOFF (1944) u. a.]. Man darf aber nicht übersehen, 1. daß die säurefesten Bakterien in solchen Versuchen nicht in wässeriger Aufschwemmung injiziert wurden, sondern in Form von Emulsionen mit Mineralölen (flüssigem Paraffin und anderen aus Petroleum gewonnenen Kohlenwasserstoffen) und meist auch unter Zuhilfenahme von stabilisierenden lanolinartigen Substanzen (Lanolin, „Aquaphor", „Falba" etc.) und 2. daß Mineralöle im Vereine mit lanolinartigen Stoffen *ohne* säurefeste Bakterien die Antigenfunktion zu steigern vermögen [LE MOIGNIC et PINOY (1916), J. FREUND und A. W. WALTER (1944), J. FREUND und M. V. BONANTO, W. F. FRIEDEWALD (1944 a, b), W. E. EHRICH, S. P. HALBERT, E. MERTENS und S. MUDD (1945), S. P. HALBERT, S. MUDD und J. SMOLENS (1945) u. a.]. Schon der Zusatz von Lanolin zu einem Antigen kann die Wirkung desselben erhöhen, ohne daß Mineralöle mitwirken; denn G. RAMON, E. LEMETAYER und R. RICHOU (1937) beobachteten, daß die Antitoxinproduktion beschleunigt wird, wenn man das Diphtherietoxin mit Lanolin vermengt. Anderseits stimmen die Mitteilungen über dieses Thema in dem Punkte überein, daß die Mitwirkung von abgetöteten säurefesten Bakterien nicht irrelevant, sondern geeignet ist, die Antikörperproduktion über das Maß hinaus zu erhöhen, welches ohne diesen Faktor erreicht werden kann. Diese Beobachtung ist, wie J. FREUND und K. MC. DERMOTT (1942, S. 552) einräumen, nicht völlig aufgeklärt; es ist ja auch an sich nicht recht verständlich, warum gerade säurefeste

---

[1] Über einen eigenartigen Verstärkungseffekt haben E. A. KABAT, WOLF und BEZER (1946) sowie J. M. MORGAN (1946) gleichzeitig und unabhängig berichtet. Wenn man Rhesusaffen subkutan oder intramuskulär mit normalen Kaninchenhirn behandelt, entwickelt sich eine akute disseminierte Encephalitis, welche mit herdweiser Entmarkung einhergeht; doch sind hierzu zahlreiche, auf mehrere Monate verteilte Injektionen der artfremden Hirnsubstanz erforderlich [T. M. RIVERS und F. F. SCHWENTKER (1935), A. FERRARO und G. A. JARVIS (1940)]; setzt man aber den Hirnemulsionen Adjuvantien (Aquaphor plus abgetötete Tuberkelbacillen) hinzu, so wird der gleiche Effekt mit wenigen Injektionen und in weit kürzerer Frist erreicht. Die Vermutung, daß die Hirnläsionen auf der Wirkung eines gegen die Hirngewebe gerichteten Antikörpers beruhen, wird durch die Verstärkung durch Adjuvantien nach der Ansicht von KABAT und Mitarbeitern gestützt.

Bakterien diese Fähigkeit besitzen, warum infektiöse und nicht-pathogene säurefeste Arten oder lebende und abgetötete Tuberkelbacillen in dieser Hinsicht gleichwertig sind.

δ) *Mineralöle (Paraffinum liquidum) und lanolinartige (wasserlösliche) Substanzen.*

Die potenzierende Wirkung dieser Stoffe wurde zunächst auf das Prinzip der Depotimmunisierung zurückgeführt. Das Paraffinöl sollte die als Adjuvans verwendeten säurefesten Bakterien (vgl. die Ausführungen im Abschnitt γ) vor der Zerstörung durch Umhüllung schützen und dadurch ihre Reizwirkung auf die antikörperbildenden Gewebe verlängern. In der gleichen Richtung sollten sich die lanolinartigen Fette betätigen; nur daß sie nicht bloß als Umhüllungen für die lediglich als Adjuvans in Betracht kommenden säurefesten Stäbchen fungieren würden, sondern infolge ihres hydrophilen Charakters dazu dienen könnten, die eigentlichen sensibilisierenden Antigene, die ja wasserlöslich sind, am Orte des Depots festzuhalten und so ihre vorzeitige Abspaltung und Ausscheidung zu verhindern (J. FREUND und K. McDERMOTT).

Neuere Versuche von W. E. EHRICH, S. P. HALBERT, E. MERTENS und S. MUDD (1945) haben jedoch die Möglichkeit aufgezeigt, daß außer dieser mechanischen Retention noch ein anderes Moment maßgebend sein könnte, *nämlich die durch Mineralöle bewirkte Gewebsreaktion.* Die genannten Autoren injizierten in die Fußsohle von Kaninchen a) eine Emulsion von physiologischer NaCl-Lösung in Mineralöl und „Falba‘‘. b) abgetötete Dysenteriebacillen (Shigella paradysenteriae Flexner). aufgeschwemmt in NaCl-Lösung und c) dieselben abgetöteten Bakterien, aber in Form einer Emulsion ihrer wässerigen Suspension in einer Mischung von Mineralöl und „Falba‘‘. Es wurden nun die Gewebsreaktionen am Orte der Injektion und in den abführenden Lymphknoten sowie die Antikörperproduktion miteinander verglichen. Nach der Injektion von b) (Antigen in NaCl-Lösung) entwickelte sich bloß eine „katarrhalische‘‘ Entzündung, die sich im Lauf eines Monats zurückbildete; der Titer der Antikörper begann schon vom 9. Tage an abzunehmen und sank binnen 3 bis 6 Monaten auf Null ab. Nach der Injektion von c) (Antigen in Mineralöl) entstand dagegen an der Injektionsstelle eine Eiterung, verbunden mit der Bildung von persistierenden, aus mononukleären Zellen aufgebauten Granulomen, und in den regionären Lymphknoten war eine hyperplastische, durch Auftreten zahlreicher Lymphocyten ausgezeichnete Reaktion zu konstatieren; diese monocytäre (lymphocytäre) Reaktion in den Lymphknoten zeigte einen Parallelismus mit dem Verhalten der Antikörper, welche erst 14 Tage nach der Injektion abzunehmen begannen, aber noch nach 10 Monaten einen hohen Titer aufwiesen. Die Tatsache, daß die Antikörperproduktion durch die Emulsionierung

des Antigens in Öl erheblich verlängert wurde, konnte natürlich als
Retention des Antigens infolge der Bildung eines schwer resorbierbaren
Depots gedeutet werden, wofür auch der Umstand sprach, daß an der
Injektionsstelle in Öltröpfchen eingeschlossene Bakterien eine Woche
und länger sichtbar blieben, während die Bakterien nach der Injektion
von Aufschwemmungen in NaCl-Lösung schon nach einem Tage verschwanden. EHRICH und seine Mitarbeiter zogen denn auch den Schluß,
daß die Antigenretention zumindest *einer* der Faktoren sein müsse,
die für die Verlängerung der Antikörperbildung nach der Injektion des
Antigens in Paraffinöl verantwortlich zu machen sind. Da aber außerdem
*Differenzen der Reaktionen der Gewebe an der Injektionsstelle und in den
regionären Lymphknoten* zu konstatieren waren, je nachdem wässerige
oder ölige Bakterienaufschwemmungen eingespritzt wurden, wird auch
diesen ätiologische Bedeutung zuerkannt, und zwar in Form einer speziellen Nutzanwendung der Theorie von W. EHRICH und T. N. HARRIS
(1942, 1945; vgl. hiezu auch S. 21); derzufolge die Antikörper in den
Lymphocyten entstehen sollen. Das Bindeglied bildet die Feststellung,
daß nach der Injektion öliger Suspensionen lymphocytäre Reaktionen
in den abführenden Lymphknoten entstanden, welche einen Parallelismus
mit dem Verhalten der Antikörper im Blute zeigten, während zwischen
den monocytären Reaktionen an der Impfstelle und dem Auftreten der
Antikörper im Blute keine zeitliche Konkordanz nachweisbar war, indem
diese Reaktionen ihren Höhepunkt erst erreichten, nachdem die Antikörper schon früher den maximalen Titer erklommen hatten. Wäre die
Beweisführung einwandfrei, so würde man verstehen, daß Paraffin und
andere mineralische Öle die Antigenwirkung in ähnlicher Weise zu poten-
zieren vermögen, wie abgetötete säurefeste Bakterien oder andere Agenzien, wenn sie in mesenchymale Gewebe eingeführt werden, ferner auch,
warum die abgetöteten säurefesten Keime auf die Mitwirkung von Paraffin
öl angewiesen sind. Wichtig wäre eben nicht die Entstehung von spezifisch
tuberkulösen Gewebsveränderungen im Sinne von L. DIENES u. a.,
sondern die Provokation von lymphocytären Reaktionen in den Lymphknoten, in welchen das Antigen vom Orte seiner Zufuhr aus zunächst
gelangt. Es ist jedoch noch keineswegs gesichert, daß die Antikörper
in Lymphocyten oder gar ausschließlich in diesen Zellen gebildet
werden können [vgl. die Ausführungen von R. DOERR, Antikörper I,
1947, S. 52 f.]. Ferner wurden von EHRICH und seinen Mitarbeitern
in den oben skizzierten Experimenten eigentlich keine *Steigerung* der
Antikörperproduktion (auch keine *Beschleunigung*), sondern nur eine
Verlängerung der Antigenwirkung nachgewiesen, die durch eine bloße
Antigenretention zwanglos erklärt werden könnte. In Anbetracht
dieser Lücken muß die Entscheidung den Ergebnissen weiterer experimenteller Untersuchungen vorbehalten bleiben.

ε) *Andere Adjuvantien (Tapioca, Aleuronat, Calciumchlorid, bakterielle Produkte).*

Außer den bereits angeführten Adjuvantien hat man noch eine Reihe anderer Stoffe benützt, um die Antigenfunktion bzw. die Produktion von Antikörpern zu steigern wie Aleuronat, Tapioca [G. RAMON (1925), G. RAMON und P. DESCOMBEY (1930)], Calciumchlorid [A. T. GLENNY, G. A. H. BUTTLE und M. F. STEVENS (1931)], Saponin oder Abrin [G. RAMON, LÉMÉTAYER und RICHOU (1937), K. KALTER (1936)], bakterielle Impfstoffe [G. RAMON (1936, 1937), G, RAMON und CHR. ZOELLER (1926)], Staphylotoxin [E. L. BURKY (1934), W. F. SWIFT und M. P. SCHULTZ (1936)] und Tannin.

Die Mehrzahl der Angaben über die Potenzierung der Antigenfunktion durch derartige Substanzen kann im Sinne der „Depot-Immunisierung" aufgefaßt werden, d. h. durch die Fixierung der injizierten Kombinationen am Orte der Injektion, von wo aus eine verlangsamte Resorption des Antigens erfolgt. Für Tapioca als Adjuvans konnte E. GRASSET (1926) diese Antigenretention dadurch nachweisen, daß er Meerschweinchen subkutan mit diesem Stoff, an welchen 4 letale Dosen Diphtherie- oder Tetanus-Toxin adsorbiert waren, injizierte und feststellte, daß die Tiere nicht mit den charakteristischen Symptomen reagierten und am Leben blieben. In anderen Fällen (Staphylotoxin, Saponin, Abrin) könnte man in Anbetracht der gewebsschädigenden Eigenschaften der Adjuvantien auf eine entscheidende Bedeutung des örtlichen Entzündungsprozesses schließen. G. RAMON [s. G. RAMON (1938)] stellte die Rolle dieses Faktors durchaus in den Vordergrund und suchte sie durch verschiedene Versuchsanordnungen außer Zweifel zu stellen. So erzielte er durch kleine Dosen von Tetanustoxoid, die er stets an derselben Stelle injizierte, in der Regel eine stärkere Immunität, als wenn er dieselben Mengen, aber an verschiedenen Orten einspritzte. Wurde dasselbe Experiment an Kaninchen ausgeführt, aber mit dem Unterschiede, daß anstatt Toxoid fraktionierte Dosen von Tetanustoxin injiziert wurden, so erlagen die an verschiedenen Stellen injizierten Tiere einer Gesamtmenge des Giftes, welche die an der gleichen Stelle injizierten reaktionslos vertrugen. Zwischen den beiden Arten der Zufuhr von Toxoid oder Toxin könne man, meint RAMON, nur eine Differenz ausfindig machen, nämlich das Ausbleiben einer lokalen Entzündung oder ihr Zustandekommen, je nachdem die Applikationsstelle ständig gewechselt wird oder stets gleichbleibt. Über die Wirkungsweise der Entzündung hat sich jedoch RAMON nicht eindeutig ausgesprochen. Sofern es sich um die Verhinderung einer Intoxikation handelt, nimmt er eine lokale Abschwächung des Toxins bei Konservierung seiner Antigenfunktion, also eine Art Umwandlung in Toxoid an; das Toxoid würde also gegen den Entzündungsprozeß resistent sein. Da aber auch die immunisierende Wirkung des Toxoids verstärkt wird, wird in diesem Falle die verzögerte Antigenresorption verantwortlich gemacht. Sehr auffällig erscheint es, daß man nach RAMON nicht imstande ist, die verzögerte Antigenresorption, die ja allseits zugegeben wird, durch fraktionierte Injektionen an verschiedenen Stellen zu ersetzen (s. oben). Ist dies richtig, so kann man sich den Effekt der Depot-Immunisierung nicht so erklären, daß von einer Stelle aus das Antigen *schubweise* an die Zirkulation abgegeben wird; es scheint sich vielmehr um eine Dauerwirkung zu handeln, welche durch bloße Fraktionierung nicht nachgeahmt werden kann.

Die Phänomene, in welchen sich die Dynamik der Eiweißantigene manifestiert, eröffnen das Verständnis für zahlreiche Erscheinungen, die uns auf verwandten Gebieten, namentlich bei den so mannigfaltigen allergischen Zuständen entgegentreten. Die Vorzugsstellung der Eiweißantigene kommt somit und nicht zuletzt auch in erkenntnistheoretischer Beziehung zur Geltung. Immerhin kann diese Antigengruppe, wie an anderer Stelle betont wurde (s. S. 26 ff.), eben nur einen bevorzugten Rang, aber keine ausschließliche Anerkennung beanpruchen, da durch neuere Untersuchungen die Existenz nicht proteider natürlicher Antigene festgestellt werden konnte. Die sichergestellten Tatsachen werden im folgenden Kapitel besprochen.

V. Nichtproteide Antigene.

Soweit es sich um Naturprodukte handelt, kämen außer den Proteinen die Lipoide und die Kohlehydrate in Betracht.

A. Lipoide.

Es sind bisher keine experimentellen Ergebnisse bekannt, aus welchen hervorgehen würde, daß man durch parenterale Injektion gereinigter Lipoide spezifische Antikörper erzielen kann. Wohl aber haben wir in der *Kombinationsimmunisierung* [K. LANDSTEINER und S. SIMMS (1923)] ein Verfahren kennengelernt, welches die Gewinnung von Immunsera ermöglicht, die auf das Lipoid, das man zum Zwecke der Antikörpererzeugung mit einem artfremden Serum z. B. mit Schweineserum vermischen muß, spezifisch eingestellt sind. Wenn alle Angaben über positive Resultate richtig sind [s. hierzu R. DOERR, (1947 a), S. 126 ff.], müßte man den Lipoiden den Charakter von Haptenen zusprechen, welche nur die Beihilfe von Eiweiß benötigen, um die Wirkungsqualitäten von immunchemischen Determinanten zu bekunden. Man sollte daher annehmen, daß in natürlichen „Lipoproteinen" dieser experimentelle Effekt verwirklicht wird. Das ist aber nicht der Fall, vielmehr geht aus einer Reihe von Untersuchungen hervor, daß den Lipoiden, wenn sie im natürlichen Verbande mit Eiweiß stehen, kein Einfluß auf die produktive Antigenfunktion und die Spezifität der entstehenden Antikörper zukommt.

Im Blutserum von Säugetieren sind Lipoide vorhanden, namentlich in den α- und β-Globulinen; wenn man aber die Serumalbumine oder die Serumglobuline mit Äther und Alkohol entfettet, so ändern sie weder ihre Artspezifität noch ihre Fraktionsspezifität [ST. WENT und K. LISSÁK (1934)]. — In der Lunge der Säugetiere ist ein thromboplastisches Lipoprotein vorhanden, das man durch Behandlung mit Heparin spalten kann, wobei das Lipoid frei und das Heparin an das Protein gebunden wird [E. CHARGAFF, M. ZIFF und S. S. COHEN (1940)]; das lipoidfrei gewordene Heparinprotein reagiert mit einem Antiserum, das mit dem intakten Lipoprotein hergestellt wurde [S. S. COHEN und E. CHARGAFF (1940)]. — Das spezifische Antigen der Paradysenteriebacillen vom Typus Z (Flexner) ist ein Komplex aus einem Phospholipoid, einem acetylierten Polysaccharid und einem toxischen Protein; das Lipoid läßt sich abspalten, ohne daß die Antigenfunktion der zwei anderen Komponenten zerstört würde [F. BINCLEY, W. F. GOEBEL und F. PERLMAN (1945)].

Allerdings hat P. HARTLEY (1925) gezeigt, daß die Niederschlagsbildung ausbleibt, wenn man sowohl das antigene Normalserum wie das präzipitierende Immunserum mit Äther extrahiert; aber Antigen und Antikörper verbinden sich miteinander spezifisch und es wird eben nur die Flockung beeinträchtigt. Nach F. L. HORSFALL und K. GOODNER (1935, 1936) genügt übrigens schon die Entlipoidierung agglutinierender oder präzipitierender Immunsera mit Äther und Alkohol, um die sichtbaren Folgen der Antigen-Antikörper-Reaktion unmöglich zu machen; dieselben Autoren wiesen ferner nach, daß Agglutination und Präzipitation wieder eintreten, wenn man zum entlipoidierten Immunserum je nach seiner Herkunft vom Pferde oder Kaninchen Lecithin oder Kephalin zusetzt. Darnach beteiligen sich die Lipoide der Immunsera nur an den physikalischen Auswirkungen der Antigen-Antikörper-Reaktionen, verhindern aber diese Reaktionen nicht und ändern auch nicht ihre Spezifität, eine Feststellung, welche, wie R. DOERR (1947 a) betont, die Kombinationsimmunisierung noch rätselhafter erscheinen läßt, als sie es schon an sich ist.

B. Kohlehydrate.

1. Agar.

Das Serum von Tieren, welche mit Aufschwemmungen von auf Agar gezüchteten Bakterien immunisiert wurden, gibt mit Agarlösungen die Präzipitinreaktion [A. SORDELLI und E. MAYER (1931), W. T. J. MORGAN (1936), A. M. STAUB und P. GRABAR (1943), G. GIRARD (1943)]. Wenn

man die Tiere bloß mit Agarlösungen behandelt, bleibt die Entwicklung
der Agar-Antikörper aus; man muß der Agarlösung Mikroben zusetzen,
um ein positives Resultat zu erzielen. Es scheint sich also um einen ähnlichen Vorgang zu handeln wie bei der Aktivierung des Forssmanschen
Haptens durch Adsorption an anorganische Träger (s. S. 51). Es geben
jedoch auch normale Sera (von Pferden oder Kaninchen, nicht aber von
Hunden) Niederschläge mit Agarlösungen. Vorläufig beschränkt sich
das Interesse auf die technichen Konsequenzen dieser Feststellungen.
Versetzt man z. B. von Agarflächen abgeschwemmte Bakterien mit einem
agarflockenden Immunserum, so kann der entstehende Niederschlag
die Bakterien mitreißen und eine spezifische oder unspezifische Bakterien-
agglutination vortäuschen [GIRARD, STAUB und GRABAR]. Anderseits
kann man Immunsera, welche Agar flocken, verwenden, um Verunreinigungen mit diesem Stoff nachzuweisen; so gelang es W. T. J. MORGAN
(1936), in verschiedenen Präparaten von spezifischen Polysacchariden
mit Hilfe agarflockender Antisera, welche durch Immunisierung von
Pferden mit Agarbakterien gewonnen worden waren, Agar oder Zerfalls-
produkte desselben festzustellen; doch erhält man Agarpräzipitine von
genügend hohem Titer auf diese Weise nur gelegentlich. Es ist daher
zweckmäßiger, Kaninchen mit Komplexantigenen aus Agar und Bakterienproteinen (s. w. unten) zu behandeln, weil diese Methode sicherer und in
kürzerer Zeit das gewünschte Resultat hat [W. T. J. MORGAN (1936)].

2. Vegetabilische Gummiarten.

Gummi arabicum (Gummi acacia) und Kirschgummi verhalten sich
ähnlich wie Agar. An und für sich wirken sie nicht antigen, wenn sie nicht
wie die käuflichen Sorten mit anderen Substanzen verunreinigt sind,
wie dies von P. UHLENHUTH und E. REMY (1933, 1934) sowie von R. M.
SEIDEMAN (1940) festgestellt wurde. Man kann sie aber in Formamidlösung mit Bakterienproteinen (den somatischen Antigenen von Typhus-
bakterien oder Shigaschen Dysenteriebacillen) in künstliche Komplexantigene umsetzen, welche im Kaninchenorganismus die Produktion von
Antikörpern auslösen, welche mit dem Kohlehydrat des Komplexes
spezifisch reagieren [S. M. PARTRIDGE und W. T. J. MORGAN (1942)].
Die Reaktionen der Gummiarten mit den so gewonnenen Präzipitinen
werden durch Glucuronsäure oder Galacturonsäure nicht gehemmt,
ebensowenig wie durch die in den Gummiarten enthaltenen Pentosen
(d-Arabinose, l-Rhamnose und d-Fucose), so daß man, soweit Hemmungsreaktionen solche Fragen entscheiden können, schließen darf, daß die
Uronsäuren und die Pentosen auf die serologische Spezifität der Gummiarten keinen Einfluß haben. Die Antigummisera vermochten ferner
virulente Pneumokokken vom Typus II oder III nicht zu agglutinieren;

eine Verwandtschaft mit den Polysacchariden dieser Typen war somit nicht nachweisbar. Dazu ist zu bemerken, daß normale Kaninchensera nicht mit Gummilösungen flocken; andere Normalsera (von Pferden, Eseln, Rindern, Schweinen und Hammeln) besitzen nämlich diese Eigenschaft (PARTRIDGE und MORGAN).

Wenn man das Gummi arabicum einer partiellen Hydrolyse unterwirft, erhält man ein Kohlehydrat, das sich serologisch vom Ausgangsmaterial unterscheidet. Nun werden durch die Säurehydrolyse die Pentosen (Arabinose und Rhamnose) ausgeschaltet [L. H. CRETCHER und C. L. BUTLER (1928), BUTLER und CRETCHER (1929)], und der relativ säurefeste Rückstand besteht aus einem Komplex von Galaktose- und Aldobionsäuremolekülen [R. D. HOTCHKISS und W. F. GOEBEL (1936), A. G. NORMAN (1937)]. Das durch Säurehydrolyse dargestellte Präparat wird aber durch Antipneumokokkensera gegen die Typen II und III präzipitiert [M. HEIDELBERGER, O. T. AVERY und W. F. GOEBEL (1929)], so daß PARTRIDGE und MORGAN mit der Möglichkeit rechnen, daß die Pentosen (trotz der negativen Ergebnisse der Hemmunsgreaktionen, s. oben) doch die Spezifität der nativen Gummiarten mitbestimmen könnten, und daß die Reaktionen der Antigummiscra mit Uronsäuren und Pneumokokken nur deshalb negativ ausfallen, weil die Aldobionsäure infolge der chemischen Struktur der Gummiarten nicht als immunochemische Determinante zur Geltung kommen kann. Dieser Schluß stützt sich auf die Kenntnisse über die chemische Zusammensetzung der Pneumokokkenpolysaccharide, speziell des Polysaccharides des Typus III, welches bei der Säurehydrolyse in Aldobionsäure-Einheiten gespalten wird (s. S. 78).

Die Verwandlung von Agar in ein immunisierendes Antigen durch die Verbindung mit Bakterienproteinen wurde auf S. 63 mit der Aktivierung des Forssmanschen Haptens durch Adsorption an anorganische Träger verglichen. J. ZOZOYA (1932 a) hat in der Tat mitgeteilt, daß er das gleiche Resultat durch Adsorption von Agar an Kollodiumpartikel erzielt habe. PARTRIDGE und MORGAN (1942) konnten jedoch mit der nämlichen Technik keine agarspezifischen Antisera (Präzipitine) gewinnen. In vitro wurden die mit Agar beladenen Kollodiumteilchen durch ein Antiserum agglutiniert, welches durch Immunisierung mit dem aus Agar und Bakterienprotein hergestellten Komplexantigen (s. S. 63) erzeugt worden war; der Agar verhielt sich somit wie ein spezifitätsbestimmendes Hapten, aber nicht wie ein Vollantigen. Die Wirkung der von PARTRIDGE und MORGAN verwendeten Komplexantigene aus verschiedenen Gummiarten bzw. Agar und Bakterienprotein kann auch nicht als Spezialfall der Kombinationsimmunisierung aufgefaßt werden, da sich haptene Polysaccharide durch Zusatz von artfremdem Serum nicht in antikörperbildende Antigene umwandeln lassen (s. S. 74). Es muß sich also wohl um eine innigere Verbindung zwischen den Proteinen der Bakterien und den vegetabilischen Kohlehydraten handeln, welche in der Formamidlösung zustandekommt. Wahrscheinlich liegt ein ähnlicher Prozeß vor wie bei der Rekombination der aus Typhusbacillen oder Shigaschen Dysenteriebacillen isolierten Proteine mit den aus den gleichen Bakterien abgespaltenen Polysacchariden [W. T. J. MORGAN und S. M. PARTRIDGE (1941, 1942)]; auch in diesem Falle entsteht ein Komplexantigen, dessen Spezifität vom Kohlehydrat (Polysaccharid) abhängt, und die Wiedervereinigung der voneinander getrennten Komponenten vollzieht sich ebenfalls in einer Formamidlösung. Allerdings erfolgt die Wiedervereinigung schon in wässeriger Lösung und bei Zimmertemperatur, also unter Bedingungen, welche einen chemischen Vorgang unwahrscheinlich machen; vielleicht spielt die hohe Viscosität der Lösungen des Shiga-Polysaccharides eine Rolle [PARTRIDGE und MORGAN (1940)].

3. Gruppenspezifische Polysaccharide der Erythrocyten des Menschen.

Aus käuflichem Pepsin oder aus dem Mucin des Schweinemagens kann man Produkte herstellen, welche das für die Erythrocyten der Blutgruppe A spezifische Polysaccharid enthalten, aber keine Antikörper erzeugen. Diese Produkte lassen sich aber mit dem spezifischen somatischen O-Antigen der Shigaschen Dysenteriebacillen bzw. mit der Proteinkomponente desselben verbinden und dieser künstlich erzeugte Komplex bildet im Organismus des Kaninchens hochwertige Antikörper, welche menschliche Erythrocyten der Gruppe A, aber nicht solche der Gruppen B oder O agglutinieren [W. T. J. MORGAN (1943)]. MORGAN und R. VON HEYNIGEN (1944) sowie MORGAN und W. M. WATKINS (1944) fanden ferner, daß der mucinöse Inhalt von Ovarialcysten, deren Trägerinnen den Blutgruppen A, B oder O angehören, die korrespondierenden spezifischen Substanzen in wasserlöslicher Form und, sofern die A-Substanz in Betracht kommt, auch in großer Menge enthalten kann. Versuche, mit der gereinigten A-Substanz aus Ovarialcysten Antikörper von Kaninchen zu gewinnen, schlugen fehl. Durch die Kombinierung der A-Substanz mit dem Shiga-Protein wurden dagegen positive Resultate erzielt und die erhaltenen Immunsera waren nicht nur in hohen Verdünnungen (bis 1 : 250 000) wirksam, sondern konnten auch (durch Adsorption mit A_2-Erythrocyten oder durch bloßes Verdünnen[1]) so eingestellt werden, daß sie mit A_1-Erythrocyten agglutinierten und die Blutkörperchen der Subgruppe A_2 unbeeinflußt ließen [MORGAN und WATKINS (1944)].

---

[1] Die Wirkung des Verdünnens beruhte darauf, daß die Immunsera A_1-Erythrocyten noch in Dilutionen von 1 : 32.000 bis 262.000 agglutinierten, A_2-Erythrocyten dagegen meist nur bis zum Titer 1 : 4000. Durch entsprechendes Verdünnen wurde daher die Wirkung auf A_2 ausgeschaltet, während die Agglutination von A_1 noch erhalten blieb.

Die aus käuflichem Pepsin, aus Schweinemagen und aus dem Inhalt von Ovarialcysten isolierten A-Substanzen wurden auf ihr Immunisierungsvermögen an Kaninchen geprüft und erwiesen sich, sofern sie nicht in Komplexantigene umgesetzt wurden, als unwirksam (s. oben). Werden sie hingegen Menschen injiziert, so geben sie positive Resultate. E. WITEBSKY, N. C. KLENDSHOJ und C. McNEIL (1944) bekamen von Menschen hochwertige Isoagglutinine, wenn sie ihnen Präparate intravenös einspritzten, welche aus Pferdemagen (Gemisch von A- und B-Substanz) oder aus Schweinemagen (A-Substanz) hergestellt worden waren. Ein Individuum, welches der Blutgruppe 0 angehört, reagierte auf die Behandlung mit der A+B-Substanz mit einer Reduktion der A- und der B-Agglutinine im unmittelbaren Anschluß an die intravenöse Injektion; bald darauf aber begann der Titer beider Agglutinine zu steigen und erreichte am 10. bis 12. Tage seinen Höhepunkt, worauf ein allmählicher Abfall einsetzte, der sich in der Zeit von 2 Monaten vollzog. Ähnlich verhielten sich andere Versuchspersonen derselben Blutgruppe (0); Menschen mit der Blutgruppe A zeigten nach der intravenösen Injektion von A+B eine Steigerung des Isoagglutinins für B-Zellen, solche der Gruppe B umgekehrt eine Titererhöhung der Agglutinine für A-Erythrocyten. Die Titersteigerungen waren, auch nach der Injektion sehr kleiner Dosen des A+B-Präparates zum Teile sehr erheblich und beliefen sich bei den Agglutininen für A-Zellen sowohl als bei jenen für B-Zellen zuweilen auf das 250fache. Anderseits waren in einzelnen Fällen auch komplette Versager zu verzeichnen, über deren Ursache sich die zitierten Autoren nicht bestimmt aussprechen. Tatsache ist, daß man nach Transfusionen von unverträglichem Blut sowohl die Titersteigerung der Isoantikörper als auch ihr Ausbleiben festgestellt hat.

Die Differenz zwischen Kaninchen und Mensch erinnert an das gleiche Verhalten desselben Versuchstieres und des Menschen gegen die Polysaccharide der Pneumokokken (s. S. 2), ist aber vielleicht anders zu verstehen. Man muß davon ausgehen, daß die Isoagglutinine wie alle Antikörper modifizierte Serumglobuline sind und als solche im Eiweißstoffwechsel kontinuierlich abgebaut werden; da sie aber mit gleichbleibender Spezifität das ganze Leben des Menschen hindurch im Blutplasma vorhanden sind, läßt sich diese Persistenz wie bei anderen beständigen Antikörpern nur durch eine den Abbau kompensierende Neubildung erklären, genau so wie dies für die Antikörper gegen Masern oder Gelbfieber und bei dem mit Eiweißantigenen sensibilisierten Meerschweinchen für die anaphylaktischen Antikörper angenommen werden muß. Nur kennen wir in diesen Fällen den Impuls, welcher die Antikörperproduktion erstmalig in Gang gesetzt hat, während wir die Entstehung der Isoagglutinine, welche sich ohne spezifischen Antigenreiz bilden, in Anbetracht ihrer erblichen Bedingtheit auf einen festgelegten, automatisch einsetzenden und abrollenden Vorgang zurückführen. Nun reagieren Menschen der Blutgruppe 0 auf die parenterale Zufuhr von A + B-Substanz mit einer Steigerung der Agglutinine für A- sowie für B-Zellen, während das Gemisch bei Individuen der Gruppe A die Agglutinine für B-Zellen, bei Versuchspersonen der Gruppe B die Agglutinine für A-Zellen im Titer erhöht [E. F. AUBERT, K. E. BOORMAN und B. E. DODD (1942), WITEBSKY, KLENDSHOJ und MC. NEIL (1944)]. Mit anderen Worten: die A- oder B-Substanzen sind kräftige Antigene für jene Menschen, in deren Blut sie nicht vorhanden sind [L. BIANCA-LANA und St. TENEFF (1930), A. S. WIENER (1941, 1945)]; im entgegengesetzten Fall (Immunisierung von A mit A oder B mit B und von A B mit A + B) wirken sie als „körpereigene Stoffe" nicht. Daß sie beim Menschen auch in einer Form Antikörperbildung auslösen, die, am Kaninchen geprüft, nur den Charakter eines Haptens aufweist, ist wohl dadurch bedingt, daß sie im Organismus des Menschen (bei den positiven Kombinationen) auf den Antikörper stoßen, sich an denselben binden und infolgedessen größere kolloidale Komplexe bilden. Möglicherweise ist auch die Absättigung des vorhandenen Antikörpers durch das injizierte Antigen in Betracht zu ziehen, welche der menschliche Organismus durch vermehrte Neubildung zu kompensieren trachtet; es würde dann eine Analogie zu dem Anstieg immunisatorisch erzeugter Antikörper nach Aderlässen [E. ROUX und VAILLARD (1893), C. J. SALO-MONSEN und Th. MADSEN (1898)] vorliegen. Beim Kaninchen sind die Voraussetzungen für die Umwandlung der Haptenformen der A- und B-Substanzen in Vollantigene „in vivo" nicht gegeben. Zwar bildet auch das Kaninchen Agglutinine für die menschlichen Erythrocyten vom Typus A oder B, aber nur, wenn es mit den Erythrocyten selbst immunisiert wird, in welchen die Agglutinogene (wahrscheinlich an Eiweiß gebunden) als Vollantigene enthalten sind. Klar ist aber das negative Verhalten des Kaninchens gegen die Haptene nicht, da im Serum normaler Kaninchen Agglutinine vorhanden sein können, welche spezifisch auf menschliche Erythrocyten vom Typus A und besonders auch vom Typus B eingestellt sind [S. B. HOOKER und L. M. ANDERSON (1921)]; die Möglichkeit der Aktivierung durch Anlagerung an diese Normalagglutinine (s. oben) wäre also gegeben. HOOKER und ANDERSON fanden aber, daß ihr Vorhandensein oder ihre Abwesenheit keinen Einfluß auf die Produktion von Immunagglutininen nach der Injektion typenspezifischer menschlicher Erythrocyten ausübt, so daß hier vorläufig ein Widerspruch zu der hypothetischen Erklärung für die Wirksamkeit der Haptene auf den Menschen besteht. Vielleicht ist aber diese Erklärung allzu „serologisch" und aus diesem Grunde unzutreffend. Darauf deutet folgende Beobachtung von HOOKER und ANDERSON hin: Zwei Kaninchen, deren Blutkörperchen β-Agglutinin zu binden vermochten und somit einen der B-Substanz ähnlichen Stoff zu enthalten schienen, wurden mit menschlichen B-Erythrocyten immunisiert und produzierten gruppenspezifisches β-Agglutinin, obzwar nach der für den Menschen giltigen Regel (s. S. 67) ein negatives Ergebnis zu erwarten war.

Manche Kaninchen sind nicht fähig, Antikörper gegen die A-Substanz zu bilden, eine Erscheinung, welche E. WITEBSKY (1928) darauf zurückführte, daß in den Organen solcher Tiere ein der A-Substanz nahestehender Stoff vorhanden ist, so daß die A-Substanz nicht hinreichend körperfremd ist, um als Antigen wirken zu können. In den Geweben jener Kaninchen, welche auf die Immunisierung mit A mit einer Produktion hochwertiger typen-spezifischer Agglutinine reagieren, fehlt dieser A-ähnliche Stoff, was auch dadurch zum Ausdruck kommt, daß das Serum schon im normalen Zustande Agglutinine für A-Zellen enthält, welche im Serum der nicht immunisier-baren Kaninchen vermißt werden [W. DÖLTER (1925), C. A. STUART, SAWIN, GRIFFIN und WHEELER (1936)]. Nach K. M. WHEELER, SAWIN und STUART (1939) ist der Besitz der natürlichen Anti-A-Agglutinine erblich durch ein einfaches rezessives Mendelsches Gen bedingt, so daß durch entsprechende Paarungen Kaninchen gezüchtet werden können, welche häufiger als die gewöhnlichen Exemplare des Handels hochwertige Agglutinine für A-Zellen liefern. Daß der Stoff, welcher in den Organen der gegen das A-Antigen refraktären Kaninchen existiert, mit der A-Substanz nicht völlig identisch ist, scheint daraus hervorzugehen, daß auch solche Tiere mit einer ganz schwachen Antikörperbildung reagieren können [O. THOMSEN (1936)], ein interessanter Hinweis auf die Möglichkeit, daß die „Körperfremdheit" eines Antigens Abstufungen aufweisen kann.

Die Agglutinogene der menschlichen Erythrocyten sind *N-haltige Polysaccharide, welche sich der Hauptsache nach aus Galaktose und Hexo-samin aufbauen;* sie enthalten außerdem noch Stickstoff, der nicht auf Hexosamin bezogen werden kann, sondern von Aminosäuren herrührt, da die Ninhydrinprobe nach van SLYKE positiv ausfällt [K. LANDSTEINER und M. W. CHASE (1936), K. FREUDENBERG, O. WESTPHAL und P. GREE-NEWOUD (1936), W. F. GOEBEL (1938 b), K. LANDSTEINER und R. A. HARTE (1940, 1941)]. In den Erythrocyten und in Organzellen stehen sie mit Lipoiden in Verbindung, welche ihre zuerst von F. SCHIFF und L. ADELSBERGER (1924) sowie von K. LANDSTEINER und J. VAN DER SCHEER (1925) festgestellte Extrahierbarkeit durch Alkohol[1] bedingen. LANDSTEINER und HARTE (1941) untersuchten die chemische Zusammen-setzung der A, B und O-Antigene, die aus dem Speichel von Versuchs-

---

[1] Die als M und N bezeichneten Agglutinogene konnten aus den Erythro-cyten, in welchen ihr Vorhandensein durch spezifische Immunsera vom Kaninchen nachweisbar ist, bisher weder durch Alkohol [W. C. BOYD (1934)] noch durch andere Lösungsmittel extrahiert werden, ein Umstand, welcher ihre Isolierung und chemische Untersuchung vereitelte. Im Gegensatze zu der weiten Verbreitung von A und B im menschlichen Organismus kommen M und N in Geweben (Muskeln) oder im Speichel nicht vor [W. C. BOYD und L. C. BOYD (1934), A. ZACHO (1932)], gleichen aber den A- und B-Sub-stanzen insoferne, als sie wie diese in den Stromata der Erythrocyten lo-kalisiert und gegen Austrocknung und Erhitzen resistent sind.

personen dieser drei Blutgruppen isoliert wurden. In der Tabelle 2 sind die Ergebnisse der Analysen zusammengestellt.

Tab. 2. Chemische Analysen der A-, B- und O-Substanz.

Substanz	Gesamt N	N der Aminosäuren	N der Hexosamine	Hexosamine	Reduzierender Zucker (als Glukose)	Asche
O	5,65	2,48	1,81	23,3	45,5	0,76
A	5,33	2,35	1,71	21,7	48,5	0,90
B	5,74	2,91	1,68	21,5	46,5	1,91

Wie Landsteiner und Harte (1941) selbst betonen, sind diese Resultate nicht geeignet, um die chemischen Grundlagen der Gruppenspezifität aufzuklären. An einer anderen Stelle [Landsteiner und Harte (1940, S. 560)] sprechen die genannten Autoren die Vermutung aus, daß die Aminosäuren an den Spezifitätsdifferenzen beteiligt sein könnten, bezeichnen aber diese Annahme bloß als Arbeitshypothese. Nach ihren eigenen Untersuchungen konnten in der A-Substanz Arginin und Histidin nachgewiesen werden und die Probe von C. Fromageot und P. Heitz auf Alanin gab ebenfalls ein positives Resultat; hingegen fehlten Tyrosin, Tryptophan, Phenylalanin und Oxyprolin, und da Schwefel nicht festgestellt werden konnte, konnten Cystin (Cystein) und Methionin höchstens in Spuren vorhanden sein. Landsteiner und Harte weisen a. a. O. daraufhin, daß man sehr viele haptenoide Polysaccharide kennt, welche in ihrem Aufbau den Isoagglutinogenen, speziell der A-Substanz nahestehen; würden sich außer den Kohlehydraten auch Aminosäuren an der Determinierung der Isoagglutinogene beteiligen, so müßte die Variationsmöglichkeit beträchtlich gesteigert werden, und die große Zahl verschiedener, serologisch spezifischer Substanzen, die für die Erythrocyten festgestellt ist, wäre verständlich.

Wenn nun auch die chemischen Studien bisher noch keine Anhaltspunkte für die Gruppenspezifität der Erythrocyten geliefert haben, wurden von serologischer Seite her gewisse Fortschritte erzielt, und zwar durch den Nachweis von Verwandtschaftsreaktionen zwischen den Isoagglutinogenen und bestimmten bakteriellen Polysacchariden.

M. Finland und E. Curnen (1938) teilten zuerst die überraschende Tatsache mit, daß ein Antiserum gegen Pneumokokken von Typus XIV noch in hohen Verdünnungen menschliche Erythrocyten der 4 Hauptgruppen A, B, AB und O agglutiniere; Antipneumokokkensera vom Pferde oder vom Kaninchen, welche durch Immunisierung mit anderen Pneumokokkentypen gewonnen wurden, hatten keine, auch nur annähernd so starke agglutinierende Wirkung wie das Serum gegen den

Typus XIV. Die chemische Analyse des Polysaccharides der Pneumokokken des Typus XIV [W. F. Goebel, P. B. Beeson und C. L. Hoagland (1939)] klärte den Sachverhalt insoferne auf, als sich eine weitgehende Ähnlichkeit mit der aus käuflichem Pepton isolierten A-Substanz der Erythrocyten herausstellte; beide Stoffe erwiesen sich als N-haltige, aus Molekülen von Galaktose und Acetylglucosamin aufgebaute Polysaccharide und zeigten auch hinsichtlich anderer Eigenschaften (optisches Drehungsvermögen, Resultate der Elementaranalyse, Fällungsreaktionen mit Salzen der Schwermetalle) ein für ihre chemische Verwandtschaft sprechendes Verhalten. Ein Unterschied war nur insoferne vorhanden, als das Pneumokokken-Polysaccharid keine Aminosäuren enthielt im Gegensatze zu den bereits zitierten Angaben von Landsteiner und Harte über das Vorhandensein solcher Komponenten in der A-Substanz.

Die genauere Überprüfung der serologischen Beziehungen durch P. B. Beeson und W. F Goebel (1939) ergab ziemlich komplizierte Verhältnisse. Zunächst stellte es sich heraus, daß ein gegen den Typus XIV gerichtetes Antipneumokokkenserum vom Pferde nicht nur menschliche Erythrocyten aller Gruppen agglutiniert, sondern auch mit der A-Substanz (dargestellt aus käuflichem Pepton) spezifische Präzipitate gibt, allerdings nur bei ca. 0^0 C, dann aber schon mit A-Verdünnungen von $1:10^6$; beim Erwärmen auf mehr als 20^0 C lösen sich die Niederschläge wieder auf. Es ist die im Immunserum vom Pferde enthaltene Antideterminante (der Antikörper) gegen Kohlehydrate, welche sowohl die Agglutination der menschlichen Blutkörperchen als auch die Präzipitation der A-Substanz bewirkt; denn diese Wirkungen verschwinden völlig, wenn man das Antipneumokokkenserum der Absorption mit dem spezifischen Polysaccharid des Pneumococcus XIV unterwirft. Absorbiert man hingegen das Antipneumokokkenserum vom Pferde mit der A-Substanz, so wird seine agglutinierende und präzipitierende Eigenschaft nur vermindert; das läßt den Schluß zu, daß das bakterielle Polysaccharid und die (aus Pepton isolierte) A-Substanz einander ähnlich, aber nicht miteinander identisch sind. Da die Absorption mit Menschenerythrocyten die flockende Wirkung des Antipneumokokkenserums vom Pferde auf die A-Substanz ebenfalls nur reduziert, aber nicht gänzlich beseitigt, so wäre in gleicher Weise die Annahme einer immunchemisch bedingten Ähnlichkeit zwischen den Isoagglutinogenen und der A-Substanz gerechtfertigt; vermutlich sind gemeinsame chemische Gruppierungen im Polysaccharid und in den Agglutinogenen aller 4 Blutgruppen vorhanden, da das Antipneumokokkenserum XIV vom Pferde, wie bereits erwähnt, menschliche Erythrocyten agglutiniert, gleichgiltig ob sie dieser oder jener Blutgruppe angehören.

Immunisiert man aber *Kaninchen* mit dem gleichen Pneumokokken-

Typ XIV, so erhält man ein Immunserum, welches zwar noch kräftig mit dem korrespondierenden Polysaccharid flockt, das jedoch weder menschliche Erythrocyten agglutiniert noch auch mit der A-Substanz präzipitiert. Beeson und Goebel verweisen darauf, daß Antipneumokokkensera vom Pferde, die durch Behandlung mit anderen Pneumokokkentypen gewonnen wurden, mehr zu Verwandtschaftsreaktionen neigen als Antipneumokokkensera von Kaninchen und zitieren Erfahrungen, welche andere Autoren in dieser Hinsicht mitgeteilt haben, als Belege, so die Angabe von M. Heidelberger, E. A. Kabat und D. L. Shrivastava (1937), daß Antipneumokokkensera vom Pferde gegen die Typen III und VIII Verwandtschaftreaktionen mit den heterologen Polysacchariden Typus VIII bzw. III geben, während solche Antisera, wenn sie von Kaninchen stammen, fast ausschließlich mit den homologen Polysacchariden reagieren. Doch sind das natürlich nur Analogien. Eine immunologische Erklärung des verschiedenen Verhaltens der Antisera vom Pferde und vom Kaninchen, welche mit dem Typus XIV erzeugt werden, haben A. J. Weil und E. Sherman (1939) versucht, welche darauf hinwiesen, daß das Antipneumokokkenserum XIV vom Pferde normale Kaninchenerythrocyten agglutiniert und nicht nur Menschenerythrocyten; es müsse also zwischen dem Pneumococcus XIV und den Kaninchenerythrocyten sowie den Menschenerythrocyten eine Antigenverwandtschaft bestehen, welche es verständlich mache, daß das Kaninchen auf den bezeichneten Pneumokokkentypus nicht mit der Produktion von Agglutinin für Menschenerythrocyten zu reagieren vermag. Nach der Ansicht des Verfassers steht aber mit dieser Auffassung die Tatsache in Widerspruch, daß Kaninchen, die man mit Menschenerythrocyten immunisisert, Hämagglutinine für diese Zellen bilden, und daß Pferde, in deren Organismus das Forssmansche Antigen vorkommt, auf die Immunisierung mit dem Pneumococcus XIV mit der Produktion von Präzipitinen für die A-Substanz reagieren, die mit den Forssmanschen Antigen so nahe verwandt ist. Wie sich ein im Menschen entstandenes Antiserum gegen den Pneumococcus XIV gegen Menschen- und Kaninchen-Erythrocyten verhält, ist meines Wissens nicht bekannt, so daß hier eine Lücke besteht, die erst ausgefüllt werden müßte, bevor man zu den Ausführungen von A. J. Weil und Sherman Stellung nehmen kann.

4. Das Forssmansche Antigen.

Das von J. Forssman (1911) entdeckte Antigen gilt als der Typus der sogenannten *„heterogenetischen"* oder *„heterophilen"* Antigene, worunter man antikörperbildende Substanzen versteht, welche trotz ihrer identischen oder ähnlichen serologischen Spezifität in Arten von Organismen vorkommen, die im natürlichen System weit voneinander abstehen. Das Forssmansche Antigen stellt in dieser Beziehung ein Extrem dar, denn es läßt sich in den Geweben von Meerschweinchen, Pferden, Katzen und anderen Feliden, Hunden und verschiedenen Caniden, Hühnern, Fischen und sogar in bestimmten Bakterienarten nachweisen; anderseits fehlt es beim Kaninchen, bei der Ratte, bei höheren und den meisten niederen Affenarten, bei manchen Vogel- und Fisch-Spezies.

R. Doerr und R. Pick (1913, 1914) stellten zuerst fest, daß sich das Antigen aus den Geweben, in welchen es enthalten ist, durch Alkohol extrahieren läßt, was in der Folge von W. Georgi (1919) und zahlreichen anderen Autoren bestätigt wurde. Auf Grund dieser Eigenschaft wurde es ursprünglich für ein Lipoid gehalten, eine Auffassung, die ihre Stütze darin fand, daß das Forssmansche Antigen in der Form, in welcher es durch die Extraktion mit Alkohol isoliert werden kann, keine oder nur geringe immunisatorische Wirkung hat, daß es aber durch bloßen Zusatz eines Eiweißantigens z. B. von Schweineserum aktiviert wird, so daß das Gemisch auf geeignete Tiere (Kaninchen) wie ein Vollantigen von hoher Aktivität wirkt (vgl. hiezu die Ausführungen auf S. 51 f.). Der Umstand, daß das gleiche Verfahren, die „Kombinationsimmunisierung", auch anderen alkoholischen Extrakten sowie Stoffen, die tatsächlich zu den Lipoiden gehören, zu immunisierender Auswirkung verhilft, schien den Schluß auf die lipoide Natur des Forssmanschen Antigens zu rechtfertigen. Wie in anderen Fällen erwies es sich jedoch auch hier als ein Fehler, aus der Anwendbarkeit gleicher Methoden die Identität der untersuchten Objekte abzuleiten.

A. Landsteiner und P. A. Levene (1926/27, 1927) stellten aus der Pferdeniere, die als technisch vorteilhaftes Material für solche Untersuchungen in der Regel benutzt wird, ein Präparat her, das sich in Komplementbindungsversuchen wie die Forssmansche Substanz verhielt und noch in Verdünnungen von 1 : 20 000 000 positive Reaktionen lieferte. Es war in Wasser, aber nicht in Alkohol löslich, und enthielt Fettsäuren und 28 % Zucker, was durch hydrolytische Spaltung erwiesen werden konnte. Auf Grund dieses chemischen Befundes und beeinflußt durch die Mitteilungen von M. Heidelberger und O. T. Avery (1923, 1924) über bakterielle Polysaccharide kamen Landsteiner und Levene zu der zunächst nur hypothetisch formulierten Auffassung, daß jene Determinante des Forssmanschen Antigens, welche ihre serologische Spezifität bedingt, ein Kohlehydrat sein könnte. F. E. Brunius (1936), welcher ebenfalls die Pferdeniere als Ausgangsmaterial verwendete, konnte dann in der Haptenform des Forssmanschen Antigens Acetylglucosamin sicher identifizieren und zeigen, daß mit der fortschreitenden Reinigung seines Präparates, die an der serologischen Aktivität (an der hemmenden Wirkung auf die Lyse von

Schaferythrocyten durch Forssmansche Antisera) gemessen wurde, der
Gehalt an Glucosamin zunahm, und in den aktivsten Präparaten ein
Drittel des reduzierenden Zuckers und des Gesamt-N betrug. Die sero-
logische Aktivität wurde durch Proteasen nicht zerstört, wohl aber durch
Diazomethan, woraus gefolgert werden durfte, daß sich Säuregruppen
(Carboxyl) an der immunchemischen Bestimmung der Spezifität des
Forssmanschen Antigens beteiligen; daß das Glucosamin in acetylierter
Form vorhanden ist, ergab sich aus der Auslöschung der Aktivität durch
salpetrige Säure. Nun ist Acetylglucosamin im Polysaccharid des Pneumo-
coccus XIV und in der A-Substanz der menschlichen Erythrocyten
nachgewiesen worden (s. S. 70), und dieser Ähnlichkeit der chemischen
Struktur entsprechen die Spezifitätsverhältnisse der drei Substanzen, zu
welchen sich noch die Schaferythrocyten hinzugesellen.

Daß und wie Antisera gegen den Pneumococcus XIV auf menschliche
Erythrocyten und auf die A-Substanz wirken, wurde bereits auf S. 69 f.
ausführlich erörtert. Die Verwandtschaft der Schaferythrocyten mit
der A-Substanz wurde zuerst von F. SCHIFF und L. ADELSBERGER
(1924b) festgestellt, welche zeigten, daß Antisera, welche man durch
Immunisierung von Kaninchen mit Schaferythrocyten erzeugt, häufig
Menschenerythrocyten des Typus A oder AB noch in hohen Verdünnungen
agglutinieren, wie auch umgekehrt manche Anti-A-Sera (vom Kaninchen)
Schaferythrocyten hämolysieren; daß Antisera gegen das Forssmansche
Antigen Schaferythrocyten lösen, wurde schon weit früher von J. FORSS-
MAN (1911) mitgeteilt, welcher durch Immunisierung von Kaninchen mit
Meerschweinchenorganen Schafhämolysine von hohem Titer bekam.
Behandelt man anderseits Meerschweinchen mit Menschenerythrocyten
vom Typus A, so erhält man nur ganz ausnahmsweise Immunsera, welche
diesen Erythrocytentypus gruppenspezifisch agglutinieren, weil die
Forssmansche Substanz in den Organen dieser Tierspezies reichlich
vorhanden ist, so daß das mit ihr nahe verwandte A-Agglutinogen nicht
als Antigen wirken kann [E. WITEBSKY und K. OKABE (1927/28)].
Forssman-Antisera lösen shockartige Symptome aus, wenn man sie
Tierarten, in deren Organismus das Antigen vorhanden ist (Meerschweinchen, Hunden, Hühnern) intravenös injiziert; es handelt sich um eine
Form der inversen Anaphylaxie, bei welcher das Antigen in den Geweben
des injizierten Tieres, also „zellständig" existiert und der Antikörper
von außen zugeführt wird [R. DOERR und R. PICK (1911)]. Durch solche
Antisera können Meerschweinchen nicht passiv anaphylaktisch gemacht
werden, da der in ihnen enthaltene Antikörper sogleich an das Antigen
der Gewebe gebunden wird und daher für eine passive Präparierung nicht
in Betracht kommt. Verwendet man für die passiv anaphylaktischen
Experimente ein Schafhaemolysin vom Kaninchen, so können sich in
manchen Fällen analoge Verhältnisse auswirken, da der Antikörper

solcher Sera (der hämolytische Amboceptor) von Meerschweinchenorganen in vivo und in vitro fixiert wird, allerdings in sehr wechselndem
Grade, was es begreiflich macht, daß das passiv anaphylaktische Experiment, wenn die Präparierung mit Schafhämolysinen erfolgt, auch positive
Resultate liefern kann [DOERR und PICK (1911)]. Es wurde schon darauf
hingewiesen, daß die Immunisierung von Kaninchen mit Schaferythrocyten nicht immer Antisera gibt, welche die A-Erythrocyten des Menschen
agglutinieren, und daß umgekehrt auch die Anti-A-Sera vom Kaninchen
nur in manchen Fällen Schaferythrocyten hämolysieren. Diese Inkonstanz
der Resultate ist wohl darauf zurückzuführen, daß das Forssmansche
Antigen, die A-Substanz der Menschenerythrocyten und das Antigen der
Schaferythrocyten miteinander nicht identisch, sondern nur ähnlich
sind (vgl. hiezu S. 73) und daß der Kaninchenorganismus, je nach
seiner Individualität und je nach dem Immunisierungsmodus, bald auf
die ähnlichen oder identischen, bald auf die voneinander verschiedenen
Determinanten reagiert. So erklärt es sich auch, daß der Titer der Schafhämolysine und der Grad der Toxizität in den Forssmanschen Antisera
keinen durchgängigen Parallelismus erkennen lassen [J. FORSSMAN und
HINTZE (1912)]. Wir wissen heute, daß man in solchen Fällen keineswegs zu der Annahme genötigt ist, daß in dem Material, mit welchem
man die Immunisierung durchführt, mehrere Antigene als besondere,
selbständige Stoffe koexistieren, von denen jeder einen speziellen Antikörper erzeugt. Eine Vielheit serologischer Reaktionen bzw. eine Vielheit von spezifischen Antikörpern kann auch durch die Immunisierung
mit einem chemisch einheitlichen Antigen zustandekommen, indem entweder Antikörper produziert werden, welche dem Antigen bald mehr,
bald minder vollkommen angepaßt sind, oder dadurch, daß das Antigen
im Molekül mehrere Determinanten enthält, welche unabhängig voneinander bei der Antikörperbildung zur Geltung kommen [K. LAND-
STEINER (1945, S. 271)]. Welche dieser beiden Möglichkeiten in den hier
diskutierten Fällen heterogenetischer Reaktionen realisiert ist, ließe sich
erst entscheiden, wenn die chemische Struktur der beteiligten Substanzen
genauer bekannt wäre.

5. Bakterielle Polysaccharide.

Diese Stoffe verhalten sich in gereinigtem, eiweißfreiem Zustande
wie Haptene, vermögen also die Entstehung spezifischer Antikörper nicht
auszulösen. Durch die *„Kombinationsimmunisierung“*, d. h. durch
bloßes Vermischen mit Eiweißantigenen können sie nicht in Vollantigene
verwandelt werden; sie müssen vielmehr zu diesem Zwecke an Proteine
gekuppelt werden, wie dies zuerst O. T. AVERY und W. F. GOEBEL
(1931) gelang, indem sie das Polysaccharid des Pneumokokkentypus III

in einen Aminobenzylester umsetzten, diesen diazotierten und das erhaltene Produkt mit Hilfe der Diazogruppe an Serumglobulin kuppelten. Eine andere Methode wurde später von S. M. Partridge und W. F. J. Morgan (1940) angegeben. Die Autoren [s. auch Morgan und Partridge (1939, 1940) sowie W. F. J. Morgan (1936)] gingen davon aus, daß man aus der „glatten" („smooth") Form der Shigaschen Dysenteriebacillen durch kaltes, wasserfreies Aethylenglycol ein immunisierendes Antigen extrahieren kann, welches der Hauptsache nach aus einem Polysaccharid, einem Polypeptid und einem Phospolipin zusammengesetzt war. Durch die Einwirkung von kaltem, neutralem Formamid konnte dieser Komplex gespalten werden; das auf diese Weise isolierte Polysaccharid wirkte nicht als Antigen, ließ sich aber in konzentrierter Formamidlösung mit dem Polypeptid wieder zu einem Vollantigen rekombinieren.

Man kennt aber bakterielle Polysaccharide, welche auch in gereinigtem Zustande immunisierend wirken und diese verdienen schon mit Rücksicht auf die Vorzugsstellung der Eiweißkörper besonderes Interesse.

a) *Die Typenspezifität des Pneumococcus I* wird nach den Untersuchungen von O. T. Avery und W. F. Goebel (1933), die durch J. Enders und Ch. Wu (1934) bestätigt wurden, durch ein Acetylpolysaccharid bedingt, welches $6^0/_0$ Acetylgruppen und $4,8^0/_0$ N enthält, von welchem wahrscheinlich ein Drittel auf primäre Aminogruppen entfällt. Die Substanz ist stark rechtsdrehend ($[\alpha]_D +255^0$) und liefert bei der Säurehydrolyse $32^0/_0$ reduzierenden Zucker [s. W. T. J. Morgan (1944)].

Diese Substanz schützt Mäuse gegen die Infektion mit Pneumokokken vom Typus I, jedoch nur, wenn sie in bestimmten optimalen, sehr kleinen Dosen (0,00005 mg) injiziert wird; in größeren Dosen setzt sie die Resistenz herab. Injiziert man sie Kaninchen wiederholt intravenös, so bleibt die Bildung von typenspezifischen Antikörpern völlig aus [Avery und Goebel (1933), Th. Francis und W. S. Tillett (1930)]. Ihre Antigenfunktion ist also, wie auch M. Macheboeuf betont, anders und vor allem weit schwächer als jene der Pneumokokken vom Typus I, so daß man annehmen muß, daß das acetylierte Polysaccharid in der Bakterienzelle in einem anderen Zustande, vielleicht mit Protein assoziiert [O. T. Avery und M. Heidelberger (1925)], vorhanden ist, eine Vorstellung, die man ja auch für den Haptencharakter der anderen Pneumokokken-Polysaccharide und seinen Gegensatz zur immunisatorischen Leistung der typenspezifischen Pneumokokken geltend gemacht hat [vgl. W. T. J. Morgan (1943, 1944); s. hiezu auch S. 80f.].

Das acetylierte Polysaccharid des Typus I kann nicht als „Vollantigen" bewertet werden, sondern eher als eine *Zwischenstufe zwischen Hapten und Vollantigen.* Es unterscheidet sich aber jedenfalls von den anderen Typen der Pneumokokken-Polysaccharide, was auch daraus hervorgeht, daß die Deacetylierung durch Behandlung mit Alkali das Immunisierungsvermögen zerstört, während die serologische Reaktionsfähigkeit mit einem typenspezifischen Antiserum erhalten bleibt, wenn auch nur in abgeschwächter Form [AVERY und GOEBEL (1933)].

Warum aber das Acetylpolysaccharid des Pneumokokkentypus I immunisierend wirkt, ist nicht bekannt. Acetylgruppen kann man auch aus nicht immunisierenden Polysacchariden verschiedener Pneumokokkentypen abspalten [M. HEIDELBERGER und F E. KENDALL (1931)] und N-Acetylhexosamin findet sich in den ebenfalls nicht-antigenen Polysacchariden der Shigaschen Dysenteriebacillen [W. T. J. MORGAN (1938), G. G. FREEMAN (1943)], in einem weder art- noch typenspezifischen Kapselpolysaccharid gewisser Stämme von schleimbildenden Streptokokken [F. E. KENDALL, HEIDELBERGER und M. H. DAWSON (1937), K. MEYER, R. DUBOS und E. M. SMYTH (1937), H. LÖWENTHAL (1938)], im weitgehend gereinigten Forssmanschen Hapten aus Pferdeniere (s. S. 72) und in der Haptenform der A-Substanz menschlicher Erythrocyten (s. S. 70).

b) *Der zweite der bisher sichergestellten Fälle eines mit voller Antigenfunktion ausgestatteten Kohlehydrates* wurde von W. F. GOEBEL, T. SHEDLOVSKY, T. L. LAVIN und M. H. ADAMS (1943) mitgeteilt. Es wurde ebenfalls aus Pneumokokken vom Typus I, und zwar aus einer R-Variante derselben in sehr geringen Mengen gewonnen; aus 500 Liter Kultur konnten nur 700 mg dieser Substanz, die von den Autoren als „F"-Polysaccharid bezeichnet wurde, isoliert werden. Sie bestand aus einem Kohlehydrat, welches mit dem von W. S. TILLET, W. F. GOEBEL und O. T. AVERY (1930) beschriebenen somatischen und artspezifischen Pneumokokkenpolysaccharid „C" identisch zu sein schien, gab aber bei der Hydrolyse 6% einer Fettsäure, welche in C nicht nachweisbar ist; auch war das elektrophoretische Verhalten von F und C verschieden. Diesen chemisch-physikalischen Differenzen entsprachen immunologische Unterschiede. Das F-Polysaccharid erwies sich als ein hochaktives Antigen, welches bei der Immunisierung von Kaninchen eine Mischung von Antikörpern erzeugte, nämlich Hämolysine für Schaferythrocyten, Agglutinine für die Pneumokokkenvariante, aus deren Kulturen es hergestellt worden war, und Präzipitine für die Polysaccharide C und F [W. F. GOEBEL und M. H. ADAMS (1943)].

Das als F bezeichnete Präparat gab mit der Ninhydrinprobe nach VAN SLYKE untersucht keine Reaktion, woraus gefolgert werden konnte, daß es im Molekül keine Aminosäuren enthielt; K. LANDSTEINER (1945, S. 62, 225) legt auf diesen Umstand besonderes Gewicht, weil er ihn als Gegenbeweis der von ihm angefochtenen Theorie von FR. OBERMAYER und E. P. PICK betrachtet, derzufolge die antigene Aktivität der Proteine auf ihrem Gehalt an Aminosäuren, insbesondere an aromatischen Aminosäuren beruhen soll. Die Theorie von Obermayer und E. P. Pick bezog sich indes lediglich auf Eiweißkörper, die ja de facto aus Aminosäuren aufgebaut sind. Das F-Polysaccharid würde also nur lehren, daß es Kohlehydrate gibt, welche, obwohl frei von Aminosäuren, doch antigen sind, was der Hypothese von Obermayer und Pick in Anbetracht der Verschiedenheit der untersuchten Objekte nicht widerstreitet.

Wichtig ist die Tatsache, daß das F-Polysaccharid als ein heterophiles (heterogenetisches) Antigen betrachtet werden muß, da es — wie das Forssmansche Antigen — Hämolysine gegen Schaferythrocyten zu bilden vermag. Wie das Forssmansche Antigen ist es ein Lipo-Kohlehydrat und enthält wie dieses Aminozucker, und zwar in acetylierter Form neben einer sekundären Hexose. Nun wird das Forssmansche Antigen erst durch die Extraktion der Gewebe, welche es enthalten, mit Alkohol zum Hapten. Es wird allgemein angenommen, daß als Ursache dieser Wandlung die Ausschaltung der Proteine, welche im wässerigen Auszug des Ausgangsmateriales vorhanden sind, zu betrachten sei und die Möglichkeit, das Hapten durch bloßen Zusatz von artfremdem Serum in ein Antigen zurückzuverwandeln, scheint diese Annahme zu beglaubigen. Bewiesen ist aber dieser Sachverhalt nicht und es wäre daher immerhin möglich, daß auch die teilweise Entlipoidierung durch Alkohol beteiligt ist. Manche der aus alkoholischen Extrakten dargestellten gereinigten Präparate waren übrigens nicht ganz unwirksam, sondern besaßen noch schwach immunisierende Fähigkeiten [K. Landsteiner (1921), T. Taniguchi (1921), A. Sordelli, Fischer, Wernicke und Pico (1918)], was vielleicht damit zusammenhängt, daß die Entlipoidierung durch Alkohol nur unvollkommen war. Im F-Polysaccharid ist die hochmolekulare Fettsäure fest gebunden. und die Isolierung dieser Substanz wird nicht durch Alkoholextraktion, sondern durch Autolyse der Bakterien eingeleitet. Die Substanz F ist in den Bakterien als solche vorhanden, da die Immunisierung mit den Vollbakterien der R-Variante des Pneumokokkus I ein Antiserum liefert, welches Schafhämolysine, Agglutinine für die intakten Bakterienzellen sowie Präzipitine für die Polysaccharide F und C enthält; nur ist der Gehalt eines solchen Serums an Anti-C größer als in einem Anti-F-Serum [Goebel und Adams (1943)]. Im elektrophoretischen Diagramm zeigte die F-Substanz das Verhalten eines homogenen Stoffes; sie war nicht dialysierbar, amorph, wasserlöslich und gab beim Schütteln der Lösungen eine schwache Opaleszenz und Schaumbildung.

Warum aber das F-Polysaccharid — am Kaninchen geprüft — die Eigenschaften eines hochaktiven Antigens zeigte und wodurch es sich von anderen Polysacchariden der Pneumokokken unterschied, welche sich wie Haptene verhalten, kann aus den vorliegenden Daten nicht erschlossen werden. Man erhält nur den Eindruck, daß sich bei den Pneumokokken-Polysacchariden Antigene und Haptene nicht scharf voneinander abgrenzen, sondern daß Übergangsphasen existieren wie das (aus demselben Pneumokokkentypus I) abgesonderte Acetylpolysacchàrid (siehe sub a); vermutlich bestimmt eine Hauptdeterminante die Gruppenspezifität, welche auch die haptenoiden Formen in vitro in unverminderter Ausprägung bekunden, und die Ergänzung zum Vollantigen wird durch chemisch und serologisch als „Adjuvantien" zu bewertende Komponenten des Moleküls bedingt. Wahrscheinlich ist auch von Bedeutung, daß einerseits die F-Substanz ein heterogenetisches Antigen ist und daß man anderseits beim Urtypus dieser Kategorie, beim Forssmanschen Antigen, eine Antigen- und eine Haptenphase mit gleicher Spezifität kennt.

Im folgenden findet man eine Reihe von Angaben über die Ergebnisse der chemischen Analysen verschiedener bakterieller Polysaccharide. Als Grundlage wurde die kritische Übersicht von W. T. J. Morgan (1944)[1] benützt und durch einige ältere und neuere Forschungsergebnisse ergänzt.

α) Grampositive Bakterien.

αα) *Pneumokokken.* Am genauesten bekannt ist das Polysaccharid des Pneumococcus III, welches in relativ größeren Mengen aus Bouillonkulturen (ca. 1 g aus 5 Litern Glucose-Bouillon-Kultur) nach einer von W. F. Goebel (1930) angegebenen Methode gewonnen werden kann. Durch Säurehydrolyse wird es in Aldobionsäure-Einheiten (Glucose-4-β-Glucuron- oder Cellobiuronsäure, C_{11} H_{19} O_{10} . COOH) gespalten [(M. Heidelberger und W. F. Goebel (1927)] und liefert nach vollständiger Methylierung, catalytischer Reduktion und nachfolgender Säurehydrolyse 2-3-6-Trimethylglucose und 2-4-Dimethylglucose in äquimolekularem Verhältnis; die 2-4-Dimethylglucose konnte durch einen Vergleich mit einer synthetischen Verbindung von dieser Konstitution identifiziert werden [R. D. Hotchkiss und W. F. Goebel (1937), R. E. Reeves und W. F. Goebel (1941), M. H. Adams, Reeves und Goebel (1941)]. Aus diesen Ergebnissen konnte geschlossen werden, daß sich die Aldobionsäure-Einheiten aus einem Molekül Glucose und einem Molekül Glucuronsäure aufbauen, welche durch glucosidartige

---

[1] Dem jeweiligen Stande der Forschung entsprechend wurden die Kenntnisse über die bakteriellen Polysaccharide wiederholt in übersichtlicher Form dargestellt, so von M. Heidelberger (1927), W. Lewinthal (1929), E. Mikulaczek (1935), L. Velluz (1937), J. R. Marrack (1938), J. Kimmig (1940); neueren Datums ist das Kapitel über Polysaccharide von K. Landsteiner (1945, S. 210ff.).

Bindungen zusammengehalten werden, die das C-Atom 4 des Glucose-
Moleküls mit der reduzierten Aldehydgruppe der Glucuronsäure kuppeln;
die Aldobionsäure-Moleküle würden ihrerseits durch glucosidartige
Bindungen der reduzierten Gruppe der Glucose an das C-Atom 3 der
Glucuronsäure gekettet. Diese Struktur fände nach REEVES und GOEBEL
ihren Ausdruck in der Formel:

$$-4 \text{ Glucose} - 1:3 \text{ Glucuronsäure} - 1:4 \text{ Glucose} -$$

Das Molekulargewicht dieses Polysaccharides wurde von M. HEIDEL-
BERGER, E. A. KABAT und M. MAYER (1942) nach dem Verhältnis, in
welchen es sich mit seinem Antikörper verbindet, auf mindestens 62.000
geschätzt; von F. H. BABERS und W. F. GOEBEL (1930) wurde es auf Grund
von Diffusionsversuchen sogar noch höher bewertet. Bemerkenswert ist die
Angabe von M. HEIDELBERGER und F. E. KENDALL (1933), daß die
Aldobionsäure, die strukturelle Einheit des Polysaccharides III, mit
spezifischen Antisera nicht ausflockt, daß man dagegen durch partielle
Hydrolyse des Polysaccharides Produkte von niedrigem Molekulargewicht erhalten kann, welche die Präzipitinreaktion geben, aber nur,
wenn das Antiserum vom Pferde, nicht aber wenn es vom Kaninchen
stammt (vgl. hiezu S. 66 und 70); die Hydrolyseprodukte reagieren
indes trotz des Ausbleibens einer sichtbaren Flockung auch mit dem
Antikörper des Kaninchenserums, da sie die Reaktion des nichthy-
drolysierten Polysaccharides mit seinem Antiserum zu hemmen vermögen.

Das mit dem Pneumococcus III durch Immunisierung von Pferden
gewonnene typenspezifische Antiserum reagiert auch mit Pneumo-
kokken vom Typus VIII und umgekehrt [HEIDELBERGER, KABAT und
SHRIVASTAVA (1937)]. Antisera vom Kaninchen geben, obwohl sie reich
lich Antikörper für den homologen Typus enthalten, keine gekreuzten
Reaktionen mit dem heterologen, besitzen also eine schärfer ausgeprägte
Gruppenspezifität [HEIDELBERGER und Mitarbeiter (1937), J. Y. SUGG,
E. L. CASPARI, W. L. FLEMING und J. M NEILL (1928)]. Die mit den
Antisera vom Pferde nachweisbaren Verwandtschaftsreaktionen sind
höchstwahrscheinlich dadurch bedingt, daß die Polysaccharide der beiden
Typen eine gemeinsame Aldobionsäurekomponente enthalten [W. F.
GOEBEL (1935)]. Das Verhältnis der Glucose-Moleküle zu den Glucuron-
säure-Molekülen, das für das Polysaccharid III mit 1:1 ermittelt wurde,
hat aber beim Polysaccharid VIII den Wert 7:2; ferner ist das erstge-
nannte linksdrehend ($[\alpha]_D - 33^0$), das zweite rechtsdrehend ($[\alpha]_D + 125^0$).

Die Polysaccharide des Pneumococcus I (s. S. 75f.) und des Pneumococcus XIV (s. S. 69ff.) sowie das F-Polysaccharid einer R-Variante
des Pneumococcus I (s. S. 76f.) wurden in Anbetracht ihrer zum Teil

durch die Befähigung zur Antikörperproduktion bedingten Sonderstellung bereits an anderen Stellen dieses Abschnittes über bakterielle
Polysaccharide behandelt.

Die restlichen Polysaccharide sind Haptene, wenn sie von den Bakterien abgetrennt und in proteinfreiem Zustande dargestellt werden.
Im Verbande der Bakterienleiber wirken sie aber als Vollantigene, vielleicht weil sie dort an Proteine gekuppelt sind, eine Vermutung, die
schon von O. T. AVERY und M. HEIDELBERGER (1925) ausgesprochen
und durch nachstehendes Schema illustriert wurde.

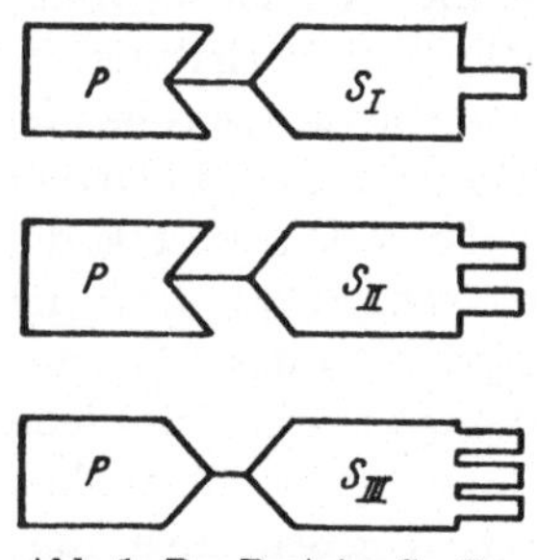

Abb. 1. P = Protein; S$_I$, S$_{II}$, S$_{III}$=typenspezifische Kohlehydrate.

Diese Auffassung fand später eine Stütze
in den Versuchen von S. M. PARTRIDGE und
W. T. J. MORGAN (1940), denen es gelang, ein
spezifisches, somatisches und nicht-antigenes
Polysaccharid der Shigaschen Dysenteriebacillen
mit einem gleichfalls nicht-antigenen, aus denselben Bakterien isolierten Protein zu rekombinieren, so daß ein mit Antigenfunktion aus-
gestatteter Komplex resultierte, welcher Antikörper, die auf das Polysaccharid spezifisch
eingestellt waren, zu erzeugen vermochte.

Anderseits können verschiedene Einwände
geltend gemacht werden. Die typenspezifischen Antigene der Pneumokokken sind nicht im Bakterienleib, sondern in der Kapsel lokalisiert,
und es erscheint daher fraglich, ob sie an diesem Orte an ein somatisches
Protein gebunden sind, welches ihnen zur produktiven Antigenfunktion
verhilft[1]. Sie können durch die Kombinationsimmunisierung nicht
aktiviert werden, sondern nur durch chemische Kuppelung an Eiweißantigene [O. T. AVERY und W. G. GOEBEL (1931)], und zwar an Eiweißkörper beliebiger Herkunft, welche also nicht aus den zugehörigen

---

[1] In allen Pneumokokkenvarianten konnte von TILLETT, GOEBEL und
AVERY (1930) ein somatisches, artspezifisches Hapten nachgewiesen werden,
welches aber kein Protein, sondern ein Polysaccharid war. Es wurde als
„C"-Substanz bezeichnet (s. S. 76) und enthält nach den chemischen Analysen, welche von M. HEIDELBERGER und F. E. KENDALL (1931) durchgeführt wurden, 4% Phosphor und 6% Stickstoff. Da es in dem Zustande,
in welchem es im Leib der Pneumokokken existiert, die Eigenschaften eines
Antigens und nicht bloß die Qualifikation eines Haptens besitzt, müßte
man auch in diesem Falle die Kuppelung an ein Protein annehmen, wenn
man sich ganz auf den Boden der Theorie von AVERY und HEIDELBERGER
stellt. Es ergäbe sich dann die Frage, ob sowohl die gruppenspezifischen
Polysaccharide der Kapseln wie das artspezifische Polysaccharid der Pneumo-
kokkenleiber im natürlichen Zustande durch ein und dasselbe Protein
zu einem immunisierenden Komplexantigen aktiviert werden, oder ob dieser
Effekt in Anbetracht der verschiedenen Lokalisation der Kohlehydrate verschiedenen Proteinen zugeschrieben werden soll.

Pneumokokken isoliert wurden. Der in den Bakterienkapseln enthaltene hypothetische, antigene Polysaccharid-Protein-Komplex konnte bisher, was auch W. T. J. Morgan (1944) betont, nicht isoliert werden. Ferner sehen wir am Beispiel des Acetylpolysaccharides und der F-Substanz der Pneumokokken vom Typus I, daß Polysaccharide ohne Verbindung mit einem Protein immunisieren und auch Antikörper bilden können; warum das bei anderen Substanzen dieser Kategorie nicht der Fall ist, muß daher vorläufig als eine offene Frage betrachtet werden. Schließlich ergeben sich Bedenken aus den Phänomenen der Transformierbarkeit der Pneumokokkentypen.

Die Transformierbarkeit der Pneumokokkentypen.

F. Griffith teilte 1928 folgende grundlegende Experimente mit. Er injizierte Mäusen subkutan ein Gemisch lebender Kulturen einer avirulenten R-Variante der Pneumokokken mit großen Mengen abgetöteter Pneumokokken der S-Varianten desselben oder eines anderen Typus. Aus den so infizierten Tieren konnten häufig die virulenten S-Formen herausgezüchtet werden; es war also der R-Stamm in den S-Stamm, aus welchem er abgeleitet worden war, rückverwandelt worden. Außerdem zeigte es sich, daß die R-Variante des Pneumokokkentypus II in die S-Variante des Typus I, die R-Variante des Typus I in die S-Variante des Typus II und R-Varianten der Typen I oder II in die S-Variante des Typus III übergeführt werden konnten, kurz, *daß im Tierkörper ein Typus in den anderen verwandelt werden konnte, und daß für diese Umwandlung nicht mehr als die Gegenwart von Substanzen des heterologen Typus oder, präziser ausgedrückt, die Vermehrung unter dem Einfluß solcher Substanzen erforderlich war.* Diese Versuchsergebnisse wurden von F. Neufeld und W. Lewinthal (1928), von A. H. Reimann (1929) und von M. H. Dawson (1930 a, b) bestätigt.

M. H. Dawson und R. P. H. Sia (1931) konnten die von Griffith angegebene Versuchsanordnung in das Reagenzglas verlegen, indem sie R-Pneumokokken, die von einem bestimmten Typus x abgeleitet waren, in flüssigen Nährmedien kultivierten, welchen durch Hitze abgetötete S-Pneumokokken eines Typus y zugesetzt waren; die proliferierenden Bakterien nahmen dann den Typus y an. In derselben Weise war die Umwandlung eines S-Typus x in einen S-Typus y möglich. Es zeigte sich, daß die Impfung der Nährböden mit geringen Quantitäten der lebenden Bakterien für ein positives Resultat genügte, und daß anderseits auch sehr kleine Mengen abgetöteter Bakterien (entsprechend 0,1 ccm Originalkultur) erforderlich waren, um die Transformation zu induzieren. Da die aus dem Prozeß hervorgehenden Pneumokokken typenspezifische S-Varianten waren und die Typenspezifität auf der chemischen Beschaffenheit von Kapsel-Polysacchariden beruht, lag es nahe, als Ursache des Geschehens die in den abgetöteten Bakterien enthaltenen Polysaccharide, gewissermaßen den typenspezifischen Nährstoff, welcher den wachsenden Keimen dargeboten wurde, zu betrachten. Dagegen sprachen allerdings die minimalen Mengen abgetöteter S-Pneumokokken, welche den Prozeß in Gang zu bringen vermochten. In der Tat konnten R. P. H. Sɪᴀ und Dᴀᴡsᴏɴ (1931) in einer zweiten Mitteilung zeigen, daß der Zusatz gereinigter Pneumokokken-Polysaccharide unwirksam war, ebenso auch von S-Pneumokokken aus alten (autolysierten) Kulturen oder von jungen S-Pneumokokken, die durch mechanische Einflüsse (wiederholtes Frieren und Wiederauftauen[1]) zertrümmert worden waren. Ferner wurde festgestellt, daß der Faktor, welcher die Umwandlung bewirkt, durch Erhitzen auf 80° zerstört wird, während die typenspezifischen Substanzen gegen 100° C resistent sind. Die Polysaccharide waren somit auf Grund dieser Tatsachen sicher auszuschließen; eine Aussage über die Natur des wirksamen Faktors war jedoch noch nicht möglich. J. L. Aʟʟᴏᴡᴀʏ (1932) konnte sich der Lösung dieses Problems zunächst versuchstechnisch annähern, indem er feststellte, daß die R-Variante des Pneumococcus II in die S-Varianten der Typen III oder I umgewandelt wird, wenn man sie in Bouillon züchtet, welche Anti-R-Serum und erhitzte Berkefeldfiltrate der Extrakte, gewonnen aus dem Typus III oder I, enthält. Der wirksame Faktor war also nunmehr von den transformierenden Bakterien abgetrennt und in eine Form gebracht, welche seine Reinigung und Isolierung ermöglichte. Aʟʟᴏᴡᴀʏ (1933) beschritt aber noch einen anderen, ebenfalls zu diesem Ziele führenden Weg, indem er die transformierenden S-Bakterien in Natriumdesoxycholat löste, diese Lösung mit Alkohol fällte und die Präzipitate mit Salzlösung extrahierte; durch Adsorption an Kohle wurden inaktive Begleitsubstanzen eliminiert und dann abermals mit Alkohol oder Aceton gefällt. Das aktive, noch in niedrigen Konzentrationen wirksame Endprodukt konnte ohne erhebliche Einbuße seiner transformierenden Kraft durch Berkefeldkerzen filtriert werden, und vertrug das Erhitzen auf 80 oder 90° C. Die Empfindlichkeit der Substanz gegen Autolyse, welche bereits Dᴀᴡsᴏɴ und Sɪᴀ festgestellt hatten, wurde bestätigt.

Schließlich konnten O. T. Aᴠᴇʀʏ, C. M. MᴀᴄLᴇᴏᴅ und M. MᴄCᴀʀᴛʏ (1944) aus Pneumokokken des Typus III eine *Desoxyribonucleinsäure* isolieren, welche schon in außerordentlich niedrigen Konzentrationen (bis zu 1:600 000 000) imstande war, die kapsellose R-Variante des Pneumococcus II in die kapselbesitzende S-Variante des Typus III überzuführen. Der isolierte und weitgehendst gereinigte Stoff erwies sich, auf der Ultrazentrifuge, im Elektrophoreseapparat und mit der Ultraviolett-Spektroskopie geprüft, als homogen, war frei von Protein,

---

[1] Diese Angabe wurde später widerrufen (s. Aʟʟᴏᴡᴀʏ, 1932, S. 98).

Lipoiden und Polysacchariden und konnte auf Grund seiner chemischen und physikalischen Eigenschaften als eine visköse, hochpolymere Form des Natriumsalzes der Desoxyribonucleinsäure angesprochen werden; das Partikelgewicht (Molekulargewicht) wurde auf ca. 500000 geschätzt. Bestanden anfänglich noch Zweifel, ob die transformierende Wirkung der isolierten Desoxyribonucleinsäure als solcher zuzuschreiben sei oder einer anderen unbekannten, mit ihr innig verbundenen Substanz, so wurden sie in der Folge durch den Nachweis beseitigt, daß minimalste Mengen gereinigter Desoxyribonuclease die transformierende Wirkung komplett und irreversibel inaktivieren [M. McCarty und O. T. Avery (1946a)]; das gesuchte Agens konnte nur die Desoxyribonucleinsäure selbst sein. Mit Hilfe verbesserter Methoden gelang es ferner M. McCarty und O. T. Avery (1946b), auch aus den Pneumokokkentypen II und VI Desoxyribonucleinsäure in biologisch aktivem Zustande abzusondern, was für die allgemeine Giltigkeit der zunächst nur aus dem Verhalten des Pneumococcus III abgeleiteten Schlüsse sprach. Im Bereiche der Tatsachen verbleibend, wäre noch zu erwähnen, daß Desoxyribonuclein-säure nicht nur aus den eingekapselten S-Formen, sondern auch aus den kapsellosen R-Formen des Typus III isoliert werden konnte. Dieser Befund scheint von anderer Seite die Behauptung in Frage zu stellen, daß die bezeichnete Nucleinsäure das gesuchte Agens, die treibende chemische Kraft des Umwandlungsprozesses sein muß. Der Widerspruch findet aber seine Lösung in dem Umstande, daß die aus den R-Formen dargestellte Verbindung nicht transformierend wirkt, sondern nur die aus den verkapselten S-Formen isolierte.

Daß zwei Verbindungen, welche für den Chemiker identisch sind, funktional differieren, wäre, wie McCarty und Avery (1946a) betonen, kein einzig dastehender Fall. Die γ-Globuline der Immunsera lassen sich chemisch nicht voneinander unterscheiden, obzwar sie eine unbe-grenzte Mannigfaltigkeit spezifischer Antikörperwirkungen zu entfalten vermögen; nur die serologischen Reaktionen deuten darauf hin, daß zwischen den Antikörpermolekülen von verschiedener Spezifität doch Differenzen der Struktur bestehen müssen, welche durch die chemischen Methoden nicht zu erfassen sind. So wäre es auch zu verstehen, daß die Desoxyribonucleinsäure in den lebenden R-Formen dieselben Aufgaben zu erfüllen hat wie in den eingekapselten S-Formen, daß sie aber in diesen eine zusätzliche biologische Aktivität entfaltet, welche die Bildung der Kapseln und die Synthese der in denselben lokalisierten typenspezifischen Polysaccharide regelt. Die chemische Grundlage der Aktivität oder, 'wie man auch sagen könnte, die chemische Differenz zwischen den aktiven und nicht-aktiven Formen der Desoxyribonucleinsäure läßt sich zur Zeit nicht ausfindig machen. *Das einzige Mittel, das gegenwärtig zu Gebote steht, um die Aktivität und ihre Spezifitäten nachzuweisen, sind*

*eben, in Analogie zu den serologischen Reaktionen der Immunglobuline,
die Transformationen der Pneumokokken.* Nicht nur die Aktivität, sondern
auch ihre spezifischen Charaktere. *Da die Desoxyribonucleinsäuren, die
aus den S-Formen verschiedener Typen isoliert werden, nur die Transformationen in den Typus bewirken können, von dem sie stammen, müssen
sie — so wie die Antikörper — trotz chemischer Identität doch voneinander
verschieden, sie müssen „spezifisch" sein, mindestens in dem Ausmaß,
in welchem die Kapselpolysaccharide der Pneumokokken differieren.*

Sind die Beobachtungen und die aus ihnen gezogenen Schlüsse richtig,
so würden in den Kapseln zwei typenspezifische Substanzen vorhanden
sein, ein Polysaccharid und eine Desoxyribonucleinsäure, die miteinander, obwohl sie chemisch ganz verschiedene Verbindungen sind, doch
in biologischer enger Beziehung stehen, indem die Nucleinsäure befähigt
ist, kraft ihrer Spezifität die Produktion des Kohlehydrates in Gang zu
bringen, und, was noch viel merkwürdiger ist, nicht nur, solange sie von
außen auf die R-Formen einwirkt, sondern dauernd, so daß sich die durch
sie erzeugten Typen in der Aufeinanderfolge der Bakteriengenerationen
unverändert erhalten. Daß die experimentell geschaffenen Typen erblich
fixiert sind, ist schon seit der ersten Mitteilung von GRIFFITH bekannt
und hat dem von ihm entdeckten Phänomen eine Beachtung verschafft,
die sich auf weite Kreise biologisch orientierter Wissenszweige erstreckte.
Wenn nun, wie dies aus den Untersuchungen von AVERY und seinen
Mitarbeitern hervorgeht, eine spezifische Desoxyribonucleinsäure das
transformierende Agens ist, *wäre es ein chemischer Impuls, welcher die
Entstehung eines hereditären Charakters, einer neuen Rasse verursacht.*

Vom Standpunkt der Vererbungsforschung hat man die Transformationen der Pneumokokken als *Mutationen* aufgefaßt; die induzierenden
Substanzen wurden mit Genen verglichen und die typenspezifischen
Polysaccharide, welche unter ihrem Einfluß produziert werden als die
phänotypischen Manifestationen dieser Gene betrachtet [R. A. GORTNER
(1938), T. DOBZHANSKY (1941)]. Dieser Auffassung näherte sich
J. B. MURPHY (1935), der die Virusarten, welche die übertragbaren
Hühnertumoren erzeugen, mit dem transformierenden Prinzip der Pneumo-
kokken verglich, und für diese Gruppe von Wirkstoffen den Namen
„transmissible mutagens" vorschlug. A. BOIVIN [s. BOIVIN, A. DELAUNAY,
R. VENDRELY und Y. LEHOULT (1946)] spricht ebenfalls von „gelenkten"
Mutationen (mutations „dirigées") und nennt die Agentien, welche die
Transformierung bewirken, „Induktoren".

Der Begriff der Mutation wurde jedoch aus Beobachtungen an höheren
Organismen, welche sich geschlechtlich fortpflanzen, abgeleitet und war
ursprünglich zur Gänze auf die Vorstellung aufgebaut, daß die Erbfaktoren (Gene) unteilbare, korpuskuläre, in den Chromosomen lokali-
sierte Einheiten sind. Eine „Mutation" war also eine Veränderung des

Genekomplexes (des „Genoms"), welche nicht auf Bastardierung (Mixovariation) zurückgeführt werden konnte, und ihre Vererbbarkeit eine
notwendige Folge der spotanen oder durch Umwelteinflüsse herbei-
geführten Veränderung der unteilbaren Erbfaktoren. Diese klassische
Theorie des Gens und des Mechanismus der Mutationen ist zwar, zumindest in ihrer allgemeinen Gültigkeit, durch die Hypothese vom
Lageeffekt („position effect") erschüttert worden [vgl. die zusammenfassende Darstellung von R. B. GOLDSCHMIDT (1946)]; aber der „Lageeffekt" besagt, daß ein Bruch eines Chromosoms eine Verschiebung der
Lagebeziehungen seiner Teile zur Folge haben kann, die sich im Phäno-
typus als Mutante darstellt, operiert also ebenfalls mit der Lokalisation
hereditärer Anlagen im Chromosom, nur daß an die Stelle der korpusku-
lären Einheit der bestimmte Ort tritt. Die Bakterien vermehren sich
aber ungeschlechtlich durch Zweiteilung und ein Chromosomenapparat
konnte in ihnen bisher nicht nachgewiesen werden.

Man hat zwar in einzelnen Bakterienarten, namentlich in stäbchenförmigen, kernartige Gebilde festgestellt [J. BADIAN (1933), G. PIEKARSKI
(1937), C. C. LINDEGREN (1942), C. F. ROBINOW (1945), E. KLIENEBERGER-
NOBEL (1945), R. TULASNE (1947)]. Diese Befunde sind aber vorläufig noch
nicht so zahlreich, daß sie zu der Aussage berechtigen würden, daß alle
Bakterien einen Kern besitzen, und selbst wenn dies der Fall wäre,
müßte erst festgestellt werden, ob sich der Kern in analoger Weise an der
Vermehrung und Vererbung beteiligt wie in den Zellen der höheren
Organismen. Daß sich die Bakterien nicht nur durch Zweiteilung, sondern
auch geschlechtlich vermehren, ist oft genug behauptet, aber nie bewiesen
worden. In letzter Zeit berichteten J. LEDERBERG und E. L. TATUM (1946 a, b)
sowie TATUM und LEDERBERG (1947) über Versuche, welche für eine ge-
schlechtliche Vermehrung bei Escherichia coli zu sprechen scheinen. Es
wurden durch äußere Eingriffe (Röntgenstrahlen) Mutanten erzielt; wenn
man zwei von diesen Mutanten im gleichen Kulturmedium wachsen ließ,
traten Formen auf, welche die Eigenschaften der Ausgangsmutanten in
neuen Kombinationen besaßen. Durch eine genauere Analyse wollen
LEDERBERG und TATUM alle anderen Möglichkeiten ausschließen und halten
sich daher für berechtigt, einen mit der Mixovariation höherer Organismen
identischen Vorgang, mithin eine sexuale Vermehrung anzunehmen. Zu
Verallgemeinerungen dieser Beobachtungen und der aus ihr abgeleiteten
Hypothese liegt vorderhand kein Grund vor.

Derzeit herrscht die Tendenz, die gesamte Variabilität der Bakterien
und der Mikroorganismen überhaupt auf zwei Grundbegriffe zu reduzieren: die *Mutation* und die *Selektion*. Daß Anpassungsvorgänge, Dauermodifikationen [V. JOLLOS (1939)], oder entwicklungsgeschichtliche Vorgänge (Cyclogenie) eine Rolle spielen können, wird, oft unter geflissent-
licher Übergehung wichtiger experimenteller Ergebnisse, bestritten. In
den Referaten von S. E. LURIA (1947) und WERNER BRAUN (1947) kommt
diese Tendenz unverhüllt zum Ausdruck. Da nun der klassische Begriff
der Mutation in Ermangelung der morphologischen Grundlage nicht
anwendbar ist, wird er für diesen Zweck vereinfacht. So liest man bei

LURIA (S. 3): „Unter ‚Mutation' ist jede dauernde Veränderung einer oder mehrerer Eigenschaften einer Bakterienzelle und ihrer Nachkommen zu verstehen. Die Anwendung dieses Ausdruckes muß nicht eine aprioristische Identifizierung mit dem Prozeß des Genemutation oder mit einer anderen erblichen Veränderung höherer Organismen bedingen. Welche Ähnlichkeiten oder Verschiedenheiten bestehen, soll durch das Studium einzelner spezieller Fälle ermittelt werden."Wenn man sich auf diesen Standpunkt stellt, sollte man aber den Terminus „Mutation" nach Ansicht des Verf. nicht benützen, da er bereits in ganz bestimmtem Sinne definiert ist. Bei den Bakterien kommt es häufig vor, daß eine entstandene Variante wieder in die Ausgangsform zurückschlägt; das wird aber nicht als Unbeständigkeit einer „Mutante", sondern als eine „Rückmutante" aufgefaßt. Neben diesen „Mutanten" und „Rückmutanten" wird in der modernen Richtung der Mikrobengenetik der *Selektion* eine große Bedeutung zuerkannt, die durch die Vermehrungsgeschwindigkeit der Varianten bedingt ist, welche ihrerseits von dem Milieu abhängt, in welchem sich die Vermehrung vollzieht. Wenn sich eine Variante rascher vermehrt als die Ausgangsform, so müßte diese im Laufe der Nährboden- oder Wirtspassagen völlig verdrängt werden. Überlegt man sich die Sache, so sieht man ein, daß durch entsprechende Kombinationen von „Mutationen" und „Rückmutationen", die in verschiedenem Tempo aufeinanderfolgen, und von Selektionen, die in verschiedener Art interferieren, eine sehr große Zahl von Beobachtungen erklärt werden kann, ohne zu einem anderen Prinzip Zuflucht nehmen zu müssen. Ob die Erklärung immer den Tatsachen entspricht, ist eine andere Frage. Der einzige verläßliche Fixpunkt ist die durch spezifische Desoxyribonucleinsäuren induzierte Transformation der Pneumokokkentypen.

Was nun die Typenspezifität der Pneumokokken betrifft, ist sie keine beständige Eigenschaft, sofern man sie durch die S-Formen der Kolonien, das Vorhandensein von Kapseln, den Gehalt an besonderen Polysacchariden, die Infektiosität und die Agglutinabilität durch ein typenspezifisches Immunserum definiert. Denn die S-Form kann spontan in die R-Form umschlagen, welche alle diese Eigenschaften nicht besitzt und zwar auch dann, wenn man Kulturen von einem einzigen, aus einer S-Kolonie isolierten Bakterium anlegt [F. GRIFFITH (1932), A. H. RAIMANN (1925) u. a.]. Daß sich die experimentell induzierte Typenspezifität in dieser Hinsicht anders verhält wie die unter natürlichen Bedingungen vorkommende, daß sie „erbfest" oder irreversibel ist, wurde meines Wissens nicht bewiesen und ist a priori nicht wahrscheinlich (s. S. 88). W. M. STANLEY (1938) faßte die R-Variante der Pneumokokken als die normale (gesunde) Form auf, während er die typenspezifischen S-Formen als Abkömmlinge der R-Varianten betrachtete, welche durch die Infektion mit spezifischen virusartigen Agentien entstehen; die

Umwandlung der S- in die R-Formen wurde im Sinne dieser Vorstellung der Heilung der hypothetischen Virusinfektion gleichgestellt. Sowohl diese Äußerung von STANLEY als auch die schon früher zitierten Ansichten, welche in der Transformation der Pneumokokken eine Mutation erblicken wollen, fallen mit einer Ausnahme [A. BOIVIN (1945, 1946)] in die Zeit vor der Veröffentlichung von AVERY, MACLEOD und McCARTY, welche als wirksames Agens spezifische Desoxyribonucleinsäuren feststellten. Jetzt wäre es jedoch zweifellos abwegig, wollte man diese Substanzen, welche isoliert und gereinigt werden können, als „im Reagenzglase eingefangene Gene" hinstellen. Dagegen drängt sich nach der Meinung des Verfassers ein anderer Vergleich auf, nämlich die Parallele mit der „*Persistenz der Antikörper*". Da dieses biologische Phänomen schon auf S. 49 ff. ausführlich erörtert wurde, genügt es auf diese Ausführungen hinzuweisen. An dieser Stelle sei nur daran erinnert, daß die durch einen einmaligen Antigenreiz ausgelöste Produktion von spezifischen Antikörpern d. h. von Immunglobulinen bei Tieren und Menschen das ganze Leben hindurch anhalten, daß sie vom spezifischen Reiz unabhängig (autonom) werden kann. Das ist es aber gerade, was die Pneumokokkentransformation kennzeichnet; denn auch in diesem Falle verursacht ein chemischer Reiz eine Umstimmung des Stoffwechsels, kraft welcher fortlaufend spezifische Stoffe, die typenspezifischen Polysaccharide, synthetisiert werden. Allerdings geht die erworbene, lebenslängliche Produktion von Antikörpern beim Säugetier (Meerschweinchen, Mensch) nicht auf die nächste Generation über, sie ist nicht vererbbar. Wohl aber zeigt die Dauer der Antikörperproduktion je nach der Natur des Antigenreizes und der Tierart, auf welche derselbe einwirkt, alle möglichen Abstufungen und die lebenslängliche Dauer ist eben nur ein Extrem. Bei den Transformationen der Pneumokokken ist die induzierte Typenspezifität im landläufigen Sinne des Wortes erblich, sie geht auf die folgenden Generationen über; es handelt sich indes um Bakterien, bei denen auch andere induzierte Veränderungen, wie die „Dauermodifikationen" ein nicht an die individuelle Existenz gebundenes Beharrungsvermögen zeigen.

Wichtiger als alle derartigen Vergleiche wäre natürlich die Kenntnis des Mechanismus der Pneumokokkentransformation. AVERY, MACLEOD und McCARTY (1944, S. 154) betonen, daß jeder Erklärungsversuch in Anbetracht der vorliegenden Forschungsergebnisse notwendigerweise nur ein rein „theoretisches" Interesse haben könne. Sie halten es für wahrscheinlich, daß das transformierende Agens in den Zellen der R-Varianten coordinierte Reihen von fermentativen Prozessen anregt, welche in der Synthese des typenspezifischen Polysaccharides (d. h. des Polysaccharides der Type, von welcher das wirksame Agens stammt) ihren Abschluß finden. Aus den transformierten Bakterien kann aber

wieder das Agens (die spezifische Desoxyribonucleinsäure), welche die
Umwandlung verursachte, isoliert werden; es sei daher klar, daß nicht
nur die Kapselsubstanz von den transformierten Pneumokokken produziert wird, sondern auch der Stoff, welcher die Transformation erstmalig zuwege gebracht und der in den folgenden Generationen offenbar
fortlaufend die Entwicklung und den spezifischen Aufbau der Kapseln
regelt. Doch muß hier die von AVERY und seinen Mitarbeitern an einer
anderen Stelle (l. c., S. 139) erwähnte Tatsache mit besonderem Nachdruck hervorgehoben werden, daß die Transformation in vitro nur dann
gelingt, wenn man zu dem flüssigen Nährboden Serum oder seröse
Transsudate (Ascitesflüssigkeit) zusetzt. Aus unbekannten Gründen sind
aber nicht alle Sorten solcher Flüssigkeiten geeignet, um die Transformation zu ermöglichen; ob sie diese Fähigkeit besitzen oder nicht,
muß durch Ausprobieren festgestellt werden. Ebenso ist die Vererbung
der induzierten Typenspezifität in aufeinanderfolgenden Kulturpassagen
an die Bedingung gebunden, daß man Nährmedien wählt, „welche für
die Aufrechterhaltung der Kapselbildung (for the maintenance of capsule
formation) günstig sind" (l. c., S. 154). Das bedeutet, wie jeder Bak-
teriologe weiß, keineswegs, daß Pneumokokken nur in solchen Medien
wachsen; sie können sich vielmehr in Medien von sehr verschiedener
Zusammensetzung üppig vermehren, auch in solchen, die weder Serum
noch Ascitesflüssigkeit enthalten. Wie die Dinge jetzt liegen, muß man
somit zugeben 1. daß außer der spezifischen Desoxyribonucleinsäure
noch ein zweiter unbekannter Faktor, welcher in der Nährflüssigkeit
enthalten sein muß, erforderlich ist, um die Transformation zu ermöglichen, und daß 2. die Aufrechterhaltung der induzierten Kapselpro-
duktion die Mitwirkung des gleichen Faktors erheischt. Solange über
die Natur dieses Faktors und die Art seiner Funktion keine befriedigende
Aussage gemacht werden kann, muß die geleistete Arbeit trotz ihres
theoretischen Wertes doch nur als ein weiterer Schritt zum Ziele, das
GRIFFITH gesteckt hat, bezeichnet werden.

Über das phylogenetische Verhältnis der 32 Pneumokokkentypen zu
der artspezifischen R-Form sind vorläufig nur rein spekulative Betrach-
tungen möglich, die dem Leser überlassen werden.

Zum Schlusse sei noch auf die von R. BROWN (1939) veröffentlichte
Übersicht hingewiesen, welche über die bis Mitte 1939 bekannten Daten
über die chemischen und physikalischen Eigenschaften der Polysaccharide
der Pneumokokkentypen I bis XXXII und einiger Untertypen in tabella-
rischer Form Auskunft gibt.

ββ) Streptokokken. Die Streptokokken werden derzeit in serologische
Gruppen eingeteilt, die man mit den Buchstaben A-N bezeichnet. Innerhalb jeder Gruppe kann man eine Anzahl von Typen unterscheiden. In
allen Streptokokken konnten Kohlehydrate nachgewiesen werden, welche

zum Teil gruppenspezifisch, zum Teil typenspezifisch sind. Soweit der gegenwärtige Stand unseres Wissens darüber Aufschluß gibt, wird aber die Typenspezifität nur in den Gruppen B sowie D bis N durch besondere Polysaccharide bestimmt; in der Gruppe A liegen dagegen dem typenspezifischen Charakter die zuerst von R. C. LANCEFIELD (1928) isolierte „M"-Substanz zugrunde, die als Protein identifiziert werden konnte, und die ihrer chemischen Natur nach noch unbekannte Substanz „T" [R. C. LANCEFIELD (1940, 1943), CH. A. ZITTLE (1942), E. KRUMWIEDE (1943), S. D. ELLIOT (1943)], und die Spezifität der Typen der Gruppe C wird wahrscheinlich ebenfalls durch Eiweißantigene determiniert [R. T. SIMMONS und E. V. KEOGH (1940), P. L. BAZELEY und J. BATTLE (1940)]. Diese Verhältnisse wurden von R. C. LANCEFIELD (1941) in einer Tabelle zusammengestellt, die hier in einer etwas modifizierten Fassung [TOPLEY und G. S. WILSON (1946, S. 576)] wiedergegeben wird.

Tab. 3. Gruppen- und Typenspezifität der hämolytischen Streptokokken nach R. C. LANCEFIELD (1941).

Gruppen-Spezifität			Typen-Spezifität	
Serologische Gruppe	Gruppen-spezifische Kohlehydrate	Bekannte Typen	Typenspezifische Substanzen	
			Bezeichnung	Chemischer Charakter
A	Immunologisch verschiedene Polysaccharide für jede Gruppe	Wenigstens 30	„M" „T"	Protein Unbekannt
B		einige	„S"	Polysaccharide
C		einige	—	Proteine
D, E, F, G, H, K, L, M, N.		einige	„S"	Polysaccharide

Das gruppenspezifische Polysaccharid der A-Streptokokken, die in ihrer überwiegenden Mehrzahl aus Streptomykosen der Menschen isoliert wurden, enthält nach den Untersuchungen von CH. A. ZITTLE und T. N. HARRIS (1941) 1,7% N, liefert bei der Säurehydrolyse 87% reduzierender Substanzen und ist stark linksdrehend. Es wurde beobachtet, daß dieses gruppenspezifische Polysaccharid hämolytischer A-Streptokokken (die sogenannte „C"-Substanz) im Laufe rasch aufeinanderfolgender Mauspassagen ganz aus den Kokken verschwinden kann, ohne daß sich die typenspezifischen Reaktionen (Agglutination, Präzipitation, Bildung schützender Antikörper gegen die Infektion mit dem homologen Stamm) ändern und ohne daß ein Ersatz durch ein anderes gruppenspezifisches Kohlehydrat erfolgt [A. T. WILSON (1945)]. Im

Stoffwechsel der Streptokokken der A-Gruppe ist offenbar das gruppenspezifische Polysaccharid, obwohl es klassifikatorisch den typenspezifischen „M"-Proteinen übergeordnet ist, weniger beständig, d. h. in weit geringerem Ausmaße „erbfest" als diese. Es wären weitere Untersuchungen erwünscht, um zu erfahren, ob sich aus solchen vorläufig vereinzelten Fällen allgemeine Schlüsse ableiten lassen.

Aus verkapselten hämolytischen Streptokokken humaner Provenienz konnte ein Polysaccharid[1] gewonnen werden. Es besteht der Hauptsache nach aus Hyaluronsäure, einem Polysaccharid, dessen Moleküle aus Glucuronsäure und N-acetylglucosamin aufgebaut sind [F. E. KENDALL, M. HEIDELBERGER und M. H. DAWSON (1937)]. Im Gegensatze zu den Kapselpolysacchariden der Pneumokokken ist dieses Polysaccharid nicht typenspezifisch und auch nicht artsspezifisch für hämolytische Streptokokken; seine serologische Aktivität kann mit Hilfe eines Antiserums nachgewiesen werden, das man durch die Immunisierung von Kaninchen mit jungen Kulturen eingekapselter Streptokokken, welche durch vorsichtiges Erwärmen abgetötet wurden, erhalten kann [H. LÖWENTHAL (1938)]. Unter der Einwirkung eines Enzyms, das von K. MEYER, R. DUBOS und E. M. SMYTH (1937) als eine Hyaluronidase identifiziert werden konnte, werfen hämolytische Streptokokken der Gruppen A und C in Kulturen rasch ihre Kapseln ab, ein Effekt, welcher der chemischen Zusammensetzung des Polysaccharides entspricht. Auf Grund dieser Beobachtung wurde versucht, empfängliche Versuchstiere (Mäuse) durch Hyaluronidasen gegen die Infektion mit A oder C-Stämmen zu schützen. Die Resultate standen untereinander im Widerspruch, indem G. K. HIRST (1941 b) nur eine Schutzwirkung gegen C-, aber nicht gegen A-Stämme zu erzielen vermochte, während C. V. SEASTONE (1943) auch in Experimenten mit A-Stämmen regelmäßig zu positiven Ergebnissen kam, wenn er die Vorbehandlung mit Hyaluronidase in intensivierter Form anwendete; D. McCLEAN (1942) konnte nur über völlig negative Erfahrungen berichten. D. McCLEAN (1941) stellte ferner fest, daß manche Stämme des Streptococcus pyogenes (A- oder C-Stämme des LANCEFIELDschen Schemas) Kapseln in jungen Kulturen bilden, während andere Hyaluronidase produzieren; beide Eigenschaften schließen sich gegenseitig aus. Die Kapselbildung hängt zwar von dem Gehalt des Nährsubstrates an Hyaluronsäure ab; wenn man aber fermentproduzierende Stämme in einem Medium züchtet, welches diesen Stoff enthält, hat dies nur die Wirkung, daß die Streptokokken die Erzeugung des kapselauflösenden Enzyms steigern [McCLEAN (1941)]. Die schon von H. LÖWENTHAL geäußerte Auffassung, daß die Kapseln bzw. das in den-

---

[1]) Da die Streptokokkenstämme, welche Kapseln bilden, in schleimigen Kolonien wachsen, wird dieses Polysaccharid als Muco-Polysaccharid (oder nach SEASTONE kurz mit „MP") bezeichnet.

selben nachgewiesene Polysaccharid für die Infektiosität der Streptokokken keine Bedeutung haben, wird durch die zitierten Angaben gestützt. C. V. SEASTONE (1943) ist allerdings vom Gegenteil überzeugt. Er prüft mit einer besonderen Methode den Gehalt einer größeren Zahl von hämolytischen Streptokokkenstämmen humaner Herkunft auf ihren quantitativen Gehalt an dem Muco-Polysaccharid; die Bestimmungen, welche nur schätzungsweise Angaben erlaubten, ergaben, daß von 90 Stämmen aus mittelschweren und schweren Infektionen 94% das Kohlehydrat in zumeist größeren Mengen enthielten, während der Nachweis in Streptokokken aus 55 Abstrichen der normalen Rachenschleimhaut nur in 8% der Proben positiv ausfiel. Eine entscheidende Bedeutung kann man diesen statistischen Erhebungen wohl nicht zuerkennen.

Die Stämme der Gruppe B sind bovinen Ursprungs (Mastitis der Kühe). Das typenspezifische Antigen wurde von R. C. LANCEFIELD (1934, 1938) als Polysaccharid erkannt; LANCEFIELD konnte mit Hilfe der Immunpräzipitation zeigen, daß die Gruppe nicht homogen ist, sondern 4 serologische Haupttypen umfaßt, welche sich wieder — ebenfalls durch serologische Reaktionen in eine Anzahl von Untertypen zergliedern lassen [R. T. SIMMONS und E. V. KEOGH (1940), A. W. STABLEFORTH (1937), D. F. STEWART (1937)]. Chemisch ist über die Polysaccharide der B-Stämme bisher nichts genaueres bekannt. Erwähnt sei, daß nach D. McCLEAN (1941) alle Stämme der B-Gruppe Hyaluronidase produzieren, und daß dieser Autor nur einen einzigen B-Stamm fand, der typische Kapseln bildete; diese Kapseln wurden durch Hyaluronidase nicht zerstört, bestanden somit nicht aus Hyaluronsäure.

In die Gruppe D wurden 1. hämolytische Streptokokken, 2. die sogenannten Enterokokken, welche in überwiegender Mehrzahl nicht hämolysieren, und 3. die ebenfalls anhämolytischen Milchstreptokokken eingereiht. Die hämolytischen D-Streptokokken enthalten ein spezifisches Polysaccharid [R. C. LANCEFIELD (1933, 1941)], welches nach N. C. GRAHAM und E. O. BARTLEY (1939), M. SEELEMANN und H. NOTTBOHM (1940), O. EHRISMANN (1943) u. a. auch in den Enterokokken vorhanden ist, während es den Milchstreptokokken fehlt. Die chemische Struktur des Polysaccharids ist noch unbekannt. Wieviele Antigentypen die D-Gruppe umfaßt, ist nicht sichergestellt. LANCEFIELD (1941) wollte 3 Typen unterscheiden, die sich durch besondere Polysaccharide auszeichnen. A. GRUMBACH und A. SCHNETZ (1938) differenzierten mit Hilfe einfacher Agglutinationen auf dem Objektträger, unter 156 Enterokokkenstämmen, die sich serologisch identifizieren ließen, 7 Typen. Zieht man eine Reihe anderer Merkmale (Hämolyse, fermentierende Wirkung auf verschiedene Kohlehydrate, Resistenz gegen Erhitzen, Fundorte, Infektiosität, Pathogenität, Ausbreitung im tierischen Organismus etc.) heran, so resultiert eine Mannigfaltigkeit, die sich in keine endgiltige oder auch nur temporär befriedigende Klassifikation einfangen läßt.

$\gamma\gamma$) *Staphylokokken.* L. A. JULIANELLE und C. W. WIEGHARD (1934, 1935) isolierten aus Staphylokokken von verschiedener Herkunft durch eingreifende Prozeduren (Erhitzen der Bakteriensuspensionen in N/16 Salzsäure durch 20 Minuten auf ca. 100° C) zwei differente Polysaccharide und unterschieden auf Grund dieses Ergebnisses zwei Typen von Staphylokokken A und B. Die A-Stämme erwiesen sich als infektiös und pathogen und vermochten Mannit zu fermentieren, die B-Stämme waren wenig oder nicht pathogen und unfähig, Mannit zu spalten. Die von den genannten Autoren [s. auch WIEGHARD und JULIANELLE (1935)] dargestellten zwei Polysaccharide waren nicht toxisch und hatten denselben Stickstoffgehalt (ca. 4%), unterschieden sich aber durch ihr optisches Drehungsvermögen, durch die Art des Zuckers, den sie bei der Säurehydrolyse lieferten, und vor allem durch ihre serologische Spezifität. Sie vermochten zwar keine Antikörper zu bilden und verhielten sich somit wie Haptene; durch die Immunisierung von Kaninchen mit Staphylokokken vom Typus A oder B wurden Antisera gewonnen. welche mit den korrespondierenden Typen die Präzipitinreaktion gaben. Das sind, von der Lokalisation der Polysaccharide abgesehen, dieselben Beziehungen, wie sie für die typenspezifischen Polysaccharide der Pneumokokken sichergestellt waren. Während aber aus der Leibessubstanz aller Pneumokokken das artspezifische Polysaccharid „C" isoliert werden konnte, war der Träger der Artspezifität der Staphylokokken ein atoxisches Eiweißantigen; mit diesem Antigen erzeugte Präzipitine reagierten nur mit dem Eiweißantigen, aber nicht mit den Polysacchariden des Typus A oder B; das artspezifische Protein war also von den typenspezifischen Polysacchariden substantiell unabhängig [JULIANELLE und WIEGHARD (1935)]. Diese Ergebnisse wurden, soweit das Vorhandensein typenspezifischer Polysaccharide in Frage kam, von mehreren Seiten bestätigt [G. HEGEMANN (1937), J. PERAGALLO (1937)]; nach R. THOMPSON und D. KHORAZO (1937) existiert außer den Polysacchariden A und B noch ein drittes typenspezifisches Kohlehydrat „C", dem ein besonderer, mit dem gleichen Buchstaben bezeichneter Staphylokokkentypus entspricht.

W. F. VERWEY (1940), der die von JULIANELLE und WIEGHARD bei der Isolierung der Polysaccharide angewendeten Methoden als „relativ drastisch" bezeichnete, zerrieb Staphylokokken vom Typus A, die im Flosdorf-Muddschen Apparat getrocknet waren, bei niedriger Temperatur, zentrifugierte die resultierende Emulsion und fraktionierte die überstehende Flüssigkeit zunächst durch Änderungen des p_H nach der sauren Seite und schließlich durch Fällung mit Trichloressigsäure. Das Endprodukt hatte die Eigenschaften eines Proteins mit hohem N- und niedrigem P-Gehalt. Es erwies sich als ein aktives Antigen, das in hohen

Verdünnungen mit einem homologen Antiserum oder mit einem durch Jmmunisierung mit A-Staphylokokken gewonnenen Präzipitin flockte, typenspezifisch für A und von dem gleichnamigen typenspezifischen Polysaccharid von JULIANELLE und WIEGHARD völlig unabhängig war. Auch aus den Staphylokokkentypen B und C will VERWEY derartige typenspezifische Proteine dargestellt haben und stellte weitere Untersuchungen über die Rolle dieser Substanzen bei der Typenspezifität in Aussicht[1]. Sind sowohl die Auffassungen von JULIANELLE und WIEGHARD wie jene von VERWEY über die chemischen Grundlagen der Staphylokokkenspezifität richtig, so müßten die Mikroben enthalten: 1. ein gemeinsames artspezifisches Eiweißantigen, 2. typenspezifische Proteine und 3. typenspezifische Polysaccharide, die als Bestandteile der Mikrobensubstanz Antigene, im gereinigten Zustande Haptene sind. Man kann sich des Eindruckes nicht erwehren, daß durch die chemischen Fraktionierungen die natürlichen Verhältnisse entstellt werden, indem sie Produkte liefern, welche als solche d. h. als voneinander unabhängige Substanzen in der Bakterienzelle nicht coexistieren.

δδ) *Bacillus anthracis.* E. KRAMAR (1921) extrahierte einen schwach pathogenen Stamm von Milzbrandbacillen, der auf gewöhnlichem Agar Kapseln bildete, mit verdünnter heißer Lauge, fällte die Extrakte mit Alkohol und bekam auf diese Weise eine 7,4 bis 8% N enthaltende, phosphorfreie Substanz, welche bei der Säurehydrolyse reduzierende Spaltprodukte liefert; er hielt sie für ein Glykoproteid, das in den Kapseln lokalisiert ist. J. TOMCSIK (1927c) stellte fest, daß die nach dem Verfahren von KRAMÁR hergestellten Extrakte mit Milzbrandserum von Pferden spezifisch präzipitieren. Die Vermutung, daß in den Milzbrand-bacillen ein isolierbarer kohlehydratartiger Stoff vorhanden sein müsse, verdichtete sich immer mehr. Die nächsten Fortschritte von grundsätzlicher Bedeutung erzielte aber doch wieder J. TOMCSIK. In Gemeinschaft mit H. SZONGOTT [s. J. TOMCSIK und H. SZONGOTT (1933)] konnte er nachweisen 1. daß in Auszügen eingekapselter Milzbrandbacillen zwei spezifische Antigene existieren, ein Protein und ein Polysaccharid, und 2. daß man aus kapselfreien Milzbrandbacillen das proteide Antigen nicht gewinnen kann und daß es daher als „Kapselsubstanz par excellence" zu betrachten sei; dagegen könne man in kapselfreien Stämmen das Polysaccharid feststellen, das daher als das Antigen des Körpers der Milzbrandbacillen oder, wie man das jetzt auszudrücken pflegt, als das somatische Antigen zu gelten habe [J. TOMCSIK und H. SZONGOTT (1932)]. TOMCSIK und SZONGOTT (1932) betonten auch den Gegensatz, der hinsichtlich der Lokalisation des Polysaccharides zwischen Pneumokokken

---

[1] Zur Kenntnis des Verfassers ist lediglich die zitierte Publikation gelangt; auch scheint keine Nachprüfung der Angaben stattgefunden zu haben.

und Milzbrandbacillen besteht. Daß sich auch das Milzbrandpolysaccharid, wenn es vom Bacillus abgetrennt und gereinigt wird, wie ein Hapten verhält, hatte J. Tomcsik schon 1927 mitgeteilt; nach seinen Angaben sollen die Polysaccharide keinen Einfluß auf die „Virulenz" der Milzbrandstämme ausüben.

Genauere chemische Kenntnisse über das Polysaccharid sowohl als auch über die Kapselsubstanz verdanken wir G. Ivanovics und V. Bruckner (1937) und G. Ivánovics (1940). Will man das Polysaccharid aus Agarkulturen gewinnen, so muß man zunächst darauf bedacht sein, Verunreinigungen des von den Agarflächen abgeschwemmten Bakterienmateriales mit Agarteilchen zu eliminieren, was Ivánovics dadurch zu erreichen suchte, daß er die Bakteriensuspensionen durch Gaze filtrierte und wiederholten Waschprozeduren unterzog. Das ist aus dem Grunde notwendig, weil Bakterienprodukte, wenn sie mit Agar vermengt sind, bei der Immunisierung präzipitierende Antisera erzeugen können, welche auch mit Agarlösungen spezifisch flocken (s. S. 63), und weil der Agar, eine kohlehydratartige Substanz, an den Eingriffen, die man zur Darstellung des Anthrax-Polysaccharides verwendet, teilnehmen kann und, in das Endprodukt in Form von Spaltprodukten übergehend, die Feststellung der chemischen Natur des Polysaccharides erschwert. Die Bakterien wurden nach der Reinigung der Suspensionen auszentrifugiert und unter Zusatz von Trypaflavin einer 24stündigen Autolyse überlassen, das Autolysat durch Essigsäure angesäuert (p_H 4 bis 4,5) und die von dem entstehenden Bodensatz dekantierte überstehende Flüssigkeit als Ausgangssubstrat für weitere Fraktionierungen mit Eisessig und Alkohol benutzt. Die Analyse des Endproduktes, das nach der Schätzung von Ivánovics mindestens 80 bis 85% des Polysaccharides enthielt, ließen den Schluß zu, daß 68% des reinen Polysaccharides aus äquimolekularen Mengen von Galaktose und α-Glucosamin bestehen, und daß es außer diesen Hauptbestandteilen auch gebundene Essigsäure enthält. Virulente und avirulente Milzbrandstämme enthielten dasselbe, serologisch und chemisch identische Polysaccharid in gleichen Mengen, so daß die schon von J. Tomcsik und H. Szongott (1933) vertretene Auffassung eine Stütze erhielt, daß das Polysaccharid für die Infektiosität des B. anthracis nicht von Belang sei.

Dagegen war man geneigt, der Kapselsubstanz diese Bedeutung zuzuerkennen. Im Grunde ist das die Wiederauferstehung einer auf die Morphologie der Milzbrandbacillen aufgebauten Auffassung in chemischer Einkleidung. Man hatte beobachtet, daß kapseltragende, aus dem infizierten Organismus stammende Milzbrandbacillen im Gegensatz zu kapselfreien „Kulturbacillen" im Reagenzglase nicht phagocytiert werden, und die Kapsel daher als eine schützende Hülle betrachtet, mit welcher sich die Mikroben umgeben, um den ihnen feindlichen Einflüssen der Zellen und Körpersäfte des befallenen Wirtes zu entgehen. Allerdings war diese in der Ideologie von METSCHNIKOFF wurzelnde Deutung keineswegs unbestritten; manche Autoren sahen in der Kapselbildung einen degenerativen Prozeß, andere den Ausdruck einer abnormen Sekretion, also einen krankhaften Zustand (vgl. S. 86) oder eine Anpassung an die besonderen, durch das Parasitieren in einem Wirt bedingten Ernährungsverhältnisse [vgl. das Kapitel „Kapselbildung" in dem Handbuchartikel von G. SOBERNHEIM (1931)]. Nun hielt der alte Gedanke in der Gestalt eines „*chemischen Virulenzfaktors*" seinen Einzug in die Bakteriologie, wobei aufs neue die Voraussetzung maßgebend war, daß pathogene Mikroben besondere Hilfsmittel oder Angriffsstoffe verwenden, um sich den Zugang zu den Geweben ihrer Wirte zu verschaffen und sich daselbst zu vermehren und auszubreiten; es ist die gleiche Einstellung zum Wesen der Infektionsprozesse, die bei der Konzeption der BAILschen Aggressine, beim Vi-Antigen von A. FELIX, beim „spreading factor" der neueren und neuesten Literatur [s. E. HAAS (1946 a, b, c)] zu Pate gestanden hat. Es wird sich an anderer Stelle Gelegenheit ergeben, diese Probleme eingehender zu erörtern.

In chemischer Beziehung ist die Kapselsubstanz der Milzbrandbacillen aus Molekülen der „unnatürlichen" Form der Glutaminsäure [d(—)-Glutaminsäure] aufgebaut, welche miteinander zu langen polypeptidartigen Ketten verbunden sind [G. IVÁNOVICS und V. BRUCKNER (1937, 1938)]. Die Substanz, die nach den Untersuchungen der eben genannten Autoren nur *eine* Aminosäure enthielt, hatte schätzungsweise ein Molekulargewicht von 5000 bis 6000 und verhielt sich wie ein Hapten. Ihre chemische Struktur fand einen serologischen Ausdruck in der Tatsache, daß Milzbrandimmunsera, welche den antikapsularen Antikörper enthielten, mit Azoproteinen aus d(—)-Glutaminsäure eine Präzipitinreaktion gaben, die in hohem Grade spezifisch, aber nicht reziprok war, indem ein d(—)-Glutaminantiserum mit der Kapselsubstanz nicht präzipitierte. Der dem Bacillenleib entsprechende Antikörper reagierte mit Azoprotein aus d(—)-Glutaminsäure nicht. Wenn man Tiere mit Milzbrandbacillen infiziert, welche auf Nährböden keine Kapseln bilden, findet man in ihren Organen gleichwohl die Kapselsubstanz mit Hilfe der Präzipitinreaktion in großer Menge [J. TOMCSIK und G. BODON (1934)], ein Befund, den man als weiteres Argument für die Bedeutung dieser Substanz als „Virulenzfaktor" geltend gemacht hat.

β) *Gramnegative Bakterien.*

Die Entdeckung der Polysaccharide dieser Mikroorganismen hängt durch die Problemstellung und durch die angewendeten Methoden mit der Frage nach dem Mechanismus der pathogenen Wirkung bakterieller Infektionen zusammen, die man sich nur als eine von den Bakterien ausgehende und die Zellen des Wirtes schädigende Intoxikation vorzustellen vermochte.

Die auf E. KLEBS zurückgehende Technik der Filtration von Bouillonkulturen durch Hartkerzen, mit welcher E. ROUX und A. YERSIN (1888, 1889) das Diphtheriegift abzuscheiden vermochten, ergab jedoch nur in wenigen Fällen positive Resultate, zunächst beim Tetanusbacillus [KNUD FABER (1890)], dann in langsamerer Folge beim Clostridium botulinum [E. VAN ERMENGHEN (1895)], beim Bacillus dysenteriae Shiga [J. L. TODD (1903), L ROSENTHAL (1904), R. KRAUS und R. DOERR (1905)], in Form der sogenannten „akuten“ Toxine beim Vibrio Nasik [R. KRAUS (1903)], bei den El-Tor-Vibrionen [R. KRAUS (1906)], und einzelnen Staphylokokkenstämmen [H. VAN DER VELDE (1894), J. DENYS und J. HARVET (1898), W. VON LINGELSHEIM (1899), R. KRAUS und P. CLAIRMONT (1900), M. NEISSER und F. WECHSBERG (1901), V. K. RUSS (1916), J. P. PARKER (1924)], beim Bacillus oedematiens [M. WEINBERG und P. SÉGUIN (1915)]. Neben diesen Entdeckungen, welche bestätigt werden konnten und den Ausgangspunkt wichtiger Forschungen bildeten, tauchten zahlreiche Mitteilungen über Bouillontoxine auf, die sich als irrig erwiesen. Die Schuld an den wertlosen Produkten dieser Epoche trug die bestechende Einfachheit des Verfahrens im Vereine mit einer ungewöhnlichen Kritiklosigkeit bei der Beurteilung der Versuchsergebnisse, gegen welche P. TH. MÜLLER (1917) in der 5. Auflage seines vortrefflichen Lehrbuches über Infektion und Immunität (S. 23ff.) energisch Verwahrung eingelegt hat.

Was sich zu behaupten vermochte und was später noch hinzukam, stand in offenkundigem Mißverhältnis zum Postulat, toxischen, von den Bakterien ausgehenden Einflüssen den Hauptanteil am krankhaften Geschehen der Infektionen zuzuschreiben. Nun beruhte die von ROUX und YERSIN angewendete Methode der Toxingewinnung auf der Voraussetzung, daß die Bakterien ihre giftigen Produkte während des Wachstums bzw. während ihrer Vermehrung nach außen abgeben. Diese Voraussetzung brauchte nicht immer richtig zu sein. Man wußte, daß die Leibessubstanz der verschiedensten Bakterienarten pathogene Wirkungen entfalten kann, und H. BUCHNER wies 1890 mit Nachdruck darauf hin, daß „sterilisierte“ Kulturen des B. pneumoniae Friedländer bei Kaninchen und Meerschweinchen „aseptische“ Eiterungen hervorrufen; er stellte ferner fest, daß die Flüssigkeit, die über den Bakterien nach der spontanen Sedimentierung einer Suspension stehen bleibt, unwirksam ist. Im Organismus, so folgerte H. BUCHNER (1890, 1893), gehen die pathogenen Effekte nicht von den lebenden, sondern von den abgestorbenen Bakterien aus, welche der Auflösung verfallen und auf diese Weise ihren giftigen Inhalt frei werden lassen. Damit waren die wesentlichsten Kriterien einer zweiten Kategorie von bakteriellen Giftstoffen fest-

gelegt, welche man später im Gegensatze zu den durch Filtration dar-
stellbaren „Exotoxinen" als „Endotoxine" bezeichnete, eine Einteilung,
die sich bis auf die Gegenwart erhalten hat [vgl. TOPLEY und WILSON
(1946), S. 1007ff.].

Bis zu den Veröffentlichungen von A. BOIVIN und L. MESROBEANU
(1933) und von H. RAISTRICK und W. W. C. TOPLEY (1934) hatten die
Endotoxine, wenn diese Ausdrucksweise in solchem Falle statthaft ist,
unter der Konkurrenz der Exotoxine zu leiden. Die bevorzugte Stellung
der Exotoxine beruhte auf ihrer starken und spezifischen, d. h. mit den
Symptomen der zugehörigen Infektionskrankheiten übereinstimmenden
Wirksamkeit und auf ihrer Fähigkeit, im Organismus die Bildung von
Antitoxinen auszulösen, die ein hohes Neutralisierungsvermögen besaßen.
Die Endotoxine bzw. die als solche geltenden Präparate waren erst in
größeren Dosen giftig, die ausgelösten Intoxikationserscheinungen nicht
charakteristisch und die Antikörper, welche sie produzierten, reagierten
wie Agglutinine, Präzipitine, Bakteriolysine, aber nicht wie Antiendotoxine, welche sich mit dem Neutralisierungsvermögen der Anti-Exo-
toxine in quantitativer Hinsicht messen konnten.

Schließlich zweifelte man, daß die Endotoxine als solche in den Bakterien existieren. Da die überragende Bedeutung von Giften für die
Pathogenese der Infektionskrankheiten nicht in Abrede gestellt werden
konnte, nahm man an, daß toxische Substanzen durch den sekundären
Abbau des an sich ungiftigen Bakterienplasmas oder durch Zersetzung
der Wirtsgewebe entstehen. Diese grundsätzliche Opposition gegen die
Endotoxine wurde, wie bereits angedeutet, in den Jahren 1933 und 1934
zu Fall gebracht. Aber der Umschwung vollzog sich keineswegs so, daß
nunmehr die gesamte Toxikologie der Infektionskrankheiten zwischen
die „Exotoxine" und die „Endotoxine" restlos aufgeteilt werden konnte.
Das war schon aus dem Grunde nicht möglich, weil es sich herausstellte,
daß nur die Extremtypen der beiden Kategorien wesentliche und charakteristische Differenzen aufweisen, daß hingegen Übergangsformen
bestehen, welche ohne Willkür weder der einen noch der anderen
Gruppe zugerechnet werden konnten, da sie bestimmte Eigenschaften
der Extremtypen in sich vereinigten. Auch konnte das Giftproblem
nicht einmal für die Bakterien in vollem Umfange gelöst werden. Von
den Toxinen der pathogenen Protozoën, der Spirochäten und der Virusarten ist sehr wenig bekannt; daß sie aber existieren müssen, geht aus der
Symptomatologie der durch solche Mikroorganismen verursachten
Infektionen unzweideutig hervor, und in vereinzelten Fällen, wie z. B.
bei den Fleckfieberrickettsien ist der Nachweis spezifischer Gifte tatsächlich gelungen [E. GILDEMEISTER und E. HAAGEN (1940), I. A. BENGT-
SON, N. A. TOPPING und R. G. HENDERSON (1945), I. J. KLIGLER und
E. OLEINIK (1943, 1944)], ferner beim Influenzavirus [G. HENLE und

W. Henle (1944), W. M. Hale und A. P. McKee (1945)] und bei den Agentien der Psittacosis-Lymphogranuloma-Gruppe [G. Rake und H. P. Jones (1944)].

Das Bestreben, Endotoxine durch chemische Prozeduren aus gramnegativen Bakterien zu isolieren, führte dann zur Entdeckung der *Polysaccharide* dieser Mikroben, nachdem solche Substanzen in den grampositiven Pneumokokken schon weit früher nachgewiesen und genauer untersucht worden waren [M. Heidelberger und O. T. Avery (1923, 1924), O. T. Avery und Heidelberger (1925), Heidelberger, Goebel und Avery (1925); vgl. auch S. 78ff.]. Die Ergebnisse der Studien über die Polysaccharide gramnegativer Bakterien sind im folgenden übersichtlich zusammengestellt.

αα) Die Salmonellagruppe. 1. Der B. aertrycke. A. Boivin und L. Mesrobeanu (1933) hatten zunächst gefunden, daß man aus Agarkulturen verschiedener Bakterien durch Extraktion mit Trichloressigsäure und Dialyse der Extrakte Lösungen gewinnen kann, welche noch in hohen Verdünnungen mit einem spezifischen Antiserum präzipitieren und bei der Hydrolyse mit Säuren Zucker geben. Mit dieser Technik wurden aus dem B. aertrycke Lösungen einer colloidalen Substanz erhalten, deren Trockengewicht $5^0/_0$ des Trockengewichtes der Bakterien betrug und die bei der Säurehydrolyse ca. $40^0/_0$ Zucker lieferte; sie gab keine Eiweißreaktionen, war für Mäuse, Meerschweinchen und Kaninchen giftig und rief im Kaninchen die Bildung von agglutinierenden und präzipitierenden Antikörpern hervor.

Durch Kochen mit N/5 Essigsäure konnte die Substanz in eine atoxische, nicht antigene, lösliche und eine toxische, antigene, unlösliche Fraktion zerlegt werden; die erste wurde als Polysaccharid mit Haptencharakter, die zweite als Phosphatid aufgefaßt und auf der Verbindung beider sollte die produktive Antigenfunktion der unzerlegten Substanz beruhen [A. Boivin, J. Mesrobeanu und L. Mesrobeanu (1933)].

H. Raistrick und W. W. C. Topley (1934) benützten ebenfalls den B. aertrycke als Ausgangsmaterial. Ihre Methodik war von dem von Boivin angewendeten Verfahren verschieden[1] und bestand der Hauptsache nach darin, daß die vom Nähragar abgeschwemmten Bakterien mit Aceton behandelt, im Vacuum getrocknet und in eine Lösung von Trypsin zwecks Wegdauung des Eiweißes eingetragen wurden; der Verdauungsprozeß nahm bei 37^0 C und p_H 8,3 bis 8,5 mehrere Tage in Anspruch; sodann erfolgte eine Fällung mit Äthylalkohol. Es wurden auf diese Weise eiweißfreie Fraktionen erhalten, welche toxisch waren, spezifische Agglutinine und Präzipitine erzeugten und eine aktive anti-

---

[1] Die oben zitierten Mitteilungen von Boivin und seinen Mitarbeitern waren Raistrick und Topley bekannt und wurden von ihnen angeführt und besprochen.

infektiöse und antitoxische Immunität hervorriefen. Über die Einheitlichkeit und den chemischen Charakter der isolierten Substanz sprachen
sich RAISTRICK und TOPLEY zurückhaltend aus, gaben aber zu, daß
Anhaltspunkte für das Vorhandensein eines Polysaccharides und eines
Phosphatides bestehen. Die Autoren zitierten eine ältere Arbeit von
W. CASPER (1928), welcher Kulturen von B. aertrycke in Antiformin
löste und durch Fällung der Lösung mit Alkohol ein Präparat bekam,
das er als Polysaccharid bezeichnete; es war toxisch für Mäuse und zeigte,
an Mäusen geprüft, eine schwach immunisierende Wirkung.

Sowohl BOIVIN als auch RAISTRICK und TOPLEY waren bei ihrer
Fragestellung, bei der Wahl der Methoden und wohl auch bei der Deutung
ihrer Versuchsergebnisse, wie aus dem Text ihrer Publikationen erhellt,
durch die Arbeiten über die typenspezifischen Polysaccharide der Pneumokokken beeinflußt. Diese hatten sich zwar anfänglich als bloße Haptene
erwiesen; es lagen aber doch zu jener Zeit schon Angaben vor, daß Polysaccharide auch in reinem Zustande immunisierend wirken können.
BOIVIN berief sich auf J. ZOZOYA und J. CLARK (1933), welche ältere
Angaben von O. SCHIEMANN und W. CASPER (1927) bis zu einem gewissen
Grade zu bestätigen vermochten, während sich RAISTRICK und TOPLEY
schon auf die exakteren Angaben von O. T. AVERY und W. F. GOEBEL
über aktive Immunisierungen mit acetylierten Pneumokokken-Polysacchariden (s. S. 75f.) stützen konnten. Nur waren die Polysaccharide
der Pneumokokken, an der für die Infektion so empfänglichen weißen
Maus geprüft, ungiftig ebenso wie abgetötete Pneumokokken; die aus
dem B. aertrycke dargestellten Substanzen erwiesen sich dagegen als
toxisch und konnten als Träger der Giftwirkung der abgetöteten Bacillen-
leiber betrachtet werden.

Von dieser Schlüsselstellung aus wurden die Untersuchungen in der
Folge hauptsächlich nach zwei Richtungen ausgebaut. Erstens mußte
der Geltungsbereich der am B. aertrycke gemachten Erfahrungen abge-
tastet werden, wobei sich das Interesse naturgemäß in erster Linie den
pathogenen oder richtiger den infektiösen Bakterien zuwandte. Zweitens
galt es, die Kenntnisse über die chemisch-physikalischen und biologischen
Eigenschaften der Substanzen zu vertiefen, meist in antithetischem
Sinne, d. h. so, daß die Differenzen gegenüber den klassischen Toxinen
unterstrichen wurden, aber unter Wahrung des gemeinsamen Kriteriums
der Toxizität und ihrer Neutralisierbarkeit durch antitoxische Immunkörper.

Die Isolierungsmethoden wurden mehrfach geändert und die Teilpro-
zeduren in verschiedener Weise miteinander kombiniert. Eine wichtige
Neuerung wurde von W. T. J. MORGAN (1937) vorgeschlagen, welche den
Zweck hatte, die in den Bakterien vorhandenen, serologisch aktiven Substanzen in möglichst unverändertem Zustande zu isolieren. Höhere Temperaturen sowie die Einwirkung von Säuren und Alkalien waren daher zu

vermeiden, und MORGAN verwendete aus diesem Grunde die Extraktion mit wasserlöslichen organischen Lösungsmitteln, unter denen sich wasserfreies Diäthylenglycol am besten bewährte. Dieses Verfahren bot auch den Vorteil, daß es die Möglichkeit der Extraktion von Fermenten aus den Bakterien reduzierte, welche die Antigene zerstören können, wenn diese in späteren Phasen der Isolierung in wässerige Lösung gebracht werden müssen. Die Methode führt aber nur bei gramnegativen Bakterien zum Ziele, was sie übrigens mit der Extraktion durch Trichloressigsäure gemein hat, mit welcher es A. BOIVIN (1937) nicht gelang, aus grampositiven Bakterien (z. B. aus Pneumokokken) Antigene nicht-proteider Natur zu gewinnen.

2. Typhusbacillen. Mit Hilfe der Agglutination wurden im Typhusbacillus drei voneinander verschiedene Antigene nachgewiesen: 1. Das O-Antigen (Soma- oder Leibesantigen), das hauptsächlich in der S-Form[1]

---

[1] Die Typhusbacillen können wie andere Arten der Salmonellagruppe auf Nähragar in Form von runden Kolonien mit glatter Oberfläche oder in unregelmäßig begrenzten Kolonien mit runzeliger Oberfläche wachsen; man unterscheidet darnach S-Formen (S = smooth, glatt) und R-Formen (R von rough = rauh). BOIVIN und MESROBEANU (1935) stellten zunächst fest, daß nur die S-Formen die antigenen Endotoxine bilden, nicht aber die R-Formen. In der Folge wurde gezeigt, daß dieses antigene Endotoxin das O-Antigen ist, welches somit nur in der Leibessubstanz der S-Varianten existieren, in den R-Varianten dagegen nicht vorhanden sein würde. Es stellte sich jedoch bald heraus, zuerst bei den Shigaschen Dysenteriebacillen [R. HAAS (1937, 1941), BOIVIN und MESROBEANU (1937b)], daß eine derartige gesetzmäßige Beziehung zwischen der Form der Kolonien und der Antigenstruktur keineswegs besteht; vielmehr kann die R-Form das mit dem O-Antigen identifizierbare Endotoxin bilden und bei der S-Form kann es fehlen. Auf Grund ihrer eigenen Beobachtungen schlossen sich BOIVIN und MESROBEANU (1937b) dem Vorschlage von W. W. C. TOPLEY (1933) an, zwar die Bezeichnungen „S" und „R" beizubehalten, sie aber nicht durch die Form der Kolonien auf Nähragar, sondern durch die Antigenstruktur (Besitz oder Mangel des O-Antigens) zu definieren. Man kommt durch diese eigenartige Begriffsvertauschung über die Tatsache hinweg, daß auch die grampositiven Pneumokokken S- und R-Kolonien bilden, daß aber auch die S-Typen keine antigenen Endotoxine, sondern nur atoxische Polysaccharide liefern, und daß die „S-Form" des Milzbrandbacillus in R-Kolonien wächst [H. PREISS (1904), P. EISENBERG (1912), J. TOMCSIK und H. SZONGOTT (1932, 1933)], daß also, wie das zweite Beispiel lehrt, die Antigenstruktur „S" bei einer Bakterienspezies nur in runzeligen Kolonien, bei einer anderen vorwiegend in glatten Kolonien zu finden ist. Das Facit ist, daß man derzeit, wenn man die Symbole „S" und „R" verwendet, jeweils hinzufügen sollte, ob man die Wuchsform auf Agar oder die Antigenstruktur meint — ein zweifellos unbefriedigender Zustand, auch wenn man sich auf die beiden Hauptvarianten S und R beschränkt. Es wurde aber noch eine dritte Hauptvariante M (von „mucoid" wegen des schleimigen Aussehens der Kolonien) anerkannt, die bald dem Typus S, bald R nähersteht, außerdem zahlreiche intermediäre I-Varianten und seltenere Nebentypen (G, D), bei welcher Aufsplitterung inkonsequenterweise wieder die Kolonieform als Klassifikationsprinzip die Oberhand gewann. Die Varianten werden von vielen Autoren als „Mutanten" bezeichnet [vgl. S. 84 und S. 86 sowie die kritische Übersicht von W. BRAUN (1947)].

vorhanden ist; 2. das H-Antigen (Geißelantigen) und 3. das von A. Felix und R. M. Pitt (1934) zuerst festgestellte sogenannte Vi-Antigen (Abkürzung für „Virulenz-Antigen").

Geht man von einem Stamm aus, welcher das O- und das Vi-Antigen enthält, so kann man die diesen Antigenen entsprechenden Substanzen aus den Bakterien gleichzeitig extrahieren und nachweisen, daß das O-Antigen und das Vi-Antigen als selbständige, voneinander unabhängige Stoffe zu betrachten sind. W. W. C. Topley, Raistrick, Wilson, Stacey, Challinor und Clark (1937) benützten die Technik, welche Raistrick und Topley in ihren Versuchen mit dem B. aertrycke angewendet hatten, und fraktionierten die Auszüge durch Fällung mit Aluminiumsulfat oder Uranylacetat; sie konnten überdies feststellen, daß das O-Antigen in Gegenwart von Vi-Antigen gegen die Säurehydrolyse (durch $^1/_{10}$ N-Essigsäure bei 100° C) resistenter war als wenn das Vi-Antigen fehlte. D. W. Henderson und W. T. J. Morgan (1938) extrahierten Typhusstämme mit Diäthylenglycol (s. S. 100) und verglichen drei serologisch identifizierte Typen miteinander, nämlich die durch ein Anti-O-Serum agglutinablen O-Stämme, die durch ein solches Serum nicht agglutinierbaren O+Vi-Stämme und die R — Vi-Stämme, welche nach den Angaben von A. Felix und R. M. Pitt (1934, 1935) nur das Vi-Antigen besitzen. A. Boivin und L. Mesrobeanu (1938a) setzten zu einer dialysierten Trichloressigsäurelösung der Bakterien Uranylacetat zu.

Die intraperitoneale Immunisierung weißer Mäuse mit einem der beiden isolierten Antigenpräparate (O *oder* Vi) gewährte Schutz gegen die Infektion mit lebenden Typhusbacillen, welche *beide* Antigene enthielten. Ob man für die Immunisierung das O- oder das Vi-Antigen verwendete, hatte auf die Intensität des Impfschutzes keinen Einfluß (Topley, Raistrick und Mitarbeiter, Henderson und Morgan). Die antitoxische Immunität erwies sich hingegen — im Gegensatze zur antiinfektiösen — als spezifisch, indem die Immunisierung mit einem der beiden Antigene nur gegen die Giftwirkung des homologen Präparates festigte. Allerdings war auch die homologe antitoxische Immunität nur von geringem Grade, da die immunisierten Mäuse nur ganz niedrige Multipla der für Kontrollen tödlichen Dosis vertrugen. Da für die Schutzimpfung ein optimaler Effekt nach beiden Richtungen erwünscht sei, fordern A. Boivin und seine Mitarbeiter [A. Boivin und L. Mesrobeanu (1938d), Boivin, Y. Izard und R. Sarciron (1939)], daß Impfstoffe beide Antigene enthalten.

In dem Werke von H. Schmidt (l. c., S. 641) stößt man indes auf den Passus: „Es sind eine große Zahl an sich recht verschieden hergestellter Impfstoffe für die prophylaktische Schutzimpfung beschrieben worden, die alle das gemeinsam haben, daß die betreffenden Autoren damit zufriedenstellende Impferfolge erzielt haben wollen, woraus zum mindesten hervorgeht, daß, was nach dem Gesagten nicht verwunderlich ist, jeder dieser Impfstoffe antigene Typhusstoffe enthielt." Wenn man aber mit *beliebigen* Impfstoffen zufriedenstellende Impferfolge erreicht hat, folgt daraus noch nicht, daß in jedem dieser Impfstoffe die geeigneten Antigene der Typhusbacillen vorhanden gewesen sein müssen, sondern bloß, daß die Zufriedenheit mit den Ergebnissen durchgeführter Schutzimpfungen nicht vom Impfstoff abhängig ist, sondern eine allgemeine Eigenschaft der Autoren sein muß, welche Antigenimpfungen vornehmen [R. DOERR (1932)].

Die chemischen Analysen der von den bisher genannten Autoren isolierten O- und Vi-Präparate ergab nicht durchwegs übereinstimmende Resultate. So ermittelten TOPLEY, RAISTRICK und Mitarbeiter für ein aus einem O-Stamm hergestelltes Präparat 4,9 bis $5,1^0/_0$ N, während das von HENDERSON und MORGAN aus einem derartigen Stamm isolierte Produkt nur einen Stickstoffgehalt von 2,5 bis $2,8^0/_0$ aufwies. Auch in biologischer Hinsicht wichen die Angaben voneinander ab, indem das Vi-Antigen von BOIVIN und MESROBEANU (1938b) in Mengen von 0,3 bis 0,5 mg weiße Mäuse tötete, während die Dosis letalis minima des gleichbenannten, von HENDERSON und MORGAN isolierten Präparates (bei intravenöser Injektion) ca. 5 mg betrug.

Nach BOIVIN (1942) gehört sowohl das O- als auch das Vi-Antigen zu den Glukolipoiden. Beide sollen in den oberflächlichen Schichten des Typhusbacillus lokalisiert sein und bei manchen Stämmen als getrennte Substanzen nebeneinander existieren, während sie in anderen Stämmen einen einheitlichen Komplex bilden, welcher den stofflichen Träger der zwei Funktionen O und Vi darstellt. Diese Auffassung ist aber durch neuere Untersuchungen erschüttert worden. Wie das BOIVIN selbst im Hinblick auf die Selbständigkeit des O- und Vi-Antigens andeutet, muß man immer mit der Möglichkeit rechnen, daß die Präparationsmethoden Kunstprodukte schaffen, indem sie größere Komplexe aufspalten. Dieser Einwand trifft nun auch auf das O- und das Vi-Antigen der Typhusbacillen zu, aber nicht in dem Sinne von BOIVIN.

Durch G. G. FREEMAN, S. W. CHALLINOR und J. WILSON (1940), G. G. FREEMAN und T. H. ANDERSON (1941) und W. T. J. MORGAN und S. M. PARTRIDGE (1942) wurden zureichende experimentelle Beweise dafür erbracht, *daß das O-Antigen der Typhusbacillen eine komplexe Verbindung ist, welche aus einem spezifischen Polysaccharid, einer polypeptidartigen Komponente und einem Phospholipin besteht.* Die Proteinkomponente ist für Versuchstiere toxisch und enthält eine ihrer Natur nach noch unbekannte prosthetische Gruppe [MORGAN und PARTRIDGE (1941, 1942)]; sie ist chemisch und immunologisch dem Protein nahe verwandt, welches von MORGAN und PARTRIDGE (1940) aus dem O-Antigen des B. dysenteriae Shiga isoliert wurde, und steht chemisch auch dem somatischen Antigen aus dem B. typhi murium nahe [G. G. FREEMAN

(1943)]. Das Polysaccharid der Typhusbacillen ist aus Molekülen von d-Glucose, d-Mannose und d-Galaktose aufgebaut [FREEMAN (1942)]; wie in anderen somatischen Antigenen von analoger Struktur verhält es sich in reinem Zustande wie ein Hapten und erlangt erst durch die Verbindung mit der Eiweißkomponente die volle Antigenfunktion, wirkt aber auch im Proteinverband als spezifitätsbestimmende Determinante [MORGAN und PARTRIDGE (1940)]. Mit der Behauptung, daß die spezifischen Polysaccharide an sich die Fähigkeit besitzen, die Produktion spezifischer Antikörper auszulösen, muß man, wie MORGAN am Beispiel des Shigaschen Dysenteriebacillus (s. S. 104) zeigte, vorsichtig sein, da schon wenige Prozente Eiweiß, welche bei den Isolierungen der Polysaccharide in den Präparaten verbleiben, ausreichen, um antigene Produkte von hohem Aktivitätsgrade zu erhalten. Ist nun das Zusammenwirken von Polysaccharid und Eiweiß eine notwendige Bedingung für die Entfaltung der vollen Antigenfunktion, so ist anderseits das Phospholipin in dieser Hinsicht ohne Einfluß und hat auch keine Bedeutung für die Spezifität des O-Antigens.

Auch das Vi-Antigen zeigt Eigenschaften, welche dagegen sprechen, daß es sich um ein reines „Glucolipoid" handelt. Es ist thermolabil und wird aus wässerigen Lösungen durch Aluminium-, Uran- und Lanthan-Salze gefällt; ferner haben J. CRAIGIE und K. F. BRANDON (1936) die Existenz von Vi-Bakteriophagen nachgewiesen, d. h. von Phagen, welche nur die Vi-Formen der Typhusbacillen anzugreifen vermögen; da die Phagen wie alle Viruselemente Proteine bzw. Nucleoproteine als hauptsächlichen oder ausschließlichen Bestandteil enthalten, wäre es schwer verständlich, daß ihre Vermehrung, mag man sie sich in der oder jener Weise vorstellen, nur an das Vorhandensein eines spezifischen Polysaccharides gebunden ist.

3. Der B. dysenteriae Shiga. Die genauen Kenntnisse, welche wir über das O-Antigen dieser Mikroben besitzen, verdanken wir den Arbeiten von W. T. J. MORGAN (1937), HENDERSON und MORGAN (1938) sowie MORGAN und S. M. PARTRIDGE (1939, 1940, 1942). Wie das O-Antigen der Typhusbacillen stellt auch das aus dem Shigaschen Dysenteriebacillus durch Extraktion mit Diäthylenglycol isolierbare O-Antigen einen polymolekularen Komplex dar, welcher sich aus einem Phospholipin, einem spezifischen Polysaccharid und einem Protein zusammensetzt.

Das Phospholipin ist rechtsdrehend ($[\alpha]+12^\circ$), enthält $1{,}8\%$ N und $3{,}9\%$ Phosphor, gibt bei der Verseifung durch alkoholische Kalilauge α-Glycerinphosphorsäure, Olein- und Palmitin-Säure und ist in einigen seiner Eigenschaften dem Kephalin ähnlich. Es ist zwar an die zwei anderen Komponenten gebunden, kann aber von diesen durch Formamid abgetrennt werden, ohne daß sich die immunologischen Charaktere des

Komplexes ändern; das vom Phospholipin befreite O-Antigen ruft beim
Kaninchen die Bildung von Agglutininen, Präzipitinen und — so wie
die Vollbakterien — auch von heterogenetischen Hammelhämolysinen
(des Forssmanschen Antikörpers) hervor.

Durch intensivere Einwirkung von Formamid kann auch der Konnex
des Polysaccharides mit dem Protein dissoziiert werden. Das Polysaccharid war stärker rechtsdrehend wie das Phospholipin ($[\alpha]+85^0$),
enthielt $1{,}7\%$ N und gab, in Wasser gelöst, eine visköse Flüssigkeit.
Das Protein erwies sich als linksdrehend ($[\alpha] - 48^0$) und lieferte bei der
Elementaranalyse 11.5 bis $12{,}5\%$ N und 0,8 bis 1% P. Hier wurde die
schon an anderer Stelle (s. S. 103) erwähnte Beobachtung gemacht, daß
geringe Mengen Protein dem Polysaccharid kräftige Antigenwirkung
verleihen. Läßt man auf das Komplexantigen Trypsin einwirken, so
wird die Eiweißkomponente abgebaut und der aus Phospholipin + Polysaccharid bestehende Rest hat nur unbedeutende immunisierende Fähigkeiten. Das spezifische Polysaccharid des Shigaschen Bacillus enthält
nach MORGAN (1938) d-Galaktose, l-Rhamnose und N-Acetylhexosamin; es sei daran erinnert, daß die an letzter Stelle genannte Verbindung nach F. E. BRUNIUS (1936) auch im Forssmanschen (aus Pferdeniere isolierten) Hapten und in bestimmten Pneumokokkentypen, welche
wie der Shigasche Bacillus heterogenetische Antikörper produzieren
(s. S. 77), vorkommt.

Den überzeugendsten Beweis für die Existenz eines Komplexantigens
und für die Beziehungen zwischen seinen beiden Hauptbestandteilen,
dem spezifischen Polysaccharid und dem unspezifischen, das Polysaccharid
aktivierenden Protein, haben S. M. PARTRIDGE und W. T. MORGAN
(1940) geliefert. Es wurden zunächst das Polysaccharid und das Polypeptid isoliert und an Kaninchen auf ihr Immunisierungsvermögen
geprüft. Das Polysaccharid vermochte keine Antikörper zu erzeugen
und konnte weder durch Adsorption an Collodiumpartikel noch durch
Zusatz von durch Hitze denaturiertem normalem Kaninchenserum
(also durch unspezifische Substanzen) aktiviert werden. Das Polypeptid
bildete bloß homologe Präzipitine, aber keine Agglutinine für Shiga-
Bacillen. *Es gelang aber die beiden dissoziierten Faktoren zu rekombinieren
und zwar durch ein sehr einfaches Verfahren.* In eine hochkonzentrierte
Lösung des Polysaccharides in Formamid wurde das Polypeptid eingetragen und gleichmäßig verteilt; durch Dialyse des Gemisches verwandelte sich dasselbe in eine opaleszente Lösung, welche der Lösung
des natürlichen Komplexantigens (des Ausgangsmateriales) glich und
nach verschiedenen Reinigungsprozeduren ein Endprodukt gab, daß alle
immunisatorischen Fähigkeiten des natürlichen Komplexantigens zeigte;
der künstlich rekonstruierte Komplex produzierte hochwertige Agglutinine für B. Shiga, Präzipitine für das Polysaccharid, gab mit anti-

bakteriellen Antikörpern gegen Shiga-Bacillen Komplementbindung und bildete auch den heterogenetischen Antikörper (das Hammelhämolysin) in großer Menge (hämolytischer Titer 1 : 2000). Der experimentell dargestellte Komplex ließ sich wieder durch Formamid in seine beiden Komponenten zerlegen.

Daß die Rekombination erfolgt, führen PARTRIDGE und MORGAN auf die hohe Viscosität des Polysaccharides der Shiga-Bacillen zurück und vergleichen den Vorgang mit der von K. LANDSTEINER und S. SIMMS (1923) beschriebenen Aktivierung des Forssmanschen Haptens durch Zusatz von artfremdem Serum (s. S. 51). Dieser Vergleich stimmt aber insoferne nicht, als bakterielle Polysaccharide durch die sogenannte „Kombinationsimmunisierung“ nicht in Vollantigene umgesetzt werden können; auch wurde das Polypeptid in den Versuchen von PARTRIDGE und MORGAN zu einer Lösung des Polysaccharides in *Formamid* hinzugefügt. Die Rekombination scheint nicht ausschließlich auf der Eigenart des Polysaccharides, sondern auch auf der besonderen Beschaffenheit der mit ihnen verbundenen Proteine bzw. Polypeptide zu beruhen. Diese Vermutung stützt sich auf die Angabe von MORGAN, daß sich die Polysaccharide der Bakterien der Dysenterie-Typhusgruppe aus dem Hapten-Zustand sowohl durch die homologen, wie auch durch die heterologen (aus anderen Arten der Gruppe abgesonderten) Polypeptide in Vollantigene umwandeln lassen, und daß das aus Shiga-Bacillen isolierte Protein imstande war, Kohlehydraten sehr verschiedener Herkunft die produktive Antigenfunktion zu verleihen wie z. B. dem Agar, dem Akazien- und dem Kirschgummi, oder den spezifischen Blutgruppenhaptenen A oder B menschlichen oder tierischen Ursprungs (s. S. 65); dazu kommt die bereits erwähnte Tatsache, daß die Aktivierung von bakteriellen Polysacchariden durch Zusatz von Serumproteinen nicht gelingt. Anderseits erkennt man, daß die von PARTRIDGE und MORGAN erzielte Rekombination des Polysaccharides und der Proteinkomponente des B. Shiga nicht auf das allgemeine Prinzip zurückgeführt werden kann, daß sich dissoziierte Teile eines natürlichen Antigenkomplexes leicht wieder miteinander vereinigen lassen; denn es wurden ja Aktivierungen von Kohlehydraten durch Proteine, die aus einem anderen natürlichen Komplex abgespalten worden waren, bewerkstelligt. Es fehlen aber vorderhand noch vergleichende Untersuchungen, um ein Urteil zu ermöglichen, wann und unter welchen Bedingungen sich dissoziierte Teile natürlicher Antigenkomplexe rekombinieren lassen bzw. wann die Rekombination undurchführbar ist.

4. Die Paradysenteriebacillen (Shigella paradysenteriae). Man unterscheidet mehrere Typen, die mit Buchstaben (V, W, Z) oder nach dem Ort, an welchem sie isoliert wurden („Newcastle-Stamm“), bezeichnet werden.

W. F. Goebel, F. Binkley und E. Perlman (1945) beschäftigten sich in neuerer Zeit eingehend mit der Isolierung, der Reinigung und der chemischen Untersuchung der Antigene der oben aufgezählten Typen V, W, Z und des Newcastle-Stammes. Sie prüften zunächst mehrere Extraktionsmethoden und fanden, daß sich die von W. T. J. Morgan (1937) vorgeschlagene Extraktion der Bakterien mit Diäthylenglycol nicht immer gleich gut eignet, indem es beispielsweise nicht möglich war, aus dem Newcastle-Stamm ein Produkt zu gewinnen, das wie ein Antigen wirkte. Dagegen bewährte sich in solchen Fällen die Extraktion mit einer fünfzigprozentigen wässerigen Pyridinlösung, die zwar eine gute Antigenausbeute lieferte, aber wieder den Nachteil hatte, daß bisweilen große Mengen unwirksamer Stoffe mitextrahiert wurden, so daß erst eine weitere Fraktionierung mit 50% Aceton, in welchem das Antigen löslich war, vorgenommen werden mußte, um die Begleitsubstanzen zu eliminieren. Es stellte sich heraus, daß die spezifischen Antigene der verschiedenen Typen der Paradysenteriegruppe chemisch eng miteinander verwandt sind und daß sie durch Säurehydrolyse oder durch alkalischen Alkohol leicht in ihre Komponenten gespalten werden können, welche als ein Lipoid, ein spezifisches Polysaccharid und ein Protein agnosziert wurden. Diese Komplexantigene waren toxisch für weiße Mäuse (intraperitoneal tödliche Dosis$=500\,\gamma$) und in anscheinend noch höherem Grade für Kaninchen, welche häufig nach einer intravenösen Erstinjektion von $20\,\gamma$ verendeten. Es gelang nicht, den Träger der Toxizität im Komplexantigen sicher zu ermitteln. Es zeigte sich jedoch, daß eine Entgiftung der Antigene durch chemische Agentien nur schwer und unter gleichzeitiger Zerstörung der antigenen Aktivität möglich war. Die tryptische Verdauung des Typus V ergab ein toxisches und immunisatorisch aktives Präparat, und die chemische Analyse desselben bewies, daß die Eiweißkomponente nicht total, sondern nur zum Teile abgebaut war, so daß der Schluß gerechtfertigt erschien, daß dieses trypsinresistente Eiweiß als der toxische Faktor und gleichzeitig als antigener Bestandteil des Komplexantigens funktioniert.

F. Binkley, W. F. Goebel und E. Perlman (1945) veröffentlichten zur gleichen Zeit eine eingehendere Studie über das Antigen des Typus Z, wobei das Bestreben hauptsächlich darauf gerichtet war, den toxischen Faktor durch verschiedenartige Aufspaltung des Komplexantigens schärfer zu lokalisieren. Da das Antigen, wie schon vorher gezeigt worden war, ein Phospholipin ("L"), ein acetyliertes Polysaccharid ("C_{AC}"), ein Protein ("P") und den Träger der Toxizität ("T") enthält, kann man die Struktur des Antigens durch das Schema "$LC_{AC}TP$" ausdrücken. Dieser Komplex ließ sich nun in folgender Weise zerlegen:

a) $LC_{AC}TP$	Säure und Erwärmen →	$L+C_{AC}+TP$
b) $LC_{AC}TP$	Alkali bei 0^0 C →	$LCTP+A_C$(Deacetylierung)
c) $LC_{AC}TP$	alkalischer Alkohol →	$L+CT+A_C+P$

Der weitere Abbau ergab:

d) $LCTP$	Säure und Erhitzen →	$L+C+TP$
e) CT	Säure und Erhitzen →	$C+[T]$
f) C_{AC}	Alkali bei 0^0 C →	$C+A_C$
g) PT	alkalischer Alkohol →	$P+[T]$

Nur das Komplexantigen ($LC_{AC}TP$) erwies sich als ein hochaktives Antigen, welches schon nach kurzer Immunisierung von Kaninchen hochwertige Präzipitine produzierte. Das deacetylierte Komplexantigen war nur noch schwach antigen (s. S. 76), ebenso das toxische Kohlehydrat (CT), das Protein (P) und das toxische Protein (TP); C_{AC} hatte den Charakter eines Haptens und das Phospholipin (L) war an den immunologischen Eigenschaften überhaupt nicht beteiligt.

Der eigentliche Zweck des stufenweisen Abbaues des Komplexantigens wurde insoferne nicht erreicht, als der Träger der Giftwirkung je nach der Art der Zerlegung bald mit dem Kohlehydrat (CT in alinea c), bald mit dem Protein (TP in alinea a und d) verbunden war. Die Versuche CT in $C+T$ (al. e) oder PT in $P+T$ (al. g) zu zerlegen, d. h. das Toxin vom Kohlehydrat bzw. vom Protein loszulösen, ergaben nur ein ungiftiges Kohlehydrat oder ein atoxisches Protein, aber kein toxisches Abbauprodukt. Es konnten aber — abgesehen von der Entgiftung — auch andere Differenzen zwischen CT und C einerseits und zwischen PT und P anderseits nachgewiesen werden, so daß man auf eine Zerstörung des Giftträgers schließen durfte; daß dieser Stoff in CT und PT identisch war, konnte daraus entnommen werden, daß die beiden Kombinationen im Ultraviolett-Spektrum an derselben Stelle ($260\ m\mu$) ein Absorptionsband aufwiesen, welches in reinem C oder P fehlte. Die toxische Komponente konnte auch durch verlängerte Einwirkung von Trypsin nicht zerstört werden, war nicht diffusibel, schwefelfrei und enthielt schätzungsweise (nach den Analysen der Zerlegungsprodukte beurteilt) 6 bis $10^0/_0$ N sowie organisch gebundenen Phosphor; ferner war sie durch das oben erwähnte Absorptionsband ausgezeichnet. Eine sichere chemische Identifizierung war nicht möglich; auf Grund der Versuchsergebnisse wurde es aber unwahrscheinlich, daß es sich um einen typischen Eiweißkörper handeln könnte, und die Autoren nahmen als vermutlichen Träger der Giftwirkung ein Purin oder eine pyrimidinähnliche Substanz an.

PERLMAN, BINCLEY und GOEBEL (1945) immunisierten auch Menschen, welche laut Anamnese noch nie an Dysenterie erkrankt waren, durch wieder-

holte intracutane Injektionen des gereinigten spezifischen Antigens des
V-Typus der Shigella paradysenteriae. Es entwickelten sich im Serum der
Impflinge Agglutinine für die Bakterien und antiinfektiöse Antikörper
(Schutzversuche an peritoneal infizierten Mäusen). Eine Gruppe von zehn
Versuchspersonen wurden nicht mit dem Komplexantigen, sondern nur mit
dem spezifischen Polysaccharid des V-Typus behandelt; zwei von ihnen
reagierten mit Agglutininproduktion und bei einem Individuum konnten
auch schützende (antiinfektiöse) Eigenschaften des Serums festgestellt
werden. Da das Polysaccharid im Organismus des Kaninchens keine Antikörperbildung auszulösen vermag, stoßen wir hier wieder auf einen Gegensatz zwischen dieser Tierspezies und dem Menschen, der uns schon früher
(s. S. 2), beschäftigt hat. Daß die Versuchspersonen, welche von den amerikanischen Autoren mit gereinigten Polysacchariden immunisiert wurden, nur
ausnahmsweise Antikörper bildeten, wird darauf zurückgeführt, daß das
Polysaccharid bei seiner Isolierung aus dem Komplexantigen möglicherweise eine Veränderung (Depolymerisierung) erlitten hatte.

J. Smolens und seine Mitarbeiter (1946) kamen bei ihren Untersuchungen über die Polysaccharide der Paradysenteriebacillen insoferne
zu abweichenden Ergebnissen, als die von ihnen dargestellten Präparate
nicht nur auf Menschen, sondern auch auf Mäuse und auf Kaninchen
immunisierend wirkten. Da aber W. T. J. Morgan gerade an einer Type
der Shigellagruppe (Sh. dysenteriae Shiga) gezeigt hat, daß schon geringe
Mengen Protein dem Polysaccharid kräftige Antigenwirkung verleihen,
sind die Befunde von Smolens und Mitarbeitern vermutlich auf den
ungenügenden Reinheitsgrad ihrer Präparate zurückzuführen. Diese
Vermutung wird auch durch andere Angaben dieser Autoren nahegelegt.
Es wurden nämlich zwei Methoden für die Isolierung der Polysaccharide
verwendet, die Verdauung des Proteins mit Trypsin und die Säureextraktion. Mit dem Trypsinverfahren wurde ein Präparat gewonnen,
dessen Toxizität und antigene Aktivität dem nicht zerlegten somatischen Antigen entsprach, während das durch Säureextraktion dargestellte Kohlehydrat weit weniger toxisch war; nur bei einem Stamm
lieferten beide Verfahren gleichwertige Produkte, eine Ausnahme, welche
die Autoren als seltsam bezeichnen, die aber verständlich wäre, wenn die
Reinheitsgrade der abgeschiedenen Kohlehydrate variiert hätten.

Im Urteil über das unzerlegte somatische Antigen der Paradysenteriebacillen stimmen Smolens und Mitarbeiter mit den vorher zitierten
Autoren (s. S. 106) und insbesondere auch mit E. Perlman und W. F.
Goebel (1946) überein. Sie betonen, daß sich dieses Antigen durch eine
ungewöhnliche Aktivität auszeichnet, da schon Mengen von 0,077 γ
in einer Versuchsreihe genügten, um die Hälfte der Mäuse gegen die
Infektion mit 100000 minimal tödlichen Dosen zu schützen, daß es der
hauptsächliche Träger der Toxizität der Bakterien ist und daß seine
Schutzkraft die immunisierende Wirkung der abgetöteten Bakterien
gegen die bacilläre Dysenterie des Menschen nicht überragt. Da das

somatische Antigen in demselben Grade toxisch ist wie die abgetöteten
Bakterien, bietet seine Verwendung für Schutzimpfungen auch von
diesem Standpunkte aus keine Vorteile gegenüber der Vaccination mit
abgetöteten Bakterien.

5. Escherichia coli. Bald nachdem Ph. Escherich (1885) das
„Bacterium coli commune" aus den Stuhlentleerungen von Säuglingen
isoliert hatte, erkannte man, daß dieser Name, auch wenn man ihn nur
auf Stämme anwendet, welche den Darmtrakt von Menschen und Tieren
bewohnen, keiner scharf charakterisierten Art entspricht, sondern eine
Vielheit von gramnegativen, die Gelatine nicht verflüssigenden und
keine Sporen bildenden Stäbchen umfaßt, welche sich in mehrfachen
Beziehungen voneinander unterscheiden; so kennt man Stämme, welche
peritrich begeißelt und beweglich und andere, welche unbegeißelt und
unbeweglich sind, manche Stämme fermentieren bestimmte Kohlehydrate (Sucrose, Salicin, Raffinose, Glycerol und Dulcitol), andere
nicht, die Bildung von Indol kann ausnahmsweise fehlen und das Verhalten auf Blutagarplatten ist variabel. Der Versuch, diese Mannigfaltigkeit durch Unterscheidung und Benennung bestimmter Varietäten
in eine Art System einzuordnen, wurde jedoch durch die Erkenntnis
illusorisch, daß sich solche Klassifikationen nicht mit den Differenzen
der antigenen Spezifität decken, schon aus dem Grunde, weil die Heterogenität des B. coli hier noch ungleich stärker ist als in Beziehung auf
die als Einteilungsprinzip verwendeten Kriterien. H. E. Durham hat
schon 1897 die Regel aufgestellt, daß ein mit einem Colistamm hergestelltes
Immunserum nur den homologen (zur Immunisierung verwendeten)
Stamm agglutiniert, andere Stämme hingegen gar nicht oder nur in hohen
Konzentrationen. Es konnten zwar auch agglutinatorisch gleichwertige
Colistämme isoliert werden z. B. aus Coliinfektionen der Harnwege
[Lit. siehe bei W. J. Wilson, 1929, S. 264 und in den Principles of Bact.
a. Immunol. von Topley und Wilson, 1946, S. 666)], aber die außer-
ordentliche Vielfältigkeit der Antigenstrukturen der Colibakterien wurde
seit Durham bis in die neueste Zeit [s. u. a. C. A. Stuart, M. Baker
und Mitarbeiter (1940)] stets aufs neue bestätigt.

A. Boivin, L. Corre und Y. Lehoult zeigten in mehreren aufein-
ander folgenden Mitteilungen, welche schließlich in der Revue d'Immunologie (1942) zusammengefaßt wurden, daß die serologischen Spezifitäten der Colistämme durch den Besitz von Polysacchariden bedingt
sind, welche sich nicht nur serologisch, sondern auch chemisch voneinander unterscheiden. Wie dies für die Pneumokokken schon früher
festgestellt worden war, konnte ein bestimmter Colitypus in einen anderen
übergeführt werden, wenn man sich an das Modell des Fundamental-
versuches von F. Griffith hielt. Boivin, Delaunay, Vendrely und
Lehoult (1945) isolierten aus Stuhlproben zwei Colistämme C_1 und C_2,

welche serologisch und chemisch differierende Polysaccharide enthielten; C_2 zerlegte Saccharose unter Säurebildung, während C_1 dieses Disaccharid nicht zu fermentieren vermochte. Wurde nun die S- oder R-Variante von C_2 einige Tage in einem Bouillonkulturfiltrat von C_1 (S-Variante) gezüchtet, so bekam man ein Gemenge von C_2 (S oder R) und C_1 (S), die sich durch Aussaat auf Agarplatten voneinander trennen ließen. Anstatt Bouillonkulturfiltraten konnten auch Autolysate des transformierenden Stammes C_1 (welche der Bouillon zugesetzt wurden, in welcher sich C_2 vermehrte) als transformierende Agenzien mit Erfolg verwendet werden. BOIVIN interpretierte diese Resultate als Induktion einer neuen serologischen Spezifität und Verlust eines vorher vorhandenen Vergärungsvermögens für Saccharose; eine genauere Untersuchung der Autolysate veranlaßte BOIVIN, als induzierende (transformierende) Substanz die Thymusnucleinsäure bzw. ein Polymerisationsprodukt derselben anzunehmen. Später wurden die Angaben von denselben Autoren [BOIVIN, DELAUNAY, VENDRELY und LEHOULT (1946)] in solchem Ausmaße eingeschränkt, daß nicht nur ihre allgemeine Bedeutung, sondern auch der Vergleich mit den Pneumokokken-Transformationen fraglich erscheint[1].

ββ) Die Friedländergruppe. Der Friedländersche Pneumobacillus, der wichtigste Repräsentant der Gruppe, ist ein gramnegatives, unbewegliches, nicht sporulierendes Bakterium, welches nicht nur im infizierten Organismus, sondern auch in Kulturen wohlausgebildete Kapseln entwickelt. Man unterscheidet drei Typen A, B und C, welche sich durch serologische Reaktionen (Agglutination, Präzipitation des löslichen spezifischen Antigens, fadenförmiges Wachstum in homologen Immunsera, Schutzversuch an weißen Mäusen) identifizieren lassen, und eine serologisch nicht einheitliche Sammelgruppe X [L. A. JULIANELLE (1926)]. Durch die Untersuchungen von M. HEIDELBERGER und O. T. AVERY (1923, 1924), AVERY und HEIDELBERGER (1923, 1925), AVERY und H. J. MORGAN (1925), AVERY und J. M. NEILL (1925), HEIDELBERGER, GOEBEL und AVERY (1925), AVERY, HEIDELBERGER und GOEBEL (1925), W. F. GOEBEL (1927), GOEBEL und AVERY (1927) sind wir darüber unterrichtet, daß die drei Typen je ein spezifisches, in den Kapseln lokalisiertes Polysaccharid enthalten, und daß in der Leibessubstanz ein gemeinsames Nucleoprotein als Träger der Artspezifität vorhanden ist. Über die wichtigsten physikalischen und chemischen Eigenschaften der drei Polysaccharide gibt nachstehende Tabelle Auskunft.

---

[1] So konnte nach den Berichten von BOIVIN und seinen Mitarbeitern wohl C_2 in C_1, aber nicht C_1 in C_2 umgewandelt werden; ferner waren C_2 und C_1 das einzige Paar von Coli-Stämmen, mit denen das Transformationsphänomen überhaupt, wenn auch nur in einer Richtung ($C_2 \rightarrow C_1$), realisiert werden konnte.

Tab. 4. Eigenschaften der FRIEDLÄNDERschen Pneumobacillen-Polysaccharide nach W. F. GOEBEL (1927).

Typus	$[a]_D$	Säure-äqui-valent	C	H	N	Zucker-gehalt nach der Hydrolyse (als Glucose berechnet)	Löslichkeit in Wasser	Fällung durch salz-sauren Alkohol	Produkte der Hydrolyse
A	-100^0	430	43,95	6,0	0,0	65 %	gut		Glucose, Aldobionsäure
B	$+100^0$	680	44,6	6,1	0,0	70 %	gering	leicht	Glucose, Aldobionsäure
C	$+100^0$	680			0,0	70 %	gut	schwer und nur bei 0° C	Glucose, Aldobionsäure

Das Polysaccharid A unterscheidet sich also in mehrfachen Beziehungen von den beiden anderen. Es ist wahrscheinlich aus Einheiten zusammengesetzt, von denen jede ein Molekül Glucose, eine Aldobionsäure und eine zweite (nicht näher bestimmte) Zuckersäure enthält; die Aldobionsäure enthält ihrerseits Glucose und Glucuronsäure und ist isomer mit der Aldobionsäure des Pneumococcus III (s. S. 78). Die Polysaccharide B und C sind einander in chemischer und zum Teil auch in physikalischer Beziehung sehr ähnlich, unterscheiden sich aber durch ihre Löslichkeit in Wasser und die Fällbarkeit durch Alkohol in Gegenwart von HCl; serologisch sind sie total verschieden, was von GOEBEL und AVERY (1927) auf Differenzen der intramolekularen Bindungen zwischen je zwei Zuckermolekülen oder zwischen den Glucose- und Aldobionsäuremolekülen zurückgeführt wird.

Das artspezifische *Nucleoprotein* läßt sich aus den in Lösung gebrachten Bacillen durch Fällung mit Essigsäure bei niedriger Temperatur abscheiden; es erzeugt einen Antikörper, welcher die kapselfreien Bacillen aller Typen agglutiniert, mit verkapselten Pneumobacillen oder mit den isolierten Polysacchariden dagegen nicht reagiert.

Auf die serologische Abgrenzung des Friedländerschen Pneumobacillus von Bact. aerogenes, vom Bac. rhinoscleromatis und vom Bac. ozaenae soll hier im Hinblick auf die komplizierten und nicht genügend geklärten Verhältnisse wie auch mit Rücksicht auf die geringe Bedeutung dieser Spezialforschung nicht eingegangen werden. Es ist übrigens zweifelhaft, ob die serologische Spezifität oder die spezifische Pathogenität für solche Entscheidungen wichtiger ist. Das an bibliographischen Nachweisen außerordentlich reiche Werk von TOPLEY und WILSON (1946, 3. Aufl., S. 673 f.) zitiert eine Reihe von einschlägigen Arbeiten und gibt auch über ihren Inhalt genügenden Aufschluß.

γγ) *Proteus.* Die *Proteusbacillen* sind aktiv bewegliche, peritrich begeißelte, gramnegative, stäbchenförmige Bakterien, welche, auf der

Oberfläche von Nähragar wachsend, die Tendenz haben, sich vom Orte der primären Ansiedlung aus rasch auszubreiten, so daß sie in kurzer Zeit einen hauchartigen, die ganze Fläche überziehenden Rasen bilden, eine charakteristische Eigenschaft, die man als das „*Ausschwärmen*" bezeichnet. Die Ursache des „Schwärmens" darf man wohl nicht ausschließlich in der lebhaften Beweglichkeit der Proteusbacillen suchen, da andere Bakterien mit gut entwickeltem peritrichem Geißelapparat in der Form distinkter Kolonien wachsen, die sich nur durch Randwachstum vergrößern und nach Erreichung eines bestimmten Umfanges stationär bleiben; worauf diese Selbstbegrenzung und ihr Gegenstück (das Ausschwärmen) beruhen, ist vorderhand nicht bekannt.

Für die Medizin gewannen bestimmte Stämme von Proteusbacillen (OX_{19}) besonderes Interesse durch die Entdeckung von E. WEIL und A. FELIX (1916), daß das Serum von Fleckfieberkranken Aufschwemmungen dieser Stämme in Verdünnungen von 1 : 50 bis 50000 agglutiniert, während die Sera von Menschen, welche nicht an Fleckfieber erkrankt waren, nie in schwächeren Konzentrationen als 1 : 25 wirksam waren. Wie man sich die serologische Verwandtschaft zwischen dem Fleckfiebererreger (der Rickettsia Prowazeki), der offenbar für die Entstehung der im Serum der Kranken auftretenden Agglutinine durch seine Antigenfunktion maßgebend ist, und den Proteusstämmen erklären soll, ist von verschiedenen Gesichtspunkten aus erörtert worden. Das Problem läßt sich in zwei Fragestellungen auflösen: 1. Warum wirken die durch Rickettsien erzeugten Agglutinine auf Proteusbacillen; 2. Wie hat man sich das Zustandekommen der Beziehung zwischen Rickettsien und Proteusbacillen vorzustellen.

Die Beantwortung der ersten Frage bereitet meines Erachtens keine Schwierigkeiten. Sie muß von zwei Tatsachen ausgehen, nämlich daß das Fleckfieberserum auch die Rickettsien agglutiniert, und daß nur die Agglutination der O-Stämme der Proteusbacillen für das Fleckfieberserum charakteristisch ist, nicht aber die Reaktion mit H-Stämmen, weshalb man ja auch diese Möglichkeit bei der Ausführung des Fleckfiebertestes ausschaltet, indem man die unbeweglichen (nicht begeißelten) Varianten (OX_{19}) verwendet. Die einfachste Annahme, welche diesen Feststellungen gerecht wird und gleichzeitig dem neueren Stande der Immunitätsforschung entspricht, wäre die Existenz einer gemeinsamen oder immunisatorisch gleichwertigen Determinante im Strukturbild der Rickettsien und der somatischen O-Antigene der X-Stämme der Proteusbacillen. Den Beweis für diese Annahme suchten M. R. CASTANEDA und S. ZIA (1933) durch Agglutinationen mit absorbierten Fleckfieber- und Antiproteus-Sera zu erbringen, also auf serologischem Wege und zwar so, daß sie das gesuchte Antigen nicht isolierten, sondern die Rickettsien und die Proteusbacillen als solche zur kreuzweisen partiellen Ab-

sorption der Immunsera verwendeten. Im gleichen Jahre jedoch stellte
P. Bruce White fest, daß das O-Antigen des Stammes X_{19} zwei durch
chemische Eingriffe trennbare „serologische Rezeptoren" enthält, einen
alkali-labilen, der die Agglutinabilität der Bakterien durch ein Anti-
proteusserum bedingt, und einen alkali-stabilen, welche für die Reaktion
der Bakterien mit einem Fleckfieberserum verantwortlich ist, aber nur
eine sehr geringe Rolle bei der Flockung des OX_{19} durch sein homologes
Antiserum spielt. Eine vollständige Trennung der beiden Rezeptoren
konnte White nicht erzielen, auch wurde die Natur des alkalistabilen
Faktors nicht näher bestimmt. M. R. Castaneda (1934, 1935) konnte aber
aus der Rickettsia Prowazeki sowie aus den X_{19}-Bacillen eine spezifische,
wasserlösliche Substanz isolieren, welche sowohl mit Fleckfieberserum
als auch mit X-$_{19}$Antiserum die Präzipitinreaktion gab, und auf Grund
ihrer Eigenschaften als Polysaccharid angesprochen werden durfte; sie
war thermostabil, gab keine Biuretreaktion und eine starke Molisch-
reaktion. Daß man aus X_{19}-Stämmen wasserlösliche Polysaccharide
absondern kann, hatten auch H. Meisel und E. Mikulaczek (1933)
berichtet und R. Otto (1933) nahm um dieselbe Zeit, gestützt auf eigene
Versuche, an, daß Proteusbacillen und Rickettsien ein alkaliresistentes
Partialantigen in Form eines Polysaccharides führen, welches der Weil-
Felixschen Reaktion zugrundeliegt. Von allen Autoren wurde betont,
was schon auf Grund der serologischen Verhältnisse als gesichert gelten
konnte, daß sowohl die X_{19}-Bacillen als auch die Rickettsien außer dem
gemeinsamen Polysaccharid auch andere Komponenten in ihrem Antigen-
mosaik aufweisen, welche nur in den Bacillen resp. nur in den Rickettsien
vorkommen [Castaneda und Zia (1933), Meisel und Mikulacsek (1933),
R. Otto (1933)]. N. H. Topping (1944) züchtete die R. Prowazeki im
Dottersack des bebrüteten Hühnereies und stellte aus diesem Material
durch Extraktion mit Äther und Zentrifugieren des Extraktes eine Flüssigkeit dar, in welcher sich eine Substanz nachweisen ließ, welche anscheinend
dieselben Eigenschaften wie die Rickettsien zeigte.

Die durch Läuse übertragbare Rickettsia prowazeki und die durch
Flöhe verbreitete R. mooseri sind typenspezifisch und lassen sich durch
ihre immunisierende Wirkung sowie durch serologische Reaktionen
(Agglutination, Komplementbindung) voneinander unterscheiden [I. J.
Kligler und M. Aschner (1933, 1934), I. J. Kligler, M. Aschner
und S. Levine (1936), H. Zinsser und M. R. Castaneda (1933),
H. Plotz (1943), I. J. Kligler und E. Oleinik (1943)]. Es müssen
also außer den gemeinsamen Determinanten, welche die Reaktionen mit
den OX-Stämmen bedingen, auch typenspezifische Antigenstrukturen
existieren.

Hat nun die zweite der auf S. 112 aufgeworfenen Fragen überhaupt
einen Sinn? Kann man, wie das A. Felix behauptete, ernstlich die

Hypothese in Erwägung ziehen, daß die X-Stämme der Proteusbacillen mit den Rickettsien genetisch verwandt sind und daß erstere als Varianten der Rickettsien aufgefaßt werden müssen? Ist das gemeinsame Partial-antigen ein Polysaccharid, so ist man durch die Tatsachen gezwungen, derartige Ideen abzulehnen. Polysaccharide sind weit einfachere Ver-bindungen als Proteine. Sie können wohl für Spezifitäten bestimmend sein, welche noch über die Grenzen der Artspezifität in der Form von Typenspezifitäten hinausgehen; leichter resp. öfter als beispielsweise bei den Proteinen des Blutplasmas kann sich aber bei den Polysacchariden der Fall ereignen, daß eine identische oder immunologisch gleichwertige Verbindung in zwei oder mehreren Organismen vorkommt, die nicht in phylogenetische Beziehungen gebracht werden können. Die Shigella dysenteriae, die Erythrocyten des Schafes und die wässerigen Extrakte aus Meerschweinchen- oder Pferdenieren erzeugen im Organismus des Kaninchens Antikörper, welche in Verbindung mit Komplement Schaf-erythrocyten lösen, müssen also eine gemeinsame Komponente (das Forss-mansche Antigen) enthalten, obgleich sie im natürlichen System so weit als möglich voneinander abstehen. Das Antiserum gegen den Pneumo-kokkentypus XIV agglutiniert die Erythrocyten des Menschen und präzipitiert die A-Substanz der menschlichen Blutkörperchen, weil sowohl der Pneumococcus XIV wie die A-Substanz ein aus Galaktose und Acetyl-glucosamin aufgebautes Polysaccharid enthalten (s. S. 70). Ein aus vegetabilischen Gummiarten durch Hydrolyse dargestelltes Spaltprodukt wird durch die Antipneumokokkensera II und III spezifisch geflockt (s. S. 64). Beschränkt man sich auf übergreifende Reaktionen zwischen verschiedenen Arten oder Typen von Bakterien, welche durch ähnliche Polysaccharide bedingt sind, so werden die Beispiele noch weit zahl-reicher. So geben Antisera vom Pferde gekreuzte Reaktionen zwischen dem Typus B des Friedländerschen Bacillus und dem Pneumococcus II [P. B. BEESON und W. F. GOEBEL (1941), E. PERLMAN und BULLOWA (1942)], die Pneumokokkentypen III und VIII erweisen sich, mit Immun-sera derselben Herkunft geprüft, als serologisch verwandt (s. S. 79), die Polysaccharide der Gonokokken und Meningokokken werden durch ein Antiserum gegen den Pneumococcus III noch in hohen Verdünnungen spezifisch präzipitiert [C. PH. MILLER und A. K. BOOR (1934)] usf.

Aus diesen Forschungsergebnissen kann man wohl nur den Schluß ziehen, daß die Reaktion von E. WEIL und A. FELIX darauf beruht, daß im intracellularen Stoffwechsel der Rickettsien und der X-Proteus-stämme *zufälligerweise* ein identisches oder ähnliches Kohlehydrat ent-steht, ein Schluß, der mit der Geschichte der Entdeckung dieser so wichtig gewordenen Probe harmoniert[1].

---

[1] Über die Toxine der Rickettsien s. S. 160f.

δδ) *Die Brucellagruppe.* D. Bruce isolierte 1867 aus der Milz von an dem sogenannten „Maltafieber" gestorbenen Menschen einen Microorganismus, den er für einen Micrococcus hielt und als M. melitensis bezeichnete. Später erkannte man, daß es sich um gramnegative, sehr kurze und dünne, unbewegliche, nicht-sporulierende Stäbchen handelte und da man andere Bakterien fand, welche morphologisch und pathogenetisch dem M. melitensis sehr nahe standen, vereinigte man sie in einer Gruppe, die man Bruce zu Ehren Brucella-Arten nannte [K. F. Meyer und E. B. Shaw (1920), M. L. Feusier und K. F. Meyer (1920)]. Innerhalb des Genus Brucella unterscheidet man hauptsächlich drei Typen (Spezies), nämlich die Br. melitensis, Br. abortus und Br. suis. Alle drei Typen bilden S- und R-Varianten, welche sich durch das Aussehen der Kolonien auf Kartoffelagar, aber auch in serologischer Hinsicht sowie durch die chemische Beschaffenheit ihrer Antigene voneinander differenzieren lassen. Die S-Varianten verwandeln sich leicht und oft schon nach wenigen Nährbodenpassagen in die R-Varianten, wobei die Infektiosität für Versuchstiere abnimmt und die typenspezifischen Antigenkomponenten der S-Varianten schwinden; die Antigene der R-Varianten sind vorwiegend gruppenspezifisch. Da aber Zwischenstufen vorkommen, in welchen der R-Charakter bald mehr, bald weniger vorherrscht, und da sich der Anteil, den der R-Charakter an der Bestimmung der serologischen Reaktivität hat, bei ein und demselben Stamm von Kultur zu Kultur ändern kann, stößt sowohl die serologische als auch die biochemische Analyse auf große Schwierigkeiten, welche in den einander widerstreitenden Angaben der umfangreichen Literatur dieses Spezialgebietes ihren Ausdruck finden [vgl. W. W. C. Topley und G. S. Wilson (1946, S. 822 bis 826)].

G. S. Wilson und A. A. Miles (1932) konnten diese komplizierten Verhältnisse aufklären, indem sie von möglichst reinen S-Varianten der drei Typen ausgingen und durch Immunisierung mit solchen Stämmen agglutinierende Antisera herstellten. Mit diesen Testsera ließen sich zwei Typen der S-Varianten differenzieren, von welchen der eine die Abortus-Stämme (bovinen oder porcinen Ursprunges), der andere die Melitensis-Stämme umfaßte. Es konnte gezeigt werden, daß die Differenz zwischen diesen zwei Typen nicht auf dem Vorhandensein von zwei verschiedenen Antigenen, sondern darauf beruhte, daß in beiden Typen zwei identische Antigene, aber in quanitativ verschiedenem Verhältnis nachzuweisen waren. Bezeichnet man diese Antigene mit dem Buchstaben A und M,

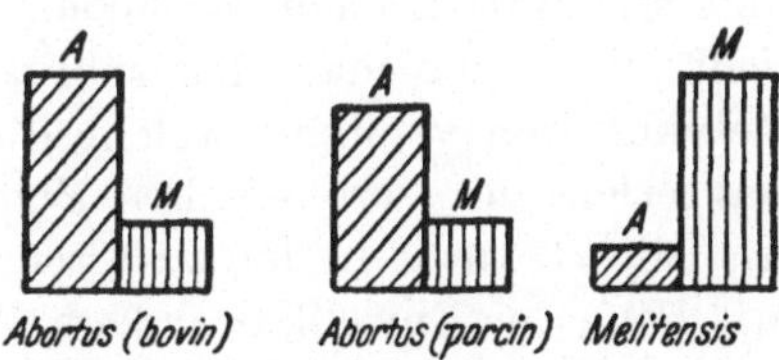

Abb. 2. Verhältnis der Antigene A und M in den S-Varianten der Brucellatypen nach G. S. Wilson und A. A. Miles (1932).

so enthielt der Abortus-Typ weit mehr A als M, während sich diese quantitative Beziehung beim Melitensistyp ins Gegenteil verkehrte. WILSON und MILES veranschaulichten diese Verhältnisse durch die hier reproduzierte graphische Darstellung. Unter Berücksichtigung des Titers der Antisera und durch entsprechende Dosierung der Masse der adsorbierenden Bakterien war es möglich, die bivalenten Antisera (welche Anti-A- *und* Anti-M-Agglutinine enthielten) in monovalente umzuwandeln, in welchen nur das Agglutinin für das vorherrschende Antigen erhalten war; mit solchen monovalent gemachten Agglutininen konnte jeder frisch isolierte Stamm sofort in eine der beiden Typen (Abortus oder Melitensis) eingereiht werden. Das zahlenmäßige Verhältnis von A : M bestimmte MILES (1939) annäherungsweise mit 20 : 1 für den Abortus-Typ und mit 1 : 20 für den Typus Melitensis. Aus den serologischen Untersuchungen von WILSON und MILES hatte sich ferner ergeben, daß zwischen typischen S- und typischen R-Varianten keine Beziehungen bestehen, welche sich durch Verwandtschaftsreaktionen nachweisen lassen. Die R-Formen mußten somit ein besonderes R-Antigen enthalten, das aber schon in Anbetracht des leichten Überganges von S → R als solches auch in den S-Varianten existieren konnte, und es fragte sich daher, in welcher biologischen Beziehung A + M einerseits und R anderseits zueinander stehen. Die einfachste Lösung, die sich auf einige Analogien berufen konnte, war die Annahme, daß A + M in den oberflächlichen Schichten der Brucella-Keime lokalisiert sind, und daß die Fähigkeit, diese Antigene zu synthetisieren bei der Umwandlung von S in R eingebüßt wird, so daß das R-Antigen unverhüllt an die Oberfläche der Bakterienzelle tritt. Diese Annahme wurde durch chemisch orientierte experimentelle Arbeiten von A. A. MILES und N. W. PIRIE (1939a, b, c) gestützt.

WERNER BRAUN (1946a, b) beschäftigte sich experimentell und theoretisch nicht mit der Biochemie der Antigene der Brucella-Arten und ihrer S- und R-Formen, sondern behandelte vom genetischen Standpunkt und mit statistischen Methoden die Gesetzmäßigkeiten der „*Dissoziation*", worunter man das spontane Auftreten von Veränderungen in Reinkulturen versteht, welche die Form der Kolonien, die Gestalt der Bakterien, ihre serologischen Eigenschaften und die Virulenz betreffen. Als Objekt wurde in den zitierten Arbeiten die Brucella abortus gewählt. Mit Hilfe der Einzellkultur kam W. BRAUN (1946a) zu Clons, für welche der Prozentsatz der in einer zehntägigen Bouillon-Kultur feststellbaren Varianten S, R, Br (braun), I (intermediär) usw. unter identischen Bedingungen konstant war und konstant erhalten werden konnte. BRAUN nimmt an, daß diese für verschiedene Clons verschiedene Dissoziierbarkeit eine in der Erbmasse begründete, quantitativ definierbare Fähigkeit zur Entwicklung von Varianten ist, welche BRAUN wie viele andere, an der Genetik der Bakterien spezialistisch interessierte Autoren als

Mutationen auffaßt (s. S. 100). Die Entstehung von R aus S ist für diese Richtung eine „Mutation", die Entwicklung von S aus R der inverse Vorgang, eine „Rückmutation". Die für einen Clon charakteristische, zahlenmäßig erfaßbare Tendenz zur Produktion von „Mutanten" kann aber durch selektiv wirkende Eigenschaften des Milieus, insbesondere durch Faktoren, welche die Vermehrungsgeschwindigkeit und die Lebensfähigkeit der Bakterien beeinflussen, geändert werden; u. a. fand W. BRAUN (1946 b), daß geringe Mengen von normalen Plasma oder Serum von Kühen, Ziegen, Schweinen und Kaninchen die Entstehung von Varianten (R, Br) in S-Kulturen der Brucella abortus vollständig zu unterdrücken vermögen; der wirksame Faktor war mit dem Träger der bakteriden Wirkung der Sera nicht identisch. Im übrigen sei der Leser auch hier auf die kritische Übersicht von W. BRAUN „Bacterial dissociation" (1947) verwiesen.

Toxische Antigene wurden aus Brucella-Arten mit Hilfe der von A. BOIVIN eingeführten Methode der Extraktion durch Trichloressigsäure von M. LISBONNE und P. MONNIER (1936), A. POP, DOMBOVICEANU, BARBER und MARINOV (1938) sowie von R. B. PENNELL und J. F. HUDDLESON (1937, 1938) isoliert; sie zeigten die immunologischen Eigenschaften der Bakterien, aus welchen sie abgesondert worden waren, und erwiesen sich, wie das für viele andere Bakterienarten bereits festgestellt worden war, chemisch als Komplexe, die sich aus einem lipoiden Anteil (Phospholipin), einem Polysaccharid und einer proteiden Komponente zusammensetzten. MILES und PIRIE benützten als Ausgangsmaterial S-Stämme der Br. melitensis und extrahierten mit 2% Phenol oder Chloroformwasser; die resultierende Lösung wurde bei 14000 Umdrehungen pro Minute auszentrifugiert und auf diese Weise ein Stoff erhalten, der den gesamten Antigenbestand der S-Varianten des Typus Melitensis enthielt, also A+M sowie R. Die Substanz gab stark opaleszierende Lösungen, welche optisch durch ihre Strömungsanisotropie charakterisiert waren, und erwies sich als toxisch; die Autoren bezeichneten sie durch das Symbol PLAPS, in welchem PL ein Phospholipin bedeutete, welches durch Extraktion mit Alkohol-Äther + 0,5% HCl abgespalten werden konnte, ohne daß sich die Spezifität und die Aktivität der Antigenfunktion änderten. S vertrat eine Proteinkomponente, welche die Aminosäure Arginin enthielt, und ließ sich ebenfalls durch Einwirkung von Essigsäure von dem nativen Antigen abdissoziieren, so daß schließlich nur AP übrig blieb, das als ein Analogen der spezifisch löslichen Substanzen (SSS) des B. aertrycke, der Eberthella typhi und der Shigella dysenteriae [RAISTRICK und TOPLEY (1934), TOPLEY, RAISTRICK, WILSON et. al. (1937), W. T. J. MORGAN (1937)] betrachtet und den Antigenpräparaten gleichgestellt wurde, wie sie B. BOIVIN und seine Mitarbeiter durch Extraktion gramnegativer Bakterien gewonnen hatten. Wie schon diese Vergleiche besagen, war AP noch immer toxisch und antigen und gab mit Antisera noch in Verdünnungen von 1 : 5000000 spezifische Präzipitate. Erst durch leichte Säurehydrolyse verwandelte sich dieses Antigen unter Abgabe eines zweiten Phospholipoids (PL2) in ein nicht mehr antigenes und nicht mehr toxisches, sondern nur noch hemmendes Hapten, das chemisch als ein Formylderivat einer Aminopolyhydroxy-Verbindung identifiziert wurde; wurde die Hydrolyse festgesetzt, so ging unter Abgabe von Phosphaten die serologische Reaktivität verloren. Es erwies sich als unmöglich, aus AP ein toxisches, nicht antigenes, aber noch spezifisch präzipitierbares Hapten abzusondern.

In biologischer Hinsicht entsprachen die durch vorstehende Ausführungen skizzierte Isolierung und der stufenweise Abbau des Antigens der S-Variante der Br. melitensis nicht den Schlüssen, welche WILSON und MILES aus ihren serologischen Studien abgeleitet hatten: 1. Es war nicht möglich, die hypothetischen Antigene A und M voneinander abzutrennen; 2. Die Lokalisation des spezifischen Antigens der S-Variante in den oberflächlichen Schichten der Bakterien konnte nicht sichergestellt werden. Doch bemerken MILES und PIRIE (1939 c) hiezu, daß die Unmöglichkeit der Scheidung von A und M entweder darauf beruhen könnte, daß es sich nicht um selbständige Substanzen, sondern um determinierende Bestandteile eines Moleküls (der AP-Verbindung) handelt, oder dadurch begründet war, daß die angewendeten Methoden ungeeignet waren, um A von M loszulösen. Was die Lokalisation des spezifischen S-Antigens anlangt, berufen sich MILES und PIRIE auf die Tatsache, daß die Ausbeute an PLAPS nie mehr als 10% des Trockengewichtes der verarbeiteten Bakterien betrug. Die B. melitensis ist ein Cocco-Bacillus mit den Ausmaßen von 0,6 auf 1,6 μ; berücksichtigt man den Wassergehalt der Keime, so könnte eine „PLAPS-Hülle" von 1/10 des Bakteriengewichtes nur 10 bis 20 $m\mu$ dick sein, wäre also auf jeden Fall mikroskopisch nicht in Form einer Kapsel sichtbar. Es wird aber zugegeben, daß die Lage des PLAPS in der Bakterienzelle vorderhand noch ungewiß bleibt.

Man sieht jedenfalls, daß es große Schwierigkeiten bereiten kann, serologische Ergebnisse, die man mit Bakterien erzielt, mit den Resultaten chemisch-physikalischer Fraktionierungen zu harmonisieren. Das hat sich ja u. a. auch bei den Bemühungen herausgestellt. den chemischen Träger der Toxizität der Paradysenteriebacillen zu isolieren (s. S. 106 f.).

$\varepsilon\varepsilon$) *Die Vibrionen.* Nach R. W. LINTON (1940) hat man auf Grund der chemischen Beschaffenheit der Polysaccharide drei Kategorien zu unterscheiden. Die erste Klasse ist durch eine aus Galaktose und Glucuronsäure aufgebaute Aldobionsäure ausgezeichnet, neben welcher als ein zweiter leicht hydrolysierbarer Zucker Galaktose nachzuweisen ist. Die zweite Gruppe enthält als saure Komponente des Polysaccharides dieselbe Aldobionsäure, neben derselben aber nicht Galaktose, sondern Arabinose. In den Hydrolyseprodukten des Polysaccharides der dritten Gruppe konnte trotz wiederholter Versuche und variierter Methoden keine Aldobionsäure festgestellt werden, sondern bloß ein einfacher Zucker (Glucose), ferner Amino-N und Stickstoff, der nicht auf Aminogruppen bezogen werden konnte, sowie P; der Gehalt an N und die Verteilung desselben sprachen dafür, daß das Polysaccharid eine kompliziertere Struktur besitzen muß, als man auf Grund des Nachweises eines einfachen Zuckers in den Hydrolyseprodukten vermuten konnte. R. W. LINTON und B. N. MITRA (1936/37) zeigten, daß alle 3 Typen der Polysaccharide in den Vibrionen in acetyliertem Zustande vorhanden sein müssen; bei den üblichen Methoden der Extraktion durch Alkali werden sie leicht deacetyliert; das Galaktose-Polysaccharid der Gruppe I kann aber fast vollständig in acetylierter Form aus den Vibrionen abgeschieden werden. Im Resümee seines Übersichtsreferates, in welchem LINTON (1940) die Ergebnisse von vielen Einzelarbeiten verwertete, kommt er zu dem Schlusse, daß unsere Kenntnisse über den Zusammenhang zwischen chemischer Struktur und serologischem Verhalten der Vibrionen zwar erhebliche Fortschritte zu verzeichnen haben, daß aber eine befriedigende Korrelation noch weitere experimentelle Untersuchungen erheische.

γ) *Säurefeste Bakterien.*

Serologisch aktive und inaktive Polysaccharide konnten in Form von Gemengen beider Formen aus entfetteten Tuberkelbacillen vom Typus humanus [M. HEIDELBERGER und A. E. O. MENZEL (1935, 1937)] extrahiert werden. Die Präparate waren rechtsdrehend, enthielten geringe Mengen von N, P und Acetylgruppen und in den Hydrolyseprodukten wurden bis zu 93,3% reduzierender Zucker nachgewiesen. Noch komplizierter waren die Polysaccharidgemenge, welche von MENZEL und HEIDELBERGER (1939) aus einem bovinen Stamm abgesondert wurden. Die Hauptmasse des Materials bestand aus serologisch inaktiven Kohlehydraten, unter welchen auch Stoffe nachgewiesen wurden, welche in dem Gemisch aus humanen Bacillen nicht vertreten waren. Die spezifischen Fraktionen gaben starke Pentose-Reaktionen und da dieser Befund bei allen Fraktionen, welche mit den Antisera gegen bovine Stämme reagierten, erhoben wurde, ergab sich der Schluß, daß die serologische Aktivität mit dem Gehalt an Pentose immunchemisch zusammenhängt; die Gegenprobe stimmte insofern, als die inaktiven Fraktionen in der Regel frei von Pentose waren oder nur Spuren derselben enthielten. Die gleiche Beziehung zwischen Pentosegehalt und serolo-

gischer Aktivität scheint auch bei den humanen Stämmen zu bestehen.
Auch unter den Polysaccharid-Fraktionen, welche von S. A. KARJALA
und M. HEIDELBERGER (1941) aus einem Stamm von Geflügeltuber-
kulose gewonnen wurden, besaßen die pentosehaltigen die höchste serologische Aktivität.

Die Analysen von E. CHARGAFF, M. C. PANGBORN und R. J. ANDERSON
(1931) ergaben, daß der Gesamtgehalt an Lipoiden beim Typus humanus
am größten und bei den saprophytischen säurefesten Bakterien am
niedrigsten ist; die Polysaccharide sollen das entgegengesetzte Verhalten (Tab. 4) zeigen:

Tab. 4. Prozentualer Gehalt an verschiedenen, aus Alkohol-Äther-
und aus Chloroformextrakten säurefester Bacillen isolierten
Stoffen (nach CHARGAFF und Mitarbeitern).

	Humanus	Bovinus	Geflügel-Tbc	Timotheus-grasbacillus
Phosphatide	6,54	2,26	1,53	0,59
Acetonlösl. Fett	6,20	2,19	3,34	2,75
CHCl$_3$-lösliches Wachs.	11,03	10,79	8,52	4,98
Gesamt-Lipoide	23,78	15,26	13,40	8,37
Polysaccharide	0,87	1,02	1,09	3,90
Trockenrückstand	75,01	83,72	85,50	87,70

Außer den Pentosen, von welchen die d-Arabinose näher identifiziert wurde [M. MAXIM (1930), G. A. C. GOUGH (1932)], wurden auch
Hexosen, insbesondere d-Mannose und Galaktose [M. MAXIM, G. A.
C. GOUGH] in den Tuberkelbacillen gefunden, ferner Inosit und verschiedene, nicht genauer bestimmte Säuren. Das gereinigte „Wachs“
der Tuberkelbacillen enthält, obwohl es immunologisch inaktiv ist,
ebenfalls Polysaccharide, welche bei der Hydrolyse verschiedene Zucker,
darunter Mannose, d-Arabinose und Galaktose als Spaltprodukte liefern
[G. A. C. GOUGH (1932)].
Da die rohen Kohlehydratfraktionen aus Tuberkelbacillen verschiedener Typen sowie aus saprophytischen säurefesten Stäbchen zum Teil
serologisch aktiv, zum Teil aber auch serologisch inaktiv waren, suchte
man die aktiven Polysaccharide in möglichst reinem Zustande zu gewinnen, da man ihnen eine größere biologische Bedeutung zuerkannte.
So stellten F. E. HOOPER, A. G. RENFREW und T. B. JOHNSON (1934)
aus einem acetylierten rohen Kohlehydrat, das sie aus einem proteinfreien Ultrafiltrat gewonnen hatten, durch alkalische Hydrolyse ein
N-freies und P-freies Polysaccharid dar. F. B. SEIBERT, K. O. PEDERSEN
und A. TISELIUS (1938) verwendeten als Ausgangsmaterial ebenfalls
Kulturfiltrate, führten aber die Reinigung nicht ausschließlich auf
chemischem Wege durch, sondern zogen auch die Elektrophorese heran;

das von diesen Autoren aus Kulturfiltraten des Typus humanus isolierte Polysaccharid schien, nach den elektrophoretischen Diagrammen beurteilt, eine homogene Substanz zu sein, deren Molekulargewicht auf Grund der Sedimentierungs- und Diffusions-Konstanten nur auf 9000 geschätzt wurde. Daß diese überraschend niedrige Ziffer der Größenordnung nach richtig war, wurde durch die Untersuchungen von D. M. Tennent und D. W. Watson (1942) bestätigt, welche aus Kulturfiltraten von Tuberkelbacillen (des Typus humanus, bovinus und avium), von Leprabacillen und von dem saprophytischem B. phlei Polysaccharide darstellten, wobei zunächst zwecks vorläufiger Reinigung die Ultrafiltration [F. B. Seibert (1928)] oder nach dem Vorgehen von P. Masucci, K. M. McAlpine und J. T. Glenn (1930) ein Verfahren mit basischem Bleiacetat und Ammoniak benutzt wurde; die weitere Reinigung erfolgte mit Hilfe der Elektrophorese. Die Molekulargewichte, aus Messungen der Sedimentierungs- und Diffusionskonstanten berechnet, betrugen

> für das Polysaccharid des Tuberkelbacillus T. humanus .7300
> für das Polysaccharid des Tuberkelbacillus T. avium . .7200
> für das Polysaccharid des Leprosebacillus 2500
> für das Polysaccharid des B. phlei 7300

Das Präparat aus bovinen Tuberkelbacillen war extrem polydispers, so daß das Molekulargewicht nicht bestimmt werden konnte. Tennent und Watson zitieren aber eine Mitteilung von Heidelberger und Kendall (1932), in welcher das Molekulargewicht eines aus bovinen Tuberkelbacillen isolierten spezifischen Polysaccharides nicht auf mehr als 1460 veranschlagt wurde. Bei diesen Ziffern hat man sich daran zu erinnern, daß für das spezifische Polysaccharid des Pneumococcus III Molekulargewichte von 62.000 und mehr ermittelt wurden [N. Heidelberger, E. A. Kabat und M. Mayer (1942), F. H. Babers und W. F. Goebel (1930)].

Die von Tennent und Watson isolierten Polysaccharide gaben — mit Ausnahme des Polysaccharides aus bovinen Tuberkelbacillen — noch in hohen Verdünnungen Präzipitationen mit einem Antiserum, das durch Immunisierung von Pferden mit dem humanen Stamm H 37 gewonnen worden war. Die Polysaccharide der säurefesten Bakterien waren somit im Gegensatze zu jenen der Pneumokokken nicht typenspezifisch, sondern spezifisch für diese Gruppe von Mikroorganismen.

δ) *Polysaccharide anderer Bakterien.*

Die wichtigsten und in mehrfacher Beziehung interessanten bakteriellen Polysaccharide wurden in den vorstehenden Abschnitten ausführlicher besprochen. Das heißt aber nicht, daß in anderen Bakterienarten Polysaccharide nicht nachgewiesen werden können; es liegen vielmehr zahlreiche Befunde vor, hauptsächlich gramnegative Spezies betreffend, z. B. Gonokokken, Meningokokken, Rotzbacillen, Hämophilus influenzae, Bact. lactis aerogenes, verschiedene Salmonella-Arten usw., ferner auch über grampositive Keime wie Corynebacterium diphtheriae und Clostridium welchii. Einschlägige Literaturangaben findet man bei K. Landsteiner (1945, S. 217).

Vom biologischen Standpunkte muß hervorgehoben werden, daß die weite Verbreitung von Kohlehydraten unter den Bakterien ihre Ergänzung im Vorkommen solcher Stoffe in anderen niedrigen Organismen findet, z. B. in Spirochäten, Trypanosomen, in Hefen, in Hyphomyceten (Penicillium luteum, Trichophytonpilzen). Der Zell-Leib so tiefstehender Lebewesen enthält eben nicht nur ein artspezifisches Protein; auf diese Stufe biochemischer Vereinfachung sinken erst die Virusarten herab, aber auch diese nur in der primitiven Form der phytopathogenen Virusarten (Tabakmosaikvirus), während die größeren tierpathogenen Spezies außer einem Nucleoprotein auch Kohlehydrate enthalten können, welche nicht im Verband der Nucleinsäure stehen, wie dies neuerdings von C. A. Knight (1947) beim Influenzavirus nachgewiesen wurde.

Anhang: Niedermolekulare Kohlehydrate als immunologische Determinanten in kombinierten Antigenen.

Um das Verständnis der chemischen Grundlagen der serologischen Funktionen bakterieller Polysaccharide zu vertiefen, kann man die Isolierung und die chemische Analyse dieser Substanzen durch die immunologische Untersuchung ihrer Bausteine ergänzen. Da nun so einfach gebaute Stoffe, wie Mono- oder Disaccharide, Uron- oder Aldobionsäuren keine Antikörper bilden, gingen W. F. Goebel und O. T. Avery (1929a) so vor, daß sie aus einfachen Zuckern von verschiedener räumlicher Konfiguration, nämlich aus Glucose und Galaktose, zunächst p-aminophenol β-Glucosid und p-aminophenol β-Galaktosid synthetisierten:

$$
\begin{array}{cc}
\text{p-Aminophenol } \beta\text{-Glucosid} & \text{p-Aminophenol } \beta\text{-Galaktosid}
\end{array}
$$

Diese beiden Verbindungen wurden diazotiert und mit Hilfe der Bindung

$$-\mathrm{N}=\mathrm{N}-\langle\ \rangle-$$

an Serumglobuline gekuppelt, so daß zwei Zuckerproteine resultierten, welche sich zur Immunisierung von Kaninchen eigneten. Wurden die zwei Kohlehydrat-Derivate an dasselbe Protein gebunden, so zeigten die beiden antigenen Zuckerproteine eine verschiedene serologische Spezifität; wurde dagegen dasselbe Kohlehydrat mit zwei chemisch und serologisch differenten Proteinen gekuppelt, so erhielt man Zuckerproteine von gleicher Spezifität. Die mit Eiweiß nicht verbundenen Glucoside wurden zwar durch die korrespondierenden Immunsera nicht präzipitiert, waren aber imstande, die Reaktion der homologen Zuckerproteine mit ihren Antisera spezifisch zu hemmen [AVERY und GOEBEL (1929)]. Einfache Zucker wirkten somit bestimmend auf die serologische Spezifität der kombinierten Antigene, und die Vertauschung des H-Atoms und der OH-Gruppe an einem Kohlenstoffatom hatte die Spezifität geändert; das β-Glucosid und das β-Galaktosid (vgl. die beiden Formeln), die sich nur durch die Stereoisomerie unterschieden, erwiesen sich als völlig differente Antigene „im Spiegel ihrer Antikörper betrachtet".

Von der Glucose kennt man bekanntlich eine α- und eine β-Form, welche sich voneinander durch Umstellung der Substituenten am ersten C-Atom unterscheiden:

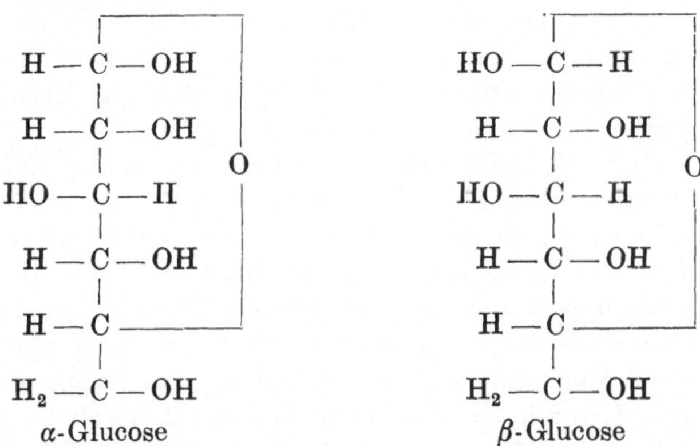

Dementsprechend konnten GOEBEL, F. H. BABERS und AVERY (1932) ein p-Aminophenol α-Glucosid und ein p-Aminophenol β-Glucosid synthetisieren und nach ihrer Diazotierung an Eiweiß kuppeln. Die Immunisierung mit den auf diese Weise dargestellten kombinierten Antigenen ergab Antisera, welche mit den homologen, aber fast ebenso stark mit den heterologen Antigenen im Präzipitinversuch reagierten [AVERY, GOEBEL und BABERS (1932)]. Diese Ähnlichkeit wird darauf zurückgeführt, daß die polaren Gruppen der restlichen 5 C-Atome in beiden Glucosiden dieselbe räumliche Anordnung haben. Daß die Antigene aus dem α- und dem β-Glucosid jedoch nicht serologisch identisch waren, ergab sich aus den Hemmungsreaktionen. Wurde nämlich zu einem α-Antiserum α-Glucosid zugesetzt, so hemmte dieses die Präzipitation mit α- *und* β-Antigenen; wurde aber zu dem α-Antiserum das β-Glucosid in gleicher Konzentration hinzugefügt, so wurde nur die Präzipitation mit dem homologen β-Antigen verhindert, die Flockung mit α-Antigen dagegen nicht in merklichem Grade beeinträchtigt. Derselbe Mangel an Reziprozität ließ sich in Hemmungsversuchen mit dem β-Antiserum feststellen. AVERY, GOEBEL und BABERS weisen darauf hin, daß man analoge Verhältnisse bei den einander ähnlichen spezifischen Polysacchariden des Pneumokokkus II und des Friedländerschen Bacillus Typus B beobachtet; die Absorption eines Friedländer-Antiserums mit Friedländer B eliminiert die Agglutinine für beide Bakterienarten, die Absorption mit Pneumokokkus II nur das Agglutinin für den Pneumokokkus, aber nicht jenes für Friedländer-Bacillen Typus B.

Im Hinblick auf die Bedeutung der Acetylgruppe für die Spezifität und die Antigenfunktion des Kapselpolysaccharides des Pneumokokkus I stellten GOEBEL, BABERS und AVERY (1934a) ein p-aminophenol β-Glucosidacetat her und verglichen dasselbe in Präzipitationsversuchen mit der nicht acetylierten Form desselben Glucosides. Es zeigte sich, daß das Acetyl-β-Glucosid mit einem Anti-β-Glucosidserum nur schwach und mit einem Anti-α-Glucosidserum überhaupt nicht reagierte, daß also durch die Einführung der Acetylgruppe eine erhebliche Veränderung der Spezifität bewirkt wurde und daß die serologische Verwandtschaft von α- und β-Glucosid nicht mehr zur Geltung kam.

Mit derselben Methode der Synthetisierung von p-Aminophenolglucosiden untersuchten ferner GOEBEL, AVERY und BABERS (1934) die serologische Spezifität der Disaccharide Maltose, Cellobiose, Gentiobiose und Laktose. Es stellte sich heraus, daß diese vier Disaccharide, bzw. die aus ihnen dargestellten p-Aminophenole durch ihre serologischen Reaktionen voneinander unterschieden werden können und daß ihre Spezifität ohne Rücksicht auf die Natur des angekoppelten Proteins bedingt wurde: 1. durch das Molekül als Ganzes; 2. durch die Konfiguration der endständigen Hexose und 3. durch die Lage der Verbindung der beiden Hexose-Einheiten im Molekül des Disaccharides. Die Spezifität der Antikörper war schärfer ausgeprägt, wenn die endständige Hexose den β-Typus als wenn sie den α-Typus hatte.

Hiezu ist zu bemerken, daß die Disaccharide durch Vereinigung von zwei Monosacchariden unter Austritt eines Moleküls Wasser entstehen. Die Maltose enthält zwei Moleküle Glucose, von denen die eine Molekel in die 4-Stellung der anderen mit α-glucosidischer Bindung eingreift; sie ist also als α-4-Glucosidoglucose zu definieren und ist isomer mit der Cellobiose, welche β-glucosidischer Natur ist, sonst aber den gleichen Bau besitzt. Gentiobiose ist eine β-6-Glucosidoglucose. Laktose besteht aus einem Galaktoserest, welche in die 4-Stellung eines Glucoserestes eingreift, ist also eine 4-Galactosidoglucose; man kennt eine α- und eine β-Form der Laktose.

Es erscheint daher verständlich, daß Monosaccharide (bzw. die an Eiweiß gekuppelten p-Aminophenolderivate derselben) mit den Antisera gegen Disaccharide präzipitieren und umgekehrt, aber nicht immer, sondern nur unter bestimmten Bedingungen, bzw. in bestimmten Kombinationen. Wenn man z. B. ein Antiserum gegen α-Glucosid herstellt, gibt dieses nur mit einem Maltosid-Antigen eine positive Präzipitinreaktion, weil in diesem Disaccharid die endständige Hexose die α-Glucose ist; die Antigene aus Cellobiose und Gentiobiose enthalten als endständige Hexose die β-Glucose und reagieren daher nicht oder nur ganz schwach mit einem Anti-α-Glucosid-Serum, dagegen stark mit einem Anti-β-Glucosid-Serum. Umgekehrt präzipitiert ein α-Glucosid-Antigen mit einem Anti-Maltosidserum, ein β-Glucosid mit einem Anti-Cellobiosid- oder einem Anti-Gentiobiosid-Serum. Ein β-Laktosid-Antiserum flockt weder mit α- noch mit β-Glucosid-Antigen und die Präzipitation mit dem homologen Laktosid kann nur durch dieses gehemmt werden. Aus diesen Befunden ergibt sich der Schluß, *daß die endständige Hexose einen dominierenden Einfluß auf die Spezifität der Polysaccharide* ausübt. Die Tab. 5 gibt eine Übersicht über die Präzipitinreaktionen der mit Mono- und Disacchariden gewonnenen Antisera mit homologen und mit heterologen Antigenen.

Tab. 5. Präzipitinreaktionen der mit Mono- und Disacchariden gewonnenen Antisera mit homologen und heterologen Antigenen bei einer Antigenkonzentration von 1 : 50.000.
Nach den Angaben von GOEBEL, AVERY und BABERS (1934b) und J. R. MARRACK (1938) zusammengestellt.

Antisera gegen

Prüfungs-Antigene	α-Glucosid	β-Glucosid	β-Galaktosid	β-Cellobiosid	β-Maltosid	β-Gentiobiosid	β-Laktosid
α-Glucosid......	+++	+	—	±	++±	—	—
β-Glucosid......	++	++++	—	+++	±	+++	—
β-Galaktosid ...	—	—	+++	—	—	—	+±
β-Cellobiosid....	±	++±	—	++++	±	++±	±
β-Maltosid	+++	+++	—	+++	++++	++±	±
β-Gentiobiosid ..	±	++±	—	+++	±	++++	±
β-Laktosid	—	—	++	++±	±	±	+++±

Die Formeln der Mono- und Disaccharide wurden in Tab. 5 weggelassen, da sie im Druck nicht deutlich genug herausgekommen wären[1].

Uronsäuren. Wird eine Hexose an der endständigen — $CH_2.OH$-Gruppe oxydiert, so bildet sich eine Uronsäure. Wie W. F. GOEBEL (1936) fand, erweisen sich Azobenzylglucoside aus Glucose und aus

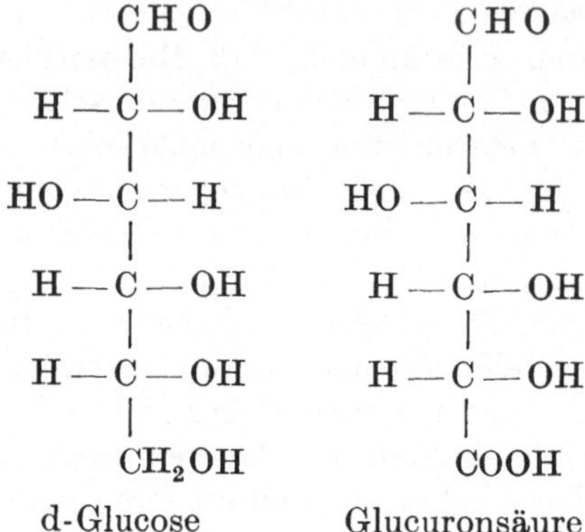

---

[1] Man verwendet verschiedene Schreibarten für die Strukturformeln der Mono- und Disaccharide. Die α-Glucose kann z. B. in der Form geschrieben werden, daß die sechs Kohlenstoffatome, von oben nach unten mit 1 bis 6 numeriert, untereinander stehen (s. S. 123) oder im sogenannten Sechseckschema (pyranoide Darstellung):

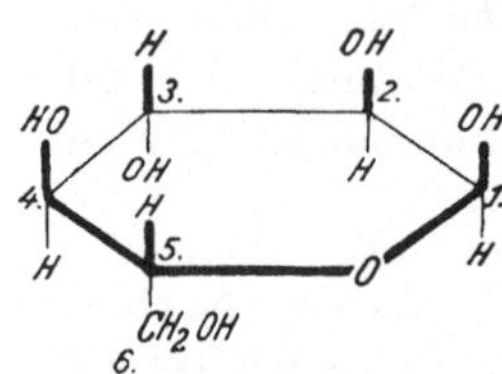
A. *α-Glucose.*

Im Sechseckschema ist die räumliche Verteilung perspektivisch wiedergegeben; die stark ausgezogenen Teile sind vor der Papierfläche bzw. oberhalb derselben zu denken. Die Stellung der OH-Gruppe am ersten Kohlenstoffatom bezeichnet man beim α-Glucosid als cis-Stellung, beim β-Glucosid, wo sie nicht oben, sondern unten stehen würde, als trans-Stellung. Statt des obigen, typographisch unbequemen Sechseckschemas kann man die vereinfachte Form B verwenden [GOEBEL, AVERY und BABERS (1934); R. MARRACK (1938)], in welcher auch die fortlaufende Numerierung der

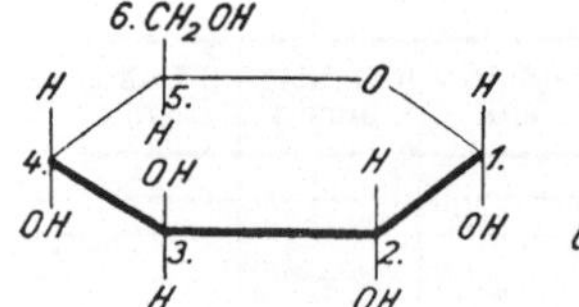
B. *α-Glucose,*
vereinfachte Formel.

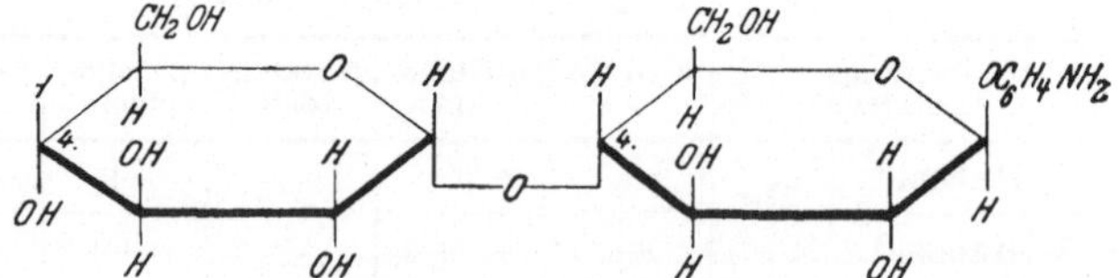
C. *p-Aminophenol β-Maltosid.*

C-Atome (unter Beibehaltung der Bedeutung) etwas geändert ist. Daraus ergibt sich dann die graphische Darstellung eines Disaccharides (C).

Für den Chemiker sind diese Bemerkungen überflüssig; anderen Lesern werden sie das Studium der zitierten Originalarbeiten erleichtern.

Glucuronsäure als streng spezifische Antigene, deren Antisera keine gekreuzten Reaktionen geben, obwohl beide dasselbe Hexoseradikal enthalten. Die verschiedenen immunologischen Eigenschaften müssen daher darauf beruhen, daß die Glucose an der Stelle 6 eine Hydroxylgruppe besitzt, die Glucuronsäure dagegen eine Carboxylgruppe. Stellt man Azoproteine aus Glucuron- und Galakturonsäure dar, so resultieren ebenfalls zwei verschiedene Antigene, welche mit Antisera vom Kaninchen geprüft, mit dem heterologen Antigen ebensowenig reagieren wie mit Antigenen aus den Hexosen (Glucose oder Galaktose). Der Ersatz von CH_2OH durch COOH hatte also wohl genügt, um der Glucose oder Galaktose eine neue serologische Spezifität aufzuprägen und den Einfluß des im Zucker und in der Zuckersäure identischen Hexoserestes scheinbar zu unterdrücken; da aber die Glucuronsäure und die Galakturonsäure keine Verwandtschaftsreaktionen lieferten, war es klar, daß ihre immunologischen Charaktere nicht allein durch die COOH-Gruppe und einen beliebigen Hexoserest bestimmt wurden, sondern daß auch die Konfiguration des Hexoserestes zur Geltung kam [W. F. GOEBEL und R. D. HOTCHKISS (1937), WOOLF, MARRACK und A. W. DAWNIE (1936)].

Aldobionsäuren. Die aus Hexosen abgeleiteten Uronsäuren zeigten schon eine gewisse serologische Verwandtschaft mit den natürlichen bakteriellen Polysacchariden. Da es aber nicht gelang, mit solchen Verbindungen aktiv gegen Pneumokokken zu immunisieren, stellte W. F. GOEBEL (1938a, 1939, 1940) ein künstliches Antigen aus der Cellobiuronsäure (einer Aldobionsäure) her, welche aus einem Molekül Glucuronsäure und einem Molekül Glucose besteht, welche in der β-Stellung so miteinander verbunden sind, daß die Glucuronsäure in das 4. C-Atom der Hexose eingreift[1]; außerdem wurde ein Antigen aus der Cellobiose selbst abgeleitet, ferner zwei Antigene aus den Komponenten der Cellobiuronsäure, nämlich aus Glucuronsäure und aus Glucose. Die Resultate der Präzipitinreaktionen sind aus Tabelle 6 zu entnehmen, in welcher Ca = Antigen aus Cellobiuronsäure, C = Antigen aus Cellobiose, G = Antigen aus Glucose und Ga = Antigen aus Glucuronsäure bedeutet; es sind nur die Reaktionen mit Antigenverdünnungen von 1 : 10.000 angeführt.

---

[1] Das „R" in der Formel bedeutet $CH_2C_6H_4NH_2$.

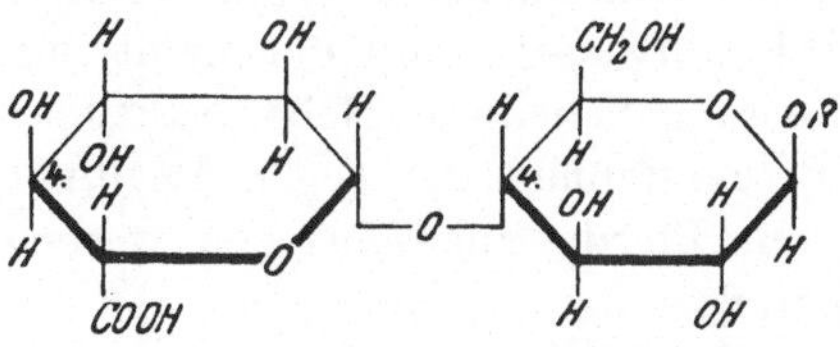

p-Aminobenzyl β-Cellobiuronid

Die angestrebte Annäherung der synthetischen Antigene an die natürlichen Polysaccharide der Pneumokokken war mit der Cellobiuronsäure sowie in späteren Mitteilungen mit der Gentiobiuronsäure weitgehendst erreicht. Nachdem W. F. GOEBEL schon 1938 festgestellt hatte, daß die Antipneumokokkensera vom Typus II, III und VIII mit einem aus Cellobiuronsäure hergestellten Antigen kräftige Präzipitinreaktionen liefern, konnte 1939 gezeigt werden, daß ein Anti-Cellobiuronsäure-Serum den Pneumococcus III agglutiniert, mit diesem

Tabelle 6.

Test-Antigene	Antisera			
	Ca	C	G	Ga
Ca	+++±	—	—	++
C	++	++±	++±	—
G	+	—	+++	—
Ga	++	+±	—	+++

Typus die Neufeldsche Quellungsreaktion gibt und Mäusen gegen die Infektion mit den Typen II, III und VIII passiven Schutz verleiht; ferner gelang es, Kaninchen mit dem Cellobiuronsäure-Antigen gegen die Infektion mit dem Pneumococcus III aktiv zu immunisieren und mit demselben Antigen von Kaninchen Präzipitine zu erhalten, welche mit dem an Eiweiß gekuppelten Polysaccharid des Pneumococcus III flockten. Ein Antigen aus dem zugehörigen Disaccharid, der Cellobiose, wies keine dieser dem Cellobiuronsäure-Antigen zukommenden Eigenschaften auf [W. F. GOEBEL (1939)]. Ferner konnte W. F. GOEBEL (1940) berichten, daß Azobenzyl-Glucoside aus synthetischer Gentiobiuronsäure oder Glucuronsäure Antisera liefern, welche Mäuse passiv gegen die Infektion mit dem Pneumococcus II schützen; die Wirksamkeit der Glucuronsäure-Antisera sprach dafür, daß das Polysaccharid des Pneumococcus II aus Glucuronsäure aufgebaut ist, was auch dadurch bekräftigt wurde, daß ein Antiserum gegen die isomere Galakturonsäure keine passive Immunität gegen diesen Typus erzeugte. Dagegen reagierte ein Antipneumokokkenserum Typus I, welches vom Pferde stammte, mit einem Galakturonsäure-Antigen, aber auch mit Azoproteinen aus Benzolsulfon- und Carboxyl-Säuren, ein Mangel an Spezifität, den auch andere Antipneumokokkensera vom Pferde, z. B. gegen die Typen III und VIII, aufweisen, und der nicht zureichend aufgeklärt ist; normale Pferdesera geben diese Nebenreaktionen nicht, die somit einer besonderen Beschaffenheit der gegen Pneumokokken gerichteten Immunglobuline vom Pferde zugeschrieben werden müssen [GOEBEL und HOTCHKISS (1937)].

Schließlich sei noch erwähnt, daß J. R. WOOLF, R. MARRACK und

A. W. Dawnie (1936) ein Azoprotein aus Euxanthinsäure[1] herstellten, welches mit dem Antiserum gegen den Pneumokokkentypus II reagierte.

O. T. Avery und W. F. Goebel hatten bereits im Jahre 1931 aus dem typenspezifischen Polysaccharid des Pneumokokkentypus III ein Azoprotein dargestellt und mit Hilfe desselben ein Immunserum gewonnen, welches das reine Polysaccharid spezifisch flockte, die Pneumokokken des bezeichneten Typus agglutinierte und Mäuse gegen die Infektion mit demselben schützte. Die fast durchwegs aus späteren Jahren datierten, mit einer analogen Methodik durchgeführten Untersuchungen über die serologische Spezifität von Mono- und Disacchariden, Uron- und Aldobionsäuren waren aber, obschon in gewissem Sinne überholt, doch sehr wertvoll, weil sie zur Erkenntnis der immunchemischen Determinanten der natürlichen bakteriellen Polysaccharide führten und die Ergebnisse der chemischen Analyse dieser Substanzen serologisch kontrollierten bzw. bestätigten. *Es war die notwendige Ergänzung einer Antigen- bzw. Hapten-Analyse durch eine zielbewußte Synthese.*

VI. Die Eiweißantigene.

A. Die Toxine.

1. Definition.

Unter Toxinen versteht man nicht toxisch wirkende Stoffe beliebiger Art, sondern giftige Substanzen, „welche Tiere bei entsprechender Einverleibungsform gegen das schädigende Prinzip festigen und zur Bildung spezifischer Immunkörper veranlassen; diese Immunkörper, Antitoxine genannt, vermögen die ihnen entsprechenden Toxine in vivo und in vitro zu neutralisieren" [E. P. Pick und F. Silberstein (1928, S. 385)]. Diese Definition ist eng genug, um die Toxine als eine besondere Gruppe giftiger Wirkstoffe zu charakterisieren und sie von anderen Giften (z. B. von den Alkaloiden oder den sogenannten Ptomainen) abzugrenzen und hat anderseits einen Umfang, welcher die Einbeziehung antitoxinbildender Gifte verschiedener Herkunft (der Bakterientoxine, der pflanzlichen Toxalbumine, der Schlangengifte u. a.) erlaubt.

---

[1] Die Euxanthinsäure ist eine Verbindung der Glucuronsäure mit Euxanthon. Euxanthon hat die Formel (nach P. Karrer, S. 587):

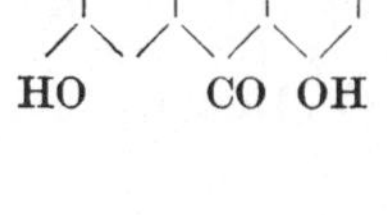

$$\text{O} \quad / \diagdown \quad \text{HO} \qquad \text{CO} \quad \text{OH}$$

2. Die Toxine als pathogenetische Faktoren der Infektionsprozesse.

Erschlossen wurde dieses Gebiet durch die Entdeckung des *Diphtherietoxins* [E. ROUX und A. YERSIN (1888)]. Der von F. LÖFFLER 1884 isolierte Diphtheriebacillus hatte sich für verschiedene Versuchstiere als pathogen erwiesen. Meerschweinchen verendeten nach subcutanen Injektionen von Reinkulturen und die Autopsie ergab unter bestimmten Bedingungen regelmäßige Befunde: Ödeme an den Injektionsstellen, seröse Ergüsse in die Pleuraräume und Hyperämie der Nebennieren, obwohl sich die injizierten Keime im Körper des Tieres nicht ausgebreitet hatten. Für diesen Widerspruch fanden ROUX und YERSIN die Erklärung in der These: „La diphtherie est une intoxication par un poison tres actif formé par le microbe dans le lieu restreint, où il se développe" [ROUX und YERSIN, 1889, S. 274]. Den Beweis konnten ROUX und YERSIN (1888) erbringen, indem sie Bouillonkulturen von Diphtheriebacillen durch Tonkerzen filtrierten und feststellten, daß die Filtrate in Abwesenheit lebender Mikroben die gleiche Krankheit hervorzurufen vermögen wie Reinkulturen von Diphtheriebacillen.

Zwei Motive von fundamentaler Bedeutung treten uns hier entgegen: *der Gedanke, daß eine vom Orte der Ansiedelung der Mikroben entfernte pathologische Auswirkung durch Gifte vermittelt wird, welche von den Mikroben gebildet werden, und die Verwendung der keimfreien Filtrierung von Bakterienkulturen in flüssigen Nährmedien als einfaches Mittel zur Isolierung, bzw. zum Nachweis solcher Gifte.*

Wenn die bakteriologische Untersuchung unzweideutig lehrt, daß eine „Fernwirkung" vorliegt, drängt sich die Annahme eines Giftes von selbst auf. Die Vorstellung eines vermittelnden Giftes, welches die Distanz zwischen dem infektiösen Keim und der geschädigten Wirtszelle überbrückt, läßt sich jedoch auch dann nicht abweisen, wenn der Sitz der krankhaften Veränderungen mit der Ansiedelungsstätte des Erregers zusammenfällt, wie beim Staphylokokkenfurunkel, bei der Milzbrandpustel, der croupösen Pneumonie und anderen lokalisierten Infektionsprozessen. Eine Ausnahme könnten nur die *obligaten Zellschmarotzer* bilden. Daß sich ein Erythrocyt verändert, in welchem ein Malariaplasmodium heranwächst, oder eine Ganglienzelle, in der sich das Lyssavirus vermehrt, erscheint auch ohne die vermittelnde Aktion eines Giftes begreiflich, weil sich das Leben des Parasiten „im kleinsten Wirtsraum" abspielt, so daß hier andere Faktoren (Aufzehrung der Substanz der Wirtszelle, Entzug von Stoffen, welche sie für ihr Leben und ihre Funktionen benötigt) zur Geltung kommen können. Diese Deutung läßt sich jedoch nur auf die krankhaften Reaktionen derjenigen Wirtszellen anwenden, welche von den Parasiten besiedelt sind, oder auf Funktionen, welche von solchen Zellen abhängen; sie reicht aber nicht aus, um alle Symptome der durch intracellulare Schmarotzer verursachten Infektionskrankheiten zu erklären, insbesondere die *schweren Allgemeinerscheinungen*, welche zur Zahl und Größe (Masse) der Keime oft in auffallendem Mißverhältnis stehen, was übrigens auch für Erreger gilt, welche außerhalb von Wirtszellen parasitieren [R. DOERR (1941a)].

So konvergieren Beobachtungen und Überlegungen zu dem Schluß, daß von den Erregern ausgehende Giftwirkungen die Pathogenese der Infektionskrankheiten beherrschen. Man hat es sich jedoch zu überlegen, ob klinische Störungen oder anatomische Veränderungen, die man bei einer Infektion feststellt, auch dann als toxische Effekte aufgefaßt werden dürfen, wenn sich das Gift, das diese Wirkungsweise hat, nicht nachweisen läßt. Wenn man Kaninchen oder andern Warmblütern eine feindisperse Paraffin-Emulsion intravenös injiziert, reagieren die Tiere mit Fieber, obzwar man die Gewißheit hat, daß die Paraffintröpfchen keine pyrogenen Stoffe abzugeben vermögen. Verschiedene Partikel erzeugen ferner, wenn sie in genügend fein verteiltem Zustande in die Gewebe gebracht werden, *örtlich begrenzte, herdförmige proliferative Entzündungen*, deren histologischer Bau (epitheloide Zellen, Riesenzellen) eine auffallende Ähnlichkeit mit der Struktur der infektiösen Granulome, speziell mit den Initialstadien des Tuberkels, aufweist. Dieses Verhalten hat man bei Paraffintröpfchen, winzigen Glas- oder Steinsplittern, Fragmenten von Haaren oder von Baumwoll- und Seidenfasern konstatiert, und bei den meisten dieser Fremdkörper ist ein Freiwerden von toxischen Stoffen nicht anzunehmen, sondern mechanisch-physikalische Reizungen, welche von der Oberfläche der gewebsfremden Partikel auf die angrenzenden Gewebe ausgeübt werden. Daß sich manche Autoren bei der Annahme rein hypothetischer Gifte keine Hemmungen auferlegen, zeugt unter diesen Umständen von Mangel an Kritik und kann wissenschaftlichem Fortschritt zeitweilig abträglich sein.

Unter der Herrschaft der medizinischen Einstellung zum krankhaften Geschehen hatte sich schon frühzeitig die Auffassung entwickelt, daß jede Infektion einen Kampf zwischen Mikroben und Wirt darstellt [vgl. DOERR (1941 a, b)]. In diesem Gleichnis übernahmen die Mikroben natürlich die Rolle der angreifenden Feinde und es wurden ihnen daher Waffen zugeschrieben, welche sie zur Invasion und zur Behauptung in den Wirtsgeweben sowie zur Schädigung ihrer Wirte befähigen, nicht etwa nur in den Anfangsstadien der ätiologischen Forschung, sondern bis in die jüngste Zeit. ,,Der Mensch begreift eben niemals, wie anthropomorphisch er ist'' (GOETHE). Von diesem Standpunkte aus konnten auch die Mikrobengifte als taugliche Mittel zur Schädigung ihres ,,Gegners'' qualifiziert werden. Nur stimmen die Tatsachen mit dieser phantastischen, für den Parasitologen untragbaren Vorstellung nicht überein.

Das Clostridium botulinum produziert in N-haltigen Medien ein Exotoxin von außerordentlich intensiver Wirkung, gegen welches der Mensch und zahlreiche Warmblüter sehr empfindlich sind; aber es vermag keine dieser Arten zu infizieren, so daß man — von der Kampfidee beherrscht — nicht zu begreifen vermag, warum die Natur diesen Keim mit einer so furchtbaren Waffe ausgerüstet hat. A. BOIVIN (1942, S. 122) wirft die Frage auf, welchen Zweck die Produktion des Toxins für das Clostridium selbst, unabhängig von allen möglichen Beziehungen dieses Bakteriums zu einem tierischen Organismus, haben könnte. Trotz des einschränkenden Zusatzes eine höchst charakteristische Äußerung. Ist es doch bekannt, daß das Speicheldrüsensekret „ungiftiger" Schlangenarten für andere Tiere hochgradig giftig sein kann, obwohl diese Schlangen keine Möglichkeit haben, ihren Beutetieren den Speichel in die Gewebe zu spritzen. Die Frage nach der Bedeutung der Toxizität des Speichels für Schlangen, die ihn nicht als Waffe benützen können, wäre ebenso unberechtigt, wie etwa das Bestreben, einen „Zweck" für die Giftigkeit, den das Aalserum für Warmblüter hat, für den Aal selbst ausfindig machen zu wollen.

Wie R. DOERR (1934 b, 1941 a, 1941 b) auseinandergesetzt hat, ist die Infektiosität nichts anderes als das Vermögen bestimmter Mikroben, sich in einem Wirtsorganismus anzusiedeln und die Existenz ihrer Art in Wirtsketten zu erhalten; sie hängt nicht von der krankmachenden Wirkung der Keime ab, sondern wie jede Gast-Wirt-Beziehung davon, ob die Keime an den Wirtsorganismus, der ihnen als Lebensraum dienen soll, angepaßt sind oder nicht. Für das naturwissenschaftlich orientierte Denken ist es daher durchaus kein Widerspruch, daß Mikroorganismen, welchen die Infektiosität, die Befähigung zu parasitischer Lebensweise gänzlich fehlt, Toxine produzieren. Ebensowenig kann es befremden, daß man Toxine, welche in ihren wesentlichen Eigenschaften völlig den Mikrobengiften gleichen, auch dort nachgewiesen hat, wo kein wie immer gearteter Zusammenhang mit Mikroorganismen oder mit Infektionsprozessen besteht, z. B. in Pflanzensamen (Ricin, Abrin), im Speicheldrüsensekret und im Blute von Schlangen und anderen Kaltblütern, im Milchsafte der Euphorbiaceen (RICHETS Krepitin).

Die folgende Darstellung der Eigenschaften der Toxine hält an der schon an anderer Stelle (s. S. 95 ff.) diskutierten Einteilung in *Exotoxine* und *Endotoxine* fest, die allerdings mit zwei Nachteilen behaftet ist, nämlich, daß diese beiden Gruppen nicht vollkommen scharf voneinander geschieden werden können, sondern daß man Substanzen kennt, welche Merkmale der Exotoxine mit solchen der Endotoxine vereinen, und zweitens, daß die Unterscheidung von Exo- und Endotoxinen naturgemäß nur im Bereiche der Gifte mikrobiellen Ursprungs einen Sinn hat, auf Toxalbumine und Schlangengifte aber nicht angewendet werden kann. Es steht aber derzeit keine bessere Klassifikation zu Gebote, und daß sie trotz ihrer Unvollkommenheit nicht entwertet ist, lehrt die Gegenüberstellung der typischen Vertreter beider Kategorien sowie besonders auch der Umstand, daß bei ein und derselben Bakterienart ein „Exo-" und ein „Endotoxin" nachgewiesen werden konnte.

a) *Die Exotoxine bakterieller Herkunft.*

Diese Stoffe werden beim Wachstum der Bakterien in flüssigen Medien an diese abgegeben und können daher von den Bakterienzellen mittels der Filtration der Kulturen durch bakteriendichte Filter abgetrennt werden. Die „Bouillonkulturfiltrate", die man auf diese Weise erhält, wirken schon in Mengen von 10^{-3} bis 10^{-4} ccm tödlich auf Versuchstiere, obzwar man annehmen muß, daß sie das eigentliche Toxin nur in relativ geringer Konzentration enthalten. Die Filtrate sind in der Regel thermolabil, d. h. sie werden schon durch kurzes Erwärmen auf niedrige Temperaturen, z. B. durch 20 Minuten lange Einwirkung von 60^0 C, entgiftet. Die Wirkung der Exotoxine erstreckt sich auf ganz bestimmte Zellen der giftempfindlichen Tiere, *so daß charakteristische, für jedes Exotoxin spezifische Vergiftungsbilder zustande kommen;* so wirkt das Tetanustoxin auf die motorische Innervierung der quergestreiften Muskelfasern im Sinne einer gesteigerten Erregbarkeit, und das Toxin des Clostridium botulinum lähmt die bulbären Zentren für die Augenmuskeln, die Schlund- und Atemmuskeln. Die Exotoxine erzeugen *Antitoxine,* welche schon in geringen Quantitäten neutralisierend auf die homologen Toxine wirken und hohe Multipla der Toxine unschädlich machen können. Durch *Formaldehyd* können die Exotoxine in atoxische, aber noch kräftig immunisierende Formoltoxoide umgewandelt werden. Auf einige dieser allgemeinen Eigenschaften werden wir noch später ausführlich zurückkommen. Zunächst sollen die wichtigsten Typen der Exotoxine besprochen werden, und zwar mit besonderer Berücksichtigung ihrer *chemisch-physikalischen Eigenschaften,* deren Kenntnis ihre Abscheidung aus gifthaltigen Filtraten voraussetzte, und zwar in einem Reinheitsgrade, der jeden Zweifel beseitigt, daß der substantielle Träger des toxischen Effektes vorliegt. Die Bedingung wurde zuerst für das Diphtherietoxin erfüllt.

α) Das Diphtherietoxin.

Drei Autoren, M. D. EATON (1936, 1937 a), A. M. PAPPENHEIMER (1936) sowie A. BOIVIN (1936, 1937), gelang 1936/37 die Reinigung des Diphtherietoxins in dem erforderlichen Ausmaß. Von allen drei Autoren wurden Ableger des bekannten Stammes Park William Nr. 8 verwendet, was aber für die Beurteilung der erzielten Resultate kaum in Betracht kommt, da man annehmen darf, daß sich das von diesem Stamm produzierte Toxin von den durch andere Stämme gebildeten Giften zumindest qualitativ nicht unterscheidet [C. TARNOWSKI (1942)]. Wichtig ist hingegen, daß sich jeder der genannten Autoren einer anderen Methode bediente und daß die Ergebnisse gleichwohl ziffernmäßig übereinstimmten, indem die gereinigten Präparate dieselbe absolute Toxizität (Dosis letalis min. für ein Meerschweinchen $= 0,1\,\gamma$ Trockensubstanz) und dasselbe Bindungsvermögen ($3\,\gamma$ pro internationale Antitoxineinheit) besaßen.

Es muß besonders betont werden, daß EATON und BOIVIN Kulturen von Diphtheriebacillen in peptonhaltiger Bouillon als Ausgangsmaterial benützten, während PAPPENHEIMER und S. J. JOHNSON (1937) in einer Nährlösung züchteten, welche kein Protein enthielt, sondern nur Aminosäuren, Salze, Milchzucker und geringe Mengen Leber- oder Hefeextrakt. Ferner waren die Reinigungsverfahren verschieden, und während EATON und PAPPENHEIMER das Toxin selbst zu gewinnen suchten, ging BOIVIN auf die Isolierung des Formoltoxoides (des sog. „Anatoxins") aus. Auch das von BOIVIN erzielte Produkt hatte den Neutralisationswert von $3\,\gamma$ pro internationale Flockungseinheit, eine Angabe, welche später von C. G. POPE und F. V. LINGOOD (1939) — abermals mit geänderter Methodik — bestätigt wurde.

Tab. 7. Die chemische Zusammensetzung und die wichtigeren physikalischen Eigenschaften des gereinigten Diphtherietoxins [nach A. M. PAPPENHEIMER (1942, S. 277 und 282)].

Kohlenstoff	$51,47^0/_0$
Wasserstoff	$6,75^0/_0$
Stickstoff	$16,00^0/_0$
Schwefel	$0,75^0/_0$
Phosphor	$< 0,05^0/_0$
Stickstoff pro Lf (Flockungseinheit)	$0,00046$ mg
Asche	$1,4^0/_0$
Stickstoff, spezifisch fällbar durch Antitoxin	$95—98^0/_0$
Aminostickstoff	$0,98^0/_0$
Tyrosin	$9,5^0/_0$
Tryptophan	$1,4^0/_0$
Arginin	$3,8^0/_0$
Histidin	$2,4^0/_0$
Lysin	$5,3^0/_0$
Spezifisches Drehungsvermögen	-39^0
p_H des isoelektrischen Punktes (Kataphorese)	$4,1$
Molekulargewicht	$71—72 \times 10^3$
Sedimentierungskonstante $\times 10^{13}$	$4,6$
Diffusionskonstante $\times 10^7$	$6,0$
Svedbergsche Dissymetrie (f/f_0)	$1,22$
Verhältnis der Längs- zur Querachse	$4,7$
Toxizität (MLD) pro mg	$14,000$

Das in dieser Weise beglaubigte Diphtherietoxin erwies sich als ein hitzecoagulables, durch Säuren leicht denaturierbares Protein, dessen Molekulargewicht mit Hilfe der Ultrazentrifuge, durch Diffusion und durch Elektrophorese auf ca. 70.000 bestimmt wurde [H. P. LUNDGREN, A. M. PAPPENHEIMER und J. W. WILLIAMS (1939)[1]]. Die reinsten Präparate

---

[1] Siehe auch PAPPENHEIMER, LUNDGREN und WILLIAMS (1940).

enthielten 16% N, 0,75% S, 9% Tyrosin, 1,4% Tryptophan und waren phosphorfrei [EATON (1936), PAPPENHEIMER (1937), PAPPENHEIMER und E. S. ROBINSON (1937 b)]. Der N-Gehalt per Flockungseinheit (Lf) schwankte je nach der Beschaffenheit des antitoxischen Serums, aber nur innerhalb enger Grenzen, nämlich zwischen 0,00042 und 0,00048 mg [PAPPENHEIMER und ROBINSON (1937)]. Der isoelektrische Punkt war gleich p_H 4,1. Die gereinigten Toxine hatten die Eigenschaft produktiver Antigene und erzeugten kräftig neutralisierende Antitoxine. Durch Trichloressigsäure wurden sie quntitativ ausgefällt, was eine bequeme Abscheidung von den in dieser Säure löslichen „Endotoxinen" ermöglichte [A. BOIVIN (1936, 1937)].

Die Resultate der chemischen Untersuchungen sowie die physikalischen Eigenschaften des gereinigten Diphtherietoxins wurden später von A. M. PAPPENHEIMER (1942) tabellarisch zusammengestellt (s. Tab. 7).

Das Molekulargewicht des Diphtherietoxins steht auf derselben Stufe wie die Molekulargewichte des Hämoglobins und des Serumalbumins. Es kann somit nicht durch *Abbau* der albuminoiden Stoffe (der „Peptone") der Nährbouillon entstehen, wie dies früher von B. BRIEGER und C. FRÄNKEL (1890) und anderen Autoren angenommen wurde. Diese Annahme kann auch aus dem Grunde nicht richtig sein, weil das Toxin auch in eiweißfreien, bzw. peptonfreien Medien gebildet wird. Auf diese Tatsache hatten schon E. GUINOCHET (1892) und H. BUCHNER (1893) hingewiesen, und in neueren Versuchen war es möglich, die Toxinausbeute in solchen Nährsubstraten auf höhere Werte (36 bis 60 Flockungseinheiten) zu steigern, als dies bei den sonst üblichen Bouillonsorten die Regel ist [PAPPENHEIMER, J. H. MUELLER und S. COHEN (1937), S. J. JOHNSON, A. M. PAPPENHEIMER und E. S. ROBINSON (1938), J. H. MUELLER (1941 a)]. Wenn nun das Toxin nicht durch Abbau der im Nährboden enthaltenen Stoffe entstehen kann, bleiben nur zwei Möglichkeiten übrig, um das Auftreten desselben in der die wachsenden Bakterien umgebenden Kulturflüssigkeit zu erklären: 1. Die Diphtheriebacillen könnten synthetisierende Fermente abgeben, welche das Toxin aus den im Nährboden vorhandenen Stoffen aufbauen, oder 2. das Toxin wird im Leib der Bakterien vermöge einer für sie spezifischen Stoffwechseltätigleit produziert. Die erste Hypothese muß indes abgelehnt werden, da das Toxin in Nährböden von sehr verschiedener Zusammensetzung und auch im Organismus von Versuchstieren — wenn man z. B. lebende Bakterien subcutan injiziert — entsteht, und da es sich ferner auf der Rachenschleimhaut der auf natürlichem Wege infizierten Menschen bildet; es ist unwahrscheinlich, daß synthetisierende Enzyme unabhängig von der Art der dargebotenen Substanzen stets dasselbe hochmolekulare, immunologisch und pharmakodynamisch hochspezifizierte Produkt aufbauen. Via exclusionis ist somit nur die Produktion durch die Bakterien ins Auge zu fassen. Es fragt sich aber, wie man sich diesen Vorgang vorzustellen hat. Ein Weg, hierüber ins klare zu kommen, bestünde in der Feststellung, wie die Toxinbildung in einer flüssigen Kultur vor sich geht, und zwar rein quantitativ als Funktion der Zeit, und da stößt man auf eine merkwürdige Tatsache.

In ganz jungen Kulturen, also zur Zeit der stärksten Bakterienvermehrung, kann man das Diphtherietoxin im Filtrat nicht nachweisen. Um Filtrate von hoher Toxizität zu erhalten, muß man die Kulturen 1 bis 2 Wochen, mindestens aber einige Tage [A. SORDELLI, J. FERRARI, J. GRITZMAN, F. MODERN, G. RUF und O. REPETTO (1943)] bei 37⁰ C stehen lassen. In solchen Kulturen sind aber sehr viele Bakterien bereits abgestorben, so daß es den Anschein hat, daß die Toxine nicht wie überflüssig gewordene Stoffwechselprodukte von den lebenden Bakterien „sezerniert" werden, sondern durch Autolyse der abgestorbenen Exemplare entstehen, was ihre allmähliche Zunahme in alternden Kulturen befriedigend erklären würde. Wenn man aber gewaschene und schonend abgetötete Diphtheriebacillen der Autolyse überläßt, erhält man das Exotoxin nicht; A. BOIVIN (1942) bezeichnet daher die Entstehung desselben durch Autolyse als unwahrscheinlich und meint, daß die Bakterien, welche die „klassischen" Exotoxine (worunter BOIVIN das Diphtherie- und das Tetanustoxin versteht) liefern, jedes Quantum, welches sie in ihrem Plasma bilden, sofort an die umgebende Flüssigkeit abstoßen. BOIVIN berücksichtigt jedoch nicht, daß das Diphtherie- und das Tetanustoxin im Gegensatz zu anderen Exotoxinen sehr empfindlich sind und daß der Autolyseversuch eben aus diesem Grunde ungeeignet sein kann, um den Nachweis dieser Gifte in der Leibessubstanz von Diphtherie- oder Tetanusbacillen zu erbringen. Man müßte also ein schonenderes Verfahren zur Aufschließung dieser Bakterienarten anwenden. Dieser Forderung entsprachen H. E. MORTON und L. M. GONZALEZ (1942) in folgender Art. Es wurden in der (leicht modifizierten) Nährflüssigkeit von H. J. MUELLER und P. A. MILLER (1941) Kulturen des bekannten Stammes Park Williams Nr. 8 angelegt und nach einer Inkubation (37⁰ C) von je 2, 5, 7 und 8 Tagen durch Zentrifugieren in zwei Anteile geschieden, nämlich in die durch das Bakterienwachstum toxinhaltig gewordene Flüssigkeit und die aus derselben ausgeschleuderten Bacillen. Der flüssige Anteil wurde zwecks völliger Eliminierung der Bakterien durch Glassinterfilter (5 auf 3) [1] filtriert. Die auszentrifugierten Bakterien wurden sorgfältig gewaschen und sodann durch 30 Minuten der Einwirkung von Ultraschallwellen überlassen; die so behandelten Emulsionen wurden dann ebenfalls durch Glassinterfilter (5 auf 3) filtriert. Die Prüfung der Kulturflüssig-

---

[1] „5 auf 3" bezeichnet die Porosität der Glassinterfilter.

keit sowie des beschallten Bakterienextraktes auf den Toxingehalt erfolgte durch Bestimmung der Grenzverdünnungen, welche beim Kaninchen einen positiven Intracutantest gaben. Daß es tatsächlich das Toxin war, welches diese Reaktionen auslöste, ging daraus hervor, daß die Resultate negativ wurden, wenn man sie an Kaninchen vornahm, welche man vorher durch Injektion von antitoxischem Serum passiv immunisiert hatte. Wichtig war ferner eine Kontrolle mit Extrakten aus Bakterien, welche in derselben Weise hergestellt, aber den Ultraschallvibrationen nicht unterworfen wurden; diese Extrakte gaben keine Intracutanreaktionen, enthielten somit keine nachweisbaren Mengen Diphtherietoxin. Es stellte sich heraus, daß schon die Bakterien aus zweitägigen (48stündigen) Kulturen Toxin enthielten, welches durch die Beschallung in Lösung gebracht wurde; in noch jüngeren (24stündigen) Kulturen war das Bakterienwachstum so spärlich, daß nicht genügend Material für die Darstellung der Ultraschallextrakte erzielt werden konnte. Die Konzentration des Toxins in den Bakterien war am 2. Tage der Bebrütung der Kulturen am höchsten und nahm vom 2. bis zum 7. Tage ab; im flüssigen Anteil der Kulturen war die Konzentration des Toxins höher als in den Bakterien (1 : 700 gegen 1 : 300.000) und änderte sich vom 2. Tage angefangen nur wenig. Doch legten MORTON und GONZALEZ auf die quantitativen Angaben kein Gewicht und begnügten sich mit dem durch ihre Untersuchungen erbrachten Beweis, daß das Exotoxin in den Diphtheriebacillen entsteht oder, wie sich die Autoren vorsichtig ausdrücken, daß der Leib der Diphteriebacillen zumindest einer der Orte ist, an dem sich das Gift bilden kann. Es ist dem Verfasser nicht bekannt, ob diese Versuche in der Folge nach der quantitativen Seite hin ausgebaut wurden; wäre dies nicht der Fall, so wäre der Zusammenhang zwischen der intracellulären Produktion des Toxins und seiner Abgabe an die umgebende Kulturflüssigkeit noch nicht hinreichend aufgeklart (vgl. hierzu S. 145).

β) Das Tetanustoxin.

Aus Bouillonkulturfiltraten konnte das Tetanustoxin sowie sein Formoltoxoid durch Fällung mit Trichloressigsäure von A. BOIVIN und Y. IZARD (1937), G. RAMON, A. BOIVIN und R. RICHOU (1937) und von H. SOMMER (1936/37) in relativ hoher Konzentration abgesondert werden. M. D. EATON (1936 b) sowie EATON und A. GRONAU (1938) verwendeten ein anderes Verfahren (s. w. u.) und kamen ebenfalls zu Präparaten von hohem Reinheitsgrade, welche 12% N (berechnet auf die Trockensubstanz) enthielten, die Reaktionen der Eiweißstoffe gaben, durch tryptische Fermente zerstört wurden und in Dosen von 0,00015 bis 0,00030 mg Trockensubstanz pro Kilogramm Körpergewicht Meerschweinchen unter den typischen Erscheinungen des experimentellen

Tetanus töteten; Eaton (1936 b) war sich dessen bewußt, daß er noch keineswegs das reine Toxin in der Hand hatte, sondern bloß Substanzgemenge, und gab seiner Überzeugung Ausdruck, daß eine Vervollkommnung der Technik Produkte von höherer Wirkungsintensität liefern werde. In dieser Erwartung hatte sich Eaton nicht getäuscht.

Eaton und Gronau hatten zwei Methoden kombiniert, nämlich 1. die Fällung mit Cadmiumchlorid mit anschließender Elution des Toxins durch 2% Natriumphosphat bei p_H 7,8, und 2. die Fällung mit Ammonsulfat mit anschließender Dialyse. M. J. Pickett, P. D. Hoeprich und R. O. German (1945) erzielten bessere Resultate, indem sie sich zwar an das Isolierungsverfahren von Eaton und Gronau hielten, aber als Ausgangsmaterial Kulturfiltrate verwendeten, welche von Haus aus reicher an Toxin waren; dies wurde dadurch ermöglicht, daß einerseits ein Stamm von Cl. tetani zur Züchtung gewählt wurde, der sich durch besonders intensive Toxinproduktion auszeichnete, und daß anderseits ein Kulturmedium als Nährsubstrat herangezogen wurde, dessen optimale Eignung bereits durch Voruntersuchungen gesichert war. In beiden Beziehungen waren die Arbeiten von J. H. Mueller wegleitend [J. H. Mueller, E. B. Schönbach, J. J. Jezukawicz und P. A. Miller (1943), J. H. Mueller und P. A. Miller (1945)], der in einer Bouillon aus Rinderherz, welche Glucose, tryptische Verdauungsprodukte von Casein und einen Überschuß von reduziertem Eisen enthielt, maximale Toxinausbeuten mit Hilfe besonderer Stämme erzielte. Die gereinigten Präparate von M. J. Pickett und seinen Mitarbeitern waren hundertmal giftiger als jene von Eaton und Gronau.

Schließlich gelang es L. Pillemer, R. Wittler und D. B. Grossberg (1946), unter Ausnützung der bisher gemachten Fortschritte, *das Tetanustoxin in kristallisiertem Zustande zu isolieren* und in einer Wirkungsstärke, welche die Toxizität der Präparate von Eaton und Gronau um das 200fache und jene der reinsten Produkte von Pickett und seinen Mitarbeitern noch um 50 $\%$ übertraf. Das kristallisierte Material enthielt pro mg N 3500 bis 4000 Flockungseinheiten (Lf) und 50,000.000 bis 75,000.000 minimale tödliche Dosen für weiße Mäuse. Das Auskristallisieren erfolgte durch Versetzen eines bereits vorgereinigten Produktes mit 25$\%$ Methanol (Methylalkohol) bei p_H 5,1 und bei einer Temperatur von — 8° C in langsamem Tempo. Die Kristalle lösten sich in der Mutterlauge schon bei Temperaturen über 0° C sowie in 0,15 m Natriumacetat bei P_H 6,5. Die Lösungen gaben Eiweißreaktionen; dagegen waren die Proben nach Molisch und mit Nitroprussidnatrium negativ. Die Toxizität der Präparate wurde durch Erhitzen, Säure oder Alkali zerstört; das kristallinische Produkt verhielt sich in dieser Beziehung wie die Bouillonkulturfiltrate, was als Beweis bewertet wurde, daß das kristallisierte Protein tatsächlich das Tetanustoxin war; dafür sprach auch, daß vier kristallisierte Präparate in ihrer Toxizität sowie im Gehalt an Flockungseinheiten gut übereinstimmten und daß diese Werte bei drei aufeinanderfolgenden Umkristallisierungen konstant blieben.

Hervorgehoben sei noch, daß die Ausbeute an der reinen Substanz pro Liter Bouillonkulturfiltrat sehr gering war (weniger als 1 mg N). Weitere Angaben über die chemischen, physikalischen und biologischen Eigenschaften des kristallisierten Toxins wurden von L. PILLEMER und Mitarbeitern in Aussicht gestellt, bis die Herstellung größerer Substanzmengen eine eingehendere Untersuchung erlauben würde. Die Gestalt der Kristalle, welche sich wegen ihrer Unbeständigkeit bei Temperaturen über — 8⁰ C schwer photographieren ließen, ist in der zitierte nvorläufigen Mitteilung durch eine Zeichnung veranschaulicht.

γ) Die Toxine des Clostridium botulinum.

Man unterscheidet mehrere Typen des Cl. botulinum, die meist mit den Buchstaben A, B, C, D, E bezeichnet werden. A und B sind die zwei wichtigsten Typen. Sie können serologisch (durch die Agglutination und die Komplementbindungsreaktion) voneinander unterschieden werden und bilden zwei differente Toxine; das Toxin des Typus A wird durch ein für den Typus B spezifisches Antitoxin nicht neutralisiert und umgekehrt.

Schon an den Bouillonkulturfiltraten hatte man einige Eigenschaften der Botulinus-Toxine festgestellt, durch welche sie von den „klassischen Toxinen" der Diphtherie- und Tetanusbacillen auffallend abwichen:

1. Die Botulinus-Toxine bilden sich oft schon nach kurzer Zeit in geeigneten flüssigen Nährmedien; das Maximum der Toxizität kann schon nach 60stündiger Bebrütung der Kulturen bei 35⁰ C erreicht werden und geringe Toxinkonzentrationen sind schon nach 24 bis 48 Stunden nachzuweisen [K. F. MEYER (1928), R. F. HEWLETT (1929)]. Beim Clostridium welchii ist dieses Verhalten anscheinend noch weit stärker ausgeprägt; L. E. WALBUM und C. G. REYMANN (1933) konnten die größten von diesem Anaerobier produzierten Toxinmengen nach 10 bis 11 Stunden langer Züchtung bei 37⁰ C und nach 21 bis 24 Stunden bei 31⁰ C feststellen, also zur Zeit des stärksten Bakterienwachstums.

Die Zeit, welche von der Beimpfung flüssiger Nährböden bis zum Auftreten experimentell nachweisbarer Toxinkonzentrationen und von diesem Moment bis zur Erreichung des Konzentrationsmaximums verstreicht, ist also nicht nur von den Züchtungsbedingungen (p_H, Temperatur, Zusammensetzung des Nährsubstrates), sondern auch von der Eigenart der giftbildenden Bakterien abhängig und kann, wenn man die bisher beobachteten Termine der Beurteilung zugrunde legt, innerhalb sehr weiter Grenzen schwanken, von mehreren Wochen bis zu Stunden. Jedenfalls muß man berücksichtigen, daß der Giftnachweis in der die Bakterien umgebenden Nährlösung erst positiv werden kann, wenn eine bestimmte Minimalkonzentration vorhanden

ist, und daß das von den Bakterien abgegebene Toxin unter dem Einflusse
der Nährlösung partiell entgiftet werden kann. Man prüft also das Toxin-
bildungsvermögen der Bakterien auf indirektem und a priori mit Fehlerquellen behaftetem Wege. Die Frage, die eigentlich zu beantworten ist,
wäre, ob die in ein flüssiges Medium eingesäten Bakterien sofort, bzw. nachdem die ersten Teilungsvorgänge eingesetzt haben, Toxin nach außen abgeben
können; ob dieses Problem annäherungsweise zu lösen ist, soll an anderer
Stelle erörtert werden.

2. Das Botulinustoxin ist gegen Proteasen in hohem Grade resistent
[K. Schübel (1923)].

3. Die Bouillonkulturfiltrate sind im Vergleich zum Diphtherie-
oder Tetanustoxin ziemlich widerstandsfähig gegen das Erhitzen, je nach
der Beschaffenheit der Filtrate allerdings in verschiedenem Grade; eine
rasche Denaturierung erfolgt in der Regel erst bei 70 bis 80⁰ C [Literatur
bei K. F. Meyer, l. c., S. 1327].

4. Die Bouillonkulturfiltrate sind in hohem Maße säurebeständig;
E. van Ermenghem (1897), welcher die ersten Untersuchungen aus-
führte, fand, daß das Toxin durch 1 bis 3% Weinsäure oder Milchsäure
sowie durch 0,5 bis 1% Salzsäure nicht einmal abgeschwächt wird,
und J. Bronfenbrenner und M. J. Schlesinger (1924) berichteten
sogar, daß ein Aciditätsgrad von p_H 4,0 die Giftigkeit erhöht, indem die
tödliche Minimaldosis für weiße Mäuse infolge der Ansäuerung von
0,0033 ccm auf 0,0001 cm oder weniger absinkt (s. w. u.).

5. Die Toxizität der Filtrate kann hohe Werte erreichen; es wurden
Fälle berichtet, in welchen schon 0,000001 ccm ein Meerschweinchen zu
töten vermochte.

6. Das Gift passiert die Darmschleimhaut von Menschen und manchen
Tierarten. Die Angaben über die Diffusion des Giftes durch künstliche
Membranen (Pergamentpapier, Kollodiumhülsen, Cellophan) lauteten
widersprechend [s. K. F. Meyer, l. c., S. 1329].

Die Reinigungs- oder richtiger Konzentrationsversuche beschränkten
sich auf das Eindampfen von Bouillonkulturfiltraten im Vacuum, auf
Adsorptionen an Aluminiumhydroxyd, Fällung mit Ammonsulfat oder
Fällung mit Zinkchlorid mit anschließender Elution durch Ammonium-
phosphat (Verfahren von Brieger und Boer); die Resultate waren nicht
sehr befriedigend, da die Toxizität der Konzentrate nicht viel über die
Werte hinausging, die man gelegentlich bei den nativen Bouillonkulturfiltraten (siehe sub 5) konstatiert hatte. Dagegen fallen in diese Zeit
einige Arbeiten, aus denen hervorging, daß man Bouillonkulturfiltrate
zwar nicht, wie Bronfenbrenner und Schlesinger angegeben hatten,
durch Ansäuern giftiger machen kann, daß es aber möglich ist, aus
Kulturfiltraten des Typus A durch Zusatz von Salzsäure bis zum p_H 4,4
das Toxin auszufällen, und durch Waschen und Trocknen der Niederschläge ein amorphes Pulver zu erhalten, dessen Dosis minima letalis

für weiße Mäuse mit 5.10^{-7} bis 5.10^{-8} g bestimmt wurde und durch
Kombination von Säurefällung und Dialyse auf 3.10^{-8} bis 3.10^{-8} g
gesteigert werden konnte [H. Sommer, P. J. Nealon und P. T. Snipe
(1928), P. T. Snipe und H. Sommer (1928)]. H. Sommer (1936/37)
kam später nochmals auf die Technik der Säurefällung zurück und
betonte, daß sie sich durch ihre Einfachheit vor anderen Verfahren auszeichnet, die man bisher zur Reinigung von Toxinen angewendet hatte;
daß sein Präparat nicht das in chemisch reinem Zustande isolierte Botulinustoxin darstellte, schloß er daraus, daß sorgfältig gewaschene und
getrocknete Clostridien (die zum Zwecke der Injektion in Phosphatpuffer aufgelöst wurden) kaum weniger giftig waren als die reinsten, durch
Säurefällung gewonnenen Produkte, obzwar sie ja außer dem spezifischen
Toxin noch die Leibessubstanzen der Bakterien enthalten mußten.
Dieses Experiment lehrt aber auch, daß das Gift, welches, wenn es in
der Kulturflüssigkeit auftritt, als „Exotoxin" bezeichnet wird, in den
Clostridien selbst in relativ hoher Konzentration vorhanden ist, ein
Beweis, der hier auf einem weit einfacheren Wege geführt werden konnte
als beim Corynebacterium diphtheriae.

Das Sommersche Verfahren der Säurefällung wurde von J. Lamanna,
O. E. McElroy und H. W. Ecklund (1946 a, b) angewendet, um die
Reinigung des Botulinustoxins so weit zu vervollkommnen, daß man,
falls sich die Angaben dieser Autoren bestätigen sollten, von einer
Isolierung der wirksamen Substanz im Sinne des Chemikers sprechen
darf.

Lamanna und seine Mitarbeiter züchteten das Clostridium botulinum
Typus A auf einem aus Maisextrakt hergestellten flüssigen Nährboden,
welcher $0{,}5^0/_0$ Glucose und $0{,}3^0/_0$ Casein enthielt und vor der Sterilisierung
auf p_H 7,2 eingestellt wurde. (Genaue Vorschriften für die Bereitung
dieses Mediums und über die Kontrollmaßnahmen, welche erforderlich
sind, um möglichst große Toxinernten zu erzielen, wurden in einer besonderen Publikation von K. H. Lewis und E. V. Hill [1947] mitgeteilt.)
Die Kulturen wurden bei 34^0 C gehalten; das Toxin war schon nach
72 bis 80 Stunden in maximaler Wirkungsstärke nachzuweisen (vgl.
hierzu S. 139). Sodann wurde zu den unfiltrierten Kulturen soviel HCl
zugesetzt, bis der ursprüngliche p_H auf 3,5 gestiegen war. Es bildete sich
ein schlammiger Niederschlag, der nicht nur das Toxin, sondern auch
Nucleinsäuren, die Mikroben und Bestandteile des Nährbodens enthielt, und abzentrifugiert das Ausgangsmaterial für die Isolierung des
Toxins bildete. Dieser Niederschlag wurde mit einer Mischung von m
Natriumchlorid und 0,075 m Natriumacetat extrahiert und der Extrakt
(nach dem Ausschleudern gröberer Partikel) durch 5 Minuten unter
CO_2 mit Chloroform kräftig geschüttelt, wobei der p_H des sauren Toxin-
niederschlages in Gegenwart des Natriumacetates von 3,5 in 5 verändert

wurde. Zentrifugiert man nach dem Schütteln mit $CHCl_3$, so bilden sich drei Schichten: die unterste besteht aus dem überschüssigen $CHCl_3$, die mittlere aus einem Gel, die oberste aus einer Lösung von Toxin. Aus dem Chloroform-Protein-Gel kann das Toxin durch starke Abkühlung, welche zur Kontraktion des Gels und zum Freiwerden des darin enthaltenen Toxins führt, in maximaler Konzentration in wässeriger Lösung gewonnen werden. Auf die Behandlung mit Chloroform legen LAMANNA und seine Mitarbeiter das Hauptgewicht; diese Prozedur ermöglicht nach ihren Angaben die Abtrennung des Toxins von unwirksamen Eiweißkörpern und Nucleinsäuren und bewirkt eine so starke Einengung des Toxins, daß die Giftigkeit, die in der Kultur 800.000 lokale Mausdosen pro Kubikzentimeter beträgt, auf 15,000.000 bis 30,000.000 letale Dosen erhöht wird.

Schließlich konnte das Toxin aus seiner Lösung in Acetatpuffer durch Ammonium- oder Magnesiumsulfat, durch einfaches Abkühlen konzentrierter Lösungen oder durch langsames Eindampfen derselben bei Zimmertemperatur in kristallinischem Zustande abgeschieden werden. Die Kristalle hatten die Form nadelförmiger Plättchen und erreichten, je nach den Versuchsbedingungen, verschiedene Größen; die größten Exemplare waren 125 μ lang und 7 μ breit. Die amorphe und die kristallinische Form der Substanz zeigten im Elektrophoreseapparat die gleiche Wanderungsgeschwindigkeit und verhielten sich wie homogene Stoffe. Eiweißreaktionen (Biuretreaktion, Millons Reagens, Tryptophanreaktion von Adamkiewicz) waren positiv, die Reaktion auf Kohlehydrate (Molisch) negativ. Bei den eingehenderen, noch nicht abgeschlossenen chemischen Untersuchungen konnten 14 Aminosäuren nachgewiesen werden, unter welchen alle Arten der Aminosäuren vertreten waren; geringe Mengen P $(0,045^0/_0)$ und S waren vorhanden. Nach den Löslichkeitsverhältnissen beurteilt, zeigte das Toxin die Eigenschaften eines Globulins. Die LD 50-Dosis (letale Dosis für $50^0/_0$ der Mäuse von 20 g Körpergewicht) enthielt $4,5 . 10^{-9}$ mg N; im g des trockenen Toxins waren ca. 32 Billionen (eine amerik. Billion $= 10^9$) LD50 vorhanden, was einer 240fachen Konzentration des Toxins in der Ausgangskultur gleichkam. Sehr auffallend war in Anbetracht der leichten Passage durch die Darmschleimhaut das hohe Molekulargewicht, das sich, nach der Diffusionsmethode von J. H. NORTHROP und M. L. ANSON (1928/29) bestimmt. auf ca. 1,000.000 belief.

δ) Das Exotoxin der Shigella dysenteriae.

Difficile est satiram non scribere. Besonders für mich, der ich den Entwicklungsgang dieses Spezialproblems vom Beginne bis auf die Gegenwart mitgemacht habe.

Rein sachlich betrachtet, liegt die Sache so, daß in den Initialstadien der Erforschung der Toxizität der Shigaschen Dysenteriebacillen zwei technische Begriffe einander gegenüberstanden, das toxische Autolysat und die giftigen Bouillonkulturfiltrate. Die Toxizität der Autolysate wurde 1903 von H. Conradi festgestellt und die Giftwirkungen von Bouillonkulturfiltraten von J. L. Todd (1903), L. Rosenthal (1904) und von R. Kraus und R. Doerr (1905). Die Symptome, welche die Autolysate und die Bouillonkulturfiltrate beim Kaninchen hervorriefen, waren identisch und bestanden einerseits in Paraparesen oder Paraplegien der Extremitäten, anderseits in Darmerscheinungen (Diarrhoe, blutigen Stuhlentleerungen). Diesen Erscheinungen entsprachen anatomische Veränderungen in der grauen Substanz der Vorderhörner des Rückenmarkes [C. Dopter (1905)] und in der Schleimhaut des Blinddarms [R. Doerr (1906, 1907c). Es handelte sich aber, wie R. Doerr (1907 c) auseinandersetzte, nur um *zwei Angriffspunkte*, nicht um *zwei Wirkungsqualitäten;* die Nervensymptome wie auch die Veränderungen im Blinddarm beruhten auf einer Schädigung der Blutkapillaren, welche in Ödemen und Hämorrhagien ihren Ausdruck fand, sekundär im Absterben empfindlicher Gewebselemente (Nekrosen). Rechnet man noch hinzu, daß sich Meerschweinchen sowohl gegen Autolysate wie gegen Bouillonkulturfiltrate als refraktär erwiesen, so lag kein Grund vor, die Existenz von zwei verschiedenen Giften anzunehmen. Nach den zu jener Zeit herrschenden Vorstellungen bezeichnete man allerdings Gifte, welche an den Bakterienleib gebunden sind und erst durch Auflösung desselben in Freiheit gesetzt und wirksam werden, als Endotoxine, und die von Bakterien an eine umgebende Nährflüssigkeit spontan abgegebenen als Exotoxine. *Aber diese Unterscheidung charakterisiert bloß die Art der Gewinnung der Gifte* und verliert jeden Sinn, wenn nicht gezeigt werden kann, daß das Gift, das den Namen Endotoxin trägt, *nur* durch Auflösung der Bakterien (durch Autolyse) entsteht. Das ist aber beim Gift der Shigaschen Dysenteriebacillen nicht der Fall. Denn R. Kraus (1904) sowie R. Kraus und R. Doerr (1905c) hatten mitgeteilt, daß man ganz junge (24stündige) Agarkulturen dieser Bakterien nur in NaCl-Lösung aufzuschwemmen und die so erhaltenen Suspensionen nach kurzem Schütteln durch Hartkerzen zu filtrieren braucht, um bakterienfreie Toxine zu erhalten, welche genau so wirken wie Autolysate oder Bouillonkulturfiltrate. *Die Autolyse war also gar nicht notwendig, um Gifte von der oben beschriebenen Wirkungsweise zu gewinnen.* Die Existenz der „Waschwassergifte" wurde von W. Kolle, H. Schlossberger und R. Prigge (1924) bestätigt, welche ebensowenig wie ihre Vorgänger eine Differenz zwischen diesen Giftlösungen und Bouillonkulturfiltraten oder den sogenannten „Trockengiften" (hergestellt aus gewaschenen und getrockneten Shigabacillen) ausfindig machen konnten, auch nicht in immunologischer Beziehung.

Demgegenüber suchten P. K. OLITSKY und I. J. KLIGLER (1920) sowie
J. E. McCARTNEY und P. K. OLITSKY (1923) die dualistische Auffassung durch neue Argumente zu stützen. Auf Grund eigener experimenteller Untersuchungen setzten sie sich für die Hypothese ein, daß der
Shigasche Dysenteriebacillus *zwei verschiedene Gifte* produziere, nämlich
1. ein relativ thermolabiles Exotoxin, welches eine spezifische Affinität
zum Nervensystem hat und daher als *Neurotoxin* zu bezeichnen sei;
dieses Neurotoxin entstehe in den ersten Perioden des Wachstums der
Bakterien in vitro und rufe im Kaninchen die Produktion eines spezifischen
Antitoxins hervor; 2. ein relativ thermostabiles Endotoxin, das sich in
den Kulturen erst später entwickelt, und elektiv auf den Darmtrakt
wirkt (*Enterotoxin*). Durch strenge Anaerobiose könne man die Entstehung des Exotoxins ganz unterdrücken und auf diese einfache Art
zu einem reinen Enterotoxin gelangen.

Diese Angaben konnten jedoch bei mehrfachen Nachprüfungen nicht
bestätigt werden. In dem umfangreichen Handbuchartikel von O. LENTZ
und R. PRIGGE (1931, S. 1447) kamen daher die Verfasser zu dem Schluß,
daß die Einheitlichkeit des Ruhrgiftes endgültig erwiesen ist und daß
die nach verschiedenen Verfahren hergestellten Giftpräparate als identisch
zu betrachten sind. In demselben Sinne äußerten sich W. W. C. TOPLEY
und G. S. WILSON noch in der zweiten Auflage ihres bekannten Werkes
über die Grundlagen der Bakteriologie und Immunität (1936).

In diesem Streit um die Einheitlichkeit des Shigatoxins hatte man
sich offenbar nicht überlegt, was die Gewinnung der „Waschwassergifte" eigentlich bedeutet. Daß man durch bloßes Aufschwemmen und
Schütteln von Shigabacillen in NaCl-Lösung ein Gift erhält, bewies
1. daß dieses Gift nur aus den Bakterien stammen könne, 2. daß es in
den Bakterien vor der Prozedur enthalten war, 3. daß die Bakterien
dieses Gift während eines bloß 24stündigen Wachstums auf Agar in ihrem
Körper produziert haben mußten, und 4. daß sie dasselbe offenbar leicht
an irgendeine Flüssigkeit abgeben. Der letztgenannte Punkt verdient
besondere Beachtung, da er einen Anhaltspunkt bietet, um die so außerordentlich variable Zeit des Erscheinens von „Exotoxinen" in flüssigen
Medien zu erklären (s. S. 139). Es ist gewiß nicht wahrscheinlich, daß
die Bakterien solche Gifte erst dann produzieren, wenn diese in der
Kulturflüssigkeit nachweisbar werden; man muß vielmehr annehmen,
daß es sich um spezifische Stoffwechselvorgänge handelt, welche schon
in dem Augenblick einsetzen, in welchem die Bakterienzelle zu wachsen
und sich zu teilen beginnt, wofür ja die Darstellung der „Waschwassergifte" Zeugnis ablegt sowie jene Fälle, in welchen das Maximum der
Giftigkeit des flüssigen Kulturmediums mit dem Höhepunkt des Bakterienwachstums zeitlich zusammenfällt (s. S. 139). *Aber an die intracellulare Giftproduktion muß sich die Abgabe des Giftes nach außen nicht*

unmittelbar anschließen, vielmehr könnten in dieser Beziehung bei verschiede-
nen Bakterien Unterschiede bestehen, indem gewisse Spezies die Gifte zurück-
halten. Dafür besitzen wir nun eine sehr suggestive Analogie, deren
Kenntnis wir C. J. DEERE, A. D. DULANEY und I. D. MICHELSON (1939)
verdanken. Das Bakterium coli mutabile bildet auf Endoagar rote und
weiße Kolonien. Die in den roten Kolonien vorhandenen Bakterien geben
Lactase ab, welche den Milchzucker im Endoagar spaltet und durch die
entstehenden Spaltprodukte das Fuchsin regeneriert; die weißen Kolonien
bleiben weiß, weil die Bakterien, welche diese Kolonien aufbauen, keine
Lactase abgeben. Züchtet man aber die „roten" oder die „weißen"
Bakterien auf Nährböden, welche keinen Milchzucker enthalten, so
kann man in beiden Formen Lactase nachweisen; wenn man ferner die
weißen Bakterien unbegrenzt lange in Kontakt mit Milchzucker hält,
nimmt ihr Lactasegehalt nicht ab, sondern erheblich zu, und weiße
Bakterien, die in Gegenwart von Milchzucker wachsen, enthalten mehr
Lactase als rote, welche sich in Abwesenheit von Milchzucker entwickeln.
DEERE, DULANEY und MICHELSON ziehen daraus den Schluß, daß die
Lactase nicht, wie man annehmen könnte, ein Ferment ist, welches sich
dem jeweiligen Milieu anpaßt, sondern ein *konstitutives Enzym*, welches
die Escherichia coli mutabile auf Grund ihrer natürlichen, erblich fixierten
Stoffwechselverhältnisse produziert, mag nun das fermenteszible Substrat
in der Umgebung vorhanden sein oder nicht. Man sieht auch, daß intracellulare Produktion und Abgabe nach außen nicht miteinander verbunden
sein müssen. Wenn man sich vorstellt, daß die Toxine ein analoges Verhalten zeigen können, würde man die verschiedene Schnelligkeit ihres
Auftretens in flüssigen Nährmedien ohne weiteres begreifen. Die Diphthe-
rie- und die Tetanusbacillen würden das intracellular entstandene Toxin
nicht so leicht nach außen abgeben wie das Cl. welchii; die Dinge würden
also gerade umgekehrt liegen, wie sie sich A. BOIVIN (s. S. 136) hypothetisch zurechtlegen wollte.

Die „Waschwassergifte" sind von der Konjunkturforschung zunächst nicht aufgegriffen worden, obzwar es aussichtsvoll gewesen
wäre, gerade an diesem Objekte die Frage nach der Einheitlichkeit des
Shiga-Toxins zu überprüfen.

Der dezidiert unitarische Standpunkt, wie ihn LENTZ und PRIGGE
vertreten hatten, behauptete sich nur wenige Jahre. A. BOIVIN ließ
das Pendel der wissenschaftlichen Meinungen in die andere Extremlage
zurückschwingen. Um das Exo- vom Endotoxin abzusondern, wurde
das differente Verhalten gegen *Trichloressigsäure* verwendet. Das Exotoxin, seiner chemischen Natur nach ein Protein, wird durch Trichloressigsäure aus Bouillonkulturfiltraten gefällt und soll ausschließlich
neurotrop wirken [A. BOIVIN und L. MESROBEANU (1937 a)]; es findet
sich sowohl in Kulturen der S- wie auch in jenen der R-Variante des

Shigaschen Dysenteriebacillus. Um das Endotoxin zu erhalten, muß man dagegen von den S-Formen ausgehen; man kultiviert die Bakterien auf Agar und versetzt die abgeschwemmten und gewaschenen Bakterien der jungen (20stündigen) Kulturen mit N/4 Trichloressigsäure; nach 3stündigem Stehen im Kühlschrank werden die Bakterien abzentrifugiert, die überstehende Flüssigkeit zunächst durch Dialyse von der Trichloressigsäure befreit und das Endotoxin schließlich durch Alkohol oder Aceton ausgefällt [L. MESROBEANU und A. BOIVIN (1937 a)]. Das Endotoxin ist nach A. BOIVIN ein aus Kohlehydraten und Lipoiden bestehender Komplex von enterotroper Wirkung; es erweist sich als thermostabil und scheint, da es selbst durch Collodiummembranen von höherer Durchlässigkeit nicht dialysiert, ein großes Molekulargewicht zu haben [vgl. A. BOIVIN (1940 b)].

Die ursprünglichen Angaben über die Darstellung der Exo- und Endotoxine wurden in der Folge mehrfach abgeändert. Insbesondere wurde die Gewinnung des Exotoxins aus Bouillonkulturfiltraten, welche der Vorstellung eines „sezernierten" Giftes entsprach, als überflüssige Komplikation aufgegeben, und als Ausgangsmaterial für das Exotoxin ebenfalls die 20stündige Agarkultur verwendet. Die abgeschwemmten Bakterien wurden zu diesem Zweck im zehnfachen Gewicht physiologischer NaCl-Lösung suspendiert und 48 Stunden bei 37° C autolysiert. Die Autolysate enthalten dann das Exotoxin, aber auch das Endotoxin und Spuren von bakteriellen Nucleoproteinen. Um das Exotoxin zu isolieren, wird bei 0° C soviel Trichloressigsäure zugesetzt, daß ein p_H 3,5 resultiert; es entsteht dann ein Niederschlag, der bei 0° C abzentrifugiert und in einem kleinen Volum Na_2CO_3 gelöst wird; dann erfolgt die weitere Reinigung durch wiederholte Fällung mit Trichloressigsäure und Wiederauflösung. *Beide Gifte sind somit in ganz jungen Agarkulturen vorhanden, beide haften am Bakterienplasma, da sie sich durch dreimaliges Waschen mit physiologischer NaCl-Lösung nicht oder doch nicht vollständig auslaugen lassen und beide können durch Autolyse der gewaschenen Bakterienleiber in Lösung übergeführt werden.* Beide würde man früher auf Grund dieses Verhaltens als Endotoxine qualifiziert haben. In der Tat verkündeten C. C. OKELL und A. V. BLAKE (1930) vor dem Auftreten BOIVINS den Satz, daß die Shigaschen Dysenteriebacillen überhaupt nur dann giftig wirken können, wenn sie durch Autolyse aufgeschlossen werden, und vertraten daher den Standpunkt, daß diese Mikroben nur ein einziges Gift produzieren und daß dieses in Anbetracht seiner Entstehung als Endotoxin bezeichnet werden muß.

Vermutlich hat die Erkenntnis dieses Sachverhaltes A. BOIVIN (1940 b, 1942) zu dem Vorschlage bewogen, die Bezeichnungen „Exotoxin" und „Endotoxin" fallen zu lassen und durch die chemische Charakterisierungen „*Eiweißtoxin*" und „*glukolipoides Toxin*" zu ersetzen; er hat sich aber selbst nicht an diese Nomenklatur konsequent gehalten, indem er von „proteiden Exotoxinen" und „glukolipoiden Endotoxinen" spricht.

BOIVIN und seine Mitarbeiter waren bestrebt, die Gegensätze zwischen den beiden, durch die Trennung mit Trichloressigsäure isolierbaren Shiga-Giften in einer großen Zahl von Publikationen möglichst scharf herauszuarbeiten. Tabelle 8 gibt eine Übersicht über die geltend gemachten Unterscheidungsmerkmale.

Tab. 8. Unterschiede zwischen den beiden Giften der Shigaschen Dysenteriebacillen, zusammengestellt nach Angaben von A. BOIVIN und seinen Mitarbeitern.

	„Exotoxin"	*„Endotoxin"*
Chemische Natur:	Protein	Glukolipoid
In Trichloressigsäure:	unlöslich	löslich
Thermoresistenz:	wird bei 100⁰ C rasch zerstört	erträgt in neutraler Lösung einstündiges Erhitzen auf 100 bis 120⁰C
Verhalten gegen Proteasen:	inaktivierbar, aber nur durch protrahierte Einwirkung	resistent
Toxizität in D. L. M. Trockensubstanz:		
a) weiße Mäuse (intraperitoneal)	< 0,001 mg	0,1 mg
b) Kaninchen (intravenös)	einige Tausendstel mg	1 mg
Antikörper:	neutralisierende Antitoxine; reagieren in vitro nicht mit Endotoxin	Antikörper gegen das Endotoxin, welche dieses präzipitieren, die S-Formen agglutinieren und die Giftwirkung des Endotoxins nur schwach, aber spezifisch neutralisieren
Verhalten gegen Formaldehyd:	bildet ein atoxisches immunisierendes Formoltoxoid	bildet kein Formoltoxoid
Beziehung zu den S- und R-Varianten	wird durch beide Typen produziert	entsteht in der Regel nur im S-Typus
Organotropie des Giftes:	neurotrop	enterotrop

Die meisten aus der Tabelle zu entnehmenden Angaben, wenn auch nicht alle, konnten von anderen Autoren bestätigt werden, so von R. HAAS (1937, 1941), G. ISTRATI (1938), D. STEABBEN (1943) sowie von L. OLITZKY, J. BENDERSKY und P. K. KOCH (1943), L. OLITZKY und L. BICHOWSKY (1946). In der dritten Auflage der „Principles of Bacteriology and Immunology" (1946, S. 694) wird der geänderten Sachlage in folgender

Weise Rechnung getragen: „The more recent chemical work, however, of Boivin and Mesrobeanu (1937, 1938) leaves little doubt, that the dual conception is correct." Im Laufe ihrer Konsolidierung hatte jedoch die dualistische Hypothese ihre Interpretation vollständig geändert, und zwar derart, daß in geändertem Sinne doch wieder die Idee eines einheitlichen Toxins der Shigaschen Dysenteriebacillen zum Ausdruck kam.

Nur das als „Exotoxin" bezeichnete Gift wird nämlich von allen Stämmen der Shigella dysenteriae gebildet, es gehört zu den artspezifischen („konstitutiven") Charakteren dieser Mikroben. Das „Endotoxin" produzieren dagegen nur die S-Varianten der Shigaschen Bacillen, es ist ein typenspezifisches, somatisches Antigen.

Hierzu ist zu bemerken, daß der Shiga-Bacillus auf Nähragar in Form von runden Kolonien mit platter Oberfläche wächst. Nach wiederholten Abimpfungen können jedoch größere unregelmäßig begrenzte Kolonien mit runzeliger Oberfläche auftreten. Man könnte also auch hier wie bei den Bakterien der Salmonella-Gruppe S- und R-Typen unterscheiden. Aber es sind nicht immer die S-Formen, welche das Endotoxin produzieren, und auch nicht immer die R-Formen, denen es mangelt, vielmehr besteht überhaupt keine gesetzmäßige Beziehung dieser Art [R. Haas (1941), A. Boivin und L. Mesrobeanu (1937c)]. Boivin und Mesrobeanu schlagen daher in Anlehnung an W. W. C. Topley (1933) vor, zwar die Bezeichnungen S (smooth) und R (rough) beizubehalten, sie aber nicht durch die Form der Kolonien auf Agar, sondern durch die Antigenstruktur zu definieren. Darnach wären also S-Varianten durch den Besitz, R-Varianten durch das Fehlen des somatischen (O-) Antigens ausgezeichnet.

Zweitens haben die Untersuchungen von W. T. J. Morgan und S. M. Partridge (s. S. 104) ergeben, daß das „Endotoxin" der Shigaschen Bacillen nicht nur aus Kohlehydraten und Lipoiden besteht, sondern daß es eine Proteinkomponente enthält. Die gereinigten (proteinfreien) Polysaccharide sind bloß Haptene und erwerben erst durch die Kombination mit Eiweiß die Eigenschaften immunisierender Antigene. Solche O-Antigene konnten auch bei den Paradysenteriebacillen („oligotoxischen" oder Flexner-Stämmen der alten Nomenklatur) nachgewiesen werden. Ihre Toxizität ist gering, und die Antikörper, welche sie erzeugen, wirken nicht eigentlich neutralisierend, wie dies in Tabelle 8 angegeben ist, sondern paralysieren die schwache Giftwirkung ihrer Antigene nur dadurch und insoweit, als sie ihre Antigene präzipitieren [E. Perlman und W. F. Goebel (1946), J. Smolens, Halbert, Mudd, Deak und Gonzalez (1946)].

Die Existenz eines Shiga-Toxins im Sinne eines artspezifischen Merkmales und eines davon unabhängigen, nur bei den sogenannten S-Formen vorhandenen schwach toxischen somatischen Polysaccharid-Protein-Komplexes wurde in letzter Zeit von R. J. Dubos und J. W. Geiger (1946) bestätigt. Diese Autoren züchteten R-Stämme der Shigella dysenteriae auf besonderen flüssigen Nährböden, deren Eignung durch methodische Vorversuche festgestellt worden war. Ausgehend von älteren und neueren Angaben, aus welchen hervorgeht, daß die Züchtung unter aeroben Bedingungen die Toxinbildung begünstigt [J. L. Todd (1903), L. Rosenthal (1904), R. Doerr (1907 c), P. K. Olitzky und Kligler (1920), A. J. Weil (1943)], suchten Dubos und Geiger diesen Faktor so weit als möglich zu steigern, indem sie die Kulturen während der ganzen Dauer der Inkubation in einen Schüttelapparat stellten und überdies Fumarsäure als oxydationsbeförderndes Chemikal zusetzten. Schon nach einem Aufenthalt von 24 bis 36 Stunden in einem auf 34^0 C eingestellten Thermostaten konnte eine maximale Ausbeute an Rohtoxin erzielt werden, indem die Bakterien abzentrifugiert und mit einer einprozentigen Lösung von Na_2CO_3 extrahiert wurden, oder indem man die Kulturen oder die ausgeschleuderten Bakterien 2 bis 4 Tage bei 37^0 C einer partiellen Hydrolyse bei neutraler oder schwach alkalischer Reaktion unterwarf. Durch Zusatz von HCl (p_H 4,2) wurde das Toxin ausgefällt und durch $Na_2 CO_3$ oder Phosphatpuffer eluiert; daran schlossen sich weitere Reinigungsprozeduren, die im Original nachzulesen sind.

Die gereinigten Präparate waren phosphorfrei und enthielten 10 bis 14$^0/_0$ N. Sie entsprachen durchaus den von früheren Autoren als „Exotoxine" bezeichneten Shiga-Giften; sie waren resistent gegen die Verdauung mit Pepsin oder Papain, wurden durch Trypsin nur langsam inaktiviert, waren bei alkalischer Reaktion thermostabil und erwiesen sich als toxisch für Mäuse und Kaninchen und als unwirksam für Meerschweinchen; die Empfänglichkeit der Mäuse wie auch jene der Kaninchen war großen individuellen Schwankungen unterworfen, was man aus den Verhandlungen der zweiten Konferenz des Hygienekomitees des Völkerbundes (1922 bis 1924) längst wußte. Auf den ersten Blick erscheint nur die hohe Toxizität der Präparate von Dubos und Geiger überraschend; die für Mäuse oder Kaninchen in der Hälfte der Einzelversuche letale Minimaldosis (LD 50) belief sich auf 1 bis 10μg (γ). Überrascht ist man jedoch nur, wenn man die ältere Literatur nicht kennt. Schon in den ersten Jahren dieses Jahrhunderts hatte man festgestellt, daß Kaninchen von 1,5 bis 2 kg Körpergewicht durch die intravenöse Injektion von $^1/_{50}$ bis $^1/_{100}$ Öse lebender oder abgetöteter Shigascher Dysenteriebacillen getötet werden können; da eine Öse Bakterien (im feuchten Zustande!) 2 mg wiegt, entspricht dies der Größenordnung nach durchaus der Giftigkeit der besten Präparate von Dubos und Geiger[1]. Bakterien von so hoher Giftigkeit kann man durch 20stündige Kultur auf Schrägagar in einer Eprouvette erhalten, also nicht gerade

---

[1] Soweit sich dies ohne exakte experimentelle Nachprüfungen beurteilen läßt, konnte man daher erwägen, ob die Methode von Dubos und Geiger als Isolierung bzw. Konzentration, oder als eine schonende und erschöpfende Extraktion des Giftes aus den Bakterien aufzufassen ist.

unter Bedingungen, welche als extreme Aerobiose gelten können. Welche
Rolle die Belüftung der flüssigen Nährböden bei der Darstellung der
Toxine von Dubos und Geiger gespielt hat, ist nicht ganz klar, da die
Kulturen nicht nur belüftet, sondern auch geschüttelt und überdies
mit Fumarsäure versetzt wurden; es wird nur angegeben, daß die gif-
tigsten Präparate unter aeroben Bedingungen und bei Fumarsäure-
zusatz erzielt wurden, die am wenigsten toxischen unter „halb an-
aeroben" Verhältnissen und ohne Fumarsäure.

Da gezeigt werden konnte, daß in ganz jungen Kulturen, die sich in
24 bis 36 Stunden bei 34° C entwickelt hatten, die Toxine gleichzeitig
mit den Bakterien zu Boden gehen, wenn man bei geringer Rotationsgeschwindigkeit (3500 pro Minute) zehn Minuten lang zentrifugiert,
nehmen Dubos und Geiger an, daß das Gift erst nach dem Absterben
der Bakterienzellen durch Autolyse frei wird. Bewiesen ist dies nicht,
da die Existenz der „Waschwassergifte", welche Dubos und Geiger
nicht berücksichtigen, dafür spricht, daß das in den Bakterien entstehende Gift intravital nach außen abgegeben wird; ferner ist es bekannt,
daß das Auftreten des Giftes in Bouillonkulturen durch Aerobiose begünstigt wird, und es ist nicht anzunehmen, daß dies nur aus dem Grunde
geschieht, weil die Aerobiose die autolytischen Vorgänge beschleunigt.
Wäre indes die Auffassung von Dubos und Geiger richtig, so würde
es sich im Sinne der früheren Vorstellungen um ein an die produziernden
Bakterien gebundenes Gift, d. h. um ein Endotoxin handeln; die R-Formen
würden nur dieses, die S-Formen außerdem ein zweites schwächeres
Endotoxin enthalten.

Die Unterscheidung eines Neurotoxins und eines Enterotoxins läßt
sich nicht aufrechterhalten. A. Boivin (1940) beschränkt sich bei dieser
Differenzierung auf Versuche an weißen Mäusen, aus welchen hervorgehen soll, daß das von ihm als glukolipoides Endotoxin (siehe Tabelle 8)
bezeichnete Präparat nur auf den Darm, und zwar auf den Dünndarm
und die Peyerschen Plaques, das Exotoxin nur auf das Zentralnerven-
system wirken soll. Das Kaninchen reagiert aber nicht, je nachdem
es mit Exo- oder Endotoxin vergiftet wird, mit nervösen oder mit Darm-
symptomen, vielmehr erweisen sich diese Wirkungsarten als unabhängig
von der Herstellungsart der Toxine (abgetötete Bakterien, Autolysate,
Bouillonkulturfiltrate usw.) und können bei demselben und in gleicher
Dosis injizierten Präparat einzeln oder auch miteinander kombiniert
bei einem gewissen Prozentsatz der Tiere beobachtet werden; die Veränderungen des Darmes betreffen beim Kaninchen das Coecum, also weder
den Dickdarm wie beim Menschen noch den Dünndarm wie bei der weißen
Maus [R. Doerr (1906, 1907 c)]. Es ist somit ganz klar, daß es kein
„Nervengift" und kein davon verschiedenes „Darmgift" gibt. Über die
Wirkung entscheidet vielmehr der vergiftete Organismus innerhalb der

durch die Natur des Giftes gegebenen Grenzen. Es ist ein grundsätzlicher Fehler, jeder Wirkungsart einer chemisch unbekannten Substanz einen besonderen substantiellen Träger zuzuordnen, obzwar es allgemein bekannt ist, daß ein und dasselbe Gift auf verschiedene Tierspezies, ja auf verschiedene Individuen derselben Art ganz verschieden wirken kann. Übrigens hat A. Boivin (1940 a) in Übereinstimmung mit G. Istrati (1938) zugegeben, daß „Neurotoxine", die keine Spur der glukolipoiden Substanz enthalten, die typischen Veränderungen im Coecum des Kaninchens (Ödeme, Hämorrhagien, Nekrosen) hervorrufen können, so daß man den Widerspruch vor sich hätte, daß das „Neurotoxin", und zwar das *reine* Neurotoxin wie ein „Enterotoxin" wirkt. Man sieht, wohin man auf solchen Wegen gelangt.

Das „Exotoxin" der Shigaschen Dysenteriebacillen kann durch Formaldehyd in ein atoxisches, aber noch mit der ursprünglichen Antigenfunktion ausgestattetes Derivat umgewandelt werden. Die Darstellung solcher *Formoltoxoide* („Anatoxine") gelang wohl zuerst J. Dumas, G. Ramon und S. Bilal (1926) und wurde dann wiederholt bestätigt, so von R. Haas (1940), L. Farell (1943), A. J. Weil (1943), C. G. Anderson, A. M. Brown und J. C. MacSween (1945), L. Olitsky und L. Bichowsky (1946), zuletzt auch von Dubos und Geiger, welche die Bedingungen der Toxoidbildung aus dem von ihnen hergestellten, bereits ausführlich besprochenen Shiga-Toxin genauer untersuchten. Die an letzter Stelle genannten Autoren erzielten die besten Resultate, wenn sie das aus der R-Variante des Shiga-Bacillus gewonnene Rohtoxin bei p_H 8,4 bis 8,6 mit 0,5% des käuflichen Formalins versetzten und die Gemische (unter Aufrechterhaltung der angegebenen H-Ionenkonzentration) 2 bis 3 Wochen bei 37°C stehen ließen. Die Entgiftung war zwar nicht vollständig, aber doch bis zu dem Punkte erreicht, daß die Toxizität auf 1/300 bis 1/500 des Ausgangswertes abgesunken war. Mäuse konnten durch Behandlung mit dem Toxoid (oder mit einem aus demselben gewonnenen Alaunpräzipitat) immunisiert werden, so daß sie nicht nur gegen höhere Toxindosen resistent waren, sondern auch eine erhebliche Immunität gegen die intracerebrale Infektion mit lebenden virulenten Shiga-Bacillen sowie gegen intraperitoneale Injektionen mit Paradysenteriebacillen („Flexner", „Sonne") zeigten. Dementsprechend wirkte das Serum der mit dem Toxoid aktiv immunisierten Mäuse oder Kaninchen nicht bloß antitoxisch, sondern entfaltete in vitro (unter Mitwirkung von Meerschweinchenkomplement) eine im Vergleiche zum Normalserum stark gesteigerte bactericide Wirksamkeit, die ebenfalls nicht streng spezifisch war, da sie sich nicht nur auf die R-, sondern auch auf die S-Varianten des Shiga-Bacillus und auf andere Arten der Shigella-Gruppe erstreckte. Ob dieses serologische Verhalten (nämlich die Kombination von antitoxischer und antiinfektiöser Immunität einerseits und der relative Mangel an Spezifität anderseits) darauf beruhte, daß das Antigen von Haus aus keine homogene Substanz war, oder ob es durch die Formolbehandlung etwas verändert wurde, läßt sich nicht ohne weiteres entscheiden.

Das polysaccharidhaltige 0-Antigen der Shiga-Bacillen läßt sich durch die Einwirkung von Formol nicht in ein Formoltoxoid, d. h. in ein atoxisches, aber noch immunisierendes Antigen umwandeln [A. BOIVIN. A. DELAUNAY und R. SARCIRON (1941)]. J. LOISELEUR (1942) erblickt darin die selbstverständliche Konsequnz der chemischen Beschaffenheit des 0-Antigens, welches nach den Angaben von A. BOIVIN und seiner Mitarbeiter nur Kohlehydrate und Lipoide, aber kein Eiweiß enthält, dessen Vorhandensein die unerläßliche Voraussetzung der Entstehung von Formoltoxoiden bilden soll. Nach den Untersuchungen von W. T. J. MORGAN (s. S. 103) ist jedoch das 0-Antigen ein Phospholipin-Polysaccharid-Protein-Komplex, so daß sich das negative Verhalten dieser Substanz gegen die zur Toxoidbildung führende Formolwirkung nicht so einfach erklären läßt, wie LOISELEUR annimmt.

Erwähnt seien in diesem Zusammenhang die Mitteilungen von A. GRATIA (1934), demzufolge Bakterienemulsionen durch gewisse Streptotricheen gelöst werden können; die „Mykolysate" waren nach GRATIA entgiftet, wirkten aber noch immunisierend. Diesen Effekt konnte GRATIA jedoch nur bei den Diphtheriebacillen, nicht aber bei den Dysenteriebacillen beobachten, eine Differenz, welche darauf zurückgeführt wird, daß die Diphtheriebacillen nur ein Exotoxin, die Dysenteriebacillen dagegen außer einem Exotoxin auch ein mykoresistentes Endotoxin enthalten. Das Verhalten isolierter bzw. gereinigter Exo- und Endotoxine wurde nicht gesondert geprüft.

ε) Das Scharlachtoxin.

Seit der Entdeckung des Scharlachtoxins [G. F. und G. H. DICK (1924)] wird darüber diskutiert, ob dieses Gift ein Protein ist oder nicht. Sicher ist, daß dieses Toxin in Bouillonkulturen bzw. in flüssigen Nährmedien auftritt, in welchen man Scharlachstreptokokken oder auch hämolytische Streptokokken anderer Herkunft wachsen läßt, und daß es von den Bakterien durch keimfreie Filtration in Form steriler Lösungen abgesondert werden kann. Es entspricht somit in diesen Beziehungen dem klassischen Begriff eines Exotoxins. Die Einheit, in welcher seine Wirkungsstärke ausgedrückt wird, ist die kleinste Menge, welche, empfänglichen Menschen intracutan injiziert, eine umschriebene Hautrötung erzeugt, die mindestens 1 cm im Durchmesser hat (Hauttestdosis, engl. Skintestdosis, abgekürzt „STD"). Um sicher zu sein, daß die hautrötende Wirkung auf das Scharlachtoxin zu beziehen ist, wird verlangt, daß dieser Effekt durch Scharlachantitoxin aufgehoben werden kann.

Die Schwierigkeit, welche sich der Konzentrierung und Isolierung sowie der Feststellung der chemischen Eigenschaften des Scharlachtoxins entgegenstellt, beruht darauf, daß die Kulturfiltrate hämolytischer A-Streptokokken eine Reihe anderer Subtsanzen enthalten, von welchen sich das Toxin nur schwer abtrennen läßt, und daß das eigentliche Scharlachtoxin offenbar nur einen sehr kleinen Bruchteil dieses Gemenges ausmacht. A. H. Stock (1939) gewann durch Adsorption an Aluminiumsilicat (bei p_H 4), Elution, Fällung durch Ammonsulfat und Dialyse *pro Liter Kulturfiltrat ein Milligramm* einer Substanz, welche in 0,0001 Mikrogramm (γ) eine Hautdosis enthielt; daher mußten in jedem Kubikzentimeter des Kulturfiltrates nicht weniger als 10.000 Hautdosen vorhanden gewesen sein und Stock schließt aus diesen Ziffern, daß er sich mit seinem Präparat der Darstellung des reinen Scharlachtoxins zumindest angenähert habe. Chemisch untersucht, erwies sich die Substanz als kohlehydrathaltig (positive Probe nach Molisch), enthielt $10^0/_0$ N und gab beim Versetzen ihrer Lösungen mit Trichloressigsäure nur eine Trübung; die Biuretreaktion fiel negativ aus. Aus diesen Daten konnte jedoch kein Schluß gezogen werden, da sich aus Kulturfiltraten hämolytischer Streptokokken, welche *nicht* hautrötend wirkten, in gleich großen Mengen Stoffe isolieren ließen, welche dieselben chemischen Reaktionen gaben und den gleichen N-Gehalt hatten wie das biologisch legitimierte hautrötende Präparat[1]. Auch aus dem Umstand, daß das Scharlachtoxin gegen die Einwirkung von Trypsin relativ resistent ist [S. B. Hooker und E. M. Follensby (1934), T. Kodama (1936), K. Ando, K. Karauchi und H. Nishimura (1930), E. S. G. Barron, G. F. Dick und C. M. Lyman (1941), G. A. Hottle und A. M. Pappenheimer jun. (1941)], läßt sich kein Anhaltspunkt für seinen chemischen Charakter gewinnen, da man bei eiweißartigen Toxinen (Botulinustoxin, Toxin der Shigaschen Dysenteriebacillen) ein ähnliches Verhalten beobachtet hat.

1941 teilten W. L. Koerber und W. E. Bunney mit, daß sie das Scharlachtoxin in eiweißfreiem Zustande darstellen konnten. Es wurden Stämme von Scharlachstreptokokken, die sich bereits als gute Toxinbildner ausgewiesen hatten (NY — 5 und die von Dick isolierten Stämme I, II, III und IV), in einem Medium gezüchtet, welches weder Peptone noch Proteosen enthielt und dessen Hauptbestandteil ein Casein-Hydrolysat war; schon nach 48stündigem Wachstum konnte das Toxin in den Filtraten der Kulturen, und zwar in einer erheblichen

---

[1] Das Präparat von A. H. Stock vermochte nicht nur die typische Hautrötung zu erzeugen, sondern löste bei empfänglichen Individuen, in Mengen von 500 bis 5000 Hautdosen injiziert, auch Allgemeinerscheinungen aus, welche den Symptomen des Scharlachs glichen (Kopfschmerzen, Fieber, Muskel- und Gelenkschmerzen und ein generalisiertes, kurzdauerndes Scharlachexanthem).

Konzentration (40.000 bis 150.000 Hautdosen pro Kubikzentimeter) nachgewiesen werden. Durch Eindampfen im Vacuum auf ein Zehntel des Volums bei Temperaturen unter 30° C und durch Abkühlung des so erhaltenen Konzentrates auf 5° C konnte das Toxin ausgeflockt und durch Dialyse noch weiter gereinigt werden. Das Endprodukt enthielt nur mehr·0,01 mg N pro 100.000 Hautdosen und gab — ebensowenig wie das rohe Kulturfiltrat oder sein Konzentrat — Eiweißreaktionen (Biuret-, Ninhydrin-, Millon-, Ehrlich-Reaktion u. a.). Das Präparat wirkte hautrötend, ließ sich durch Scharlachantitoxin vom Pferde neutralisieren und war hinsichtlich seiner antigenen Aktivität den eiweißhaltigen Toxinen, welche mit Hilfe von proteosen- und peptonhaltigen Nährböden gewonnen wurden, ebenbürtig. Die von den Autoren in Aussicht gestellte genauere chemische Untersuchung dieses eiweißfreien Scharlachtoxins ist nicht zu meiner Kenntnis gelangt.

Dagegen berichteten G. A. Hottle und A. M. Pappenheimer (1941) noch im gleichen Jahre, daß sie mit zwei Stämmen von Scharlach-streptokokken (NY-5 und No. 594) auf einem Nährboden, dessen Hauptbestandteile chemisch bekannt waren[1], Kulturen angelegt hätten, aus denen schon nach 60stündigem Wachstum bei 35° C Filtrate erhalten werden konnten, welche pro ccm 60.000 Hauttestdosen (bei dem Stamm NY-5) bzw. 300.000 Hauttestdosen (Stamm No. 594) enthielten. An Wirkungsstärke, ausgedrückt in Hauttestdosen, übertrafen somit diese Kulturfiltrate die von Koerber und Bunney untersuchten Filtrate keineswegs. Hottle und Pappenheimer unterwarfen jedoch ihre Kulturfiltrate einem Reinigungsverfahren, das der Hauptsache nach auf eine sehr starke Einengung hinauslief, und die so dargestellten Konzentrate gaben stark positive Resultate mit der Biuret- und der Xanthoprotein-Reaktion sowie bei der Millonschen Probe. Außerdem prüften Hottle und Pappenheimer das serologische Verhalten ihrer Toxine gegen Scharlachantitoxin mit Hilfe der von L. Rane und L. Wyman (1937) angegebenen Flockungsreaktion und stellten gewisse Ähnlichkeiten mit den Flockungsreaktionen anderer Protein-Antiprotein-Systeme fest, nämlich mit den Präzipitationen von Diphtherie-Toxin durch sein Antitoxin, von Ovalbumin und von Hämocyanin durch die korrespondierenden Antisera (vom Pferde). Auf Grund der chemischen und immunologischen Daten halten die Autoren den Schluß nicht bloß für zulässig, sondern für gut fundiert, daß das Scharlachtoxin ein Protein ist, dem sie sogar unter gewissen hypothetischen Voraussetzungen dasselbe Molekulargewicht zuschreiben möchten wie dem Diphtherietoxin (70.000).

Hottle und Pappenheimer berufen sich auf die Übereinstimmung

---

[1] Genauere Angaben finden sich bei A. W. Bernheimer, W. Gillman G. A. Hottle und A. M. Pappenheimer (1942).

mit A. H. Stock (1939) sowie E. S. G. Barron, G. F. Dick und C. M. Lyman (1941), was aber nicht ganz richtig ist. Denn die hochwirksamen Präparate von Stock gaben eine negative Biuretreaktion und Barron und Mitarbeiter folgerten aus ihren Untersuchungen zwar, daß das Scharlachtoxin ein Protein sein dürfte, schätzten jedoch sein Molekulargewicht bloß auf 4000 bis 13.000. Der Eiweißcharakter wurde von Barron und Mitarbeitern angenommen, weil das Toxin durch Substanzen (wie Keten, salpetrige Säure, Jod, Porphyridin) inaktiviert, d. h. seiner Toxizität beraubt wurde, welche mit Aminogruppen reagieren. Aber diese Autoren konnten, wie früher schon Stock, schwache Reaktionen auf Kohlehydrate und überdies auf Glucosamin erzielen und glaubten diese Proben nur deshalb vernachlässigen zu dürfen, weil sie eben nur schwach positiv waren.

Der Widerspruch zu den durchwegs negativen Eiweißreaktionen, welche Koerber und Bunney zu verzeichnen hatten, wurde bisher nicht aufgeklärt. Die Streitfrage ist somit nicht entschieden. Die von G. F. Dick und G. H. Dick (1934) hervorgehobene Tatsache, daß sich das Scharlachtoxin durch Formalin nicht in ein atoxisches, aber noch immunisierendes Formoltoxoid umwandeln läßt, spricht nicht für den Eiweißcharakter der wirksamen Substanz, aber auch nicht unbedingt dagegen (vgl. hiezu S. 176).

ζ) Die Exotoxine des Clostridium welchii.

Das jetzt in der Regel als *Clostridium welchii* bezeichnete Bakterium wurde und wird auch anders benannt, und man muß diese Synonyma kennen, um sich in der ziemlich umfangreichen Literatur zurechtzufinden. In französischen Arbeiten ist „*Bacillus perfringens*" gebräuchlich, im deutschen Schrifttum der von Eugen Fränkel (1893) eingeführte Terminus „B. phlegmones emphysematosae", aus früherer Zeit stammen „Bac. aerogenes capsulatus" [W. H. Welch und G. F. H. Nuttall (1892)] und „B. d'Achalme" [B. Achalme (1891)]. Kompliziert wird ferner die Terminologie dadurch, daß man mehrere Typen des Cl. welchii unterscheidet, die entweder mit den Buchstaben A, B, C, D oder auch durch besondere Namen gekennzeichnet werden; die Charakterisierung durch Buchstaben wurde von A. J. Wilsdon (1931, 1933) vorgeschlagen. Es ergibt sich also folgende Liste der 4 Haupttypen:

A Clostridium welchii s. str.
B Cl. agni oder B. agni („lamb dysentery" Bacillus,
   B. der Dysenterie der Lämmer) [T. Dalling (1926)].
C Cl. paludis oder B. paludis [A. D. McEwen (1926, 1930)].
D Cl. ovitoxicum oder B. ovitoxicus [H. W. Bennetts (1932)].

Da die Bezeichnung durch Buchstaben einfacher ist, soll sie in den nachstehenden Ausführungen über die Exotoxine des Cl. welchii beibehalten werden. Es produzieren zwar alle 4 Typen Exotoxine, welche schon aus jungen Kulturen durch Filtration abgesondert werden, aber die Exotoxine der 4 Typen unterscheiden sich voneinander und ein bestimmter Typus erzeugt nicht immer nur ein einziges, für ihn spezifisches Gift, sondern auch zwei oder mehrere in verschiedenen Mengenverhältnissen. Gegenwärtig werden 7 verschiedene Exotoxine unterschieden, welche mit α, β, γ, δ, ε, η und ϑ bezeichnet werden und sich in der aus Tabelle 9 ersichtlichen Art auf die 4 Haupttypen, bzw. auf die mit denselben gewonnenen Bouillonkulturfiltrate verteilen.

Tab. 9. Verteilung der toxischen Komponenten in Bouillonkulturfiltraten der 4 Haupttypen des Cl. welchii nach C. L. OAKLEY (1943).

Typen:	Toxine:						
	α	β	γ	δ	ε	η	ϑ
A	+++	—	—	—	—	(+)	+
B	+	+++	+	+	++	?	+ ?
C	+	+++	+	++	—	?	+ ?
D	+	—	—	—	+++	?	+ ?

Die auf Grund der Untersuchungen von A. J. WILDSDON und seiner Nachfolger in der obigen Tabelle von C. L. OAKLEY zusammengefaßten Angaben wurden 1946 von M. GUILLAUME, A. KRÉGUER und M. FAURE der Hauptsache nach bestätigt. Die französischen Autoren konstatierten jedoch bei ihren Nachprüfungen einige Abweichungen, welche zusammengefaßt den Schluß ergeben würden, daß jede der vier Typen des Cl. welchii mehr oder weniger alle toxischen Komponenten zu produzieren vermag, und daß sich die Bouillonkulturfiltrate von A, B, C und D mehr durch die toxischen Komponenten unterscheiden, welche an Konzentration die anderen erheblich überwiegen. So fanden GUILLAUME, KRÉGUER und FAURE, 1. daß das Toxin des Typus A Spuren von β, γ, δ und ε enthält; 2. daß das Toxin von B auch ϑ (siehe die Tabelle von OAKLEY) und η enthält; 3. daß im Toxin von C ε vorkommt, vielleicht auch (in manchen Proben) η; 4. daß im Bouillonkulturfiltrat von D auch η und ϑ in erheblichen Quantitäten nachgewiesen werden können, β, γ und δ in Spuren. In tierischen Organismen, meinen die Autoren, bilden die verschiedenen Typen ebensolche Toxingemische wie in vitro und ziehen daraus die Konsequenz, daß für die Zwecke der Veterinärmedizin ein Antiperfringens-Serum verwendet werden muß, welches auf alle Komponenten wirkt. Die Angaben von GUILLAUME und Mitarbeitern lassen eine experimentelle Revision als erwünscht erscheinen.

Es fällt auf, daß in der alphabetischen Reihenfolge der Toxinbezeichnungen der Buchstabe ζ fehlt. Nun wurde von R. PRIGGE (1936, 1937) ein Zetatoxin beschrieben; es stellte sich jedoch heraus, daß dasselbe mit dem α-Toxin von GLENNY [A. T. GLENNY, M. BARR, M. LLEWELLYN-JONES, T. DALLING und H. E. ROSS (1933)] identisch ist, das man früher für das einzige Toxin des A-Typus gehalten hatte. PRIGGE behielt aber insoferne recht, als in den Kulturfiltraten des A-Typus noch ein anderer toxischer Faktor in geringerer Konzentration vorhanden ist, den PRIGGE als Alpha-Toxin bezeichnete, und der nun auf das frei gewordene Zeta Anspruch hatte. Da von der gegenseitigen Vertauschung von Zeta und Alpha Mißverständnisse zu befürchten waren, schlugen britische Autoren vor, das Zeta ganz aus der Reihe zu streichen und für das α-Toxin PRIGGES den Buchstaben ϑ zu verwenden [T. DALLING und M. STEPHENSON (1942)].

Jedes Exotoxin erzeugt ein spezifisches Antitoxin und wird nur durch dieses neutralisiert. Wenn man also beispielsweise durch Immunisierung mit Filtraten des A-Typus ein Antitoxin herstellt und findet, daß dasselbe die Giftwirkung von Filtraten des B-, C- oder D-Typus nicht aufhebt, kann man folgern. daß in diesen Filtraten andere toxische Komponenten vorhanden sind. Durch quantitative Ausgestaltung der Neutralisationsversuche kommt man dann zu Schlüssen über das Mengenverhältnis der im gleichen Filtrat vorhandenen Komponenten. In den Filtraten des A-Typus überwiegt das α-Toxin weitaus, in jenen des B- und des C-Typus das β-Toxin, in den Filtraten des D-Typus das ε-Toxin. Die Spezialtoxine differieren nicht nur serologisch, sondern zum Teil auch in anderen Beziehungen, worüber Tabelle 10 Aufschluß gibt.

Tab. 10. Eigenschaften der Exotoxine des Cl. welchii nach C. L. OAKLEY (1943).

Toxine	Hämolyse	Letale Wirkung	Nekrotisierend	Lecithinase	Hitze-Resistenz
α	+	+	+	+	Thermostabil
β	—	+	+	—	Thermolabil
γ	—	+	—	—	
δ	+	+	—	—	
ε	—	+	+	—	Thermostabil
η	—	+	—	—	
ϑ	+	+	+	—	Thermolabil

Es liegt nicht im Plane dieses Bandes über „Antigene", auf die Wirkungsweise der Toxine genauer einzugehen; das mag einer späteren Monographie vorbehalten bleiben, welche sich mit dem Mechanismus und mit der Pathologie der Infektionsprozesse beschäftigen wird. Dagegen muß hier der Lecithinase-Gehalt des α-Toxins, des dominanten toxischen Faktors der Filtrate des A-Typus, erörtert werden.

O. Wuth (1923) hatte beobachtet, daß die Hämolyse von Hammelblutkörperchen durch das „Hämotoxin" des Fränkelschen Gasbrand-
bacillus gehemmt oder ganz verhindert werden kann, wenn man zu der
Erythrocytensuspension geringe Mengen käuflichen Lecithins in methyl-
alkoholischer Lösung zusetzt. Er nahm eine Affinität des Toxins zu
Lipoiden („Lipophilie") an und glaubte, daß diese Eigenschaft auch bei
dem intensiv wirkenden Toxin des B. oedematis maligni vorhanden sei.
Daß eine Verwandtschaft des Lecithins — wenn auch nicht gerade
sämtlicher „Lipoide" — zum Toxin des Cl. welchii bestehen muß, kraft
welcher dieses von den Blutkörperchen abgelenkt wird, ergibt sich aus
dem Versuchsresultat; W. E. van Heyningen (1941) hat dies nur anders
ausgedrückt, wenn er von einem Wettbewerb der Erythrocyten und des
Lecithins um das Toxin spricht. Der Mechanismus des Experimentes
von Wuth wurde jedoch erst von M. G. MacFarlane und B. C. J. G.
Knight (1941) aufgeklärt, welche fanden, daß der Typus A des Cl. welchii
eine Lecithinase enthält, welche beim optimalen p_H 7,0 bis 7,6 Lecithin
in Phosphocholin und ein Diglycerid spaltet. Die zitierten Autoren hielten
es für wahrscheinlich, daß die relativ thermostabile Lecithinase mit
dem α-Toxin des A-Typus identisch ist, wofür ja auch der Umstand
sprach, daß antitoxische Anti-A-Sera die Wirksamkeit der Lecithinase
aufhoben und daß diese antifermentative Funktion der Antisera einen
Parallelismus zur giftneutralisierenden Fähigkeit zeigte. In gewissem
Sinne konnte M. G. MacFarlane (1942) die Beobachtungen von Wuth
auch insoferne bestätigen, als er mitteilte, daß auch das Cl. oedematiens
eine Lecithinase enthält, welches durch ein homologes Antitoxin neutralisiert werden kann; merkwürdigerweise ließ sich aber diese Lecithinase
durch das Antitoxin gegen Cl. welchii nicht inaktivieren, wie auch umgekehrt das Antitoxin gegen Cl. oedematiens die Lecithinase des Cl. welchii
nicht zu beeinflussen vermochte.

Was die spezifische Einstellung der Lecithinase auf ihr fermenteszibles
Substrat anlangt, stellte M. G. MacFarlane (1942) fest, daß zwar Eier-
lecithin gespalten wird, aber nicht Kephalin. Sphingomyelin wird nach
MacFarlane hydrolysiert, wenn auch in geringerem Grade als Ovolecithin, während P. C. Zamecnik, J. Folch und L. Brewster (1945) die
Fermentierbarkeit von Sphingomyelin nicht bestätigen konnten und
überdies mit Phosphatiden der Sojabohnen und mit Phosphatidyl-Serin
negative Resultate erzielten.

Von der Voraussetzung ausgehend, daß die zerstörende Wirkung,
welche das α-Toxin in vitro auf Erythrocyten und Gewebszellen ausübt,
ihren Angriffspunkt in den Phosphatiden der Zell-Oberflächen hat,
suchten Zamecnik, Folch und Brewster (1945) den Schutzversuch,
den Wuth in vitro an roten Blutkörperchen mit positivem Ergebnis
durchgeführt hatte, in den Organismus zu verlegen. Es gelang, Hunde

und Mäuse gegen die tödliche Wirkung des Toxins des Cl. welchii durch intraperitoneale oder intravenöse Injektion der gereinigten Gesamt-lipoid-Extrakte aus Erythrocyten, Blutplasma oder Leber bis zu einem gewissen Grade zu schützen. Es wird als wahrscheinlich bezeichnet, daß die Schutzwirkung so zustande kommt, daß die Lecithinase des Toxins die in großer Menge dargebotenen lecithinhaltigen Lipoid-Extrakte hydrolysiert, und daß das Lecithin der Zellen der Versuchstiere infolge-dessen zum Teil verschont bleibt; ermöglicht werde die Schutzwirkung dadurch, daß die aus der Lecithinhydrolyse hervorgehenden Spalt-produkte atoxisch sind. Daß der Schutz nur unvollkommen ist, wird dadurch motiviert, daß die toxischen Filtrate des A-Typus nicht nur α-Toxin, sondern auch das hämolysierende ϑ-Toxin [E. W. Todd (1941); vgl. Tabelle 9] sowie größere Mengen Hyaluronidase [D. McClean und C. W. Hale (1941); E. F. Gale und W. E. van Heyningen (1942)] ent-halten, zu welchen Komponenten die Lipoide vermutlich keine reaktiven Beziehungen haben. Unter bestimmten Züchtungsbedingungen kann das Cl. welchii überdies noch eine Histidin-Decarboxylase produzieren, welche die Entstehung von Histamin verursacht [E. F. Gale (1941)]. Diese Befunde von verschiedenen gewebsschädigenden Wirkstoffen in den Kulturfiltraten des Cl. welchii (Typus A) sind geeignet, die Auf-fassung in Zweifel zu stellen, daß die Vergiftung mit diesem Toxin eine reine Auswirkung der Lecithinase ist. Diese skeptische Einstellung er-scheint übrigens auch aus dem Grunde berechtigt, daß es Zamecnik, Folch und Brewster nicht gelang, Mäuse durch die intravenöse Injektion der Gesamtlipoide des Eidotters gegen das α-Toxin des Cl. welchii zu schützen; war es doch gerade die Trübung, welche das α-Toxin in Serum und in *Extrakten von Eidotter* hervorruft [F. P. O. Nagler (1939), M. G. MacFarlane, C. L. Oakley und C. G. Anderson (1941)], welche zur Identifizierung des Fermentes als Lecithinase durch MacFarlane und Knight führten, deren Experimente am *Eidotter* und am *Ovolecithin* angestellt wurden.

Ohne die Bedeutung der Untersuchungen von MacFarlane sowie von MacFarlane und Knight zu verkennen, scheint dem Verfasser die erkennt-nis-theoretische Bewertung derselben übers Ziel zu schießen. René J. Dubos spricht sich in seinem Werk "The bacterial cell" (1945, S. 226) über die Feststellung der Lecithinase im α-Toxin des Cl. welchii dahin aus, daß dies der einzige Fall sei, in welchem das von einem bakteriellen Toxin angegriffene Substrat festgestellt werden konnte. Bei keinem anderen Toxin sei zur Zeit eine Aussage über die Natur der „biochemischen Läsion" möglich und man wisse nicht, ob sie Strukturen zerstören oder lebenswichtige Stoffwechsel-vorgänge hemmen. Wenn man von den Hämolysinen und den Leukocidinen absehe, kenne man nicht einmal die primären Angriffspunkte der Toxine; die Toxinwirkung werde nur in Ausdrücken analysiert und beschrieben, welche sich auf sekundäre pathologische oder klinische Phänomene beziehen. Dieses summarische Urteil über unser Wissen über die bakteriellen Toxine ist, objektiv betrachtet, nicht in allen Punkten zutreffend. Pathologische Veränderungen und krankhafte Erscheinungen sind keineswegs immer „sekundäre Phänomene"; sie können auf der unmittelbaren örtlichen Auswirkung der Toxine beruhen und die angebliche Ausnahmestellung der Hämolysine und Leukocidine ist lediglich dadurch bedingt, daß es sich bei den Erythro- und Leukocyten um selbständige, nicht in komplizierte Gewebsverbände eingeordnete Zellen handelt, die isoliert und bequem untersucht werden können. Auch sind unsere Kenntnisse über die Angriffspunkte der Toxine durchaus nicht so trostlos negativ, wie Dubos meint. Der Fall des α-Toxins des Cl. welchii wäre nur dann als Fortschritt anzuerkennen, der nicht.seinesgleichen hat, wenn gezeigt worden wäre, daß sämtliche Auswirkungen dieses Toxins auf der hydrolysierenden Funktion einer spezifischen Lecithinase beruhen, und wenn Fermente bakterieller Herkunft in der Pathogenese anderer mit Toxämien einhergehender Infektionsprozesse keine Rolle spielen. Der Beweis, daß das Toxin des Cl. welchii (A-Typus) lediglich als Lecithinase wirkt, ist jedoch nicht erbracht worden (s. oben), und die Angaben über die Bedeutung von Fermenten (Coagulase, Hyaluronidase, Fibrinolysin) im Krankheitsgeschehen bakterieller Infektionen nehmen im neueren Schrifttum einen stetig wachsenden Raum ein.

Übrigens kann man manche Sätze der Kritik, welche Dubos an den Toxinen übt, auch auf Gifte anwenden, deren chemische Strukturformeln genau bekannt sind, was bei den Toxinen bekanntlich noch nicht der Fall ist. Ich glaube, obwohl von Fach kein Pharmakologe, nicht, daß man imstande ist, die Wirkung und die Angriffspunkte des Morphins aus seiner chemischen Struktur abzuleiten, oder anzugeben, warum Links-Hyoscyamin so stark auf das parasympathische Nervensystem wirkt, während Rechts-Hyoscyamin diese Apparate fast gar nicht beeinflußt.

η) Die Toxine der Fleckfieber-Rickettsien.

E. Gildemeister und E. Haagen (1940) züchteten die Rickettsien des murinen Fleckfiebers (R. mooseri) nach der von H. R. Cox (1938) angegebenen Methode im Dottersack des bebrüteten Hühnereies. Vom 4. Tag nach der Infektion des Eies angefangen erwies sich der Inhalt des Dottersackes als toxisch für Mäuse, welche nach intraperitonealer Injektion von ca. 0,25 ccm einer Dottersackaufschwemmung binnen 4 bis 20 Stunden, zum Teil unter Krämpfen verendeten. Daß die Substanz des Dottersackes als solche für Mäuse giftig war, konnte durch Kontrollversuche ausgeschlossen werden; die Toxizität war durch die Rickettsien bedingt und erwies sich als um so stärker, je größer die Menge der Rickettsien war, welche im Dottersack mikroskopisch nachgewiesen werden konnten. Das auf diese Art festgestellte Gift war sehr labil; es wurde durch das Erwärmen auf 60° C oder durch die Einwirkung von Formalin, ja schon durch mehrtägige Lagerung unwirksam. Immunsera von Menschen, welche den murinen oder den klassischen (europäischen) Typus des Fleckfiebers überstanden hatten oder gegen eine der beiden Typen geimpft worden waren, vermochten das Toxin in vitro zu neutralisieren. Eine Abtrennung des Giftes von den lebenden Rickettsien bezeichneten GILDEMEISTER und HAAGEN als undurchführbar, weil jeder Eingriff, der die Rickettsien abtötete, das Gift unwirksam machte. Die Frage, ob das Toxin als Endo- oder Exotoxin aufzufassen sei, ließen die Autoren in Schwebe, hielten aber ein an die Rickettsien gebundenes Endotoxin für wahrscheinlicher.

Mit der gleichen Technik wiesen I. J. KLIGLER und E. OLEINIK (1944) in Dottersackkulturen von R. mooseri und R. prowazeki ein labiles Gift nach, welches so wie das von GILDEMEISTER und HAAGEN beschriebene Toxin nicht sehr konzentriert war, aber anders zu wirken schien, indem es in Mengen von 0,2 ccm Mäusen oder Ratten intraperitoneal injiziert, binnen 3 bis 5 Tagen regelmäßig eine beträchtliche Anschwellung der Leber und der Milz erzeugte. KLIGLER und OLEINIK konnten die toxischen Wirkungen sowohl mit Rickettsien-Suspensionen als auch mit den überstehenden Flüssigkeiten hervorrufen, welche sie durch Zentrifugieren des infizierten Dottersackinhaltes erhielten. Die zweite Art der Giftgewinnung legte den Gedanken nahe, daß das Gift von den Rickettsien an die umgebende Flüssigkeit abgegeben wird und daß seine Wirkung somit nicht an die Anwesenheit lebender Rickettsien gebunden ist. In der Tat ließ sich das Toxin von den Rickettsien durch Filtration (Mandler- oder Seitz-Filter) abtrennen, verhielt sich also in dieser Beziehung nach der üblichen Terminologie wie ein Exotoxin[1].

Ferner konnten L. OLITZKI und E. BUECHLER (1946) das Toxin durch Formalin (0,1 bis 0,2%), Kaliumpermanganat (0,01 bis 0,02%) oder Natriumbisulfit (1,0%) rasch entgiften (24stündiger Aufenthalt der Mischungen von 9 Teilen der genannten Lösungen mit 1 Teil Toxin im Kühlschrank), wobei aber die immunisierende Fähigkeit gegen die Wirkung des nativen Toxins erhalten blieb. Die Umsetzung des Toxins in ungiftige, aber noch immunisierende Toxoide spricht ebenfalls mehr für ein Exotoxin. Es sei aber ausdrücklich betont, daß als Indikator für die Giftwirkung wie für die Immunität ausschließlich das Gewicht der Milz verwendet wurde. Was die im Tierexperiment nachgewiesenen Rickettsiengifte mit der Symptomatologie der Fleckfieberinfektion des Menschen zu schaffen haben, ist durchaus unklar.

---

[1] Die ausgeschleuderten Rickettsien, in der gleichen Menge Phosphatpuffer suspendiert, waren etwa zwei- bis viermal so toxisch wie die überstehenden Flüssigkeiten. Kaninchen intracutan injiziert erzeugten sowohl die Rickettsien-Suspensionen wie die überstehenden Flüssigkeiten entzündliche, knötchenförmige Lokalreaktionen, welche sich nach etwa 3 Tagen entwickelten und ein nekrotisches Zentrum aufwiesen. Die Wirkung von Rickettsien-Aufschwemmungen auf die Kaninchenhaut hatte P. GIROUD schon 1938 festgestellt und als toxischen Effekt aufgefaßt.

b) Die allgemeinen Eigenschaften der Exotoxine.

Es wurde schon an anderer Stelle betont (s. S. 132), daß sich bei dem gegenwärtigen Stande unserer Kenntnisse keine scharfen Grenzen zwischen Exo- und Endotoxinen ziehen lassen. Wenn man daher die allgemeinen Eigenschaften einer dieser beiden Kategorien festzustellen sucht, kann dies nur unter der Voraussetzung geschehen, daß man sich an die typischen Repräsentanten hält und die verbindenden Fälle gesondert bespricht. Der zweiten Forderung wird in den speziellen Abschnitten über die Bakteriengifte Genüge geleistet; zu den allgemeinen Charakteristika der Exotoxine seien den Ausführungen auf S. 133 noch folgende Merkmale hinzugefügt.

α) **Die Biologie der Exotoxinproduktion in vitro. — Das wechselnde Verhalten der Toxinproduktion.**

Wenn man aus einer toxisch wirkenden Kultur von Diphtheriebacillen einen einzigen (vermehrungsfähigen) Keim herausfischt und in einen Nährboden verimpft, kann man zwei verschiedene Resultate erzielen: entweder erweist sich die Einzellkultur als atoxisch und liefert bei weiteren Nährbodenpassagen stets nur atoxische Ableger, oder die Einzellkultur wirkt toxisch und dann können aus derselben Exemplare isoliert werden, welche toxische oder atoxische Kulturen ergeben [M. J. Crowell (1926)]. Der Diphtheriebacillus kann also die Fähigkeit, an flüssige Nährböden sein spezifisches Toxin abzugeben, spontan einbüßen. Dieser Verlust ist irreversibel, d. h. das Zurückschlagen der atoxischen Deszendenten in die toxigenen Ausgangsformen wird nicht beobachtet. Dasselbe Verhalten hat man beim Clostridium botulinum festgestellt [K. F. Meyer, 1928, S. 1322].

Innerhalb der giftbildenden Varianten zeigt die Toxinproduktion der Diphtheriebacillen *quantitative Abstufungen*, auch wenn es sich um Ableger derselben Stammkultur z. B. Park-Williams No. 8 handelt, und die Züchtung in einem identischen Medium erfolgt [A. M. Pappenheimer und S. J. Johnson (1937)]. Daß sich verschiedene Stämme der Diphtheriebacillen hinsichtlich ihrer toxigenen Fähigkeiten ganz erheblich voneinander unterscheiden, war seit der Zeit, wo man große Toxinmengen zwecks Gewinnung hochwertiger antitoxischer Sera benötigte, allgemein bekannt; das war der Grund, warum in allen Seruminstituten der Welt der Stamm Park-Williams No. 8 für die Darstellung von stark wirkenden, d. h. genügende Mengen Toxin enthaltenden Bouillonkulturfiltraten verwendet wurde. Mit den obenzitierten experimentellen Ergebnissen von Crowell dürfte es zusammenhängen, daß Stämme, welche unmittelbar nach ihrer Isolierung auf geeigneten Nährböden nur wenig Toxin produzieren, nach längerer Passage auf den gleichen Nährböden ebenso große Toxinmengen liefern wie bewährte Teststämme [A. WADSWORTH und M. W. WHEELER (1934)]. Anderseits kann das Giftbildungsvermögen stark abgeschwächt werden, wenn die Passagen rasch aufeinanderfolgen, indem man täglich Subkulturen anlegt und dieselben in guten Medien bei 37⁰ C wachsen läßt [A. M. PAPPENHEIMER und JOHNSON (1937)]; vielleicht steht diese Beobachtung in irgendeinem Konnex mit der Erfahrung, daß sich das Diphtherietoxin in der Regel erst in älteren Bouillonkulturen nachweisen läßt (s. S. 136 f.). Jedenfalls geht aus der Abschwächung der Toxinproduktion durch rasche Passagen hervor, *daß zwischen der Wachstumsintensität der Diphtheriebacillen und der Abgabe von Toxin an das umgebende flüssige Nährmedium kein Parallelismus besteht*, ein Schluß, der durch eine Reihe von anderen Tatsachen gesichert erscheint.

Der Diphtheriebacillus kann sich in einem p_H-Bereich von 5,7 bis 8,7 vermehren, aber die Wasserstoff-Ionenkonzentration, bei welcher die Toxinbildung nachweisbar ist, wird durch die p_H-Werte 7,5 und 8,2 weit enger begrenzt. Daher wurde seit jeher Gewicht darauf gelegt, daß die für die Toxingewinnung verwendeten Nährböden eine bestimmte Ausgangsreaktion — entsprechend einem p_H 8,0 — haben [J. W. BUNKER (1919), P. HARTLEY (1922), A. F. WATSON und E. LANGSTAFF (1927)], und daß die Reaktion während der Inkubation der Kulturen nicht zu stark gegen die saure Seite hin verändert wird; daß sich die H-Ionenkonzentration der Medien während des Verweilens der Kulturen in den Thermostaten tatsächlich ändert, wurde von P. HARTLEY (1922) beobachtet, der aber nur ein Umschlagen im Sinne einer vermehrten Alkaleszenz feststellte, während die gefährlichere spontane Säuerung erst später genau verfolgt wurde [S. SCHMIDT und FJORD-NIELSEN (1935) u. a.].

Es hat sich ferner gezeigt, daß *geringe Eisenmengen* (< 0,0005 mg pro ccm Nährflüssigkeit) die Toxinbildung erheblich steigern [C. G. POPE (1932 a)], daß aber Fe-Mengen, welche die angegebene Grenze nur wenig überschreiten (> 0,0005 mg bis 0,005 mg pro ccm), bereits hemmend wirken; aus Medien, welche die Farbenreaktion auf Eisen mit Dipyridin geben, kann kein Toxin gewonnen werden [C. G. POPE (1932 b), A. M. PAPPENHEIMER und J. JOHNSON (1936), H. O. HETTCHE und M. BECKER (1939)]. Eisenkonzentrationen, welche sich auf die Toxinproduktion antagonistisch auswirken, können aber die Proliferation der Diphtheriebacillen nicht verhindern.

Das Corynebacterium diphtheriae wächst zwar üppiger unter aeroben Bedingungen, kann sich aber auch in Abwesenheit von Sauerstoff vermehren. Für die Entwicklung des Toxins in flüssigen Kulturen ist jedoch eine ausreichende *Belüftung der Kulturen*, wenn auch nicht geradezu notwendig, so doch sehr förderlich und es wurden die verschiedensten Maßnahmen ersonnen, um diese Forderung mit der flüssigen Beschaffenheit des Nährsubstrates in Einklang zu bringen [G. LOISEAU und M.

Philippe (1934), C. G. Pope und P. Healey (1933), P. Bordet (1938), Ch. Siebenmann (1936)]. So wurde empfohlen, den Nährböden bei geringer Tiefe eine große Oberfläche zu geben und A. Wadsworth und Wheeler (1934) haben als optimales Verhältnis der Oberfläche (in cm^2) zum Flüssigkeitsvolumen (in cm^3) ca. 0,58 empirisch ermittelt; die Kulturflaschen sollen aus demselben Grunde nur mit lockeren Wattepfropfen verschlossen und vor Erschütterung bewahrt werden, damit die oberflächliche Haut, welche die Diphtheriebacillen bei hinreichendem Luftzutritt in flüssigen Medien bilden, nicht in Stücke, welche in die Tiefe sinken, zerbrochen wird[1].

Rechnet man noch hinzu, daß das Vermögen, Toxin zu produzieren, bei verschiedenen Stämmen innerhalb weiter Grenzen schwankt, somit von der Wachstumsfähigkeit unabhängig ist, so ist es wohl evident, daß kein Parallelismus zwischen diesen zwei Funktionen bestehen kann. Hans Schmidt (1940) vertritt die gegenteilige Ansicht und beruft sich auf mehrere Autoren, besonders auch auf R. Prigge (1932), aus deren Untersuchungen hervorgeht, daß das Toxin in den Bakterien entsteht und von diesen an das Nährmedium abgegeben wird. „Das würde" — schreibt Schmidt (l. c., S. 448) — „voraussetzen, daß zwischen der Bacillenmenge, also dem Wachstum einerseits und der gebildeten Toxinmenge anderseits, eine strenge Beziehung besteht." Das ist indes ein Trugschluß; der Satz könnte höchstens so formuliert werden, *daß zwischen Bacillenmenge und Toxinmenge eine Beziehung bestehen kann, wenn der verwendete Stamm hinreichend toxigen ist und wenn die Zusammensetzung des Nährmediums sowie die Züchtungsbedingungen die Toxinproduktion begünstigen.*

Man hat sich bemüht, das Wachstum der Diphtheriebacillen durch Zusätze zum Nährboden zu steigern. Positive Resultate wurden durch verschiedene Substanzen erzielt. So gelang es J. Howard Mueller (1938), durch Zusatz von Cystin, d-Milchsäure und Spuren von schweren Metallen (Fe, Mn, Cu und Zn) zu einem Caseinhydrolysat-Medium die Ausbeute an bakteriellem N, welche ohne die genannten Zusätze 2,25 mg pro 1 ccm Nährflüssigkeit betrug, auf 9 mg, d. h. auf das Drei- bis Vierfache zu steigern. Gerade diese sorgfältige Untersuchung beweist, was beim Zitieren zuweilen ganz übersehen wird, daß die „Steigerung der Bacillenernte" für sich allein nicht genügt, um die Toxinproduktion hochzutreiben; denn der von J. H. Mueller benützte Stamm „Allen" bildete nach ausdrücklicher Angabe des Autors in Nährböden, in welchem der Stamm Park-Williams No. 8 reichlich Toxin produzierte,

---

[1] Auf analoge Verhältnisse stößt man bei der Exotoxinproduktion durch die Shigella dysenteriae, wie zuerst von R. Doerr (1907c) festgestellt und später von mehreren Autoren [P. K. Olitzki und I. J. Kligler (1920), A. J. Weil (1943), R. J. Dubos und J. W. Geiger (1946)] bestätigt wurde.

fast kein Gift. Auch fand M. W. WHEELER (1934), daß die Menge des synthetisierten Bakterienproteins und die Toxinproduktion in synthetischen Medien nicht koordiniert sind.

J. H. MUELLER, der sich besonders eingehend mit dem Konnex zwischen der Beschaffenheit der Nährflüssigkeit und der Intensität der Toxinbildung befaßt hat, hält es für wahrscheinlich, daß der Diphtheriebacillus, wenn er in Fe-armen Medien vegetieren muß, diesen Defekt des Nährsubstrates durch kompensatorische Prozesse auszugleichen sucht, deren einer darin bestehen könnte, daß die eisenfreien Toxinmoleküle in größerer Menge abgegeben werden. Die starke Toxinproduktion wäre also eine von der Norm abweichende Anpassungserscheinung. MUELLER (1941 a) erinnert daran, daß die Dosis letalis minima der ersten, von E. ROUX und A. YERSIN (1888) dargestellten Kulturfiltrate 35 ccm betrug, daß dieselben Autoren später (1890) über stärkere Gifte (m. l. Dosis = 0,125 ccm) berichteten, daß W. H. PARK und A. W. WILLIAMS (1896) die letale Dosis mit Hilfe ihres bekannten und allgemein verwendeten Stammes Park-Williams No. 8 (s. S. 162) auf 0,05 ccm zu reduzieren vermochten, und daß ein Ableger dieses Stammes („Toronto") in 0,001 ccm Flüssigkeit 5000 tödliche Meerschweinchendosen liefert. Auch dieser sukzessiven und so bedeutenden Erhöhung der Toxinbildung könnte zum Teil eine innerhalb von mehr als 4 Dezennien stattgefundene Akkommodation an das Leben in Fe-armen Medium zugrunde liegen.

Es unterliegt keinem Zweifel, daß diese gewaltige Steigerung der Giftigkeit der Bouillonkulturfiltrate, die man im Laufe der Zeit erzielt hat, von einer entsprechenden Gewichtszunahme an reinem Toxin begleitet sein mußte. Auf das Volum der Bouillonfiltrate bezogen ist der Gehalt an Toxin zwar relativ gering; A. F. GLENNY (1925) schätzte ihn zu einer Zeit, als man schon mit sehr intensiv wirkenden Toxinlösungen operierte, auf ca. 1 %. Einen anderen Eindruck erhält man, wenn man das Gewicht der Diphtheriebacillen mit jenem des in der gleichen Flüssigkeit produzierten gereinigten Toxins vergleicht. Nach den Angaben von A. BOIVIN (1942) beträgt das Trockengewicht der Diphtheriebacillen, welche sich während einer Woche in einem Liter einer geeigneten Nährflüssigkeit (Martin-Bouillon des Pasteur-Institutes in Paris) entwickeln, 1 bis 2 g. Wenn das Filtrat einer solchen Kultur Meerschweinchen von 250 g in der subcutan injizierten Dosis von 0,001 ccm zu töten vermag, kann man aus demselben 0,1 g gereinigten Toxins abscheiden, d. h. etwa 1/10 bis 1/20 des Trockengewichtes der Bakterien, welche das Toxin geliefert haben. Dieses Verhältnis entspricht — die Richtigkeit der Berechnung vorausgesetzt — keineswegs der Vorstellung, daß die Exotoxine in toxischen Kulturfiltraten in unmeßbar kleinen Quantitäten vorhanden sind; es harmoniert aber auch nicht gut mit der Tatsache, daß nur die Filtrate etwas älterer (mehrtägiger) Bouillonkulturen eine höhere Toxizität aufweisen, und gibt keine Auskunft, auf welche Weise derartige Mengen eines hochmolekularen toxischen Proteins von den Bakterien innerhalb einer Frist von einigen Tagen an die umgebende Flüssigkeit abgegeben werden. Unaufgeklärt ist ferner der Schwund des bereits produzierten Toxins aus der Nährflüssigkeit. S. Schmidt und Fjord-Nielsen (1935) untersuchten die Toxizität von Kulturen während eines 512 Tage dauernden Aufenthaltes im Thermostaten; bis zum 4. Tage nahm die Toxizität zu, um dann rasch zu sinken, so daß sie am 128. Tage nur noch sehr gering, und am 512. Tage kaum noch angedeutet war. Die Diphtheriebacillen konnten während der ganzen Beobachtungsdauer aus der Bouillon herausgezüchtet werden, waren also bis zu dem genannten Termin noch lebensfähig. Der Versuch, durch Formolbehandlung aus der 512 Tage alten Kultur ein immunisierendes Formoltoxoid zu gewinnen, gab ein negatives Resultat, so daß die Abnahme der Toxizität durch die Umsetzung von Toxin in atoxische, aber chemisch noch dem Toxin verwandte Derivate weniger wahrscheinlich war als ein trotz der Anwesenheit lebender Diphtheriebacillen fortschreitender spontaner Zerfall in unspezifische Spaltprodukte.

Würden die Diphtheriebacillen auf der Rachenschleimhaut des infizierten Menschen stets solche Quantitäten Toxin bilden wie die bewährten Teststämme der Seruminstitute in den als optimal befundenen Nährflüssigkeiten und würden diese Mengen zur Resorption und zur Auswirkung gelangen, so müßte jede Infektion mit dem Corynebacterium diphtheriae, sofern sie nicht frühzeitig durch große Dosen hochwertigen antitoxischen Serums behandelt wird, letal verlaufen. Das ist aber nicht der Fall, vielmehr gibt es mittelschwere, leichte, ja abortive Fälle. Der gemäßigte Charakter solcher Infektionen kann verschiedene Ursachen haben. Zunächst können die infizierten Partien von Bacillen besiedelt sein, welche wenig oder gar kein Toxin abgeben. Bekanntlich unterscheidet man seit 1931 [J. S. Anderson, F. C. Happold, K. E. Cooper und J. W. Mc Leod (1931)] drei Typen des Diphtheriebacillus, den *T. gravis*, *intermedius* und *mitis*. Ohne darauf an dieser Stelle einzugehen, ob diesen Typen drei durch die Schwere des klinischen Verlaufes differierende Krankheitsformen entsprechen, sei hier bloß angeführt, daß man unter den Stämmen des T. gravis sehr selten, beim T. intermedius etwas häufiger und beim T. mitis im größten Prozentsatz avirulente Stämme findet [H. F. Parish (1936), C. O. Stellybrass (1936)]. Aus akuten Diphtheriefällen werden ferner stets virulente Stämme isoliert, während man avirulente Stämme bei Rekonvaleszenten, gesunden Kontaktfällen sowie bei atypischen Lokalisationen (Nasendiphtherie etc.) antrifft. Zweitens ist anzunehmen, daß die Bakterienpopulation, welche sich auf der Schleimhaut des Isthmus faucium entwickelt, auch in den akuten Fällen nicht ausschließlich aus toxigenen Exemplaren besteht, sondern ein Gemisch aus toxigenen und nicht toxigenen Bakterienzellen darstellt; die experimentellen Untersuchungen von Crowell (s. S. 162) sprechen dafür.

Um diese Ausführungen zu verstehen, muß man sich vor Augen halten, daß die ätiologische Diagnose der Diphtherie in der Weise gestellt wird, daß man auf dem Löfflerschen Serum oder auf dem Claubergschen Nährboden mit den Rachenabstrichen „Schmierplatten" anlegt; die Bakterien wachsen dann in Form eines Rasens und in der Regel nicht in Gestalt von distinkten Kolonien. Um die sogenannte „Virulenzprüfung" vorzunehmen, wird der Rasen von der Nährbodenfläche abgeschwemmt und ein angemessenes Quantum der resultierenden Emulsion einem Meerschweinchen intracutan oder subcutan injiziert. Um sicher zu sein, daß die folgende Reaktion spezifischen Charakter hat, wird ein Kontrolltier mit der gleichen Suspension injiziert, welchem man am vorhergehenden Tag 500 Antitoxineinheiten intraperitoneal eingespritzt hat; bei dieser Kontrolle müssen die Erscheinungen ausbleiben. Was man prüft, ist also nicht die „Virulenz" oder die Infektiosität, sondern die Toxizität, bzw. die toxigene Fähigkeit der injizierten Bakterien, die — schon infolge des geschilderten Vorgehens — keineswegs Keime sein müssen, die untereinander in jeder Beziehung identisch sind.

J. Howard Mueller (1941 b) hat schließlich noch ein drittes Moment für den abgeschwächten Verlauf der Diphtherie beim Menschen verantwortlich zu machen versucht, wobei er von seiner Hypothese ausging, daß die intensive Giftbildung, welche man in Kulturen feststellt, dem Diphtheriebacillus durch die Eisenarmut des Mediums, in welchem er sich vermehren muß, aufgezwungen wird (s. S. 165). Ist der Eisengehalt der Kulturflüssigkeit zu hoch, so wird weniger Toxin gebildet; nach den Untersuchungen von Mueller verhalten sich aber die verschiedenen Typen der Diphtheriebacillen in dieser Beziehung verschieden. Ein Gravis-Stamm, den Mueller prüfte, produzierte in einem relativ eisenreichen Medium 40 M. I. D. pro ccm, drei andere Stämme, die nicht dem Typus gravis angehörten, nur 3 M. I. D. Nun konnte Mueller in der Diphtheriemembran eines schweren Falles einen sehr hohen Fe-Gehalt (43 γ pro Gramm der feuchten Membran) feststellen und meint daher, daß bei derartigen Konzentrationen die differente Abhängigkeit der Stämme von dem im Organismus bestehenden Eisenüberschuß zur Geltung kommen und in der Schwere des klinischen Verlaufes ihren Ausdruck finden könnte. Die Zahl der auf ihre Eisen-Toleranz untersuchten Stämme ist jedoch, wie Mueller zugibt, viel zu klein, um diese Erwägungen ihres spekulativen Charakters zu entkleiden. In der Folge nahm K. Zinnemann (1943) gegen die Hypothese von J. H. Mueller Stellung und bestritt vor allem ihre experimentelle Grundlage. Er fand, daß die Toxinproduktion beim T. intermedius nur wenig stärker war als beim T. mitis und daß Gravis-Stämme, die von schweren, ja rasch zum Tode führenden Diphtherieerkrankungen herrührten, in stark eisenhaltigen Nährböden keine besonders große Toxinausbeute lieferten. Zinnemann untersuchte aber die Giftigkeit seiner Kulturen *bereits nach 24stündigem Aufenthalt im Thermostaten*, und zwar so, daß er 0,2 ccm steigender Verdünnungen der Kulturfiltrate Meerschweinchen intracutan injizierte und die eine Reaktion auslösende Grenzkonzentration bestimmte; die Kontrollen für die Spezifität der Reaktionen waren mangelhaft.

R. A. Q. O'Meara (1940) suchte die schweren Verlaufsformen der Diphtherie dadurch zu erklären, daß die Gravis-Stämme eine gewebsschädigende Substanz abgeben, welche vom Diphtherietoxin qualitativ verschieden ist. Um die Existenz dieses Faktors experimentell sicherzustellen, injizierte er Meerschweinchen bakterienfreie NaCl-Extrakte von Gravis-Stämmen, die auf Löffler-Serum gewachsen waren, in Kombination mit dem Toxin des bekannten Stamms Park No. 8 (der zum Typus mitis gehört) subcutan. Die tödliche Minimaldosis des Toxins wurde durch den Gravis-Extrakt nicht beeinflußt; dagegen entstand an der Injektionsstelle eine auffallend starke Reaktion (ausgedehntes Ödem und Nekrose), in welcher O'Meara die lokale Reproduktion der „hypertoxischen" Diphtherie der Kinder erblickte. Der Grundversuch von O'Meara konnte jedoch von K. Zinnemann (l. c., S. 275) nicht reproduziert werden.

Jedenfalls ist der Mensch gegen das Diphtherietoxin sehr empfindlich. Zehn letale Meerschweinchendosen würden ein Kind, wenn sie in einem gegebenen Moment zur Resorption gelangen, töten. Es ist ferner bekannt, daß Meerschweinchen, denen man ganz niedrige Multipla der einfach letalen Dosis injiziert hat, selbst durch sehr große Quantitäten antitoxischen Serums nur am Leben erhalten können, wenn das Intervall zwischen Gift- und Serumzufuhr nicht mehr als 2 bis 3 Stunden beträgt. Aus diesen zwei Prämissen schließt J. H. Mueller (1941 b), daß man leichtere Fälle von Diphtherie nur aus dem Grunde erfolgreich mit Serum behandeln kann, weil außerordentlich wenig Toxin resorbiert wird. Man müßte aber wohl auch die Verteilung der Toxinresorption auf einen längeren Zeitraum in Rechnung stellen, und berücksichtigen, daß es nicht bloß auf die absolute Menge des gebildeten Giftes, sondern auch auf die Schnelligkeit ankommt, mit der es von den im Isthmus faucium vegetierenden Diphtheriebacillen abgegeben wird, ein Umstand, der Zinnemann bei der Wahl seiner Versuchsanordnung beeinflußt hatte. Die Resorption kann auch durch den Zustand der Schleimhaut der Ansiedelungsstätte beeinflußt werden; es ist zweifellos nicht gleichgültig, ob die Schleimhaut normal, entzündet und hyperämisch, von Exsudat durchsetzt, des Epithels beraubt oder nekrotisch ist. Wie sich diese Faktoren miteinander kombinieren, können wir nur vermuten; und wenn wir sie genau kennen würden, hätten wir bloß den toxisch bedingten Teil des Krankheitsgeschehens erfaßt. Die *Diphtherie des Menschen ist aber keine „bakterielle Toxikose", wie man sich früher auszudrücken pflegte, sondern eine Infektionskrankheit.* Die „Virulenz" des Diphtheriebacillus muß, wie dies für alle übertragbaren Mikroben gilt [R. Doerr (1941 a)], in zwei Komponenten zerlegt werden, in die Infektiosität und die Pathogenität. Das Studium der Toxinproduktion in vitro und die „Virulenzprüfung" am Meerschweinchen geben nur über eine, allerdings sehr wichtige Komponente der Pathogenität Aufschluß; der Infektiosität hat man erst viel später Beachtung geschenkt und erkannt, daß sie sich außer in der Leichtigkeit des Zustandekommens der natürlichen Infektion auch in der Fähigkeit des Erregers manifestiert, in tiefere Gewebsschichten einzudringen und sich im infizierten Organismus auszubreiten. Diese infektionspathologischen Probleme sollen indes hier nicht erörtert werden.

β) Die chemische Umwandlung der Exotoxine in Toxoide.

Die Vorgeschichte. Die Erzeugung antitoxischer Heilsera hatte anfänglich damit zu kämpfen, daß die serumspendenden Pferde die ersten Toxininjektionen schlecht vertrugen. Man setzte daher den giftigen Bouillonkulturfiltraten Jod-Jodkalium-Lösung (E. Roux), Jodwasser (L. Vaillard) oder Jodtrichlorid [E. Behring und Wernicke (1892)] zu, um die Toxizität abzuschwächen; aber die Erfolge waren nicht befriedigend und die Herstellung der „Grundimmunität" erforderte noch immer Opfer. Der Möglichkeit, die Exotoxine in ungiftige, aber mit der spezifischen Antigenfunktion ausgestattete Derivate (Toxoide) zu transformieren oder, wie sich P. Ehrlich ausdrückte, die toxophore Gruppe unter Konservierung der haptophoren zu zerstören, war man sich auf Grund älterer Beobachtungen wohl bewußt, nur fiel die Wahl auf minder taugliche Mittel.

Den entscheidenden Fortschritt verdankt die Immunitätsforschung E. Löwenstein (1909), der als erster zeigte, daß Tetanustoxin (in Form einer toxinhaltigen Bouillon) durch Zusatz von Formalin völlig entgiftet werden kann, daß aber das ungiftige Produkt aktiv gegen das Toxin zu immunisieren sowie Antitoxin zu produzieren und zu binden vermag. Löwenstein kombinierte allerdings die Formalinwirkung zunächst mit Belichtung, stellte aber bald in einer zweiten Arbeit [M. von Eisler und E. Löwenstein (1912)] ausdrücklich fest, daß die Entgiftung auch dann stattfindet, wenn man die mit Formalin versetzte Tetanusbouillon genügend lange bei 30⁰ C stehen läßt. Die Versuche mit Diphtherietoxin, welche Eisler und Löwenstein anstellten, gaben keine klaren Resultate. Zwar konnten die genannten Autoren auch beim Diphtherietoxin durch Formalin eine „nicht unbeträchtliche Entgiftung" erzielen; aber die Kombination mit Belichtung hatte eine stärkere Wirkung und die partiell entgifteten Präparate vermochten nicht aktiv zu immunisieren. Die Umwandlung des Diphtherietoxins in ein ideales Toxoid, das so gut wie atoxisch war und doch kräftig immunisierend wirkte, gelang erst A. T. Glenny und H. J. Südmersen (1921). Zwei Jahre später setzten die Veröffentlichungen von G. Ramon (1923a, b, c) ein, welcher mit der gleichen Methode wie seine Vorgänger, d. h. durch die Einwirkung von Formol auf Bouillongifte Toxoide darstellte, die er „Anatoxine" nannte.

Das neue Wort war überflüssig und überdies ein Verstoß gegen die Priorität, da es dasselbe bedeutete wie der von EHRLICH geschaffene Terminus „Toxoid", der die Herkunft von einem Toxin besser zum Ausdruck bringt und in Kombination mit dem chemischen Agens, welches das Toxin zum Toxoid macht, d. h. in der Form der Bezeichnung „Formoltoxoid" jedenfalls mehr besagt, als das an sich unverständliche „Anatoxin"[1]. Diesem kommt also nur der Vorzug einer propagandistisch wirkenden Marke zu, den solche Fremdworte in der Medizin und den angegliederten Wissenszweigen nun einmal haben.

Es hat sich herausgestellt, daß nicht nur das Diphtherie- und das Tetanusgift, die zwei klassischen Exotoxine, durch Formaldehyd in atoxische Antigene umgewandelt werden können, sondern daß sich das gleiche Ergebnis auch beim Botulinustoxin, bei den Giften der Gasbranderreger, der Staphylokokken, der Dysenteriebacillen, bei den Schlangengiften und bei den pflanzlichen Toxalbuminen (Ricin, Abrin) erzielen läßt. Es war besonders G. RAMON, der sich um diese Erweiterung des Prinzips der Formoltoxoide mit Erfolg bemüht hat [G. RAMON (1943)].

Die chemischen Vorgänge bei der Umwandlung der Toxine in Formoltoxoide. Nachdem das Diphtheriegift als annähernd reines Protein dargestellt worden war, konnte man hoffen, in diesem speziellen Fall den Mechanismus der so zahlreichen bakteriellen Giftstoffen gemeinsamen Reaktion genauer kennenzulernen.

Eine Verkleinerung des großen Toxinmoleküls durch Absprengung einer „toxophoren Gruppe" ist nicht wahrscheinlich. H. P. LUNDGREN, A. M. PAPPENHEIMER und J. W. WILLIAMS (1939) haben zwar nur das Molekulargewicht des Diphtherietoxins, aber nicht jenes des daraus abgeleiteten Formoltoxoides bestimmt und m. W. finden sich in der Literatur auch sonst keine Angaben über die Größe des Toxoidmoleküls. Aber das Formoltoxoid zeigt die spezifischen Antigenfunktionen des Toxins und sein Flockungswert ist mit dem des Toxins identisch [A. BOIVIN (1936, 1937), C. G. POPE und F. V. LINGOOD (1939), F. V. LINGOOD (1941)]. F. V. LINGOOD z. B. isolierte aus demselben Kulturfiltrat das Toxin und das Toxoid und fand für beide Präparate 1520 Flockungs-

---

[1] Wie bei dem Worte „Anaphylaxie" wurde auch beim „Anatoxin" debattiert, ob die Vorsilbe „ana" im Griechischen die Bedeutung einer Negation haben kann oder ob es sich um einen philologischen Mißgriff handelt. De facto kann „ana" verwendet werden, um etwas „Gegensätzliches" zu charakterisieren; so heißt z. B. καλύπτειν verhüllen und ἀνακαλύπτειν enthüllen. Aber den Sinn eines α privativum hat ἀνά nicht, und es sollte doch gerade hervorgehoben werden, daß die Formoltoxoide nicht giftig sind. Wenn G. RAMON (1943) später behauptete, daß der Name „Anatoxin" besonders gut gewählt sei, wird ihm wohl niemand recht geben.

einheiten pro mg N. Ein Substanzverlust ist somit kaum anzunehmen, sondern eher eine Veränderung im Innern des Toxinmoleküls, wofür ja auch der Umstand spricht, daß sich die ersten Zeichen einer Schädigung des Toxinmoleküls in einer Abnahme der Flockungsgeschwindigkeit ausdrücken würden, was nicht der Fall ist, wenn man schonende Verfahren bei der Umsetzung des Toxins in Toxoid sowie bei der Isolierung und Reinigung des Toxoids anwendet [M. D. EATON (1937b), F. V. LINGOOD (1941)]. Ferner ändert sich das spezifische optische Drehungsvermögen des gereinigten Diphtherietoxins ($\alpha_D{}^{250}$), welches ca. —45° beträgt, bei der Umwandlung in Toxoid nicht oder nicht mehr, als dies durch die Fehlergrenzen des Meßverfahrens bedingt sein kann [M. D. EATON (1937b)].

Nun wirkt 'aber Formaldehyd auf die nach der Methode von VAN SLYKE titrierbaren primären Aminogruppen und es lag daher nahe, in diesen Gruppen die Ursache der Giftwirkung der Toxine und in ihrer Methylenisierung durch Formaldehyd den Grund für die Auslöschung der Toxizität, d. h. für die Umwandlung des Toxins in das Formoltoxoid zu suchen. Doch stellte es sich bald heraus, daß nicht alle primären Aminogruppen des Toxins an der Giftwirkung desselben und durch ihre Blockierung an der Toxoidbildung beteiligt sein können. Die Untersuchungen von M. D. EATON (1937b) ergaben nämlich, daß der nach VAN SLYKE titrierbare Amino-N im gereinigten Diphtherietoxin ungefähr 14% des Gesamtstickstoffes ausmacht, und daß nur etwa 30% dieser Quote selektiv und irreversibel gebunden werden, wenn das Toxin durch Formol komplett in Toxoid umgesetzt wird. A. M. PAPPENHEIMER (1938) konnte die Befunde von EATON nicht nur bestätigen, sondern überdies feststellen, daß eine partielle Acetylierung des Toxins durch Einwirkung von Keten einen ähnlichen Effekt hat wie die Behandlung mit Formaldehyd, indem sie ungiftige, aber spezifisch bindende Produkte liefert; es ist bekannt, daß die Acetylierung durch Keten zunächst freie NH_2-Gruppen substituiert. Wird die Acetylierung forciert, so geht (nach PAPPENHEIMER) auch das Bindungsvermögen verloren, vielleicht weil dann auch die phenolischen Hydroxylgruppen verestert werden. Andere Wirkstoffe verhalten sich gegen die Acetylierung durch Keten in ähnlicher Weise wie z. B. das Virus des Tabakmosaiks, Insulin und verschiedene Enzyme.

Die Resultate von PAPPENHEIMER stehen allerdings in Widerspruch mit den Ergebnissen, welche L. VELLUZ (1936 a, b) sowie H. GOLDIE und G. SANDOR (1938b) bei der Behandlung von Diphtherie-, bzw. Tetanustoxin mit Keten oder Phenylisocyanat erhielten, indem nach ihren Erfahrungen der völlige Schwund der Toxizität nur um den Preis der gleichzeitigen Zerstörung der Antigenfunktionen zu erreichen war. Indes betont auch PAPPENHEIMER, daß die Eigenschaften der dargestellten Substanzen davon abhängen, ob es sich um eine partielle oder totale Acetylierung durch Keten handelt, und schließlich müssen auch bei der Erzeugung von Formoltoxoiden bestimmte Bedingungen eingehalten werden (s. w. u.). Soweit unsere Erfahrungen derzeit reichen, besteht indes kein Zweifel, daß dem Formaldehyd eine besondere Eignung für die Toxoidbildung zukommt, welche durch andersartige Chemikalien nicht und selbst durch andere Aldehyde nur unvollkommen erreicht wird. Ausgedehnte Experimente mit den verschiedensten Stoffen rechtfertigen diese Behauptung [A. BERTHELOT und G. RAMON (1925), S. SCHMIDT(1932)].

Alle Bestrebungen, das Problem der Formoltoxoide zu lösen, müssen daher von folgenden Prämissen ausgehen:

1. Die Exotoxine und unter ihnen vor allem die in gereinigtem oder kristallisiertem Zustande gewonnenen, unter diesen Begriff fallenden Substanzen sind Proteine, welche bei der Hydrolyse nur jene Aminosäuren liefern, die auch durch die Aufspaltung anderer *Eiweißkörper* gewonnen werden[1].

2. Hinsichtlich seiner Eignung, Exotoxine in Toxoide zu verwandeln, nimmt Formaldehyd eine Sonderstellung ein.

3. Bei der Entstehung der Formoltoxoide wird nur ein Teil der primären Aminogruppen des Toxins blockiert, schätzungsweise 30 Prozent [M. D. EATON (1937b), S. SCHMIDT (1932)].

4. Die Formoltoxoide sind gegen verschiedene denaturierende Einflüsse, wie Hitze, Säuren, Aceton usw., resistenter als die Toxine, aus welchen sie entstehen [G. RAMON (1924), S. SCHMIDT (1930), GLENNY, HOPKINS und POPE (1924), GLENNY, POPE, WADDINGTON und WALLACE (1925), M. D. EATON (1937b)].

5. Die Umsetzung der Toxine in Formoltoxoide ist irreversibel.

6. Die Darstellung der Formoltoxoide erfordert für jedes Toxin eine ganz bestimmte Formolkonzentration, eine bestimmte Einwirkungsdauer, eine geeignete Wasserstoffionenkonzentration und eine für die Umwandlung des Toxins in Toxoid optimale Temperatur. Die Notwendigkeit, diese Reaktionsbedingungen einzuhalten, wurde von allen Autoren, welche sich theoretisch oder praktisch mit der Erzeugung von Formoltoxoiden befaßt haben, ausdrücklich betont [J. DUMAS, G. RAMON und S. BILAL (1926), S. SCHMIDT und FJORD-NIELSEN (1933, 1934), S. SCMHIDT (1933a), M. D. EATON (1937b), R. HAAS (1941), G. RAMON (1939), R. J. DUBOS und J. W. GEIGER (1946)]. Wird die Formolkonzentration zu niedrig bemessen oder wirkt die richtige Konzentration zu kurz ein, so ist die Entgiftung unvollkommen; im entgegengesetzten Falle kann

---

[1] Das Scharlachtoxin kann nicht in ein Formoltoxoid umgesetzt werden; die chemische Natur dieses Giftes ist jedoch bisher nicht sicher ermittelt worden (s. S. 152ff.).

die Antigenfunktion geschädigt werden. Es handelt sich somit um einen in der Zeit fortschreitenden Prozeß, dessen Verlauf durch Untersuchung von in abgestuften Intervallen entnommenen Proben verfolgt werden kann (vgl. Abb. 3).

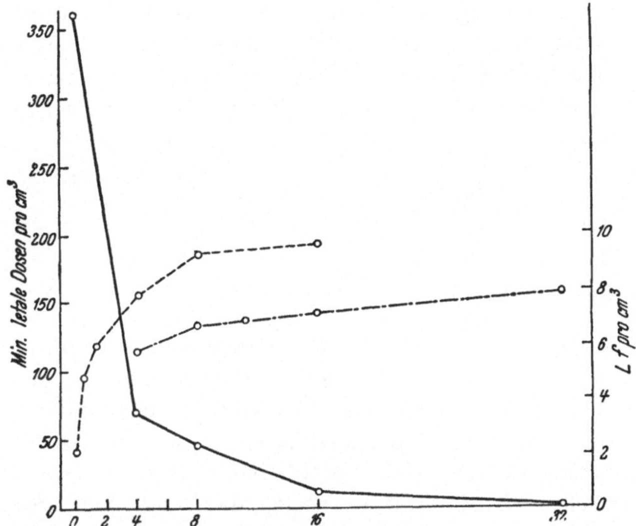

Abb. 3 (nach S. Schmidt, 1933, S. 35). Einwirkung von Formaldehyd auf gereinigtes Toxin. Entgiftung (Kurve O———O) und Antigenstabilisierung bei 0,01 n HCHO (Kurve O – – – –O) und bei 0,003 n HCHO Kurve O–·–·–·–O). Einwirkungszeit in Tagen; Temperatur 37° C.

Geht man daran, diese Fixpunkte zu synthetisieren, so gelangt man automatisch zu dem Schluß, daß der Formaldehyd nicht an allen Aminosäuren des toxischen Proteins gleichzeitig angreift, sondern daß eine Auswahl stattfindet, welche zunächst für den Schwund der Toxizität maßgebend ist. Nun hat Eaton (1937b) gefunden, daß sich das gereinigte Diphtherietoxin nicht nur durch seinen für ein Protein abnorm hohen Gehalt an Amino-N ($14\,^0/_0$ des Gesamt-N) auszeichnet, sondern auch durch den stark positiven Ausfall der Spezialreaktionen auf bestimmte Aminosäuren, nämlich auf Arginin und auf Guanidin. Da beim Formoltoxoid der Gehalt an Amino-N (nach den Befunden von Eaton) auf den gewöhnlichen prozentuellen Wert absinkt und die Reaktion auf Guanidin schwächer ausfällt als beim Toxin, hält es Eaton für möglich, daß der Toxizität guanidinartige Gruppen zugrunde liegen. Diese „provisorische Hypothese" — wie sie Eaton selbst bewertet — gibt aber über zwei wichtige Momente keine Auskunft, nämlich 1. über das Wesen der in den Aminosäuren erzeugten Veränderungen und 2. über die Art, wie der Prozeß im Proteinmolekül fortschreitet.

In der erstgenannten Beziehung hat L. Velluz (1938) neue Vorstellungen entwickelt. Die bisher geltende Auffassung, daß eine einfache Methylenisierung der NH_2-Gruppen anzunehmen sei, ist nach VELLUZ nicht imstande, verschiedene Beobachtungen zu erklären, wie die Irreversibilität der Toxoidbildung, die Stabilität der antigenen Formoltoxoide und das Versagen des Ketens und des Phenylisocyanates, welche ja ebenfalls an den freien NH_2-Gruppen der Aminosäuren angreifen (s. S. 171). VELLUZ denkt daher an Ringbildungen in bestimmten Aminosäuren und beruft sich darauf, daß eine derartige Wirkung des Formaldehydes an einer Aminosäure, dem Tryptophan, chemisch nachgewiesen ist:

$$\text{Tryptophan} + \text{Formaldehyd} \rightarrow \text{Tetrahydronorrhaman (Säurederivat)}$$

Die Reaktion verläuft bei 37⁰ C fast quantitativ und erfordert nur eine Formolkonzentration von 2 : 1000; sie ist aber, was auch VELLUZ zugibt, das einzige bekannte Beispiel einer Reaktion zwischen einer natürlichen Aminosäure und Formol, deren Bedingungen sich so enge an jene der Entstehung der Formoltoxoide anschließen. Aber dieses eine Beispiel hat heuristischen Wert, weil es zeigt, daß man vom Studium der Wirkungen des Formols auf die verschiedenen Aminosäuren weitere Aufklärungen erwarten darf.

Diesen Weg hat J. LOISELEUR (1942) eingeschlagen. Die Wirkung des Formols auf eine Aminosäure vollzieht sich nach LOISELEUR in zwei Phasen. Zunächst kommt es zur Methylenisierung der Aminogruppen, dann aber zu tiefgreifenden Veränderungen des Moleküls, kenntlich an der Änderung des optischen Drehungsvermögens und dem Auftreten einer Fluoreszenz im Woodschen Licht[1] [J. LOISELEUR und R. O. PRUDHOMME (1942)]; diese zweite Phase ist durch Ringbildungen bedingt, welche auch in Aminosäuren mit gerader Kette zustande kommen können, wie im Cystein, im Lysin und im Serin. Wann es zu dieser zweiten Phase kommt, hängt von der Formolkonzentration und der Reaktionstemperatur ab, wird aber noch durch einen dritten Faktor beeinflußt, nämlich durch die *Natur der Aminosäuren*. Läßt man das Formol auf ein Gemisch von Aminosäuren einwirken, so kann man sich überzeugen, daß die zweite Phase nicht bei allen Aminosäuren gleichzeitig eintritt, sondern daß eine Reihenfolge eingehalten wird, welche, nach fallenden Affinitäten zum Formaldehyd geordnet, folgende Gestalt hat: 1. Tryptophan (s. oben), 2. Tyrosin, Cystein, Phenylalanin, 3. Lysin, Serin, Glutamin-

---

[1] WOODsches Licht erhält man, wenn man Licht durch WOODsches Glas, welches Nickeloxyd enthält, passieren läßt.

säure, Leucin und Alanin, woran sich als 4. Gruppe die Säuren ohne Affinität anschließen (Glykokoll, Methionin, Prolin). Vom Cystein abgesehen, entspricht diese Skala der abnehmenden Leichtigkeit der Ringbildung.

Wie sich aus der Prüfung des optischen Drehungsvermögens und dem Auftreten der Fluoreszenz ergab, machen sich diese Verhältnisse auch dann geltend, wenn zahlreiche Aminosäuren miteinander zu großen Molekülen verbunden sind. Solange nur die Aminosäuren der ersten zwei Gruppen in die sekundäre Ringbildung einbezogen werden, bleiben nach LOISELEUR die Molekularstruktur und die elektrische Ladung erhalten; wenn aber auch die Aminosäuren mit geraden Ketten betroffen werden, ändern sich die elektrischen Ladungen und ihre Verteilung im Molekül. Die Antigenfunktionen spiegeln diese chemischen Vorgänge wider. Im ersten Falle kann die spezifische Antigenfunktion des Proteins fortbestehen und es kommt, wie eben bei den Exotoxinen, höchstens zu einer Entgiftung; im zweiten Falle muß dagegen ein Antigen mit völlig verschiedener Spezifität resultieren, wenn die antigenen Fähigkeiten nicht etwa gänzlich vernichtet werden.

Für LOISELEUR ist die Formolwirkung nichts anderes als eine *Denaturierung*, welche für die Toxine nicht spezifisch ist, sondern bei allen Eiweißkörpern eines Reaktionsvolums stattfindet. Daraus erkläre sich die Fähigkeit des Formols, die Exotoxine zu entgiften, ohne sie so stark zu denaturieren, daß auch die Antigenfunktionen tangiert werden; die Bildung der Formoltoxoide habe als *unterste Denaturierungsstufe* zu gelten.

Die von LOISELEUR aufgestellte Theorie der Formoltoxoidbildung ist hier relativ ausführlich wiedergegeben. Zur Gänze aus dem Eiweißcharakter der Exotoxine abgeleitet, vermag sie eine Anzahl von bisher unaufgeklärten Tatsachen verständlich zu machen, so die Irreversibilität und die Stabilität der Formoltoxoide, die eigenartigen Bedingungen ihrer Entstehung; nach der Ansicht von LOISELEUR soll sie sogar imstande sein, gewisse Eigenschaften der Formoltoxoide vorauszusagen. In einer Beziehung läßt sie aber doch im Stich; das Prinzip der abgestuften Affinität der verschiedenen Aminosäuren zum Formaldehyd gibt keinen Aufschluß, was eigentlich bei dem Schwund der Toxizität „denaturiert" wird.

Ferner hat man sich die Frage vorzulegen, ob alle Exotoxine, welche Proteine sind, in Formoltoxoide umgesetzt werden können, und ob umgekehrt alle antigenen Gifte, welche durch Formaldehyd in atoxische, aber noch mit der ursprünglichen immunisierenden Kraft ausgestattete Derivate verwandelt werden, zu den proteiden Wirkstoffen gehören.

Eine Ausnahme in der erstgenannten Beziehung würde nur das *Scharlachtoxin* machen, falls es festgestellt werden könnte, daß der Träger der

Wirkung in reinem Zustande ein Protein ist; aber, wie schon auf S. 152 f.
ausführlicher auseinandergesetzt wurde, konnte dies bisher weder in
positivem noch in negativem Sinne eindeutig beantwortet werden. Beschränkt man sich aber nicht auf die „Exotoxine" und zieht alle bakteriellen Gifte in den Kreis der Betrachtung, so kommt man zu einem
anderen Schluß, da es bisher nicht gelungen ist, die „Endotoxine" in
immunisierende Formoltoxoide zu verwandeln, obzwar die so bezeichneten Substanzen außer Phospholipin und spezifischen Polysacchariden
eine Proteinkomponente enthalten, welche an ihrer Giftwirkung beteiligt
und für die volle Antigenfunktion notwendig ist (s. S. 102ff.). Übrigens
wirkt das Formaldehyd auch auf die verschiedenen typischen Exotoxine
nicht gleichartig ein. Das Exotoxin der Shigella dysenteriae läßt sich,
wenn man die Antigenfunktion ganz intakt erhalten will, nicht so ideal
entgiften wie das beim Diphtherie- oder beim Tetanustoxin möglich
ist [R. J. Dubos und J. W. Geiger (1946); vgl. hiezu S. 151].

*Die Toxine aus höheren Pflanzen und die Toxine tierischer Herkunft.
Toxoidbildung.* Hingegen kann man die zweite Hälfte der oben aufgeworfenen Frage bejahen. *Sämtliche Toxine bakterieller Herkunft,
welche Formoltoxoide liefern, sind derzeit als Proteine identifiziert.* Die
antigenen *Toxine pflanzlicher Herkunft* (Ricin, Abrin, Crotin), welche
nach G. Ramon (1934) durch Formol unter Konservierung ihrer spezifischen Antigenfunktion ebenfalls entgiftet werden können[1], sind, wie
man schon lange weiß [Th. B. Osborne, L. B. Mendel und J. F. Harris
(1905), P. Karrer, A. P. Smirnoff, H. Ehrensberger, J. van Sloten
und M. Keller (1924), P. Karrer, F. Weber und J. van Sloten (1925)],
höhermolekulare Eiweißkörper und für die *Schlangengifte*, welche sich
gegen Formol analog verhalten [G. Ramon (1925), M. Arthus (1930),
M. Heymans (1926), E. Grasset und A. Zoutendyk (1932, 1933)][2],
wurde der eiweißartige Charakter durch spätere Forschungen (s. w.
unten) sichergestellt. Das Gift der Skorpione, das durch die Einwirkung
von Formalin ebenfalls in ein immunisierendes Formoltoxoid umgesetzt
werden kann [E. Grasset, A. Schaafsma und J. A. Hodgson (1945)],
ist von Chr. Tetsch und K. Wolff (1937) in die Gruppe der Schlangengifte eingereiht und dadurch wie auch auf Grund seiner chemischen
Eigenschaften als ein toxisches Protein tierischer Herkunft anerkannt
worden.

Aus dem Gifte der Kap-Cobra (Naja flava) konnten F. Micheel und
F. Jung (1936) ein Neurotoxin isolieren, welches pro Gramm 1 bis 2

---

[1] S. auch G. Ramon, E. Lemetayer, R. Richou und L. Nicol (1937).

[2] Die Formoltoxoide der Schlangengifte werden in der französischen
Literatur als „anavenins" bezeichnet, was ins Deutsche übertragen das
Wort „Anavenine" ergeben würde (englisch „Anavenoms").

Millionen M. E. (M. E. = Dosis letalis min. pro 1 g Maus) enthielt und somit an Toxizität alle anderen bisher dargestellten Präparate übertraf. Die Substanz dialysierte auffallend schnell durch Cellophan-Membranen, und zwar vollständig, so daß ihre Zusammensetzung aus gleich großen Molekülen angenommen werden durfte. Das Molekulargewicht wurde auf Grund des Verhaltens bei der Dialyse auf 2500 bis 4000 geschätzt, war also für ein aktives Antigen sehr niedrig. Die chemische Analyse ergab 45,2 % C, 7,0 % H, 14,7 % N und 5,5 % S. Schließlich gelang es MICHEEL, H. DIETRICH und G. BISCHOFF (1937), aus demselben Schlangengift ein schön kristallisiertes Neurotoxin durch wiederholte elektrolytische Reinigung abzusondern, das aber weniger wirksam war als die anderen aus dem Cobragift gewonnenen neurotoxischen Präparate. Die Neurotoxine zeigten die Eigenschaften von Eiweißkörpern, wichen aber vom Typus der Proteine durch ihren relativ niedrigen Gehalt an Kohlenstoff, ihren Reichtum an S und das Vorhandensein von Zink in den Ascherückständen ab. MICHEEL und seine Mitarbeiter schließen aus dem Verhalten der isolierten Wirkstoffe gegen inaktivierende Eingriffe, daß der Schwefel — vielleicht in thiolactonartiger oder thiazolidinartiger Bindung — an den für die Toxizität maßgebenden Strukturen des Moleküls beteiligt ist.

Aus dem Gifte der Klapperschlange Crotalus terrificus wurde ebenfalls der Träger der neurotropen Giftwirkung in Form einer in quadratischen Plättchen auskristallisierenden reinen Substanz von K. H. SLOTTA und H. L. FRÄNKEL-CONRAT (1938) abgesondert. Es handelte sich in diesem Falle auch um ein Protein, das aber im Gegensatze zu den Neurotoxinen des Cobra-Giftes durch ein höheres Molekulargewicht ausgezeichnet war, das mit der Ultrazentrifuge und durch die Diffusionsmethode mit ca. 30.000 bestimmt wurde. Aber dieses „*Crotoxin*" enthielt ebenso wie die Cobratoxine viel Schwefel (4%), hauptsächlich in Form von Cystin (ca. 13%) und Methionin (1,36%), in geringer Menge vermutlich auch noch in einer anderen, nicht bestimmbaren Bindung [SLOTTA und W. FORSTER (1938)]. In einer gereinigten, neurotoxisch wirkenden Fraktion des Giftes einer Bothropsart wurden 5,73% Cystin und 1,08 Methionin nachgewiesen. Das Cystin ist eine Diaminodicarbonsäure, in welcher der Schwefel in Form der Bindung — S — S — vorkommt, und geht aus dem Cystein, welches nur ein S-Atom enthält, durch Verlust von H hervor; diese Reaktion ist umkehrbar, indem das Cystin durch Aufnahme von H leicht in Cystein übergeführt werden kann, wobei die S-S-Bindung verschwindet und durch SH ersetzt wird. Diese Reduktion des Cystins zu Cystein kann auch in vitro durch Zusatz von Cystein im Überschuß bewirkt werden und, da das Crotoxin durch Cystein entgiftet wird, nehmen K. H. SLOTTA und FRÄNKEL-CONRAT [(1938 a, b), s. auch SLOTTA und SZYCZKA (1938)], an, daß die — S — S-

Bindungen die Toxizität des Giftes von Crotalus terrificus bedingen, eine Hypothese, welche auf alle Schlangengifte ausgedehnt wird, da die gleichen chemischen Strukturen vorhanden seien. Nun wirkt aber das von Crotalus- und von Bothropsarten produzierte Gift im natürlichen Zustande nicht nur toxisch auf das Nervensystem, sondern auch als Coagulase, indem es Blut zur Gerinnung bringt, und als Lecithinase, worauf seine hämolysierende Fähigkeit beruht; außerdem schädigt es die Gefäßendothelien. Dieser vielseitigen Dynamik sollte nach den früheren Auffassungen [M. CALMETTE (1908), E. St. FAUST (1906), S. FLEXNER und H. NOGUCHI (1902, 1903)] ein Gemisch von Substanzen entsprechen, die man nach ihrer Wirkung als Neurotoxin, Thrombase, Hämolysin und Hämorrhagin bezeichnete und deren reale Existenz als selbständige Wirkstoffe man durch ihre Isolierung mit Hilfe chemisch-physikalischer Verfahren nachzuweisen suchte. Diese Richtung war das getreue Abbild des zeitgenössischen Standes der Immunitätsforschung, welche für jede äußere Form der serologischen Reaktionen einen besonderen Antikörper (Agglutinin, Präzipitin, Lysin, Antitoxin usf.) annahm. Bei SLOTTA und seinen Mitarbeitern stoßen wir auf das andere Extrem, auf die Hypothese, daß in allen Schlangengiften ein schwefelreicher Eiweißkomplex vorhanden sei, welcher alle Wirkungsqualitäten in sich vereint, mögen sie sich nun als Nervenlähmung, beschleunigte Blutgerinnung, Auflösung von Erythrocyten oder als Blutungen infolge von Schädigungen der Gefäßwände darstellen. Das als Crotoxin bezeichnete Präparat könnte diese Lösung des Problems rechtfertigen, wenn es alle Eigenschaften des Rohgiftes besäße, wenn es eine einheitliche Substanz wäre und wenn es mit den gleichen Qualitäten nicht nur aus sämtlichen Viperiden-, sondern auch aus sämtlichen Colubriden-Giften dargestellt werden könnte. Keines dieser drei Postulate wurde befriedigt.

Was das „Crotoxin" auszeichnete, war seine Isolierung in kristallinischer Form sowie die Tatsache, daß es sowohl neurotoxisch als auch hämolysierend wirkte; aber die gerinnungsbeschleunigende Komponente fehlte im Crotoxin und es war daher zunächst willkürlich, auch diese Eigenschaft des Rohgiftes in denselben chemischen Träger zu verlegen wie die beiden anderen Wirkungsqualitäten. Auch erscheint die doppelte Auswirkung einer und derselben Substanz als Neurotoxin und

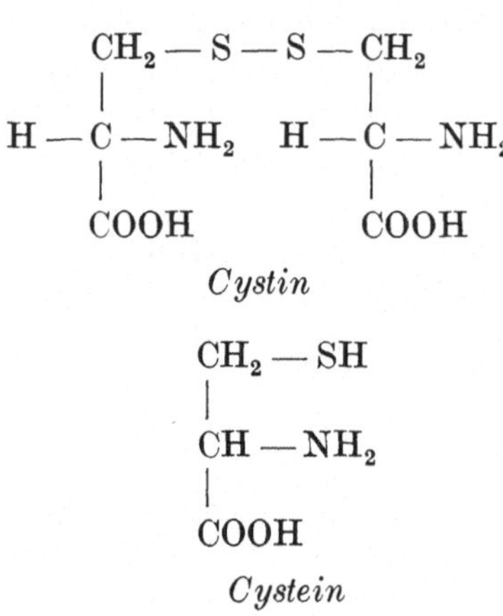

als Hämolyticum nicht ohne weiteres verständlich. Die Hämolyse ist hier wie beim α-Toxin des Clostridium welchii (s. S. 158) durch die aufspaltende Fähigkeit eines Fermentes bedingt, der Lecithinase; daß dasselbe Ferment auf die Nervenlipoide wirkt und daß die neurotoxischen Erscheinungen nur durch das Substrat der enzymatischen Prozesse einen besonderen physiopathologischen Ausdruck finden [SLOTTA und FRÄNKEL-CONRAT (1938 b)], ist eine Hilfshypothese, die nicht zureichend bewiesen ist. In der Tat berichteten B. N. GHOSH und D. P. BHATLACHARAYA (1939), daß es ihnen gelungen sei, aus den Rohgiften von zwei Viperidenarten (Vipera russellii und Bungarus fasciolatus) durch wenig eingreifende Methoden (Fällungen mit $Na_2 SO_4$ und anschließende Adsorption an Aluminiumhydroxyd mit Elution des Adsorbates) Toxine abzusondern, welche 7,8 bzw. 5,3mal stärker wirkten als die Rohgifte und keine hämolytische Wirkung besaßen. Da B. N. GHOSH und S. S. DE (1937) schon früher gezeigt hatten, daß sich auch aus dem Rohgifte einer Colubridenart (Naja naja) der Träger des hämolytischen Effektes, vollständig von der neurotoxischen Komponente gesondert, isolieren läßt, verwerfen diese Autoren die Auffassung von SLOTTA und FRÄNKEL-CONRAT, daß ein einheitliches Protein für beide Wirkungen verantwortlich gemacht werden darf [GHOSH und DE (1939)].

Ferner erhoben F. MICHEEL und H. SCHMITZ (1938) Einsprache gegen die chemische Gleichschaltung aller Schlangengifte, die ja auch pharmakodynamisch nicht berechtigt war. Die genannten Autoren konnten ein aus dem Gift von Naja tripudians gewonnenes Neurotoxin auch durch die 40- bis 80fache Gewichtsmenge Cystein nicht vollständig, sondern nur bis zu 25% entgiften, und das durch Cystein partiell inaktivierte Toxin rief den Tod der Tiere ebenso wie das nicht mit Cystein behandelte Präparat durch Atemlähmung hervor. Die von SLOTTA untersuchten Viperidengifte scheinen also eine erhebliche (für die Giftwirkung maßgebende) Komponente zu enthalten, welche durch Cystein inaktiviert wird, während diese Komponente in den relativ cysteinbeständigen und gegen die elektrolytische Reduktion resistenten Colubridengiften nur in geringer Menge vorhanden ist. Wie schon erwähnt, stehen auch F. MICHEEL und seine Mitarbeiter auf dem Standpunkte, daß die Toxizität der Schlangengifte mit ihrem Schwefelgehalt in ursächlichen Zusammenhang zu bringen sei, erklären aber im Gegensatze zu SLOTTA, daß die Bindungsart des S im Neurotoxin noch nicht festgestellt ist und daß unter allen diskutierten Möglichkeiten die maßgebende Bedeutung von S—S-Gruppen bzw. von Disulfiden ($H_2C — S — S — CH_2$) am wenigsten befriedigen könne.

Das *Gift der Skorpione*, dessen Wirkung auf den Organismus von Säugetieren jener der Schlangengifte symptomatologisch sehr ähnlich ist, enthält ebenfalls viel Schwefel. Ein von CHR. TETSCH und K. WOLFF

(1937) aus dem Gift des syrischen Skorpions isoliertes Präparat, das
in der Dosis von etwa $0,8\,\gamma$ pro Gramm Körpergewicht für weiße Mäuse
tödlich war, ergab bei der chemischen Analyse $43,6\,\%$ C, $6,8\,\%$ H, $13,6\,\%$ N
und $3,8\,\%$ S. In der Reihe Bienengift[1], Crotalusgift, Skorpiongift, Cobragift nimmt die Toxizität für die weiße Maus mit dem S-Gehalt zu, wie
sich dies aus folgender Zusammenstellung von Tetsch und Wolff ergeben würde:

	S-Gehalt	D. m. l. in γ pro Gramm Maus:
Bienengift	$2,6\,\%$	10
Crotalusgift	$3,6\,\%$	0,7
Skorpiongift	$3,8\,\%$	0,8 bis 1
Cobragift	5,1 bis $5,5\,\%$	0,12 bis 0,15

Durch die Untersuchung des Skorpiongiftes erhält die Ansicht, daß in
der ganzen Gruppe der Bienen-, Skorpion- und Schlangengifte ein ursäch-
licher Zusammenhang zwischen Schwefelgehalt und Toxizität besteht, nach
Tetsch und Wolff eine neue Stütze.

D. v. Klobusitzky und P. König (1938) isolierten jedoch aus dem
Gifte von Bothrops jararaca eine gereinigte Fraktion, die sie *Bothropotoxin* nannten, und welche durch zwei ganz abweichende Eigenschaften
charakterisiert war: sie war *schwefelfrei* und wirkte, intravenös injiziert,
schon nach einigen Minuten, also fast ohne Inkubation[2] tödlich, während
die Crotalus- und Cobragifte ebenso wie das Crotoxin selbst in sehr
hohen Dosen erst nach Ablauf einer längeren Frist Vergiftungserscheinungen hervorrufen, welche sukzessive an Intensität zunehmen. In Beziehung
auf die Inkubation der Vergiftungserscheinungen besteht somit zwischen
dem Jararaca-Gift und den anderen Schlangengiften ein analoger Gegensatz wie zwischen den von R. Kraus (1903) beschriebenen „akuten“
Vibrionentoxinen und den Exotoxinen des Corynebacterium diphtheriae,
des Clostridium botulinum, der Shigella dysenteriae, des Bacillus tetani.

---

[1] Das gereinigte Bienengift wirkt intensiv hämolytisch und löst noch in
Verdünnungen von 1 : 80.000 Paramaecien auf. Im rohen Zustand enthält
es $1,5\%$ Histamin, eine Konzentration, welche die hohe Toxizität des Giftes
nicht zu erklären vermag. Der eigentliche Träger der Giftwirkung ist ein
Eiweißkörper, welcher 14% N enthält und 8% Tryptophan, während andere
Proteine nur 1 bis 4% dieser Aminosäure enthalten, die im Cobragift ganz
fehlt oder nur in Spuren nachweisbar ist. Durch Proteasen wird das Bienen-
gift angegriffen, so daß sowohl die Toxizität als auch die hämolysierenden
Eigenschaften, wenn auch nicht völlig zerstört, so doch bis auf schwache
Reste reduziert werden. Die intravenös letale Dosis für die weiße Maus
beträgt 4 mg pro kg Körpergewicht, für das Kaninchen 2 bis 3 mg pro kg.
Der Tod erfolgt durch Atemlähmung [M. Reinert (1937)].

[2] Das native Gift von Bothrops jararaca tötet in der fünffachen D. l. m.
blitzartig.

Aus der inkubationslosen Wirkung des Jararaca-Giftes schließt D. v. Klobusitzky (1941), daß ein fermentativer Vorgang als Ursache ausgeschlossen werden dürfe, da enzymatische Prozesse stets eine gewisse Zeit beanspruchen, was allerdings nicht ganz richtig ist (Labferment).

Sämtliche Präparate, welche v. Klobusitzky und König aus dem Rohgift von Bothrops jararaca darstellen konnten, waren schwefelfrei, und v. Klobusitzky (1941) betonte in einer neueren zusammenfassenden Darstellung über die „immunologischen Eigenschaften der Schlangengifte", daß an dieser Feststellung ebensowenig gezweifelt werden könne wie an den Angaben von Micheel und Jung (1936), H. Wieland und W. Konz (1936), Tetsch und Wolff (1936), Slotta und Fränkel-Conrat (1938b), denen zufolge die aus dem Gifte von Colubriden und Viperiden isolierten und z. T. kristallisierten Neurotoxine S enthielten, und zwar in hohem, zwischen 3,6 und 5,5 schwankenden Prozentsatz. Wenn es *nun zu Recht besteht*, daß aus verschiedenen Schlangengiften sowohl schwefelfreie wie auch schwefelreiche Fraktionen abgesondert werden können, geht aus diesem Gegensatz, ganz unabhängig von der Frage, ob die Isolierung in allen Fällen mit einer entsprechenden Steigerung der neurotoxischen Auswirkung des Ausgangsmateriales verbunden war oder nicht, zumindest hervor, daß die Neurotoxine der verschiedenen Schlangengifte untereinander nicht identisch sein können, eine Konsequenz, die Klobusitzky aus seinen Untersuchungen über das Bothropotoxin de facto gezogen hat. Es werden dadurch aber auch die Ansichten über die Bedeutung schwefelhaltiger Gruppen als chemische Träger der Giftwirkung diskutabel, besonders, wenn man in Betracht zieht, daß die Schlangengifte durch Formaldehyd in Formoltoxoide umgewandelt werden können, und zwar sowohl die Gifte von Viperiden wie von Colubriden [E. Grasset (1945)], und daß sie sich in dieser Hinsicht von den schwefelarmen Exotoxinen der Bakterien nicht unterscheiden. Das reine Diphtherietoxin enthält nach A. M. Pappenheimer (1937) nicht mehr als $0,75\%$ S; da es auf Nitroprussid negativ reagiert, ist anzunehmen, daß der S im Diphtherietoxin nicht in der Form der Sulfhydrylgruppe vorhanden ist. Leider hat man die aus Schlangengiften dargestellten gereinigten Präparate auf ihre physikalischen und chemischen Eigenschaften sowie auf die Art und Intensität ihrer Giftwirkung untersucht, aber nicht auf ihre antikörperbildenden Fähigkeiten und ihr Verhalten gegen Formaldehyd; die Antigenfunktion und die Entstehung von Formoltoxoiden wurde in der Regel nur an Rohgiften studiert.

Eine objektive Beurteilung der Sachlage kann nur zu der Aussage führen, *daß es bis jetzt nicht gelungen ist, jene chemische Gruppierung im Eiweißmolekül genauer zu ermitteln, auf welcher die intensive Giftwirkung dieser Produkte des tierischen Organismus beruht.* Da die Umsetzung in

Formoltoxoide in Veränderungen bestehen muß, welche der Formaldehyd gerade in dieser Gruppierung hervorruft, so bedingt die Unkenntnis des Trägers der Toxizität implicite die Ungewißheit des eigenartigen Mechanismus der Toxin-Formaldehyd-Reaktion. Wenn das nun schon bei den Schlangengiften der Fall ist, bei welchen der hohe Schwefelgehalt dem Experiment und der Hypothesenbildung einen Anhaltspunkt bietet, muß die Aussicht auf eine Lösung dieser Probleme bei den Exotoxinen der Bakterien noch ganz erheblich ungünstiger sein, weil in dieser Klasse natürlicher Giftstoffe keine chemischen Besonderheiten ausfindig gemacht werden konnten, welche der Erforschung als Leitmotiv dienen würden; hier verbirgt sich Giftwirkung und Toxoidbildung im Rätsel der Struktur der hochmolekularen Proteine.

Das ist nun das Feld, auf welchem sich die Spekulation erfahrungsgemäß besonders intensiv betätigt. So wurde auch wieder die Vorstellung aufgegriffen, daß sämtliche Exotoxine Fermente sein könnten. Speziell für das Tetanustoxin hat H. LENORMANT (1940) die Zusammensetzung aus einem kolloidalen, eiweißartigen Träger (Apotoxin) und einer Wirkungsgruppe (Co-Toxin) wahrscheinlich zu machen gesucht. Der Eiweißträger soll sich nach LENORMANT mit den sensiblen Geweben verbinden und die Antigenfunktionen ausüben, und die Wirkung des Formaldehyds soll nicht eigentlich in einer Entgiftung, in einer Zerstörung des Co-Toxins bestehen, sondern in einer Veränderung des proteiden Apotoxins, welche zwar zunächst die Antigenfunktion fortbestehen läßt, aber die Affinität zum empfindlichen Gewebe aufhebt. Die Giftwirkung selbst führt der Autor auf das Cooperieren von Apotoxin und Co-Toxin, also auf das Holoenzym zurück und faßt sie als Fermentierung der angegriffenen Gewebe und nicht als Effekt eines im fertigen Zustande eingeführten toxischen Stoffes auf. Die Anlehnung an EHRLICHs Seitenkettentheorie ist trotz der geänderten Terminologie unverkennbar; was neu hinzugekommen ist, betrachtet auch LENORMANT als eine Hypothese, für welche erst ein zureichender Beweis erbracht werden müßte. Die Identifizierung eines bakteriellen Toxins mit einem Ferment ist bisher nur für das α-Toxin des Clostridium welchii in dem Maßstabe gelungen, daß nur ein unbedeutender Rest der Substanz verblieb, der nicht an der enzymatisch-toxischen Auswirkung beteiligt ist. Die Schlangengifte sind zwar ihrer physiologischen Bestimmung zufolge intensiv verdauende Fermente und wirken durch ihren Gehalt an Lecithinase lösend auf rote Blutkörperchen; daß aber die Neurotoxine der Colubridengifte und die Hämorrhagine der Viperidengifte ihre Dynamik auf Grund enzymatischer Leistungen entfalten, ist derzeit nicht sichergestellt.

Die Exotoxine der Bakterien werden während des Wachstums und der Vermehrung der Mikroben produziert und diese Tatsache läßt es als ratsam erscheinen, die *biologischen Gesichtspunkte* nicht zu vernachlässigen. An erster Stelle steht hier die Erkenntnis, daß der Diphtheriebacillus die Fähigkeit der Toxinproduktion komplett und irreversibel einbüßen kann. M. J. CROWELL (s. hiezu S. 162) isolierte aus einer toxisch wirkenden Kultur von Diphtheriebacillen einen einzigen lebenden Keim mit Hilfe einer von J. ØRSKOV (1922) angegebenen Methode, welche die mikroskopische Kontrolle der Einzellkultur ermöglicht. Die isolierten Bakterien bzw. die aus denselben entstandenen Kolonien wurden in Bouillon verimpft und die so gewonnenen Bouillonkulturen durch subcutane Injektion (im unfiltrierten Zustande) an Meerschweinchen von 250 g auf ihre Toxizität geprüft. Es zeigte sich, daß die Nachkommen toxischer Diphtheriebacillen toxigen oder atoxisch sein können, daß dagegen atoxische in den folgenden Generationen (Subkulturen) atoxisch blieben. Es sei betont, daß ein völlig atoxischer Stamm aus einer einzigen Zelle einer toxischen Kultur gezüchtet wurde, die ihrerseits wieder aus einer einzigen Zelle hervorgegangen war. CROWELL faßt das Umschlagen der toxischen in die atoxischen Varianten als Mutation auf und führt diese darauf zurück, daß sich die Erbsubstanz der Diphtheriebacillen unter ungünstigen Vegetationsbedingungen ungleichmäßig teilt, so daß unvollkommene Exemplare entstehen, welche die Fähigkeit zur Toxinbildung bzw. die erbliche Anlage für dieselbe für immer verloren haben. Eine ähnliche Beobachtung hat M. L. COWAN (1927) gemacht, der aus dem als zuverlässiger Toxinproduzent bekannten Stamm „Park-Williams No. 8" und einem anderen toxigenen Stamm völlig atoxische Varianten herauskultivierte, die sich aus Kolonien des R-Typus entwickelten und in Bouillon einen vermehrten Bodensatz, aber keine Oberflächenhaut bildeten. Die Ableitung irreversibel atoxischer Stämme aus toxigenen ist ferner auch beim Clostridium botulinum gelungen (s. S. 162). Berücksichtigt man schließlich, daß die Exotoxinproduktion bei den toxigenen Bakterien quantitative Abstufungen zeigt, die von zahlreichen Bedingungen bestimmt werden und von der Wachstumsintensität der Kulturen, d. h. von der Vermehrung der Mikroben unabhängig sind, so kommt man zunächst zu der Erkenntnis, daß der Prozeß der Giftbildung für die Bakterien selbst irrelevant, d. h. weder schädlich noch für ihren Stoffwechsel und ihre Vermehrung notwendig ist. Diese Aussage bedarf eines Kommentars.

Man könnte die Unschädlichkeit des Toxins für die Bakterien als selbstverständlich bezeichnen. „Gift" ist kein absoluter Begriff und gewinnt nur einen sinnvollen Inhalt, wenn man das Bezugsobjekt angibt. Blausäure ist bloß für tierische Organismen ein intensiv wirkender Gift stoff, nicht aber für Pflanzen. So schädigt auch das Diphtherietoxin nur bestimmte Tierspezies. Nun gibt es aber innerhalb der gleichen Bakterienart toxigene und atoxische Varianten und die Exotoxine sind

hochmolekulare Eiweißstoffe; man könnte sich daher vorstellen, daß die
Synthese solcher Substanzen in der Bakterienzelle und ihre Abgabe an
die umgebende Flüssigkeit den Stoffwechsel in nachteiliger Weise beeinflußt. Das ist aber nach den vorliegenden Beobachtungen nicht der
Fall; vielmehr kann man eine Beeinträchtigung des Bakterienwachstums (eine bakteriostatische Wirkung) auch dann nicht konstatieren,
wenn die Toxinproduktion in vitro — am Giftgehalt des flüssigen Nährmediums gemessen — das Maximum erreicht. Das ist insofern verständlich, als die Exotoxine aus Aminosäuren aufgebaute Proteine sind und
keine der Bakteriensubstanz völlig fremden Elemente oder Atomgruppierungen enthalten. Gegen den zweiten Teil der Aussage, daß die
Toxinproduktion für die Vermehrung der Bakterien und für die Erhaltung
der Existenz toxigener Arten nicht notwendig sei, könnte man einwenden,
daß dies nur für die Vermehrung in vitro und für das Clostridium botulinum gilt, welches überhaupt nur auf leblosem Substrat vegetiert, nicht
aber für parasitierende (infektiöse) Mikroben, welche in der freien Natur
zugrunde gehen und sich nur in Wirtsketten dauernd zu erhalten vermögen. Bei Bakterien mit solchen Eigenschaften könnte man dem
Exotoxin die biologische Bedeutung eines infektionsvermittelnden
Agens, eines „spreading factor"[1] zuerkennen, besonders dann, wenn
ihre Übertragung nicht traumatisch erfolgt, sondern wenn sie sich auf
unverletzten Schleimhäuten ansiedeln. Dieser Zusammenhang wird
von manchen Autoren für die Diphtherie des Menschen angenommen,
zum Teil in der extremen Fassung, daß eine Ansiedelung der Diphtheriebacillen auf einer unverletzten Schleimhaut ohne Mitwirkung des spezifischen Toxins nicht zustande kommen kann [R. BIELING und L. OELRICHS
(1936a, b), H. SCHMIDT (1940, S. 425f.)]. Den Ausgangspunkt bildeten
die Angaben von G. RAMON und R. RICHOU (1934), daß hochkonzen-
triertes Diphtherietoxin, in den Conjunctivalsack normaler Kaninchen
geträufelt, schwere lokale Veränderungen (Conjunctivitis, Lidödeme,
Keratitis, zuweilen sogar eitrige Einschmelzung des ganzen Bulbus)
hervorrufen kann. Auch die Experimente von BIELING und OELRICHS
wurden mit so stark wirksamen Toxinen durchgeführt. Ob sich aber
derartige Toxinkonzentrationen auf der Rachenschleimhaut des Menschen
überhaupt entwickeln können, ist — wenn man von „hypertoxischen"
Fällen absieht — mehr als fraglich [J H. MUELLER (1941b)] und wenn
das geschieht, müßte vorher eine Vermehrung der Diphtheriebacillen
stattfinden. Daß die wenigen Exemplare, welche bei der natürlichen
Art der Ansteckung auf gesunde Individuen übertragen werden, schon
die erforderlichen (gewebsschädigenden) Toxinkonzentrationen, an ihrer

---

[1] Vgl. hiezu die zusammenfassende Darstellung von F. DURAN-REYNALS
(1942).

Außenfläche haftend, mitführen, ist geradezu unwahrscheinlich, wenn nicht unmöglich. Es ist ferner allgemein bekannt, daß die Diphtheriebacillen im Isthmus faucium lange Zeit hindurch vegetieren können, ohne die Schleimhaut anatomisch zu verändern und daß sich auch avirulente (d. h. nicht-toxigene) Stämme ansiedeln und vermehren, an denselben Stellen, an welchen die toxinproduzierenden Bakterien bei der Kontaktinfektion haften. Auch in dieser typischen Lokalisation kommt nicht die Mithilfe des Toxins, sondern das Phänomen des Tropismus zum Ausdruck, der Gebundenheit infektiöser Keime an bevorzugte Eintrittspforten und Ansiedelungsstätten.

c) *Die allgemeinen Eigenschaften der bakteriellen Endotoxine*[1].

Die Endotoxine, welche aus einer Reihe gramnegativer Bakterienarten isoliert wurden, konnten bisher noch nicht in völlig reinem Zustande dargestellt werden. In chemischer Beziehung handelt es sich um natürliche Komplexantigene, welche sich aus drei, relativ leicht dissoziierbaren Komponenten zusammensetzen, nämlich aus Phosphatiden (Phospholipinen), Polysacchariden und aus einem Protein. Diese drei Bestandteile stehen mengenmäßig zueinander im Verhältnis von 9 bis 12$\%$ Phospholipin, 50 bis 55$\%$ Polysaccharid und 17 bis 20$\%$ Protein. Im Phospholipin konnten Olein-, Palmitin- oder Stearin- und Glycerinphosphorsäure nachgewiesen werden, im Protein verschiedene Aminosäuren, die auch in anderen Eiweißkörpern vorkommen (Tyrosin, Tryptophan, Arginin, Glutaminsäure).

Die Antigenfunktionen verteilen sich auf die drei Komponenten derart, daß das Protein für die immunisierende Wirkung (die Fähigkeit des Komplexes, Antikörper zu bilden) notwendig ist, und daß die Polysaccharide, die sich im isolierten Zustande wie Haptene verhalten, die Spezifität des ganzen Komplexes bestimmen. Das Phospholipin ist weder in der einen noch in der anderen Richtung von Bedeutung; wird es entfernt, so ändert sich weder die antigene Aktivität noch die Spezifität des Komplexes. Der chemische Träger der Toxizität des Komplexes konnte bisher nicht von den drei bekannten Komponenten losgelöst werden, weder in Form eines selbständigen Antigens, noch als Hapten oder auch nur als Giftstoff ohne jede immunologische Nebenwirkung. Vielleicht hängt es damit irgendwie zusammen, daß man die Endotoxine

---

[1] Die Methoden, welche die Gewinnung der Endotoxine aus gramnegativen Bakterien ermöglichen, sowie die Charaktere der abgesonderten Produkte wurden bereits an anderer Stelle (S. 96ff.) ausführlicher besprochen. Dieses Kapitel faßt die Einzelheiten zusammen und bringt einige generelle Gesichtspunkte zur Geltung.

durch die Einwirkung von Formol bei mäßiger Wärme nicht in Formoltoxoide umwandeln kann, d. h. in völlig atoxische Derivate, welche
noch im Vollbesitz der Antigenfunktionen sind [A. Boivin (1940b),
A. Boivin, A. Delaunay und R. Sarciron (1941), R. J. Dubos und
J. W. Geiger (1946)].

Die Endotoxine entfalten im Tierexperiment keine charakteristischen
Wirkungen, aus welchen man einen sicheren Schluß auf die spezifische
Herkunft des Giftes von einer bestimmten Bakterienart ableiten könnte.
Dieser Satz ist indes nur als allgemeine Regel zu betrachten. Die Auswirkung des Endotoxins der Shigella dysenteriae im Blinddarm des
Kaninchens ist wohl recht eigenartig und zweifellos charakteristischer
als die dem Exotoxin zugeschriebene „neurotoxische" Wirkung[1]; aber
die nekrotisch-hämorrhagische Reaktion der Blinddarmschleimhaut
ist nicht konstant und tritt nur bei einem gewissen Prozentsatz der Kaninchen auf, wobei es sich als gleichgültig erweist, in welcher Form das
Gift der Shigaschen Dysenteriebacillen parenteral injiziert wird (lebende
oder abgetötete Bakterien, Autolysate, Waschwassergifte, Bouillonkulturfiltrate). Diese Inkonstanz der Giftwirkung der Endotoxine
gramnegativer Bakterien beschränkt sich übrigens nicht auf das eben
angeführte experimentelle Beispiel (s. w. u.).

Dosologisch gemessen ist die Toxizität der Endotoxine erheblich
geringer als jene der Exotoxine. In dem Werke von Topley und Wilson
(1946, S. 1008) werden als Belege die tödlichen Minimaldosen einiger
gramnegativen Bakterienarten angeführt; sie betragen für Meerschweinchen, denen man abgetötete Bouillonkulturen von Choleravibrionen
injiziert, 0,5 ccm, für Mäuse und Meningokokken 2 mg Bakterienmasse
und für dasselbe Versuchstier und Gonokokken 10 mg Bakterienmasse.
In manchen Fällen verhält sich die Toxizität roher Endotoxine zu jener
der Exotoxine wie 1 : 1,000.000. A. Boivin (1940b) hat die Toxizität
der beiden von ihm dargestellten Toxine der Shigaschen Dysenteriebacillen komparativ ausgewertet und in nachstehender Form einander
gegenübergestellt:

---

[1] Die sogenannte „neurotoxische" Wirkung tritt in der Regel als
Paraplegie der hinteren Extremitäten in Erscheinung, beruht also auf
einer Schädigung (Myelitis) des Lumbalmarkes. Das gleiche Symptom
kann man auch durch intracerebrale Injektion von Herpesvirus oder von
Poliomyelitisvirus sowie durch intravenöse Injektion von Staphylococcus
aureus oder Streptokokken hervorrufen, also durch so verschiedenartige
Agenzien, daß für diese bevorzugte Lokalisation nicht ein gemeinsamer.
hochspezialisierter Neurotropismus verantwortlich gemacht werden kann,
sondern eine anatomische Prädisposition dieses Rückenmarkssegmentes
der Kaninchen [R. Doerr und S. Seidenberg (1936), R. Doerr (1939d,
1941c)].

Sicher letale Dosen der beiden Toxine der Shigabacillen, angegeben in Trockensubstanz für intravenöse und intraperitoneale Injektion:

	Exotoxin:	Endotoxin:
Mäuse von 15 bis 18 g	< 0,001 mg	0,1 mg
Kaninchen (1500 bis 1800 g)	einige Tausendstel mg	1 bis 2 mg

Auch in diesem Falle war die Wirkung der als Endotoxine bezeichneten Präparate mindestens hundertmal schwächer als jene der (durch Trichloressigsäure fällbaren) Exotoxine. Man muß sich fragen, ob Gifte von einer so geringen Dynamik für die Erscheinungen, welche im Laufe der natürlichen Infektionsprozesse auftreten, in vollem Umfange verantwortlich gemacht werden dürfen, besonders wenn die Wirkung durch die Blutzirkulation vermittelt wird und wenn die toxischen Symptome schon im Anfangsstadium der Erkrankung so schwer sind wie beim Abdominaltyphus.

Mit den Endotoxinen (den toxischen O-Antigenen) der Typhusbacillen vermochten R. Kourilsky, S. Kourilsky und A. Boivin (1939) allerdings schon in sehr kleinen Dosen (0,001) lokale Reaktionen auszulösen, wenn sie die Präparate Menschen intracutan injizierten; es kam dann zu einer handtellergroßen diffusen Rötung in der Umgebung der Injektionsstelle sowie zu regionärer Lymphangoitis und Lymphadenitis. Bei einigen Versuchspersonen sollen sich sogar gastrische Symptome (Empfindlichkeit des Abdomens, Nausea und Erbrechen, Durchfälle) sowie Allgemeinerscheinungen (leichte Temperatursteigerungen, Mattigkeit) eingestellt haben; 15 Tage nach einer solchen Injektion waren Agglutinine im Serum nachweisbar (1.100 bis 500, in einem Falle 1.1000). Daß die wiederholte Zufuhr des Präparates per os in weit größeren Dosen überhaupt keine Wirkung hatte, ist verständlich; aber auch die subkutane zweimalige Injektion (0,003 und 0,005 mg in achttägigem Abstand) blieb erfolglos, rief keine lokalen oder allgemeinen Erscheinungen hervor und bewirkte auch keine Agglutininbildung.

Diese Angaben stehen mit den *Erfahrungen, die man bei den Schutzimpfungen mit abgetöteten Typhusbacillen* gemacht hat, nicht im Einklang. Diese erzeugen zwar ebenfalls lokale und allgemeine Reaktionen von der Art der eben beschriebenen, die sogar die Intensität der Reaktionen auf die intracutane Injektion des O-Antigens weit übertreffen können; es fehlen jedoch die gastrischen Symptome und die anderen Störungen treten auch nach subcutanen Injektionen auf. Bekanntlich reagiert jedoch nur ein gewisser Prozentsatz der Impflinge auf die subcutane Einspritzung abgetöteter Typhusbacillen und bei den reagierenden

Individuen schwankt die Intensität der örtlichen wie der allgemeinen
Erscheinungen innerhalb weiter Grenzen, ohne daß man hierfür einen
Grund angeben könnte. Das gilt nicht nur für (durch Hitze oder durch
Zusatz von Phenol) abgetötete Typhusbacillen, sondern für alle aus
Typhusbacillen hergestellten, zur aktiven Immunisierung von Menschen
verwendeten Impfstoffe, so für das als TAB bezeichnete Präparat[1]
oder für das neuerdings von H. R. MORGAN, G. O. FAVORITE und
J. A. HORNEFF (1943) aus Typhusbacillen, die in einem synthetischen
Medium gezüchtet worden waren, hergestellte Antigen. Wohl waren
die lokalen und allgemeinen Reaktionen, die sich nach der subcutanen
Injektion dieses Antigens einstellten, im allgemeinen seltener und
schwächer als nach der Impfung mit abgetöteten Typhusbacillen, aber
von 61 Versuchspersonen klagten doch 24 über Schwäche im geimpften
Arm, über Kopfschmerz, Unwohlsein, leichte Nausea und hatten Temperatursteigerungen von 38 bis 39⁰ C, und bei 4 Personen erreichte das
Fieber noch höhere Grade (über 39⁰ C), es bestand quälender Kopfschmerz, schwere Beeinträchtigung des Allgemeinbefindens, Nausea
und der geimpfte Arm konnte nicht gehoben werden. Alle 61 Personen
hatten eine negative Typhusanamnese und keine von ihnen hatte sich
schon früher einer Schutzimpfung gegen Typhus unterzogen, so daß eine
spezifische Sensibilisierung als Ursache der positiven Reaktionen ausgeschlossen werden konnte. Und doch zeigten die Reaktionen alle möglichen Abstufungen und ein großer Prozentsatz der Impflinge blieb,
von einer kleinen lokalen Hautrötung abgesehen, beschwerdefrei. Auch
in den Versuchen von R. und S. KOURILSKY und A. BOIVIN, die sich auf
13 Personen beschränkten, trat dieses Verhalten, das so wenig mit dem
landläufigen Begriff eines „Giftes" zu harmonieren scheint, zutage und
wäre wohl noch ausgeprägter gewesen, wenn man die Größe der Einzel-
dosen in einem breiteren Intervall als zwischen 0,0001 und 0,001 mg
variiert hätte.

Aus den Beobachtungen über die Wirkung abgetöteter gramnegativer
Bakterien auf den Menschen lassen sich übrigens noch andere
Folgerungen ableiten, die als Richtschnur für die Beurteilung isolierter
bzw. gereinigter Endotoxine und ihrer Bedeutung für die Pathologie

---

[1] TAB wurde aus frisch isolierten, virulenten S-Stämmen von Typhus-
und Paratyphusbacillen hergestellt. 48stündige Agarkulturen wurden
mit NaCl-Lösung abgeschwemmt, 1 Stunde auf 53⁰ C erhitzt und mit 0,5⁰/₀
Phenol versetzt. Der gebrauchsfertige Impfstoff enthielt im Kubikzentimeter
1000 Millionen Typhusbacillen und je 750 Millionen Paratyphus-A- und
Paratyphus-B-Bacillen. Diese standardisierte Suspension wurde erwachsenen Personen zweimal in der Dosis von 0,5 und 1,0 ccm mit einem Intervall von 10 Tagen subcutan injiziert. Im zweiten Weltkrieg wurde dieser
Impfstoff in großem Maßstab verwendet.

der durch solche Keime hervorgerufenen Infektionskrankheiten dienen können. Abgetötete Typhusbacillen können beim Menschen sehr intensive, bei Herzkranken sogar das Leben bedrohende, wenn auch von der Individualität in hohem Maße abhängige Intoxikationen bewirken. Die Shigaschen Ruhrbacillen stehen ihnen kaum nach, sowohl was die Intensität der Lokalreaktionen als auch die Allgemeinsymptome betrifft [vgl. O. LENTZ und R. PRIGGE, 1931, S. 1486]. Paradysenteriebacillen (früher als Flexner-Stämme bezeichnet) rufen dagegen in Mengen von zwei Ösen Agarkultur subcutan höchstens Temperatursteigerungen oder geringe Rötung und Schwellung der Injektionsstelle hervor [F. LUKSCH (1908)] und nach der Injektion von Choleravibrionen beobachtet man weder örtliche noch allgemeine Erscheinungen, woraus sich die Beliebtheit der Impfung mit abgetöteten Choleravibrionen — im Gegensatz zur Typhus-Schutzimpfung — im ersten Weltkrieg erklärt. Läßt man nun die klinischen Bilder des Abdominaltypus, der Shiga- und der Flexner-Ruhr sowie der Cholera asiatica an sich vorüberziehen, so wird selbst eine deutungsfrohe Voreingenommenheit nicht imstande sein, Endotoxinvergiftung und Krankheitsgeschehen zu koordinieren.

Die Endotoxine sind gegen höhere Temperaturen weit weniger empfindlich als die typischen Exotoxine. Auf dieser Eigenschaft beruht die Möglichkeit, Bakterien, welche durch Erhitzen auf mehr als 50^0 C während einer Stunde abgetötet wurden, zur aktiven Immunisierung von Versuchstieren und Menschen, d. h. zur Gewinnung spezifischer Antisera und zur Ausführung serologischer Reaktionen als Testantigene zu verwenden. Diese Thermostabilität kann sehr hohe Grade erreichen. Das Choleraendotoxin wird erst durch einstündiges Erhitzen auf 80 bis 100^0 C unwirksam und die Endotoxine der Meningokokken und Gonokokken vertragen noch höhere Temperaturen. Doch zeigen auch manche bakterielle Gifte, die man zu den Exotoxinen rechnet, eine ungewöhnliche Resistenz gegen das Erhitzen wie das Toxin des Clostridium botulinum, das α-Toxin des Clostridium welchii und das Scharlachtoxin, dessen proteide Natur jedoch nicht erwiesen ist.

Die Endotoxine bilden im allgemeinen keine „Antiendotoxine", d. h keine Antikörper, welche imstande wären, höhere Multipla der letalen Minimaldosis zu neutralisieren. Das „Gesetz der multiplen Proportionen", welches besagt, daß ein x-faches Quantum Toxin durch ein x-faches Quantum antitoxischen Serums im Reagenzglase derart abgesättigt werden kann, daß das Gemisch nach Ablauf einer bestimmten Bindungszeit einem empfindlichen Tier injiziert werden kann, ohne daß sich Vergiftungssymptome einstellen, hat für die Endotoxine keine Gültigkeit. Die neutralisierende Wirkung der durch Immunisierung mit Endoto-

xinen gewonnenen Immunsera versagt bereits, wenn man die einfach
letale Dosis des Antigens auf das 2- bis 4fache erhöht[1]. Um diese auffallende Differenz zwischen Exo- und Endotoxinen causal zu erfassen,
empfiehlt es sich, die vorgelegte Frage in zwei Teile zu zerlegen und zu
untersuchen, erstens, warum das hochgradige Neutralisationsvermögen
der Antitoxine bei den „Antiendotoxinen" vermißt wird, und warum
zweitens innerhalb eng gezogener Grenzen doch eine scheinbare Auslöschung der Giftwirkung zustande kommt.

Die erste Teilfrage ist insoferne berechtigt, als die durch Immunisierung mit Endotoxinen gewonnenen Antisera mit ihren Antigenen in
vitro spezifische Präzipitinreaktion geben. Auch die Exotoxine sind
Antigene bakterieller Herkunft und produzieren Antikörper, welche
mit ihren Antigenen in vitro unter Bildung von Präzipitaten, den „Toxin-
Antitoxin-Flocken" reagieren, die sich bei Einhaltung bestimmter
quantitativer Verhältnisse für das giftempfindliche Versuchstier als
unschädlich erweisen [G. RAMON (1922, 1923 b, c)]. Man könnte
daher den Eindruck gewinnen, daß die Antitoxine Antikörper
besonderer Art sind, welche die Fähigkeit haben, das Toxin zu
zerstören oder seiner Giftwirkung zu berauben; das ist jedoch nicht
der Fall, vielmehr besitzen die Antitoxine wie alle anderen, mit
verschiedenen Namen bezeichneten Antikörper („Agglutinine", „Präzipitine", „Hämolysine", „Bakteriolysine" etc.) nur eine Eigenschaft,
nämlich die Affinität zu ihren Antigenen und auf der gegenseitigen
Bindung von Toxin und Antitoxin beruht auch der Vorgang, der
sich bei rein phänologischer Betrachtung als „Neutralisierung"
eines toxischen Wirkstoffes darstellt. Kann die Ursache des Unter-
schiedes zwischen Antitoxinen und Antiendotoxinen nicht darin liegen,

---

[1] Nach den Untersuchungen von A. BOIVIN und seinen Mitarbeitern
[s. BOIVIN und L. MESROBEANU (1938c, d, e, f)] vollzieht sich die Neutralisierung der Giftwirkung der Endotoxine gramnegativer Bakterien nach den
Regeln der serologischen Spezifität, d. h. sie erfolgt nur dann, wenn auch
andere Vitro-Reaktionen der Endotoxine mit ihren Antisera (Agglutination,
Präzipitation, Komplementbindung) positive Resultate geben. Dieser Grad
von Spezifität ist a priori wahrscheinlich. P. A. ZAHL und S. H. HUTNER
(1944) immunisierten aber Mäuse mit Endotoxinen gramnegativer Bakterien,
welche nicht verwandten Spezies angehörten (Salmonella typhi murium,
Shigella paradysenteriae und Rhodospirillum rubrum) und fanden, daß
die Tiere nicht nur gegen letale Dosen des homologen, sondern auch der
heterologen Endotoxine geschützt waren. Vermutlich handelte es sich um
Resistenzsteigerungen, die bei der an sich schwachen Giftwirkung der Endotoxine leicht mit spezifischen Immunisierungseffekten verwechselt werden
können. Die von ZAHL und HUTNER vorgeschlagene hypothetische Erklärung,
daß in allen gramnegativen Bakterien ein gemeinsames, thermostabiles
Toxin vorhanden ist, kann vorderhand keinen Anspruch auf Anerkennung
erheben.

daß die Antitoxine Immunglobuline sui generis sind, so muß man offenbar auf die Antigene zurückgehen. Man könnte zunächst daran denken, daß der außerordentlich verschiedene Grad der Giftigkeit das Ausmaß der Neutralisierung bestimmt. Es werden ja nicht „letale Dosen" gebunden, sondern die substantiellen Träger der Toxizität, die toxischen Antigene. Wenn sich nun die tödlich wirkenden Substanzmengen von Endotoxin und Exotoxin, auf das Trockengewicht berechnet, wie 1000 : 6 verhalten [siehe die auf S. 187 reproduzierten Angaben von A. BOIVIN], wäre es zu verstehen, daß zwar identische Gewichtsmengen Antigen neutralisiert bzw. gebunden werden, daß dies aber beim Exotoxin die Entgiftung von beispielsweise 500, beim Endotoxin dagegen nur von 3 letalen Giftdosen bedeutet und auch so im Tierexperiment zum Ausdruck kommt. Daß diese rein quantitativen Verhältnisse eine Rolle spielen, ist möglich. Wahrscheinlich wirkt sich aber noch ein anderer Faktor aus, nämlich der Umstand, daß jene Gruppierungen im Endotoxinmolekül, welche die Toxizität bedingen, entweder an sich nicht antigen sind oder bei der Entstehung der Antikörper infolge der Konkurrenz der Proteinkomponente und namentlich der an Masse dominierenden Polysaccharide nicht als immunchemische Determinanten zur Geltung kommen können. Der Antikörper würde, falls diese Vermutung richtig ist, keine Affinität zum Träger der Toxizität der Endotoxine besitzen und dieser Anteil des Antigens würde frei und wirkungsfähig bleiben.

Die zweite Teilfrage, warum nämlich die Giftwirkung der Endotoxine doch durch hochwertige Immunsera bis zu einem gewissen Grade paralysiert werden kann, wurde bereits 1910 von R. DOERR und J. MOLDOVAN in einem anderen Zusammenhange beantwortet. Die genannten Autoren konnten feststellen, daß bei der Präzipitation von Rinderserum durch ein Antiserum vom Kaninchen kleine Mengen des Antigens gewissermaßen verschwinden, indem sie sich weder im Niederschlag noch in der überstehenden Flüssigkeit nachweisen lassen, selbst wenn man die empfindlichste Methode, die Sensibilisierung von Meerschweinchen durch artfremde Serumproteine, anwendet. Die Menge Antigen, welche durch 0,6 ccm Antiserum (Titer 1 : 3200) neutralisiert werden konnte, belief sich auf 0,0025 ccm Rinderserum (was ungefähr 0,00025 g artfremden Eiweißes entsprach), wurde sie überschritten, so war (in der überstehenden Flüssigkeit) Rinderserum durch den anaphylaktischen Versuch nachweisbar. In dieser quantitativen Begrenzung ähnelt der Präzipitationsversuch von DOERR und MOLDOVAN den Neutralisierungen der Toxizität der Endotoxine durch hochwertige Antisera. Im Prinzip handelt es sich in beiden Fällen um die Auslöschung der Antigenfunktion durch Bindung an einen Antikörper[1]. Die von A. Boivin und W. W. C. Topley und ihren Mitarbeitern und Nachfolgern isolierten bzw. gereinigten Endotoxine waren der Immunitätsforschung lange vorher als serologisch agnoszierbare Bestandteile der Bakterien wohl bekannt. Nur führten sie andere, von den vitro-Reaktionen der Bakterien mit ihren spezifischen Antisera abgeleitete Namen; man bezeichnete sie, je nachdem man ihre Fähigkeit zur Antikörperbildung oder ihre Reaktionsfähigkeit mit diesen Antikörpern im Reagenzglase ins Auge faßte, als Agglutinogene oder als agglutinable Substanzen. Und das sind sie ja schließlich geblieben. Sie sind nach wie vor die Antigene des Bakterienleibes, haben sich, auch wenn sie isoliert werden, serologisch, aber nicht pharmakodynamisch zu legitimieren und werden, auch wenn genauere Angaben über ihre chemische Natur gemacht werden können, serologisch benannt, z. B. als O- oder Vi-Antigen. Die schwache Toxizität ist als funktionelles Anhängsel zu dem alten Begriff hinzugetreten, kann aber sehr verschiedene Grade zeigen und auch völlig fehlen; abgetötete Pneumokokken wirken überhaupt nicht toxisch, was auch für andere grampositive Bakterienarten gilt, verhalten sich aber in allen serologischen Eigenschaften so wie die giftführenden gramnegativen Spezies.

A. Boivin (1942) wollte nach dem Vorhandensein und der Art der Giftbildung vier Kategorien pathogener Bakterien unterscheiden: 1. Arten, welche nur ein Exotoxin produzieren (Diphtheriebacillen, Tetanusbacillen); 2. Spezies, welche nur ein Endotoxin erzeugen, z. B. Typhusbacillen oder Choleravibrionen; 3. Bakterien, welche sowohl ein proteides Exotoxin als auch ein glukolipoides Endotoxin liefern (Hauptrepräsentant der Bac. dysenteriae Shiga); 4. pathogene Bakterien, welche überhaupt kein Gift bilden (Pneumokokken). Diese Klassifikation war auf die Annahme aufgebaut, daß die Endotoxine nur aus Lipoiden und Kohlehydraten bestehen, während die Exotoxine Proteine sind, und daß die chemische Differenz in der Löslichkeit bzw. Unlöslichkeit in Trichloressigsäure scharf zum Ausdruck kommt. Diese Annahme hat sich aber als unrichtig erwiesen, indem in den Endotoxinen außer den Lipoiden und Polysacchariden eine Proteinkomponente festgestellt wurde, welche für die produktive Antigenfunktion des Komplexes notwendig ist. Ferner ist in dem Schema Boivins der Fall nicht berücksichtigt, daß ein bestimmter Bakterientypus mehrere Exotoxine oder Endotoxine produ-

---

[1] Diesen Standpunkt vertreten offenbar auch E. Perlman und W. F. Goebel (1946), welche auf Grund ihrer Untersuchungen über die serologischen und toxischen Eigenschaften der Flexnerschen Dysenteriebacillen zu dem Schluß kommen: "The toxicity of killed dysentery bacilli can be ascribed to the somatic antigen. Antibodies to intact dysentery bacilli apparently contain no toxin-neutralizing antibodies other than those which precipitate the purified somatic antigen."

zieren kann. Das scheint gar nicht so selten zu sein, indem in den Bouillon-kulturfiltraten aller 4 Typen des Cl. welchii zwei oder mehrere Partial-toxine auf Grund ihrer serologischen Spezifität sowie in Anbetracht ihres verschiedenen Verhaltens gegen Erhitzen und ihrer differenten toxischen Wirkung nachgewiesen wurden; die hämolytischen Streptokokken bilden außer dem thermostabilen, hautrötenden Dick-Toxin ein thermolabiles Exotoxin, welches Erythrocyten und Leucocyten löst und Kaninchen unter den Erscheinungen der intravaskulären Hämolyse in 24 bis 36 Stunden tötet [J. W. M'LEOD und J. W. M'NEE (1913), H. A. CHANNON und J. W. M'LEOD (1929)]; und aus den Typhusbacillen lassen sich zwei antigene Endotoxine (das O- und das Vi-Antigen) isolieren. Schließlich sind unsere Kenntnisse über die toxischen Stoffe der Bakterien noch unvollständig und es ist auch nicht immer sicher, daß solche Stoffe in der Form, wie sie durch verschiedene Prozeduren isoliert und gereinigt werden, in den Bakterien vorhanden sind. Wir können Substanzen, welche aus pathogenen Bakterien stammen und auf die Wirte toxisch wirken, welche diese Bakterien zu besiedeln vermögen, nur pharmakodynamisch oder serologisch identifizieren; bei den Endotoxinen fällt das erste Kriterium weg und es bleibt nur die Spezifität der Antigenfunktion übrig. Man kennt aber jetzt verschiedene Beispiele dafür, *daß sich Spezifitäten, d. h. spezifische Unterschiede auch durch die Spezifität der Antigenfunktion nicht erfassen lassen.* Die Antikörper der Immunsera sind nach der herrschenden Auffassung Plasmaglobuline, in der Regel γ-Globuline, wirken aber auf den tierischen Organismus wie die γ-Globuline der entsprechenden Normalsera und enthüllen ihre Verschiedenheiten erst, wenn man sie mit den Antigenen, denen sie ihre Entstehung verdanken, und mit heterologen Antigenen reagieren läßt. Die Desoxyribonukleinsäuren, welche die Transformierung der Pneumokokkentypen induzieren, sind für jeden Typus spezifisch, da die Desoxyribonukleinsäure eines Typus x einen anderen Typus y nur in den Typus x zu verwandeln vermag; aber diese spezifischen Differenzen treten eben nur im Transformierungsexperiment zutage (s. S. 84). Als drittes Phänomen dieser Art haben wir Differenzen unter den Stämmen von Typhus- und Paratyphus-B-Stämmen kennengelernt, welche nur durch ein Mittel aufgedeckt werden, nämlich durch die spezifische Anpassung der sogenannten Vi-Bakteriophagen (abgekürzt „Vi-Phagen“).

d) *Die „Vi-Phagen-Spezifität“ der Typhus- und Paratyphus-B-Bacillen.*

A. FELIX und R. M. PITT (1934a) hatten zunächst festgestellt, daß sich S-Varianten des Typhusbacillus gegen ein agglutinierendes O-Antiserum verschieden verhalten können; Stämme, welche durch ein derartiges Serum nur schwach agglutiniert wurden, wirkten auf intraperitoneal injizierte Mäuse tödlich, während gut agglutinable Stämme bei diesem Infektionsmodus unwirksam waren. FELIX und PITT (1934b) wiesen noch im gleichen Jahre nach, daß die schwach agglutinierbaren Stämme ein vom O-Antigen verschiedenes Antigen enthalten, welches in den agglutinablen Stämmen nicht vorkommt; sie nannten dasselbe in Anbetracht der Infektiosität der Stämme, die es besitzen, „Virulenz-Antigen", abgekürzt Vi-Antigen. Der Beweis für seine Existenz und seine Unabhängigkeit vom O-Antigen konnte dadurch erbracht werden, daß man 1. durch Immunisierung von Kaninchen mit den infektiösen Stämmen ein Agglutinin erhält, welches auf diese durch ein O-Antiserum nur schwach agglutinierbaren Stämme kräftig, d. h. in hohen Verdünnungen wirkte, und daß 2. durch Absorption eines solchen Agglutinins mit O-Antigen ein reines Anti-Vi-Serum gewonnen werden konnte, welches Mäuse gegen die intraperitoneale Infektion mit lebenden, „virulenten" Typhusbacillen zu schützen vermochte, während ein reines O-Antiserum so gut wie unwirksam war.

An diese Vorarbeiten schloß sich die Entdeckung, daß es Bakterio-phagen gibt, welche sich nur auf Typhusbacillen zu vermehren vermögen, welche das Vi-Antigen enthalten. Solche speziell auf das Vi-Antigen der Typhusbacillen eingestellte Phagen (Anti-„Vi-Phagen") wurden in verschiedenen Gegenden als natürliche Spielarten gefunden, so von V. SERTIC und N. A. BULGAKOV (1936), R. F. SCHOLTENS (1936, 1937) und J. CRAIGIE und K. F. BRANDON (1936). Wie sich solche Phagen-spezifitäten in der Natur entwickeln können, konnte schon früher durch Laboratoriumsexperimente bis zu einem gewissen Grade wahrscheinlich gemacht werden; im älteren Schrifttum finden sich bereits bei F. d'HÉRELLE (siehe d'HÉRELLE 1921), C. J. SCHUURMANN (1925), R. OTTO und H. MUNTER (1929), ADAM SCHMIDT (1932) Angaben über Anpassung der Bakteriophagen („Anzüchtung neuer Valenzen") an bestimmte Bakterienstämme sowie über Umzüchtungen, auch über Umzüchtungen, bei welchen die Wirkung auf die ursprünglich beein-flußten Bakterien verloren geht (R. OTTO und H. MUNTER). Es wurden ferner durch Anpassung bzw. Umzüchtung im Sinne enger begrenzter Spezifität veränderte Phagen zu feineren Differenzierungen der ver-schiedenen Salmonella-Typen verwendet [A. SCHMIDT (1932)].

Einen entscheidenden Fortschritt in dieser Richtung bedeuten die Untersuchungen von J. CRAIGIE und C. H. YEN (1938a). Diese Autoren konnten Anti-Vi-Phagen an bestimmte, das Vi-Antigen enthaltende Typhus-Stämme speziell anpassen, so daß sie sich nur auf diesem Stamm und auf direkten Abkömmlungen desselben zu vermehren vermochten. Stämme, welche aus der gleichen Epidemie stammten, reagierten in identischer Weise auf einen solchen angepaßten Anti-Vi-Phagen, und CRAIGIE und YEN (1938b) fanden, daß man eine größere Zahl von solchen Phagen-Typen züchten kann, wodurch sich die für die Seuchenbekämpfung wichtige Möglichkeit eröffnete, den epidemiologischen Zusammenhang von sporadischen oder gehäuft auftretenden Fällen von Abdominal-typhus durch eine objektive Probe in positivem oder negativem Sinne zu entscheiden, wobei auch der Umstand wesentlich mitwirkte, daß sich die angezüchtete Spezifität der Anti-Vi-Phagen als unveränderlich erwies, so daß die gewonnenen Phagen-Typen in Zentrallaboratorien gesammelt und als Test-Phagen zur epidemiologischen Identifizierung frisch isolierter Typhusstämme vorrätig gehalten werden konnten. Im Jahre 1942 brachte J. Craigie die ihm damals bekannten 18 Typen und Subtypen der Typhus-Anti-Vi-Phagen in ein vereinfachtes Typisierungsschema; es erwies sich indes bald, daß Craigies Liste nicht vollständig war, da A. Felix (1943) vier neue Typen hinzufügte. Nur ein relativ kleiner Prozentsatz von Typhusstämmen (15,9%), welche das Vi-Antigen enthielten, konnte aus einem bisher nicht ermittelten Grunde noch nicht typisiert werden; sie wurden als „imperfect Vi-Forms" vorläufig registriert. Von diesen Ausnahmen abgesehen, hat sich die Phagen-Typisierung in verschiedenen Gegenden (Canada, Vereinigte Staaten von Amerika, Großbritannien, China) praktisch bewährt[1]. So konnte W. H. Bradley (1943) mit Hilfe dieser neuen Methode nachweisen, daß 23 anscheinend sporadische Typhusfälle, welche sich im Laufe von zwei Jahren in zehn verschiedenen Verwaltungsbezirken Englands ereignet hatten, von einem Dauerausscheider ausgegangen waren, der auf einer 100 Meilen weit entfernten Farm lebte. Interessant ist auch ein anderes, von A. Felix (1944) zitiertes Beispiel. Es handelte sich um eine kleinere, örtlich begrenzte Typhusepidemie in England, bei welcher sämtliche Fälle mit Hilfe der Phagen-Typisierung auf einen Dauerausscheider zurückgeführt werden konnten. Der Anti-Vi-Phage, auf welchen sämtliche Stämme reagierten, war aber in England noch nicht festgestellt worden, und da die Anamnese ergab, daß sich der Ausscheider seine Infektion bei einem Aufenthalt in Südafrika vor 40 Jahren zugezogen hatte, vermutete man, daß dieser Vi-Stamm dort einheimisch sein konnte. Der Stamm und der zugehörige Test-Phage wurden nach Pretoria geschickt und dort konnte in der Tat konstatiert werden, daß zwei Patienten in Johannisburg und einer in Pretoria mit dem auf diesen Spezial-Phagen reagierenden Stamm infiziert waren.

Aus diesen Beobachtungen und Erfahrungen folgt zwangsläufig, daß das Vi-Antigen der Typhusbacillen nicht immer ein und dieselbe Substanz sein kann, sondern daß eine größere, vorläufig noch nicht bestimmte Zahl von Spielarten existieren muß, deren Spezifität eben dadurch in Erscheinung tritt, daß Anti-Vi-Phagen an einen Vi-Antigen-Typus derart adaptiert werden können, daß sie sich auf anderen Typen dieses Antigens nicht vermehren. *Vorläufig ist dies das einzige Mittel,*

---

[1] Außer den im Text zitierten Veröffentlichungen liegen Berichte vor von C. H. Yen (1939), K. F. Brandon (1940), A. S. Lazarus (1940, 1941), C. E. Dolman, D. E. Kerr und D. E. Helmer (1941), J. M. Desranleau (1942), J. R. Hutchinson (1943), J. S. K. Boyd (1943) u. a.

*um diese Typen des Vi-Antigens der Typhusbacillen voneinander zu unter-
scheiden.* A. FELIX (1944) betont, daß er sich in Gemeinschaft mit PITT
vergeblich bemüht habe, die Typen des Vi-Antigens durch die bekannten
serologischen Verfahren (einschließlich der gekreuzten Agglutination und
gekreuzten Absorption), durch Phagocytose oder durch den passiven
Schutzversuch an weißen Mäusen zu differenzieren. Er zieht daraus die
praktische Konsequenz, daß es wie bisher zulässig sei, die Impfstoffe
für die prophylaktische Immunisierung oder die therapeutischen Anti-
typhus-Sera mit *einem* Typhus-Stamm herzustellen, vorausgesetzt,
daß er sowohl das O- wie auch das Vi-Antigen enthält. Die theoretische
Bedeutung der nur durch angepaßte Anti-Vi-Phagen nachweisbaren
Mannigfaltigkeit der Vi-Antigene der Typhusbacillen wurde bereits
auf S. 193 auseinandergesetzt.

Die Anwendbarkeit der Phagen-Typisierung wurde von A. FELIX und
B. R. CALLOW (1943) auf Paratyphus-B-Bacillen ausgedehnt. Daß in
Kulturen von Paratyphus-B-Bacillen ein dem Vi-Antigen der Typhusbacillen ähnliches Antigen nachzuweisen ist, hatten A. FELIX und
R. M. PITT 1936 mitgeteilt, und spätere (nicht veröffentlichte) Untersuchungen bestärkten diese Autoren in der Überzeugung, daß die Paratyphus-B-Bacillen ein thermolabiles somatisches Antigen enthalten, das
in seinen wesentlichen Eigenschaften dem Vi-Antigen nahesteht. Das
war der Ausgangspunkt für die Beantwortung der Frage, ob sich die
Typisierung durch Anti-Vi-Phagen bei Paratyphus-Stämmen mit demselben Erfolg wie bei den Typhusbacillen durchführen läßt. Paratyphus-
Anti-Vi-Phagen konnten aus dem Stuhl infizierter Menschen nur selten
gewonnen werden, ließen sich aber aus Kulturen lysogener R-Varianten
oder durch Bakteriophagen verunreinigter S-Formen der Paratyphus-B-
Bacillen isolieren und erwarben durch Anpassung einen hohen Grad von
spezifischer Affinität für bestimmte Paratyphus-B-Stämme. FELIX und
CALLOW ermittelten vier verschiedene Paratyphus-Anti-Vi-Phagen und
brachten dieselben in ein Typisierungsschema, welches dem von CRAIGIE
und YEN für Typhusbacillen vorgeschlagenen nachgebildet war; nach
den Angaben von A. FELIX (1944) kam noch ein fünfter Typus hinzu.
Die Zahl der nicht typisierbaren Paratyphus-B-Stämme war kleiner als
bei den Typhusbacillen (7% gegen 15,9%).

*Die Erkennung von Typhus- und Paraty-B-Ausscheidern durch die
Vi-Agglutination.* Diese Probe wurde von A. FELIX, K. E. KRIKORIAN
und R. REITLER (1935) vorgeschlagen und als wertvolles Hilfsmittel
für die Ermittlung chronischer Ausscheider von Typhusbacillen von zahlreichen Autoren [Literatur bei A. FELIX (1944)] anerkannt. Sie beruht
darauf, daß das Serum von Individuen, welche mit Typhusbacillen infiziert sind, Typhus-Stämme agglutiniert, welche das Vi-Antigen enthalten.
Die technische Ausführung dieses Tests kann dadurch vereinfacht werden,

daß man statt lebender Kulturen Suspensionen verwendet, welche aufbewahrt werden können; ein für solche Zwecke geeigneter Stamm wurde von S. S. BHATNAGAR (1938) isoliert und wird als Stamm Bhatnagar Vi I [s. auch BHATNAGAR, SPEECHLY und SINGH (1938)], in England zur Herstellung von Standard-Typhus-Vi-Suspensionen benützt. Nach den Erfahrungen von A. FELIX (1944) gibt die Vi-Agglutination bei 5 bis $10^0/_0$ der Dauerausscheider ein negatives Resultat; eine negative Probe ist somit nicht sicher entscheidend und man müßte, falls der Verdacht auf eine bestehende latente Infektion begründet ist, doch zu dem allerdings weit umständlicheren Verfahren des direkten Nachweises von Typhusbacillen in den Faeces oder in dem durch Sondierung gewonnenen Duodenalinhalt greifen. Für die Erkennung chronischer Ausscheider von Paratyphus-B-Bacillen eignet sich die Vi-Agglutination weniger, weil kein Teststamm zur Verfügung steht, der — wie beim Typhus Bhatnagar Vi I — eine reine Vi-Variante ist.

B. Die Proteine des Blutplasmas.

Die serologischen Eigenschaften (spezifische Antigenfunktionen).

Es konnten bisher folgende fundamentale Tatsachen festgestellt werden:

1. Im Blutplasma einer und derselben Tierart lassen sich mehrere serologisch differenzierbare Eiweißantigene nachweisen: Das Fibrinogen, zwei Albumine, die beide kristallisierbar sind [L. F. HEWITT (1937, 1937 b), R. A. KECKWICK, P. G. H. GELL und M. E. YUILL (1938)], drei Globuline, welche als α-, β- und γ-Globulin bezeichnet werden [T. E. KENDALL (1937, 1938), KECKWICK, GELL und YUILL (1938)], ein Seromucoid [J. H. LEWIS und G. H. WELLS (1927), G. H. WELLS (1929)], ein Globoglucoid [L. F. HEWITT (1938a, 1938b)], ein Seroglucoid [L. F. HEWITT (1937, 1938b, 1938c)] und zwei spezielle globulinartige Proteine, welche serologisch nicht als spezifische Antigene identifiziert werden konnten [vgl. R. DOERR (1947b)], deren Eigenart aber dadurch erkannt wird, daß sie die Träger der als C′ 1 und C′ 2 bezeichneten Komplementfunktionen sind [L. PILLEMER, ECKER, ONCLEY und E. J. COHN (1941)].

Unter pathologischen Verhältnissen können im Blutplasma Globuline auftreten, welche im normalen Plasma der gleichen Art nicht vorhanden sind. Diese pathologischen Globuline zeichnen sich dadurch aus, daß sie beim Abkühlen des aus dem Blute abgeschiedenen Serums auf ungefähr $+ 4^0$ C spontan ausfallen und sich beim Erwärmen auf 37^0 C wieder auflösen. Sie wurden im Serum von Hunden mit Kala-azar von L. STEIN und E. WERTHEIMER (1942) nachgewiesen, ferner von WERTHEIMER und STEIN (1944) bei Menschen mit Endocarditis lenta und von B. SHAPIRO und E. WERTHEIMER (1946) bei einem tödlich verlaufenen Fall von

Periarteriitis nodosa. Das Serum des von Shapiro und Wertheimer untersuchten Patienten (in den letzten zwei Wochen vor dem Exitus entnommen) trübte sich unmittelbar nach seiner Gewinnung durch Zentrifugieren der Blutprobe; in einigen Minuten setzte sich ein Niederschlag ab, der aus regulären mikroskopischen Kristallen bestand. Die Kristalle gaben alle Eiweißreaktionen, lieferten aber auch bei der Probe auf Kohlehydrate ein positives Resultat (Probe nach Molisch); ihre Lösung in warmer Kochsalzlösung koagulierte bei 78 bis 80⁰ C. Das pathologische Globulin war in 100 ccm Serum in der Menge von 270 mg vorhanden; außer demselben konnten 4,1⁰/₀ Albumin und andere Globuline nachgewiesen werden.

Zu den pathologischen Eiweißkörpern des Blutplasmas bzw. des Blutserums kann man auch die Globuline rechnen, welche im elektrophoretischen Diagramm antitoxischer Pferdesera als T-Komponente aufscheinen [J. van der Scheer, R. W. Wyckoff und F. H. Clarke (1940)], die L-Komponente im Plasma und Serum von an Leukose erkrankten Hühnern [E. Sanders, J. F. Huddleson und P. J. Schaible (1944)] und Immunglobuline von ungewöhnlich hohem Molekulargewicht (ca. 900.000), die man in den antibakteriellen Immunsera vom Pferde, Rind und Schwein nachgewiesen hat [J. Biscoe, F. Hercik und R. W. G. Wyckoff (1936), M. Heidelberger und K. O. Pedersen (1937), E. A. Kabat und K. O. Pedersen (1938), Tiselius und Kabat (1939), E. A. Kabat (1939)], ferner als Hammelhämolysine des Kaninchens [M. Paic (1938), A. Gratia und L. Goreczky (1937)] und als syphilitische Reagine im Menschenserum [V. Deutsch und J. Lominski (1937), V. Deutsch (1939), M. Paic (1939)].

2. Die im Plasma oder im Serum einer Tierart vorhandenen Spezialproteine können voneinander durch die Gerinnung des Blutes (Umwandlung von Fibrinogen in Fibrin), durch fraktionierte Fällung (z. B. durch steigende Konzentrationen von Ammonsulfat), durch Elektrophorese und mit Hilfe der analytischen Ultrazentrifuge abgesondert werden; einen besonderen Fall stellt das sub 1. erwähnte spontane Ausfallen pathologischer Globuline bei niedriger Temperatur ($+ 4⁰$ C) dar. Die angeführten Methoden schließen die Gefahr in sich, daß entweder die isolierten Fraktionen aus mehreren Substanzen in verschiedenen Mengenverhältnissen bestehen oder daß sich eine Substanz auf mehrere Fraktionen verteilt. Die molekulare Homogenität der isolierten Präparationen muß daher mit besonderem Verfahren bewiesen oder wahrscheinlich gemacht werden. So ist z. B. das „Blood Substitutes Sub-Commitee of the National Research Council" in Amerika vorgegangen, welches das Mischplasma erwachsener Menschen zwar zunächst durch Zusatz abgestufter Konzentrationen von Ammonsulfat fraktionierte, die einzelnen Fraktionen jedoch unterteilte und reinigte und die Zusammensetzung der Endprodukte

schließlich im elektrophoretischen Diagramm sowie durch Feststellung ihrer biologischen Wirkungsqualitäten prüfte [E. J. COHN (1945), E. J. COHN, ONCLEY, STRONG, HUGHES und ARMSTRONG (1944); vgl. hiezu R. DOERR (1947a, S. 21 bis 23)].

3. Wie zuerst von J. BORDET (1899) und gleichzeitig von TH. TSCHISTOWICH (1899) festgestellt wurde, wirken artfremde Sera auf den Organismus antigen, indem sie die Entstehung von spezifischen Antikörpern (Präzipitinen) hervorrufen, welche mit dem Serum, dem sie ihre Entstehung verdanken, im Reagensglase unter Niederschlagsbildung reagieren. Eine andere Art des Nachweises der Antigenfunktion artfremder Sera besteht in der „sensibilisierenden" Wirkung, welche sie im aktiv anaphylaktischen Experiment entfalten und die ebenfalls auf ihrer Fähigkeit beruht, spezifische Antikörper zu produzieren; das Meerschweinchen ist für diesen Zweck besonders geeignet. Arteigenes Serum vermag weder Präzipitine zu bilden noch sensibilisierend zu wirken; über Ausnahmen von dieser Regel siehe S. 9.

4. Die Spezifität der durch artfremde Sera erzeugten Antikörper ist nicht absolut, d. h. die Antikörper reagieren nicht ausschließlich mit dem Serum, durch dessen antigene Aktivität sie entstanden sind, sondern auch mit den Sera von Tierarten, welche der Spezies, von dem das immunisierende (homologe) Serum stammt, im natürlichen System nahestehen, mit ihm verwandt sind. Man spricht in diesem Falle von „*Verwandtschaftsreaktionen*". Diesen Verwandtschaftsreaktionen müssen immunologisch identische Strukturen der Eiweißantigene entsprechen, welche als spezifitätsbestimmende Faktoren (immunchemische Determinanten) bei der Bildung der Antikörper (Immunglobuline) zur Auswirkung gelangen. Im allgemeinen reagieren die Antikörper in vitro (Immunpräzipitation) und in vivo (anaphylaktisches Experiment) mit dem homologen (zur Immunisierung verwendeten) artfremden Serum am stärksten, mit heterologen Sera schwächer, und zwar um so schwächer, je weiter die Arten, von denen die Sera stammen, voneinander entfernt sind. In seinen klassischen Untersuchungen hat G. H. F. NUTTALL (1904) zahlreiche Belege für diese Regel geliefert, welche sich auf viele Arten aus allen Klassen des Tierreiches erstrecken. Aus den bisher erwähnten Tatsachen, nämlich a) daß arteigenes Serum nicht antigen wirkt, sondern nur artfremdes, b) daß artfremde Sera Antikörper erzeugen, welche mit ihnen in vivo und in vitro spezifisch reagieren und c) daß der mit einem Serum erzeugte Antikörper nicht nur mit diesem Serum, sondern auch mit den Sera verwandter Tierspezies reagiert, wobei der Grad der Verwandtschaft in der Stärke der Reaktion zum Ausdruck kommt, baut sich der Begriff der *Artspezifität* auf.

5. Was der Zoologe als Art bezeichnet, deckt sich jedoch nicht vollkommen mit der serologisch erfaßten Artspezifität der Blutserum-

proteine. Hammel bilden, wenn sie mit Ziegenserum parenteral injiziert
werden, keine Präzipitine für Ziegenserum, und Pferde produzieren keine
Präzipitine für Eselserum [P. UHLENHUTH und W. SEIFFERT (1930),
S. 373]; ebensowenig kann man von den in unseren Laboratorien gehaltenen Meerschweinchen präzipitierende Antikörper für das Serum des
brasilianischen Meerschweinchens (Cavia rufescens) erhalten [F. J. HOLZER
(1935)] und Schimpansen reagieren auf die Injektion von Menschenserum nur ganz ausnahmsweise mit spezifischer Präzipitinbildung
[K. LANDSTEINER und PH. LEVINE (1932)]. In diesen Kombinationen
verhält sich somit artfremdes Serum wie arteigenes. In manchen Fällen
kann man die Artspezifität nur durch das von P. UHLENHUTH (1905)
empfohlene Verfahren der „gekreuzten Immunisierung“ nachweisen.
Wenn man Hühner mit Hasenblut behandelt, bekommt man ein Antiserum, welches sowohl mit Hasenblut als auch mit Kaninchenblut Präzipitate liefert; immunisiert man dagegen Kaninchen mit Hasenblut oder
Hasenserum, so resultiert ein Präzipitin, das mit Kaninchenserum nicht
reagiert. K. LANDSTEINER (1936) erklärt diese Erscheinung so, daß die
Eiweißantigene der beiden miteinander eng verwandten Tierarten mehrere
Determinanten (potentielle Antigenfunktionen) miteinander gemein
haben; im Organismus des Huhnes können sich alle Determinanten auswirken, im Organismus des Kaninchens nur jene, welche die Serumproteine
des Hasens von jenen des Kaninchens unterscheiden. In dieselbe Kategorie
gehört es, daß man Mäuse- und Rattenserum mit präzipitierenden Immunsera vom Kaninchen leicht unterscheiden kann [P. UHLENHUTH und
WEIDANZ (1907), R. TROMMSDORFF (1909), FR. GRAETZ (1910)], während
man Hühner-, Tauben- und Gänseserum durch Präzipitine von Kaninchen
nicht zu differenzieren vermag. Im Organismus des Kaninchens werden
die Ähnlichkeiten der Vogelproteine wirksam, aber nur die Unterschiede
der Nagetiere, da das Kaninchen ein Nagetier ist. Damit steht in Einklang, daß man einerseits von Hühnern spezifische Präzipitine für
Taubenserum und umgekehrt von Tauben für Hühnerserum gewinnen
kann [UHLENHUTH und SEIFFERT, l. c., S. 373], und daß anderseits
Antisera vom Kaninchen nicht nur die Differenzierung von Mäuse- und
Rattenserum ermöglichen, sondern daß sie eine allgemeine Eignung für
die serologische Unterscheidung der Nagersera besitzen, auch wenn die
Sera von sehr eng verwandten Arten stammen [R. A. HICKS und
C. C. LITTLE (1931), H. P. LEVINE und P. A. MOODY (1939)]. Daß aber
das Prinzip der gekreuzten Immunisierung nicht immer den erhofften
Erfolg hat, lehren die zu Beginn dieses Abschnittes angeführten refrak-
tären Kombinationen.

Auf der anderen Seite kann man durch Immunisierung mit einem
bestimmten artfremden Serum Präzipitine erhalten, welche nicht nur
mit diesem Serum und mit den Sera verwandter Tierspezies reagieren,

sondern auch mit den Sera von Arten, welche im natürlichen System an ganz anderer Stelle stehen. Ein aus einer Arbeit von R. DOERR und V. RUSS (1909b) entnommenes Versuchsprotokoll illustriert dieses Verhalten (s. Tab. 11):

Tabelle 11.

Ein Antihammelserum vom Kaninchen wurde in der Menge von 0,1 ccm mit je 1,0 ccm steigender Verdünnungen verschiedener Normalsera versetzt; Ablesung nach zweistündigem Aufenthalt der Gemische im Thermostaten. +++ bedeutet starke Niederschläge, ++ deutliche Flocken, + Trübung, 0 Klarbleiben.

Verdünnungen	Als Antigene verwendete Normalsera						
	Hammel	Ziege	Rind	Schwein	Mensch	Pferd	Huhn
50	+++	+++	+++	+++	+++	++	0
100	+++	+++	+++	+++	++	+	0
500	+++	+++	+++	++	0	0	0
1000	+++	+++	+++	+	0	0	0
2000	+++	+++	+++	+	0	0	0
3000	+++	+++	+++	0			
4000	+++	+++	++	0			
5000	+++	+++	++	0			
6000	+++	++	+				
7000	+++	++	+				
8000	++	++	+				
9000	+	+	+				
10000	+	+	+				
14000	+	+	0				
20000	+	+	0				

Das durch Immunisierung mit Hammelserum erzeugte Präzipitin flockte also mit Hammel-, Ziegen-, Rinder-, Schweine-, Menschen- und Pferdeserum, aber nicht mit Hühnerserum. Präzipitine mit einer solchen Ausweitung der Reaktionsbreite wurden auch von anderen Autoren beschrieben, so von H. E. REESER (1919), FRIEDBERGER und COLLIER (1919), FRIEDBERGER und G. MEISSNER (1923), P. MANTEUFEL und H. BEGER (1922), A. A. BOYDEN (1926), T. SATOH (1933) u. a. Man kann hier weder von „Artspezifität" noch von „Verwandtschaftsreaktionen" sprechen. Vielmehr erhält man den Eindruck, daß die Reaktionsbreite alle Säugetiere umfassen kann, daß aber ein Übergreifen auf Vogelserum nicht zu beobachten ist, daß also eine „Säugetierspezifität" in Erscheinung tritt, welche auf der Ähnlichkeit der Blutproteine der Säuger und auf ihrer generellen Verschiedenheit von den Blutproteinen der Vögel beruht.

Die Existenz einer solchen „Säugetierspezifität" wird durch zwei auf verschiedener Ebene liegende Argumente beglaubigt. Zunächst konnten Fr. Obermayer und Willheim (1912, 1913) einen chemischen Unterschied zwischen Säugetier- und Vogelserum feststellen. Sie bestimmten das Verhältnis des Gesamt-N zu dem durch Formol titrierbaren N und bezeichneten die Verhältniszahl als *Aminoindex*. Es ergab sich, daß zwischen den Serumproteinen vom Pferd und Rind auf der einen, und vom Huhn und von der Gans auf der anderen Seite Differenzen bestehen; so hatte z. B. die aus Vogelserum durch 25- bis 30prozentige Sättigung mit Ammonsulfat ausgefällte Eiweißfraktion einen Aminoindex von 28,5 bis 32,5, während die auf gleiche Weise erhaltene Fraktion aus Säugetierserum nur den Index 19 aufwies. Viele Jahre später erschienen zwei Publikationen von F. A. Simon (1941, 1942), in welchen dieser Autor eigenartige Erfahrungen mitteilte, die er bei der Prüfung der Empfindlichkeit der Haut von Heufieberkranken gegen artfremde Sera gemacht hatte. Er fand, daß manche Personen auf die Scarifikationsprobe mit den verschiedensten Säugetiersera (Pferd, Kuh, Hund, Meerschweinchen, Schwein, Ratte, Maus, Kaninchen, Schaf, Katze, Elefant, Opossum, Affe, Delphin) positiv reagierten, daß aber Proben mit Hühneroder Froschserum bei diesen Individuen negative Resultate gaben. Da sensibilisierende Kontakte mit manchen der aufgezählten Tierarten (Elefant, Opossum, Meerschweinchen, Delphin) mit größter Wahrscheinlichkeit auszuschließen waren und da ebensowenig anzunehmen war, daß jeder beliebige Kontakt mit einem Säugetier zur spezifischen Sensibilisierung einer bestimmten Person führen mußte, neigt Simon (1942) zu der Auffassung, daß in den Säugetiersera eine relativ geringe Anzahl von gemeinsamen allergischen Determinanten in variabler Menge und Anordnung vorhanden ist, welche von den artspezifischen Determinanten bis zu einem gewissen Grade unabhängig sind und für eine so umfassende Sensibilisierung bei manchen Menschen maßgebend werden können. Im Serum der Prüflinge, welche in der beschriebenen Weise reagierten, konnten Antikörper nachgewiesen werden, durch welche sich die Empfindlichkeit gegen Säugetierproteine passiv auf die Haut normaler Menschen übertragen ließ; das ist insoferne wichtig, als daraus erhellt, daß eine gemeinsame Antigenfunktion der Proteine die Ursache der beobachteten Reaktivität war. Der Antikörper konnte bei jedem der Probanden in vitro durch *eines* der artfremden Sera, gegen welche die Haut empfindlich war, komplett neutralisiert werden, so daß die passiv sensibilisierende Wirkung für alle anderen Sera gleichzeitig aufgehoben wurde; setzte man aber zu dem antikörperhaltigen Serum ein anderes artfremdes Serum zu als gerade das komplett neutralisierende, so wurde nur die sensibilisierende Fähigkeit für das zugesetzte artfremde Serum, eventuell auch noch für ein oder mehrere andere neutralisiert, aber nicht für *alle* Serumarten, gegen welche die Haut des Probanden, von dem der Antikörper herrührte, empfindlich war. Das ließ den Schluß zu, daß sich die multivalente (säugetierspezifische) Allergie infolge des sensibilisierenden Kontaktes mit einer einzigen oder einigen wenigen artfremden Proteinen entwickelt hatte.

Ob man von Versuchstieren, insbesondere vom Kaninchen, durch Immunisierung mit einem einzigen artfremden Serum ebenfalls Antikörper von so vollständiger Säugetierspezifität gewinnen kann, wie sie sich bei hochgradig disponierten allergischen Menschen (bestimmten Heufieberkandidaten) entwickeln, ist bisher nicht systematisch untersucht worden. Dagegen kennt man eine Methode, welche im Tierexperiment ziemlich regelmäßig eine Abnahme der Spezifität oder, was dasselbe ist, eine Zunahme der Reaktionsbreite der Antikörper im Sinne des Überganges von der Art- zur Säugetierspezifität bewirkt, nämlich die Hyperimmunisierung, d. h. die oft wiederholte Einwirkung des Antigens, im vorliegenden Falle eines bestimmten artfremden Serums. Daß dieser Faktor großen Einfluß hat, wurde von mehreren Autoren bestätigt, so von H. R. WOLFE (1929, 1933, 1935), E. NICOLAS (1932), T. SATOH (1933) u. a. für artfremdes Serum, aber auch für Substanzen, welche als einheitliche Eiweißantigene gelten durften, z. B. für kristallisiertes Ovalbumin, Hämoglobin, Azoproteine [H. G. WELLS und TH. B. OSBORNE (1912, 1916), M. HEIDELBERGER und F. E. KENDALL (1935), S. B. HOOKER und W. C. BOYD (1934, 1936, 1939, 1941), A. K. BOOR und L. HEKTOËN (1930), HEKTOËN und BOOR (1931)]. Daß sich auch bei einheitlichen Antigenen diese — zuerst von MAGNUS (1908) beschriebene — Erscheinung konstatieren läßt, ist mit Rücksicht auf die Tatsache, daß das Blutplasma bzw. Blutserum ein Gemisch verschiedener Proteine darstellt, von Bedeutung.

6. Im Blutserum, dem Material, mit welchem die in den vorstehenden Ausführungen behandelten Forschungsergebnisse erzielt wurden, fehlt das Fibrinogen, das bei der Blutgerinnung in Form von unlöslichem Fibrin ausgeschieden wird. Fibrinogen und Fibrin zeigen bei der Zerlegung in Aminosäuren eine fast gleichartige chemische Zusammensetzung [M. BERGMANN und C. NIEMANN (1937)], woraus man folgern kann, daß beim Übergang des gelösten Fibrinogens in den unlöslichen Faserstoff nicht so sehr intramolekulare Veränderungen stattfinden, sondern eher Reaktionen zwischen einigen wenigen oberflächlich gelegenen Gruppen. In der Zusammensetzung aus Aminosäuren ist das Fibrin einem anderen Faserstoff, dem Myosin, ähnlich [KENNETH BAILEY (1944)].

Die serologische Sonderstellung des Fibrins wurde zuerst 1912 von J. BAUER und ST. ENGEL erkannt, welche feststellten, daß ein mit Fibrinogen aus Rinderplasma gewonnenes Antiserum mit Rinderserum weder Präzipitation noch Komplementbindung gibt. K. KATO (1922) fand, daß Kaninchen, welche man mit dem Fibrinogen eines Säugetieres immunisiert, ein Präzipitin liefern, welches mit den Fibrinogenen verschiedener Säugetiere, aber nicht mit dem Fibrinogen des Kaninchens und nur ganz schwach oder gar nicht mit Hühnerfibrinogen reagiert. KATO fügte noch die — an sich nicht ganz verständliche — Angabe hinzu, daß die Immunisierung von Kaninchen mit Kaninchenfibrinogen ein Antiserum ergibt, welches mit den Fibrinogenen anderer Säugetiere, aber nicht mit dem Fibrinogen des Kaninchens, unter Niederschlagsbildung zu reagieren vermag. Die Befunde von KATO konnten von L. HEKTOËN und W. H. WELKER (1927) bestätigt werden, nur erhielten diese Autoren von Kaninchen durch Behandlung mit arteigenem Fibrinogen ein Präzipitin, das auch mit Kaninchenplasma und Kaninchenfibrinogen positive Resultate lieferte. Japanische Autoren erörtern die Frage, ob das Fibrinogen mehr organspezifisch oder mehr artspezifisch sei bzw. in welchem Verhältnis sich diese beiden serologischen Eigenschaften beim Fibrinogen miteinander kombinieren [K. KATO (1922), K. KOMATSU (1936)]. Nun hat die Bezeichnung „organspezifisch", wenn man sie auf das Fibrinogen anwenden will, keinen rechten Sinn; man könnte von einer „Funktionspezifität" sprechen. HEKTOËN und WELKER charakterisierten den Sachverhalt zutreffend, indem sie das Fibrinogen mit dem Casein, den Linsenproteinen und dem Thyreoglobulin auf eine Stufe stellten. Die Untersuchungen von HEKTOËN und K. SCHULHOFF (1925) über das Thyreoglobulin und die in eine spätere Zeit fallenden chemischen und serologischen Analysen der Linsenproteine von E. E. ECKER und L. PILLEMER (1940) rechtfertigen diesen Standpunkt. Mehr wie bei anderen Blutproteinen kommt es übrigens darauf an, wie das Fibrinogen aus dem Blut abgesondert und in Lösung gebracht bzw. in Lösung erhalten wird. Wahrscheinlich sind auf die Veränderungen, welche durch diese Operationen zustande kamen, die Widersprüche zurückzuführen, die sich in manchen Angaben der zitierten Autoren vorfinden. Die sichergestellten Ergebnisse kann man in den Satz zusammenfassen, daß das Fibrinogen nicht artspezifisch ist und daß es eine ausgeprägte Säugetierspezifität besitzt, die aber nicht absolut ist, indem ein schwaches Übergreifen der Präzipitinreaktionen auf Vogelfibrinogene beobachtet werden konnte (HEKTOËN und WELKER), wie das ja auch bei den Linsenproteinen zu konstatieren ist (ECKER und PILLEMER).

Im Serum fehlt das Fibrinogen. Die wichtigsten Eiweißantigene der Blutsera sind die *Albumine* und die *Globuline*, die sich als Antigene scharf voneinander unterscheiden [(LEBLANC (1901), L. MICHAELIS (1904), H. H. DALE und P. HARTLEY (1916), R. DOERR und W. BERGER (1922a, 1922b), L. HEKTOËN und W. H. WELKER (1924)]. Immunisiert man daher Kaninchen mit einem Vollserum, so können sich Antikörper gegen Albumine und Antikörper gegen Globuline entwickeln; versetzt man ein solches Immunserum mit einer genügenden Menge Globulin, so entsteht ein Niederschlag, der sich abzentrifugieren läßt, und die überstehende Flüssigkeit gibt dann noch mit Albumin die Präzipitinreaktion, aber nicht mehr mit Globulin [K. LANDSTEINER und J. VAN DER SCHEER (1924b)]. Die Antikörper gegen Globulin und Albumin sind demnach voneinander unabhängig und die zugehörigen Antigene verhalten sich wie selbständige, im gleichen Serum koexistierende Proteine.

Ein anderes, mehr hypothetisches Argument für die Selbständigkeit und Verschiedenheit von Globulin und Albumin hat man in der klinischen Beobachtung erblickt, daß die Serumkrankheit nach einer einmaligen Injektion von Pferdeserum fraktioniert, d. h. in mehreren Schüben verlaufen kann. DALE und HARTLEY führten dies darauf zurück, daß die Antikörperbildung gegen die verschiedenen Spezialproteine des Pferdeserums (Euglobulin, Pseudoglobulin, Albumin) nicht immer gleichzeitig, sondern zuweilen sukzessive, d. h. nach verschiedener Inkubation, einsetzt. Nach DALE und HARTLEY sowie DOERR und BERGER nimmt die Inkubation in der Reihe Euglobulin, Pseudoglobulin, Albumin von links nach rechts zu; verläuft die Serumkrankheit in drei Schüben, so wäre der erste durch eine Euglobulin-Antieuglobulinreaktion, der zweite durch eine Reaktion des Pseudoglobulins, der dritte durch eine Reaktion des Albumins mit dem zugehörigen Antikörper verursacht. Die Gegenprobe stimmt insofern, als die Serumkrankheit nach der Injektion einer einzigen Fraktion (Pseudoglobulin) nur in einem Schube [vgl. A. F. COCA (1920)] verläuft. Nach den Angaben von W. T. G. DAVIDSOHN (1919) sollen sich die drei Reaktionen nach der Injektion von Vollserum (vom Pferde) nicht nur durch ihre Inkubation, sondern auch symptomatologisch unterscheiden, indem die Euglobulinreaktion urticariellen, die Pseudoglobulinreaktion dagegen morbilliformen Charakter hat und die Albuminreaktion ein ringförmiges Exanthem erzeugt. S. B. HOOKER (1923) injizierte einer gegen Pferdeserum empfindlichen Person 0,1 ccm Pferdeserum intracutan und erhielt ebenfalls eine dreiphasische Lokalreaktion; die erste Phase setzte nach 20 Minuten ein und war nach einer Stunde abgelaufen, die zweite entwickelte sich nach 5 Stunden und dauerte 2 Stunden und die dritte trat erst nach 12 Stunden auf und hielt längere Zeit an. Die Beobachtung wurde durch Intracutanproben mit den isolierten Fraktionen des Pferdeserums beglaubigt, wobei sich auch qualitative Differenzen ergaben, indem z. B. die Pseudoglobulinreaktion von Juckreiz begleitet war, die Albuminreaktion nicht. Bei den Beobachtungen von HOOKER kam natürlich die verschiedene Inkubation der Antikörperbildung nicht in Betracht; wohl aber war der Schluß zulässig, daß im Organismus der gegen Pferdeserum sensibilisierten Versuchsperson mehrere bzw. drei Antikörper gegen die Spezialproteine des Pferdeserums vorhanden waren und daß die Reaktionen derselben mit ihren Antigenen ihre Selbständigkeit durch ihren zeitlichen Ablauf und ihre Symptomatologie bekundeten.

R. DOERR und W. BERGER (1922b) kamen auf Grund ihrer Untersuchungen über die aus dem gleichen Blutserum isolierten Albumine und Globuline zu dem Schluß, daß jedes der so bezeichneten Blutproteine zwei differente Spezifitäten besitzen müsse, eine, welche durch die Herkunft von einer bestimmten Tierart bedingt ist, und eine zweite, welche die Verschiedenheit von den anderen Proteinen gleicher Artspezifität zum Ausdruck bringt. Daher sollten in jedem der beiden Blutproteine mindestens zwei spezifitätsbestimmende Gruppen oder immunologische Determinanten vorhanden sein, und man würde erwarten, daß jene Determinante, auf welcher die gemeinsame Artspezifität beruht, serologisch dadurch nachgewiesen werden kann, daß Proteine von identischer Herkunft Verwandtschaftsreaktionen geben. Das trifft aber bei Albuminen und Globulinen aus demselben Blutserum nicht zu, wovon sich schon R. DOERR und V. RUSS (1909a, 1909b) überzeugten. In neuerer Zeit wurde das Fehlen von Verwandtschaftsreaktionen zwischen Albumin und Globulin gleicher Provenienz von H. P. TREFFERS, D. H. MOORE und M. HEIDELBERGER (1942) bestätigt. Diese Autoren immunisierten Kaninchen mit Albuminen oder mit Globulinen aus Ziegen- und Pferdeserum und fanden, daß Ziegen- und Pferdealbumine gekreuzte Reaktionen geben, ebenso wie Ziegen- und Pferdeglobuline; aber zwischen den Albuminen und den Globulinen aus Pferdeserum war keine Verwandtschaft nachzuweisen und dasselbe negative Ergebnis durfte per analogiam auch für die Beziehungen der Albumine zu den Globulinen des Ziegenserums angenommen werden. LANDSTEINER (1945, S. 61) und H. P. TREFFERS (1944) konstatieren auf Grund dieser und ähnlicher Versuche, daß zur Zeit kein Beweis vorliegt, welcher die Annahme einer die Artspezifität der Proteine bedingenden immunchemischen Struktur rechtfertigen würde. Das ist jedoch nicht ganz zutreffend formuliert. Man kann nur behaupten, daß die Existenz einer derartigen Struktur serologisch nicht nachgewiesen werden konnte. Das bedeutet jedoch keineswegs, daß sie nicht vorhanden sein kann. Es sind jetzt schon mehrere wichtige Fälle spezifischer Unterschiede entdeckt worden, welche durch die Methoden der Serologie nicht erfaßt werden konnten (s. S. 193 f.). Versagt die Serologie, so muß man sich um andere Anhaltspunkte umsehen, welche für das Vorhandensein artspezifischer Strukturen sprechen. Da ist, was auch LANDSTEINER (1945, l. c.) andeutet, hervorzuheben, daß sich die isolierten Albumine und Globuline aus dem arteigenen Serum als unfähig erweisen, spezifische Antikörper zu produzieren, d. h. daß sie vom Organismus, aus welchem sie stammen, nicht als Antigene empfunden werden. Zweitens gaben die Albumine sowohl als auch die Globuline aus Pferde- und Ziegenserum Verwandtschaftsreaktionen, wenn sie *untereinander* (Albumin mit Albumin oder Globulin mit Globulin) verglichen wurden; die Verwandtschaftsreaktionen fehlten nur, wenn Albumin und Globulin aus dem gleichen oder aus verschiedenen Sera *miteinander* in serologische Beziehung gebracht wurden (TREFFERS, MOORE und HEIDELBERGER). Wahrscheinlich gibt die zweite Versuchsanordnung nur deshalb negative Resultate, weil die Determinante für die besondere Spezifität von Albumin bzw. Globulin weit aktiver ist als die artspezifische Struktur, so daß diese durch „Konkurrenz" (vgl. S. 45) unterdrückt wird [R. DOERR (1947a, S. 98)]. Schaltet man diese Konkurrenz aus, indem man Serumproteine von gleicher Sonderspezifität, aber von verschiedener Artspezifität, also z. B. Albumin aus Pferde- und Albumin aus Ziegenserum auf ihre serologischen Beziehungen prüft, so kommt die Artspezifität zur Geltung, wie das eben in den Versuchen der amerikanischen Autoren der Fall war. Für die geringe Aktivität der artspezifischen Strukturen spricht die an anderer Stelle (s. S. 203) ausführlich diskutierte Tatsache, daß die Artspezifität der artfremden Sera so leicht, besonders durch den oft wiederholten Antigenreiz verwischt werden kann, so daß die entstehenden Antikörper mehr oder weniger den Typus der Säugetierspezifität annehmen. Eine sichere Entscheidung dieser Fragen wäre natürlich erst dann möglich, wenn man über die chemischen Grundlagen der Artspezifität der Proteine eine befriedigende und erschöpfende Auskunft geben könnte, was derzeit nicht der Fall ist.

Einstweilen muß man sich damit begnügen, daß es nicht gelingt, in vitro aus Albuminen „künstliche Globuline" herzustellen, welche mit den natürlichen Serumglobulinen serologisch identisch oder näher verwandt wären als mit den nativen Albuminen [G. FANCONI (1923), S. B. HOOKER und W. C. BOYD (1933c)]. Ferner konnte E. ABDERHALDEN (1903/1905) chemische Differenzen nachweisen. Albumin aus Pferdeserum enthält kein Glycin (Aminoessigsäure), wie auch andere Albumine glykokollfrei sind; im Pferdeserumglobulin konnte ABDERHALDEN 3,5$^0/_0$ dieser Aminosäure feststellen. P. HARTLEY (1914) fand, daß sich die Serumalbumine auch noch dadurch von den Serumglobulinen unterscheiden, daß sie bei der Hydrolyse Unterschiede im Gehalt an Cystin und Diaminosäuren aufweisen. Die Albumine und die Globuline des Blutserums sind aber schon durch ihre besonderen physiologischen Funktionen so weit voneinander entfernt, daß leicht faßbare chemische Unterschiede, wie sie im Fehlen oder Vorhandensein einer bestimmten Aminosäure oder in den Mengenverhältnissen der in beiden vorkommenden Aminosäuren zum Ausdruck kommen, a priori zu erwarten sind. Ob aber alle aus einem Serum isolierbaren Fraktionen in ihrer chemischen Struktur bzw. im Aufbau des Eiweißes aus Aminosäuren so stark differieren, darf man in doppelter Hinsicht bezweifeln. Es wäre zunächst daran zu denken, daß die dargestellten Fraktionen nicht nur aus Eiweiß bestehen, sondern daß sie Komplexe von Eiweiß mit Lipoiden oder mit Kohlehydraten sind. Schon das Albumin aus Pferdeserum bietet ein Beispiel für eine solche Assoziation, denn es konnte in zwei Antigene zerlegt werden, von denen das eine reich an Kohlehydrat war, das andere nahezu frei von Kohlehydrat [L. F. HEWITT (1936, 1937)]. Ferner sind zwar in allen elektrophoretisch isolierten Serumfraktionen Lipoide vorhanden, sind aber in den α- und β-Globulinen in größerer Menge zu finden als in den γ-Globulinen [G. BLIX, A. TISELIUS und H. SVENSSON (1941)][1]. Zweitens ist es nicht nur möglich, sondern in einem bestimmten Falle sichergestellt worden, daß sich zwei verschiedene Serumproteine weder chemisch noch elektrophoretisch oder durch ihre eigene Antigenfunktion differenzieren lassen, nämlich die γ-Immunglobuline in antikörperhaltigen Sera und die γ-Globuline in den Normalsera der gleichen Tierart. Auf dieser Tatsache beruht der Nachweis von nicht agglutinierenden Antikörpern gegen Typhusbacillen oder gegen Shigasche Dysenteriebacillen im Serum von Menschen.

Solche Sera können unvollkommene Antikörper enthalten, welche zwar nicht oder nur in hohen Konzentrationen die bezeichneten Bakterien agglutinieren, aber von diesen gebunden werden. Versetzt man die mit dem unvollkommenen Antikörper beladenen und sodann gewaschenen Bakterien mit einem γ-Globulin-Antiserum, das man durch Immunisierung von Kaninchen mit γ-Globulin vom Menschen gewinnt, so werden auch jene Bakterien agglutiniert, welche nur mit geringeren Serumkonzentrationen in Kontakt gestanden hatten. Der Agglutinationstiter kann auf diese Art infolge der fällenden Wirkung des Anti-γ-Globulinserums auf das gebundene, an sich nicht agglutinierende Immun-γ-Globulin (das unvollkommene Agglutinin) auf das 64fache erhöht werden [W. T. J. MORGAN und H. SCHÜTZE (1946)].

Der Zahl der im gleichen Blutplasma nachweisbaren, voneinander verschiedenen Proteine entspricht, soweit wir dies bei dem jetzigen Stande der Forschung zu beurteilen vermögen, die Vielheit der Funktionen, mit welchen sie im Haushalt des Organismus betraut sind. Wenn man daher ein Plasma durch physikalische Methoden in Fraktionen zerlegt, so werden nicht nur die Spezialproteine auf die Fraktionen verteilt, sondern es findet auch eine Fraktionierung der Funktionen statt, deren substantielle Träger die Spezialproteine sind. Sehr deutlich kommt dies in einer von E. J. COHN, J. L. ONCLEY, L. E. STRONG, W. L. HUGHES und S. H. ARMSTRONG (1944) veröffentlichten Tabelle zum Ausdruck, die aus diesem Grunde an dieser Stelle reproduziert wird.

---

[1] Daß die Differenzen des Lipoidgehaltes für die serologischen und physikalischen Unterschiede zwischen Albumin und Globulin sowie zwischen α-, β- und γ-Globulinen verantwortlich gemacht werden können, ist auf Grund der vorliegenden Untersuchungen allerdings nicht anzunehmen. Zu den dieses Thema betreffenden Ausführungen auf S. 63 wäre noch hinzuzufügen, daß G. BLIX (1941) die Lipoide aus Menschen- und Pferdeserum durch Ausfällen der Proteine mit Aceton und durch Waschen der Niederschläge mit Aceton und Aceton-Äther eliminierte. Es wurde durch die Extraktion das Cholesterin und das Lecithin entfernt; 25% der Phospholipoide (hauptsächlich Kephalin) blieben im Protein zurück. Bei der Elektrophorese der entlipoidierten Proteine stellte es sich heraus, daß das β- und das γ-Globulin sowie das α-Globulin (dieses nur bei p_H 8) ihre ursprüngliche Wanderungsgeschwindigkeit bewahrt hatten.

Tabelle 12.

Nummer der Fraktion	Physiologisch wirksame Substanzen	% des Plasma-eiweißes	Verteilung der elektrophoretischen Komponenten					Konzentration der physiologisch wirksamen Funktion im Verhältnis zum Plasma
			Albumin	α-Globulin	β-Globulin	γ-Globulin	Fibrinogen	
V...........	Albumin........	48	100	0	0	0	0	1,3 ×
IV	Hypertensinogen	10	15	55	28	2	0	8 ×
	Komplement C′2							8 ×
III-2	Komplement C′1	3	0	10	75	15	0	15 ×
	Thrombin							15 ×
III-1	Isohämagglutinin	8	0	4	35	61	0	12 ×
II	Immunglobulin .	10	1	0	1	98	0	8 ×
I	Fibrinogen	6	5	4	19	11	61	—

Als Ausgangsmaterial wurde das Mischplasma gesunder, erwachsener Menschen verwendet. Die Fraktionierung erfolgte durch abgestufte Konzentrationen von Ammonsulfat und Natriumsulfat und die gereinigten Endprodukte wurden elektrophoretisch auf ihre Zusammensetzung und biologisch auf ihre Wirksamkeit geprüft. Die Albuminfraktion V war elektrophoretisch homogen und die Fraktion II (Immunglobulin) enthielt 98% γ-Globulin; in der Fraktion IV, III-2 und III-1 überwog α-, β- bzw. γ-Globulin im Ausmaße von 55 bzw. 75 und 61%. Besonders zu beachten sind die Zahlen der letzten Kolumne, welche angeben, in welchem Grade die physiologische Wirksamkeit im Verhältnis zum Volumen des als Ausgangsmaterial verwendeten Mischplasmas durch die Fraktionierung, d. h. durch die Konzentrierung in einzelnen Fraktionen gesteigert wurde. Ergänzend sei bemerkt, daß das Albumin, welches alle anderen Proteine des Blutplasmas an Masse weit überwiegt, das Plasmavolum aufrechterhält, so daß seine therapeutische Zufuhr bei plötzlichem Blutverlust, Schock, Hypoproteinämie, Eiweißverlusten durch Ödeme indiziert und wegen der Ausschaltung unverträglicher Komponenten (Isohämagglutinine) auch ungefährlich ist, selbst wenn große Quantitäten intravenös injiziert werden.

Es ist ferner bekannt, daß pathologische Globulinvermehrungen mit Verminderungen des Albumingehaltes einhergehen. Man hat dieses Phänomen bei Immunisierungsprozessen beobachtet [R. Doerr und W. Berger (1922 a, b), W. Berger (1922), M. Bjørnboe (1943) u. a.] sowie bei zahlreichen infektiösen und nichtinfektiösen Erkrankungen

[L. G. Longworth, Th. Shedlovsky und D. A. McInnes (1939), J. A. Luetscher (1940, 1941), E. Wiedemann (1944, 1945, 1946), F. Wuhrmann und Ch. Wunderly (1943, 1945, 1946), S. Shapiro, V. Ross und D. H. Moore (1943), J. W. Williams und Mitarbeiter (1944), H. A. Abramson, Moyer und Gorin (1942) u. a.]. Da F. Wuhrmann und Ch. Wunderly (1945, 1946) eine absolute Vermehrung der Albumine im Serum von Menschen nie beobachten konnten, fassen sie ihre Verminderung, wenn sie mit einer Globulinvermehrung einhergeht, als einen regulatorischen Vorgang auf, welcher den kolloidosmotischen Druck des Blutplasmas konstant erhält. Warum sich aber Globulinvermehrung und Albuminverminderung miteinander kombinieren, ist nicht bekannt. Die Hypothese von Moll, daß sich ein Teil des Albumins in Globulin verwandelt, konnte experimentell nicht bestätigt werden (s. S. 207). Auch stehen nicht nur Globulin und Albumin in quantitativer Wechselbeziehung, vielmehr sind auch die elektrophoretisch charakterisierten Globuline voneinander abhängig. Beim multiplen Myelom (Plasmocytom) kann entweder das β- oder das γ-Globulin sehr stark bis auf 70 bis 80% vermehrt sein; dann ist aber nicht nur das Albumin vermindert, sondern auch die andern Globuline [R. A. Kekwick (1940), E. Wiedemann (1945), F. Wuhrmann und Ch. Wunderly (1945), S. Shapiro, V. Ross und H. D. Moore (1943)]. Der von Wuhrmann und Wunderly angenommene regulierende Mechanismus umfaßt also offenbar nicht nur das Verhältnis zwischen Albumin und Globulin, sondern erstreckt sich auf die quantitativen Beziehungen der verschiedenen Globuline zueinander; er ist vermutlich in den Produktionsstätten der Plasmaproteine lokalisiert und reagiert auf die Reize, welche durch die veränderte Zusammensetzung des Plasmas ausgeübt werden. Von seiner Existenz legen die Versuchsergebnisse von G. H. Whipple und seinen Mitarbeitern Zeugnis ab. So gelang es nicht, bei Hunden durch intravenöse Injektionen großer Mengen arteigenen Plasmas, also auf rein mechanischem Wege, eine Hyperproteinämie zu erzielen [R. M. Fink, T. Enns, Kimball, Silberstein, Bale, Madden und G. H. Whipple (1944)]; verkehrt man ferner das normale Verhältnis des Albumins zum Globulin im Plasma des Hundes (2 : 1) durch ausgiebige Plasmaentziehnngen (Plasmapheresis) ins Gegenteil, so stellt sich die ursprüngliche Proportion bei geeigneter Fütterung binnen einer Woche von selbst wieder her [R. L. Holman, Mahomey und Whipple (1934)]. Es besteht also schon unter normalen Bedingungen eine Einrichtung, welche die quantitativen Beziehungen der Serumproteine zueinander konstant zu erhalten trachtet; damit stimmt es überein, daß E. Wiedemann (1945) bei zwei in einem Intervall von einem halben Jahr an der gleichen Versuchsperson vorgenommenen Untersuchungen fast identische Werte für die in ihrem Serum vorhandenen Spezialproteine fand:

1. Probe:
   70,1% Albumin, 5,9% α-Globulin, 9,1% β-Globulin, 14,8% γ-Globulin

2. Probe:
   70,1%   ,,   4,7%   .,   10,6%   ,,   14,6%   ..

Wird diese normale Einrichtung durch einen pathologischen Reiz (bei Immunisierungen oder verschiedenen Krankheiten) in dem Sinne gestört, daß eines der Blutproteine im Übermaß produziert wird, so funktioniert sie gleichwohl weiter, indem sie das Gleichgewicht durch Reduktion der anderen Blutproteine wieder herzustellen trachtet.

Was man hier beobachtet, erinnert in mancher Hinsicht an die Regulierung der Körperwärme bei den homoiothermen Organismen. Die für die Spezies Mensch charakteristische Durchschnittstemperatur beträgt in allen Altersklassen 37,0 bis 37,1° C; die unter normalen Verhältnissen auftretenden Abweichungen von diesem Mittelwert überschreiten nicht $+$ 0,6° C, wobei die niedrigen Temperaturen auf die Morgenstunden, die höheren auf den Abend fallen. Im Abdominaltyphus oder auf der Höhe des Fleckfiebers nimmt die Fieberkurve die Form der Febris continua oder continua remittens an, d. h. die Temperatur bleibt tage- oder sogar wochenlang auf dem gleichen Niveau, wobei wieder die Morgentemperaturen niedriger sind als die Abendtemperaturen; die regulatorischen Einrichtungen funktionieren also, nur auf einem anderen Niveau als in der Norm [vgl. das Kapitel „Fieber" bei R. Doerr (1941a, S. 129 bis 139)].

Das β-Globulin funktioniert als Transportmittel für Fettstoffe [G. Blix (1941)]; nur bei Überangebot von Fettstoffen wird die Funktion des β-Globulins partiell vom α-Globulin und vom Albumin übernommen. Dementsprechend zeigt das elektrophoretische Diagramm des Blutserums bei bestimmten Krankheitszuständen (Nephrosen, Stauungsikterus) einen hohen Gipfel des β-Globulins, der aber nicht auf das so benannte Globulin, sondern auf seine Belastung mit Fettstoffen zurückzuführen ist, da er durch Extraktion des Serums mit Äther stark erniedrigt wird [Longworth, Shedlovsky und McInnes (1939), Longworth und McInnes (1940)].

Die Zusammensetzung aus den elektrophoretisch charakterisierten und aus dem elektrophoretischen Diagramm mengenmäßig bestimmbaren Plasmaproteinen variiert im Plasma bzw. Serum je nach der untersuchten Säugetierspezies, worüber Tab. 13 Auskunft gibt.

Die Zahlen in den zwei letzten Horizontalreihen sind Durchschnittswerte aus Untersuchungen, die an einer größeren Zahl von Kaninchen ausgeführt wurden. Die individuellen Schwankungen sind beim Kaninchen ziemlich groß. So variierte bei 12 normalen, von F. B. Seibert und J. W. Nelson untersuchten Kaninchensera das Albumin zwischen 72,2 und 81,5%, das α-Globulin zwischen 0 und 2,5, das β-Globulin zwischen 8,4 und 12,9 und das γ-Globulin zwischen 9,4 und 10,3%. Sharp und Mit-

Tab. 13. Gehalt des Plasmas (Serums) verschiedener Säugetierarten an den verschiedenen antigenen Proteinen (elektrophoretische
Messungen).

(In Prozenten des Gesamt-Eiweißes.)

Tierart	Material	Fibri-nogen	Albumin	Gesamt-globulin	α-Glo-bulin	β-Glo-bulin	γ-Glo-bulin
Mensch[1]	Serum	—	70,1	29,8	5,3	9,8	14,7
Mensch[2]	Serum	—	66	34	7	14	13
Mensch[2]	Plasma	6	62	32	7	13	12
Rind[2]	Plasma	18	40	42	16	8	18
Pferd[2]	Serum	—	42	58	13	21	24
Kaninchen[3] ...	Serum	—	76	24,1	1,1	10,8	12,2
Kaninchen[4] ...	Serum	—	64,3	35,7	—	15,0	20,7

arbeiter nahmen ebenfalls die elektrophoretischen Diagramme von 12
normalen Kaninchensera auf, fanden aber einen um fast 10% höheren
Gehalt an Gesamtglobulin als SEIBERT und NELSON, einen viel größeren
prozentualen Wert für α-Globulin und eine größere individuelle Variations-
breite für das γ-Globulin (13 bis 29,5%). Es ist nicht wahrscheinlich, daß
diese Differenzen zur Gänze auf individuellen oder rassebedingten Unterschieden der Kaninchen beruhen; vermutlich spielen die Technik der
Aufnahme der elektrophoretischen Diagramme und die von den Spezialisten betonten Fehlerquellen der quantitativen Auswertung der Kurven
eine mehr oder minder große Rolle. So wird von SHARP und seinen Mitarbeitern hervorgehoben, daß die Wanderungsgeschwindigkeit des
α-Globulins im Kaninchenserum nur wenig langsamer ist als in jene
des Albumins, so daß es schwer ist, die beiden benachbarten Proteine
im Diagramm scharf voneinander zu scheiden, besonders, wenn der
Albumingehalt sehr groß ist.

C. Die Proteine der geformten Elemente des Blutes.

1. Erythrocyten.

Wenn man Versuchstiere mit gewaschenen Erythrocyten immunisiert,
geht man zunächst von der Annahme aus, daß durch die Waschprozedur
das Plasma resp. das Serum, in welchem die Erythrocyten ursprünglich
suspendiert waren, vollständig entfernt wurde. Das ist insoferne wichtig,
als sich die Serumproteine und die Erythrocyten desselben Tieres als
Antigene durch ihre Spezifität unterscheiden [R. DOERR und J. MOLDOVAN
(1910 b), H. PFEIFFER (1910), P. UHLENHUTH und HAENDEL (1909),

---

[1] E. WIEDEMANN (1945). [2] E. J. COHN (1945); COHN, ONCLEY und Mitarbeiter (1944). [3] F. B. SEIBERT und J. W. NELSON (1942). [4] D. G. SHARP,
A. R. TAYLOR, D. BEARD und J. W. BEARD (1942).

O. Thomsen (1909)]. Mit Serum präparierte Meerschweinchen reagieren im aktiv anaphylaktischen Experiment nicht oder nur schwach auf die intravenöse Reinjektion der homologen Erythrocyten und umgekehrt; sensibilisiert man die Meerschweinchen mit Vollblut, so lassen sich die Tiere durch Reinjektion von Serum nicht gegen Erythrocyten antianaphylaktisch machen (desensibilisieren), wie auch umgekehrt eine vorgeschaltete Zufuhr von Erythrocyten die Reaktivität gegen Serum nicht zu beseitigen vermag. Theoretisch ist es nun allerdings richtig, daß auch durch oft wiederholtes Waschen mit physiologischer Kochsalzlösung die letzten Spuren der den Erythrocyten anhaftenden Serumproteine nicht eliminiert werden können; praktisch d. h. in einem für die Differenzierung der antigenen Spezifität von Serumprotein und Erythrocyten durchaus genügendem Grade wird aber durch das Waschen die angestrebte Serumfreiheit der Erythrocyten erreicht, wie das ja aus den Resultaten der oben zitierten anaphylaktischen Experimente klar hervorgeht.

Ob aber „gewaschene" Erythrocyten, auch wenn man von etwa noch anhaftenden, aber immunisatorisch belanglosen Serumspuren absieht, als einheitliche Antigene betrachtet werden dürfen, ist zweifelhaft. Außer dem Hämoglobin, von dem noch später die Rede sein soll und das leicht aus den Erythrocyten·isoliert und rein dargestellt werden kann, enthalten die roten Blutkörperchen noch ein „Stromaprotein". Es ist nicht festgestellt, ob und in welchem Umfange dieser Eiweißkörper die Reaktionen der Immunsera gegen Vollerythrocyten mit diesen Zellen beeinflußt.

G. Boehm (1935) vermochte aus hämolysierten Erythrocyten vom Kalbe die Stromata durch CO_2 auszufällen und das im Stromatabrei enthaltene Protein in einer Mischung von $LiClO_4$ (1,25 mol.) und doppelt konzentriertem Boratpuffer zu einer stark fadenziehenden Gallerte zu lösen. Nach mechanischer Homogenisierung der Gallerte und Zentrifugieren wurde eine schwach opaleszente, leicht gelbliche Lösung erhalten, deren Salzgehalt durch Dialyse auf ca. 0,2 mol. $LiClO_3$ reduziert werden konnte; die Reaktion der Lösung war annähernd neutral (p_H 6,5 bis 7,1). Durch besondere Vorkehrungen (Eiskühlung, Vermeidung von organischen Lösungsmitteln oder von stärkeren Säuren, Beschleunigung der Manipulationen) wurden Denaturierungsprozesse verhindert, und zwar sowohl am Hämoglobin vor seiner Absonderung aus den Stromata als auch besonders an den Stromata, welche, wie Boehm zeigte, gerade bei diesem Objekt leicht eintreten, worauf auch schon K. Landsteiner und E. Prásek (1912) aufmerksam gemacht hatten. Optische und viscosimetrische Untersuchungen ergaben, daß die Micellen des Stromaproteins fadenförmige Gestalt haben, wobei der Querdurchmesser zur Länge der Micellen im Verhältnis von eins zu einigen Tausend steht. Nach der aus dem N-Gehalt berechneten Konzentration des Stromaproteins in den Erythrocyten (4 %) konnte geschlossen werden, daß es nicht ausschließlich in der Membran der Erythrocyten konzentriert ist, sondern im Innern dieser Zellen ein „räumliches Fachwerk" bildet.

Tatsache ist, daß man durch die Immunisierung von Kaninchen mit Erythrocyten anderer Tierspezies Immunsera bekommt, welche artspezifische Reaktionen geben, und daß man durch die Präparierung von Meerschweinchen mit artfremden Erythrocyten einen typischen anaphylaktischen Zustand erzeugen kann, der durch die intravenöse Reinjektion derselben Zellen als Schock manifest wird [s. die auf S. 212 zitierten Autoren; ferner G. FISCHER (1924), H. FRIEDLI und H. HOMMA (1925)]. Die Artspezifität der Anti-Erythrocytensera ist sogar schärfer ausgeprägt als jene der präzipitierenden Immunsera, welche durch die Verwendung artfremder Sera als Antigene gewonnen werden. So ist es nur in Ausnahmefällen[1] möglich, die Serumproteine des Menschen und des Schimpansen durch die Präzipitinreaktion voneinander zu unterscheiden, während man durch agglutinierende Anti-Erythrocytensera die bestehenden Artunterschiede, wie K. LANDSTEINER und C. PH. MILLER jr. (1925a) zeigten, leicht nachweisen kann, wenn man das Verfahren der heterologen Adsorption anwendet. Setzt man zu einem mit Menschenerythrocyten erzeugten Hämagglutinin Schimpansenblutkörperchen zu und zentrifugiert diese nach dem Ablauf der für die Adsorption erforderlichen Zeit wieder ab, so läßt sich in der überstehenden Flüssigkeit noch Agglutinin für Menschenerythrocyten nachweisen und umgekehrt. Die Präzipitinreaktion mit den Serumproteinen von Pferd und Esel enthüllt die Artunterschiede ebenfalls nicht, auch wenn man das Verfahren der „gekreuzten Immunisierung" (s. S. 200) heranzieht, d. h. wenn man Pferde mit Eselserum immunisiert, weil das Pferd keine spezifischen Präzipitine für Eselserum produziert [P. UHLENHUTH und W. SEIFFERT, l. c., S. 373]. Mit der direkten Hämagglutination gelang es zwar nicht, entscheidende artspezifische Differenzen zwischen Pferde- und Eselerythrocyten nachzuweisen; aber nach der Adsorption des Hämagglutinins für Pferdeerythrocyten mit Eselblutkörperchen agglutinierte die überstehende Flüssigkeit nicht mehr diese Zellen, sondern nur noch die Blutkörperchen vom Pferde, wie auch umgekehrt die Adsorption von Anti-Eselserum mit Pferdeerythrocyten nur das Hämagglutinin für Pferdeerythrocyten fast vollständig ausschaltete, während ein hoher Titer für die Eselerythrocyten erhalten blieb. In den Erythrocyten der Kreuzung zwischen Pferd und Esel (Maultier) konnten artspezifische Substanzen beider Eltern nachgewiesen werden; wurde nämlich Antipferdeagglutinin mit Eselblutkörperchen abgesättigt, so

---

[1] K. LANDSTEINER und PH. LEVINE (1932).

reagierte die nach dem Zentrifugieren erhaltene überstehende Flüssigkeit mit Maultiererythrocyten ebenso stark wie mit Pferdeerythrocyten, während nach der Absättigung von Antieselserum mit Pferdeerythrocyten die agglutinierende Fähigkeit für Maultiererythrocyten im gleichen Ausmaße erhalten blieb wie für Eselblutkörperchen [K. LANDSTEINER und J. VAN DER SCHEER (1924a, b)].

Mit Hilfe von Hämagglutinien gelang es ferner E. v. DUNGERN und L. HIRSCHFELD (1910), die artspezifischen Differenzen zwischen Schaf und Ziege (vgl. hiezu S. 200) sowie zwischen Hund und Fuchs nachzuweisen. M. R. IRWIN (1938, 1939, 1940) konnte zwei Spielarten von Tauben, die Ringtaube (Streptopelia risoria) und die Perltaube (Streptop. chinensis)[1] und ihre Bastarde differenzieren und P. MOODY (1941) verschiedene Mäusespezies.

H. FRIEDLI (1925) suchte unter der Leitung von R. DOERR die Antigenfunktion der Vollerythrocyten im aktiv anaphylaktischen Versuch am isolierten Uterushorn (Dalesche Versuchsanordnung) zu analysieren. Zu diesem Zweck wurden weibliche Meerschweinchen durch drei, in Intervallen von 6 Tagen vorgenommene subcutane Injektionen von je 0,2 ccm gewaschener Kaninchenerythrocyten sensibilisiert, 14 Tage nach der letzten Injektion aus der Carotis entblutet und von der Aorta aus solange mit warmer Tyrodelösung durchspült, bis aus der Cava inferior klare, blutfreie Flüssigkeit abfloß; dann wurde ein Uterushorn entnommen und in der bekannten Art in warmer Tyrodelösung montiert, so daß seine Kontraktionen graphisch registriert werden konnten. Es wurde die anaphylaktische Reaktivität geprüft 1. mit einer Suspension von *gewaschenen Erythrocyten*, 2. mit einer Suspension der *Stromata*, welche gewonnen wurde durch Hämolyse der Erythrocyten in destilliertem Wasser, Ausfällung der Stromata durch 0,85% NaCl Lösung und wiederholtes Waschen derselben zunächst mit NaCl-, dann mit Tyrodelösung, 3. mit einer *Hämoglobinlösung*, dargestellt durch Versetzen der Kaninchenerythrocyten mit destilliertem Wasser und Abzentrifugieren

---

[1] Es können jedoch auch die Serumproteine dieser beiden Taubenarten serologisch unterschieden werden, zwar nicht durch die Präzipitinreaktion als solche, wohl aber durch die Methode der gekreuzten Absättigung. Stellt man ein Präzipitin mit dem Serum der Ringtaube her und absorbiert man dasselbe mit dem Serum der Perltaube, so vermag die nach dem Abzentrifugieren des Niederschlages resultierende überstehende Flüssigkeit noch mit Ringtaubenserum zu reagieren und umgekehrt. Durch die Absorption eines Ringtauben- oder Perltaubenpräzipitins mit dem Serum der ersten Bastardgeneration F_1 wurde die präzipitierende Wirkung auf die Sera der beiden Eltern ebenso wie auf das Serum des Bastardes selbst vollständig aufgehoben, so daß der Schluß gerechtfertigt schien, daß die Serumproteine der Bastarde eine Kombination der Antigenfunktionen der reinrassigen Eltern darstellen [R. W. CUMLEY und M. R. IRWIN (1940)].

der Stromata. 1. und 2. waren unwirksam, die Hämoglobinlösung rief eine starke und typische Kontraktion hervor. Die Unwirksamkeit der Stromata und der Vollerythrocyten wurde durch den Umstand erklärt, „daß die corpuskulären Elemente nicht zum Schockgewebe, zum glatten Muskel, gelangen können". Wenn die Vollerythrocyten, intravenös injiziert, das spezifisch sensibilisierte Meerschweinchen unter den Erscheinungen des Bronchospasmus töten, sei dies nur einer vorausgehenden Lösung ihrer Proteine im zirkulierenden Blute des reagierenden Tieres zuzuschreiben. Es ist aber leicht einzusehen, daß ein wichtiger Punkt durch diese Experimente nicht erledigt wurde, nämlich die Frage nach den serologischen Beziehungen zwischen dem Hämoglobin und dem Stromaprotein („Stromatin")[1] einer Erythrocytenart. Das Protein der Stromata wurde ja nicht in Form einer Lösung, sondern als Suspension zelliger Gebilde verwendet, und war daher aus dem gleichen Grunde in der Daleschen Versuchsanordnung inaktiv wie die Vollerythrocyten; es konnten die Stromata daher ein vom Hämoglobin verschiedenes, an den anaphylaktischen Reaktionen der mit artfremden Erythrocyten sensibilisierten Meerschweinchen beteiligtes Antigen enthalten. Ferner ist es keineswegs sicher, daß die Hämolyse von Erythrocyten mit destilliertem Wasser und das Abzentrifugieren der Stromata eine reine Hämoglobinlösung ergibt. In elektrophoretischen Diagrammen der Hämolysate roter Blutkörperchen verschiedener Tiere dominiert zwar das Hämoglobin weitaus, aber neben demselben lassen sich in geringen Mengen farblose Proteine nachweisen, welche dieselbe Wanderungsgeschwindigkeit haben wie die intakten Vollerythrocyten, was dafür spricht, daß sie in der Membran oder im Stroma der Blutkörperchen lokalisiert sind [K. G. STERN, M. REINER und R. H. SILBER (1945), K. G. STERN und M. REINER (1946)].

Die Stromata der menschlichen Erythrocyten enthalten außer dem Stromatin auch noch jene Substanzen, welche den gruppenspezifischen Eigenschaften A, B, M, N und Rh zugrunde liegen. Diese Stoffe sind in den Stromata in höherer Konzentration vorhanden als in den intakten Erythrocyten; M und N machen in dieser Beziehung eine Ausnahme, vermutlich, weil sie bei der Darstellung der Stromata geschädigt werden [R. B. BELKIN und A. S. WIENER (1944)]. An den Antigenfunktionen der Eigenschaften A, B und O sind Kohlehydrate (Polysaccharide) beteiligt, vermutlich neben peptidartigen Komponenten; was hierüber zur Zeit bekannt ist, wurde bereits an anderer Stelle (s. S. 65 f.) ausführlich dargestellt. Der Rhesusfaktor („Rh") nimmt nach neueren Untersuchungen von M. CALVIN, R. S. EVANS, B. BEHRENDT und G. CALVIN (1946) eine Sonderstellung ein, was schon aus der Tatsache geschlossen

---

[1] Die Bezeichnung „Stromatin" wurde von E. JORPES (1932) vorgeschlagen.

werden kann, daß er durch Temperaturen von 56°C, welche auf A und B keinen Einfluß haben, innerhalb von wenigen Minuten zerstört wird. Die genannten Autoren konnten das Erythrocytenstroma in zwei Teile zerlegen, von welchen der eine mit dem Stromatin identifiziert wurde, während der andere, als „Elinin" bezeichnet, der Träger der Rh-Spezifität war und den Charakter eines Lipoproteins hatte. Durch Extraktion des (elektrophoretisch inhomogenen) Elinins mit Äther wurde eine thermostabile Fraktion erhalten, welche an Rh reicher war als das Elinin, aus welchem sie abgesondert worden war. Diese Ergebnisse sind wohl noch nicht als abgeschlossen zu betrachten.

Man darf annehmen, daß die Träger der blutgruppenspezifischen Eigenschaften auch bei tierischen Erythrocyten im Stroma lokalisiert sind bzw. beim Austritt des Hämoglobins im Stroma zurückbleiben. In erster Linie gilt dies für die gruppenspezifischen Faktoren in den Blutkörperchen der anthropoiden Affen, welche sich von den korrespondierenden Faktoren des Menschen nicht unterscheiden lassen [K. LANDSTEINER und C. PH. MILLER (1925 b)], und mit großer Wahrscheinlichkeit auch für jene Fälle, in welchen derartige Unterschiede zwar festgestellt worden sind, welche aber mit den Faktoren der Menschen nicht identisch sind, wie das z. B. für die Faktoren niederer Affenarten von LANDSTEINER und MILLER (1925 c) gezeigt wurde.

Prüft man die Artspezifität von Erythrocyten mit Hilfe der Hämagglutination, so hat man zu berücksichtigen, 1. daß schon in normalen Sera Hämagglutinine vorhanden sein können, welche auf das Blut nahe verwandter Arten oder einzelner Individuen derselben Spezies verklumpend einwirken. So agglutinieren manche Menschensera kräftig das Blut von Schimpansen, und zwar unabhängig von der Blutgruppenzugehörigkeit der Schimpansen, deren Blut zum Versuch verwendet wird; 2. daß normale Sera Isoantikörper enthalten können, welche mit Blut der gleichen Spezies, aber nicht mit dem Blut von Arten reagieren, welche im natürlichen System weit abstehen; 3. daß Immunagglutinine Reaktionen liefern können, welche auf dem Gehalt der zur Immunisierung verwendeten Blutzellen an heterogenetischen Antigen, z. B. an Forßmanschen Antigen, beruhen. Hämagglutination und Hämolyse können also, sowohl wenn sie mit normalem wie auch mit Immunserum ausgeführt werden, Resultate ergeben, welche zu falschen Schlüssen auf die zoologische Verwandtschaft der Arten, von welchen die geprüften roten Blutzellen stammen, verleiten [vgl. hiezu K. LANDSTEINER (1945, S. 78 f.)]. Dazu kommt, daß die Erythrocyten kein chemisch oder auch nur serologisch einheitliches Antigen repräsentieren, sondern einen morphologischen und funktionellen Verband von Substanzen, deren serologische Reaktivität artspezifischen, gruppenspezifischen oder hetero-

genetischen Charakter aufweist, wie das ja auch für andere Zellformen
(Bakterien, Körper- bzw. Gewebszellen) sichergestellt wurde. Der in
den Erythrocyten vorhandene Antigenkomplex konnte bisher nicht in
dem Ausmaße wie der Antigenbestand des Blutplasmas in seine Komponenten zerlegt werden. Manche von diesen Komponenten konnten bisher
nur durch ihre serologischen Reaktionen identifiziert werden, zeigten
aber — was wohl durch die Mangelhaftigkeit der angewendeten Methoden
bedingt war — keine charakteristischen chemischen Unterschiede wie
die Blutgruppenfaktoren A, B und O; andere Fraktionierungsprodukte
erwiesen sich als elektrophoretisch inhomogen (Stromatin, Elinin) oder
als Gemenge mehrerer serologischer Individualantigene usf. Eine
Ausnahme machen die Blutfarbstoffe (Hämoglobin und Hämocyanin),
weil sie sich in reinem Zustande isolieren lassen und durch besondere,
für jede Spezies charakteristische Kristallformen [E. T. REICHERT und
A. P. BROWN (1909)], durch artspezifische Absorptionsspektra [M. L.
ANSON AND A. E. MIRSKY (1924), J. BARCROFT (1928), J. ROCHE (1932),
J. ROCHE und P. DUBOULEZ (1933)] sowie durch die gegenseitige Beeinflussung der Löslichkeit[1] [K. LANDSTEINER und M. HEIDELBERGER
(1923)] ausgezeichnet sind.

Immunologische Untersuchungen mit solchen Substanzen, deren
chemische Homogenität und physikalische Eigenart durch so viele und
überzeugende Argumente beglaubigt ist, dürfen a priori auf eine höhere
Bewertung Anspruch erheben. Es hat aber längere Zeit beansprucht,
bevor die Antigenfunktion der Hämoglobine allseits anerkannt wurde
und bis über die (schon auf Grund der physikalischen Verhältnisse an-
zunehmende) Artspezifität dieser Stoffe zuverlässige und einigermaßen
vollständige Angaben gemacht werden konnten. Zwar findet man schon
bei A. LEBLANC (1901), M. IDE (1902) und O. DEMEES (1907) Berichte
über Immunisierung von Versuchstieren mit artfremdem Hämoglobin
und O. THOMSEN (1909) beschäftigte sich mit der *Artspezifität der Hämoglobine*. Aber der Fortschritt war gehemmt, einerseits durch die geringe
Aktivität der Hämoglobine, d. h. durch ihre relativ schwache Fähigkeit,
die Bildung von Antikörpern anzufachen (s. S. 43), anderseits durch
den Umstand, daß man nicht reine (kristallisierte) Hämoglobine ver-

---

[1] Diese Untersuchungsmethode ist darauf basiert, daß die Löslichkeit
einer bestimmten Substanz durch die Anwesenheit anderer Substanzen
nicht geändert wird, wenn diese mit der zu prüfenden Substanz nicht
reagieren. LANDSTEINER und HEIDELBERGER konnten feststellen, daß dies
bei Hämoglobinen von verschiedener zoologischer Provenienz zutrifft. Das
Hämoglobin einer Tierart löst sich in einer gesättigten Lösung eines anderen
Hämoglobins in derselben Menge wie in Wasser. Eine Ausnahme machten
nur die Hämoglobine nahe verwandter Tierspezies (Pferd und Esel), was
aber durch die Annahme der Entstehung von Mischkristallen hypothetisch
erklärt werden konnte.

wendete, sondern gelöste Erythrocyten, ein Material, welches außer dem Hämoglobin noch andere, kräftiger wirkende Antigene enthalten konnte, ein Mangel der Versuchsanordnungen, dessen Bedeutung schon M. IDE hervorgehoben hatte.

So kam es, daß erst die Arbeiten von M. HEIDELBERGER und K. LANDSTEINER (1923), L. HEKTOËN und K. SCHULHOF (1922, 1923), S. HIGASHI (1923), G. FISCHER (1924), H. FRIEDLI (1925), FRIEDLI und H. HOMMA (1925), W. ENGELHARD (1925) gesicherte Resultate brachten. Es bestand nunmehr kein Zweifel, daß die Immunisierung mit kristallisiertem Oxyhämoglobin präzipitierende Antisera liefert, welche in vitro mit dem verwendeten Hämoglobin artspezifisch reagieren. Bevor noch diese Gewißheit gewonnen war, hatte man sich der Frage zugewandt, welcher der beiden Bausteine des Hämoglobins, das Globin oder das Hämochromogen (Hämatin), Träger der Antigenfunktion und somit auch der serologischen Spezifität sei. Die ersten in dieser Richtung orientierten Versuche gaben widersprechende Resultate. HEIDELBERGER und LANDSTEINER (1923) stellten jedoch fest, daß die Vitro-Reaktionen der mit Oxyhämoglobin gewonnenen Präzipitine nicht beeinflußt werden, wenn man als Prüfungsantigene Methämoglobin, CO-Hämoglobin oder Cyanhämoglobin dem Oxyhämoglobin substituiert, und vertraten daher die Ansicht, daß das prosthetische Hämatin wahrscheinlich in allen Hämoglobinen identisch, nicht antigen und für die Spezifität der Hämoglobine, wenn überhaupt, so nur in ganz untergeordnetem Grade bestimmend sei; das Globin wäre somit die verantwortliche Komponente. Diese Auffassung konnte in der Folge bestätigt werden, insbesondere von F. OTTENSOOSER und E. STRAUSS (1928) sowie von C. A. JOHNSON und W. B. BRADLEY (1935). Es zeigte sich, daß das Globin ein kräftiges Antigen ist und dieselbe Artspezifität hat wie ein Hämoglobin derselben Herkunft, indem Antiglobinsera mit Globin ebenso stark reagieren als mit den korrespondierenden Hämoglobinen. Nur verläuft die Niederschlagsbildung bei der Reaktion zwischen Antiglobinserum und Hämoglobin langsamer, was wohl durch die verschiedenen physikalischen Eigenschaften der kolloiden Lösungen von Globin und Hämoglobin zu erklären ist, welche auch die vielen Unstimmigkeiten zwischen Präzipitinreaktion und Komplementbindung, über welche OTTENSOOSER und STRAUSS berichteten, verursacht haben dürften. Die physikalische Differenz zwischen Globin- und Hämoglobinlösungen äußert sich auch darin, daß Globin an Aluminiumhydroxyd adsorbiert wird, nicht aber Hämoglobin (JOHNSON und BRADLEY).

Nach den Angaben von OTTENSOOSER und STRAUSS geben die Globine der Erythrocyten keine gekreuzten serologischen Reaktionen mit den homologen Serumproteinen, gleichgültig, ob man als Prüfungsantigene Vollsera oder Fraktionen derselben, z. B. Serumalbumin, verwendet.

Diese Feststellungen sind als Ergänzung der auf S. 215 diskutierten anaphylaktischen Experimente von H. Friedli wertvoll.

Daß man aus dem schwachen Antigen Hämoglobin das weit aktivere Globin abspalten kann, wurde von Johnson und Bradley bezweifelt, welche der Ansicht zuneigen, daß Aktivitätsdifferenzen zwischen Hämoglobin und Globin nicht bestehen. Die produktive Antigenfunktion der Vollerythrocyten und der Hämoglobine ist aber nach den übereinstimmenden Angaben zahlreicher Autoren sicher schwächer als jene der Serumproteine, namentlich der Serumglobuline, und daß das Globulin (aus Hämoglobin) ein kräftiges Antigen ist, wurde nicht nur von Ottensooser und Strauss, sondern auch von Johnson und Bradley festgestellt. Die Erscheinung, daß kräftige Antigene durch Kupplung an nichtantigene Stoffe abgeschwächt werden können, ist zudem aus den Forschungen über die Azoproteine wohlbekannt.

2. Die weißen Blutzellen.

Zu experimentellen Untersuchungen über die Antigenfunktionen der farblosen Blutzellen wurden Antisera verwendet, welche durch die Immunisierung von Versuchstieren mit den aus dem Blute oder aus sterilen Exsudaten abgesonderten Zellen oder mit lymphoiden Geweben (Milz, Lymphknoten, Knochenmark) gewonnen worden waren. Versuche, die antigenen Substanzen aus den farblosen Blutzellen zu isolieren, wurden m. W. nicht unternommen. Um den Antikörpergehalt der antileukocytären Sera qualitativ und quantitativ festzustellen, hat man verschiedene serologische Reaktionen (Agglutination, Komplementbindung) und die cytotoxischen bzw. cytolytischen Wirkungen in vitro und in vivo herangezogen.

Das Literaturvolum der einschlägigen Arbeiten ist erheblich, kontrastiert aber mit der Zahl der gesicherten Ergebnisse. Über die zu lösenden Spezialprobleme konnte man von vornherein im klaren sein; es waren folgende Fragen zu beantworten:

1. Wirken die farblosen Blutzellen überhaupt antigen ? Eine bejahende Antwort war a priori zu erwarten und ergab sich in der Tat schon aus den ersten in dieser Richtung angestellten Experimenten von E. Metschnikoff (1899) und seinen Schülern, von Funck (1900), von Bierry (1902) u. a. Nach Erledigung dieser Voraussetzung war zu prüfen:

2. Ob sich das in den farblosen Blutzellen vorhandene Antigen von allen anderen im gleichen Organismus nachweisbaren Eiweißantigenen, vor allem von den Plasmaproteinen und von den Antigenen der Erythrocyten und der Blutplättchen, unterscheidet. Je mehr solche Differenzierungen verfeinert wurden, desto mehr mußten naturgemäß die Resultate von der Reinheit der zur Immunisierung verwendeten Sub-

strate abhängen. Durch Immunisierung mit einem Material, das außer farblosen Blutzellen auch Erythrocyten enthält, wie das bei Emulsionen aus lymphoiden Organen der Fall ist, kann man Antisera bekommen, welche auch auf Erythrocyten wirken. Daraus kann man nicht schließen, daß zwischen Leukocyten und Erythrocyten der gleichen Species „Übereinstimmungen in der chemischen Struktur" bestehen (s. u. a. Fr. Graetz, 1924, S. 469); das zeigt sich sofort, wenn man die Versuchsanordnung umkehrt und mit Erythrocyten immunisiert, da die resultierenden Hämolysine artgleiche Leukocyten nicht zu beeinflussen vermögen. Trotz der einseitigen Methodik (ausschließliche Verwendung der Agglutination) verdienen die Angaben von F. Rosenthal und C. Falkenheim (1922) auch heute noch Beachtung, weil sie den tatsächlichen Verhältnissen, wie sich in späterer Zeit ergab, sehr nahe kamen. Die genannten Autoren fanden, daß zwischen Erythrocyten und Blutplättchen größere Differenzen bestehen müssen als zwischen Blutplättchen und den Zellen des leukopoetischen Systems. Antisera gegen Leukocyten agglutinierten allerdings in hohen Konzentrationen auch Erythrocyten gleicher Herkunft. W. B. Chew, Stephens und Lawrence (1936) konnten aber die hämolytische Komponente durch selektive Adsorption an Erythrocyten eliminieren, ohne die leukotoxische Wirkung zu beeinträchtigen; den gleichen Erfolg erzielte mit diesem Verfahren A. H. Cruikshank (1941).

Man kann somit als erwiesen betrachten, daß die Leukocyten Proteine enthalten, welche sich mit Hilfe serologischer Reaktionen von den Eiweißantigenen der Erythrocyten, der Blutplättchen sowie des Plasmas unterscheiden lassen. Man hat dieses Verhalten früher als „Organspezifität" bezeichnet, ein Ausdruck, der auch so verstanden werden könnte, daß die Leukocyten ein Antigen enthalten, welches ihnen kraft ihrer morphologischen und funktionellen Eigenart zukommt und daher in allen Leukocyten identisch ist, gleichgültig, von welcher Tierspezies sie herrühren. Das trifft aber nicht zu; die Leukocyten sind artspezifisch gerade so und im selben Ausmaß wie die Erythrocyten und die Serumproteine, wovon sich viele Autoren, u. a. E. Leschke, (1913) überzeugen konnten.

W. Spät (1914) sowie Spät und F. Hoder (1927) opponierten gegen die Behauptung von E. Leschke, daß die Leukocyten ein Antigen enthalten, welches in anderen Zellen desselben Organismus nicht vorkommt. Es hatte sich nämlich herausgestellt, daß Meerschweinchenleukocyten-Antisera auf Hammelerythrocyten lytisch wirken und daß ihre Reaktionsfähigkeit mit dem homologen Antigen (den Meerschweinchenleukocyten) weitgehend reduziert, ja fast aufgehoben werden kann, wenn man sie mit anderen Gewebszellen des Meerschweinchens oder mit Hammelerythrocyten adsorbiert. Diese von E. Witebsky und K. Komiya (1930) bestätigten Angaben lehren, daß die Leukocyten mancher Tierspezies außer dem artspezifischen Leukocytenantigen auch das heterogenetische FORSSMANsche Antigen enthalten, daß somit hier analoge Verhältnisse bestehen, wie sie von R. PICK (1913) für den Antigenbestand der Kristalllinse ermittelt wurden.

Die Behauptung von WITEBSKY und KOMIYA, daß Leukocyten-Antisera vom Kaninchen „mitunter" auch mit Kaninchenleukocyten, also „mit den Leukocyten des Antikörperspenders selbst" reagieren, ist unwahrscheinlich, da man nicht versteht, wie sich der Antikörper unter diesen Umständen in der Zirkulation des Kaninchens halten und an Konzentration zunehmen kann.

3. Die farblosen Blutzellen sind weder morphologisch noch im Hinblick auf ihre Färbbarkeit gleich. Es wurde daher geprüft, ob diese Unterschiede auch durch die Spezifität der Antigenfunktionen erfaßt werden können. Die Darstellung einheitlicher Antigene, d. h. von Suspensionen, die nur einen einzigen Leukocytentypus enthalten, ist mit Schwierigkeiten verbunden. Immerhin kann man relativ reine Aufschwemmungen von polymorphkernigen Leukocyten, in welchen sich nur ganz vereinzelte Lymphocyten nachweisen lassen, aus sterilen Peritonealexsudaten gewinnen. Durch Immunisierung mit diesem Material erhielten J. C. LEDINGHAM und S. P. BEDSON (1915), S. P. BEDSON (1916), G. A. LINDSTRÖM (1927), M. MATSUMO (1932) Antisera, welche hauptsächlich polymorphkernige Leukocyten angriffen, während sie homologe Lymphocyten nur in geringem Grade schädigten.

Einen in mehrfacher Hinsicht interessanten Beitrag zu dieser Frage haben CHEW, STEPHENS und LAWRENCE (1936) beigesteuert. Sie immunisierten Kaninchen mit polymorphkernigen Exsudat-Leukocyten vom Meerschweinchen und bekamen so ein Antiserum, dessen hämolytische Komponente durch Adsorption an Meerschweinchenerythrocyten (s. S. 221) fast vollständig ausgeschaltet wurde. Eine intracardiale Injektion dieses Antiserums bewirkte, daß die neutrophilen Leukocyten aus dem Blute der injizierten Meerschweinchen binnen 5 Minuten verschwanden; nach intraperitonealen Injektionen dauerte es 7 Stunden, bis der Leukocytensturz nachweisbar wurde, der dann 24 bis 48 Stunden anhielt und erst nach 72 bis 96 Stunden wieder völlig ausgeglichen war. Die Lymphocyten wurden nur in geringem Grade vermindert und die Eosinophilen, Basophilen und Monocyten nicht stärker als durch Injektionen von normalem Kaninchenserum beeinflußt. War der Schwund der Neutrophilen (polymorphkernigen Leukocyten) aus dem strömenden Blute, wie dies die Autoren annehmen, durch Zerstörung derselben, d. h. durch cytotoxische Antikörper bedingt, so könnte man aus diesen Beobachtungen schließen, daß sich die Neutrophilen nicht nur von den artgleichen Lymphocyten, sondern auch von den anderen Typen farbloser Blutzellen als Antigene unterscheiden. Nun enthalten aber Leukocyten des Meerschweinchens das FORSSMANsche Antigen und produzieren daher Antikörper, welche durch alle Gewebszellen des Meerschweinchens gebunden werden. Begreift man den Leukocytensturz nach intracardialen Injektionen des Antiserums, so ist die Wirkung nach intraabdominaler Zufuhr, die ja nur verzögert ist, nicht verständlich, da die Antikörper auf dem Wege bis zum Blut abgefangen werden müßten. Es ist auch nicht wahrscheinlich, daß nur die Neutrophilen das heterogenetische Antigen enthalten bzw. daß es in allen anderen Formen farbloser Blutzellen fehlt. Möglicherweise sind nicht die heterogenetischen Antikörper, sondern Antikörper, welche sich gegen ein anderes, für die Neutrophilen spezifisches Antigen richten, an der von CHEW und seinen Mitarbeitern beobachteten Wirkung beteiligt. H. YAMAMOTO (1930) gewann von Gänsen durch Behandlung mit neutrophilen Kaninchenleukocyten ein Immunserum, das beim Kaninchen, intravenös injiziert, einen Leukocytensturz herbeiführte, ohne die Zahl der kreisenden Lymphocyten merklich zu reduzieren. Im Organismus des Kaninchens kann das FORSSMANsche Antigen nicht nachgewiesen werden.

Das Korrelat zu den Beobachtungen über die Wirkungsweise der antileukocytären Sera bilden die Experimente mit antilymphocytären Sera, wie sie in älterer Zeit von E. METSCHNIKOFF (1900), M. FUNCK (1900), A. M. PAPPENHEIMER (1917) u. a., später von W. B. CHEW und J. S. LAWRENCE (1937) und A. H. CRUICKSHANK (1941) publiziert wurden. Als Antigen dienten Emulsionen lymphoider Organe (Lymphknoten, Milz, Thymus) und die Wirksamkeit der erzeugten Antikörper wurde entweder in vitro oder in vivo (durch intravenöse Injektion der Tiere, von welchen das Immunisierungsantigen stammte) geprüft. CHEW und LAWRENCE sowie A. H. CRUICKSHANK stellten nach intraperitonealen Injektionen der durch selektive Adsorption vom Hämolysin befreiten Antisera eine deutliche Reduktion der zirkulierenden Lymphocyten fest und CRUIKSHANK überzeugte sich von der ausgeprägten Artspezifität der Wirkung, indem ein mit Rattenlymphocyten gewonnenes Antiserum die Lymphocyten anderer Tierarten, ja nicht einmal die Lymphocyten von Mäusen beeinflußte.

Mit Hilfe einer besonderen Agglutinationsmethode [B. STEINBERG und R. A. MARTIN (1944, 1945)] konnten STEINBERG und MARTIN (1946) die Unterschiede zwischen Lymphocyten und Leukocyten bestätigen. Die Befunde dieser Autoren brachten aber außerdem den Beweis, daß die nicht ausgereiften Lymphocyten und Leukocyten (Granulocyten) von den entsprechenden reifen Formen der weißen Blutzellen serologisch differieren, so daß nicht zwei, sondern mindestens vier verschiedene Antigene anzunehmen wären. Einigermaßen merkwürdig war es in Anbetracht dieses Reifungsprozesses, daß sich normale reife Lymphocyten und Lymphocyten aus dem Blute von Patienten mit lymphocytärer Leukämie durch den Agglutinationstest nicht unterscheiden ließen, wie auch normale Leukocyten und reife Leukocyten von Fällen mit myelocytärer Leukämie dasselbe Antigen zu enthalten schienen. STEINBERG und MARTIN betonen, daß es meist schwierig ist, Antisera zu erhalten, welche auf einen bestimmten Typus der weißen Blutzellen spezifisch eingestellt sind, und daß man sich dann mit dem Verfahren der elektiven Absorption behelfen müsse. Der weitere Ausbau der differentiellen serologischen Leukocytenforschung könnte gehemmt werden, wenn sich herausstellen würde, daß man nicht nur mit „unreifen" und „reifen" Zellen zu rechnen hat, sondern daß die Veränderungen des Antigenbestandes der reifenden Zellen in mehreren serologisch faßbaren Etappen vor sich gehen. Auch ist die Beschaffung mancher normalen und pathologischen Zelltypen in den für Immunisierungszwecke notwendigen Mengen kaum möglich.

3. Die Thrombocyten.

Immunisierungen mit Blutplättchen wurden schon 1905 von Marino vorgenommen, der fand, daß die resultierenden Antisera auf die als Antigen verwendeten Blutplättchen zerstörend wirken. Durch eine Reihe von folgenden Arbeiten [Sacerdotti (1908), Aynaud (1911), J. C. Ledingham und S. P. Bedson (1915), S. P. Bedson (1921), F. R. Menne (1922)] wurde es in zunehmendem Grade klarer, daß die Blutplättchen immunchemisch von den anderen Zellen des gleichen Blutes wie auch von den homologen Serumproteinen verschieden sein müssen.

F. R. Menne isolierte die Thrombocyten aus dem Blute von Menschen durch Zentrifugieren und betonte die Unmöglichkeit, auf diese Weise Thrombocytensuspensionen zu erhalten, welche absolut rein, d. h. frei von Leukocyten und Erythrocyten waren; die verschiedene Größe der Plättchen war mit ein Grund, welcher die Isolierung durch Zentrifugieren erschwerte. Mit solchen Suspensionen wurden Kaninchen intravenös immunisiert und mit den gewonnenen Antisera verschiedene serologische Reaktionen angesetzt, von welchen hier nur die Präzipitationen angeführt werden sollen. Zu diesem Zwecke mußten die Blutplättchen durch destilliertes Wasser extrahiert bzw. gelöst werden; als Vergleichsantigene wurden Extrakte aus menschlichen Leukocyten und Erythrocyten sowie Menschenserum benützt und die höchsten Verdünnungen ermittelt, welche mit Antiserum einen deutlichen Niederschlag geben. Die Resultate sind aus der folgenden Tabelle 14 zu entnehmen. In Anbetracht der inhomogenen Beschaffenheit des Antigens war die „Plättchen-Spezifität" überraschend ausgeprägt.

Tab. 14. Titer der Plättchen-Antisera und der Antisera gegen andere Blutantigene.

Prüfungs-Antigene:	Antisera gegen			
	Plättchen	Leukocyten-Extrakt	Erythrocyten-Extrakt	Menschen-Serum
Plättchen-Extrakt	200	0	100	0
Leukocyten-Extrakt ..	0	640	0	0
Extrakt aus Erythro-cyten-Stromata.....	100	0	800	0
Erythrocyten-Extrakt	0	0	80	200
Menschen-Serum......	200	0	400	6400

Über die toxische Wirkung der Plättchen-Antisera auf die Tiere, von welchen die Plättchen stammen, liegen widersprechende Angaben vor.

J. C. Ledingham und Aberd (1914), Lee und Robertson (1914) stellten
nach subcutanen oder intravenösen Injektionen eines gegen Meer-
schweinchenthrombocyten gerichteten Antiserums subcutane Hämorrhagien und Reduktion der Thrombocyten fest und Ledingham und
Bedson (1915) überzeugten sich, daß Anti-Leukocytensera diese Veränderungen, welche dem Bild einer experimentellen Purpura entsprachen,
nicht hervorrufen. Auch S. P. Bedson (1921) sowie N. J. Gottlieb
(1919) konnten diese Beobachtungen bestätigen, stellten aber so wie
ihre Vorgänger ihre Experimente an Meerschweinchen an. Da in den
Leukocyten des Meerschweinchens das Forssmansche Antigen nachgewiesen wurde (s. S. 222), kann mit einer gewissen Wahrscheinlichkeit
sein Vorhandensein in den Thrombocyten des Meerschweinchens angenommen werden, und es erhebt sich daher die Frage, inwiefern dieses
Antigen am toxischen Effekt beteiligt war. Untersucht wurde diese Möglichkeit nicht, die insofern nicht a limine abgewiesen werden kann, als
Forssmansche Antisera bekanntlich für Meerschweinchen hochtoxisch
sind [R. Doerr und R. Pick (1913)]. Vorläufig kann man sich nur an
eine ältere Mitteilung von Sacerdotti halten, der von Hunden durch
Immunisierung mit Kaninchenthrombocyten ein Antiserum erhielt,
das bei Kaninchen Verminderung der Thrombocyten, Blutungen und
schockartigen Exitus bewirkte. Das Kaninchen gehört zu den „Forss-
man-negativen" Tieren, so daß die Notwendigkeit der Beteiligung des
heterogenetischen Antigens für das Zustandekommen der experimentellen Purpura offenbar nicht besteht.

Überblickt man die Daten, welche die serologische Forschung über
die Antigene des zirkulierenden Blutes zutage gefördert hat, so ist man
über die verschwenderische Mannigfaltigkeit erstaunt, die sich hier
im Rahmen der Artspezifität entfaltet; organspezifisch in dem Sinne,
daß dieselbe Substanz in immunologisch gleichwertiger oder sehr ähnlicher Form im Blute mehrerer nicht verwandter Tierarten nachgewiesen
werden kann, ist eigentlich nur das Fibrinogen bzw. das Fibrin, obgleich
eine durch die identische Funktion bedingte Organspezifität auch bei
anderen Eiweißantigenen des Blutes und seinen Zellen, wie z. B. beim
Albumin und Globulin des Blutplasmas oder beim Hämoglobin und
beim Stromatin der Erythrocyten erwartet werden könnte. Dieser
„Aufwand an Artspezifität" fällt besonders auf, wenn man die Proteine
des Blutes mit den Eiweißantigenen der Gewebe vergleicht (Thyreoglobulin, Insulin, Linsenproteine, Keratine, Muskelproteine), bei welchen
die Artspezifität zugunsten der Organspezifität mehr oder minder stark
zurücktritt. Daß Zellantigene häufig heterogenetische Reaktionen
geben, hat man darauf zurückzuführen versucht, daß sie als spezifitätsbestimmende Determinanten eine Polysaccharid-Komponente enthalten;
die Polysaccharide bauen sich nur aus wenigen, voneinander verschiedenen

Gruppen auf, so daß übergreifende Reaktionen leicht zustande kommen können, während die Bausteine der Proteine (die Aminosäuren) zahlreicher sind und chemisch größere Differenzen aufweisen [LANDSTEINER, 1945, S. 98 f.]. Aber diese Erklärung wird dem Gegensatz, welchen die Spezifitätsverhältnisse der Blut- und Zell-Antigene zeigen, nicht gerecht, da der Gegensatz auch vorhanden ist, wenn man, wie das oben der Fall ist, nur Proteine einander gegenüberstellt. Die wahre Ursache, warum im Bereiche der Blutproteine die Artspezifität so stark vorherrscht, ist nicht bekannt. Es könnten sowohl genetische wie allgemein biologische Bedingungen maßgebend sein; bestimmtere Aussagen sind derzeit als Spekulationen zu bewerten.

Unter diesem Vorbehalt sei hier eine Auffassung vorgetragen, welche sich auf einige mit hinreichender Sicherheit festgestellte Voraussetzungen stützt und in ihrem hypothetischen Teil eine neuartige Verknüpfung von früher geäußerten Auffassungen darstellt. Das Blut ist — vom Darmkanal natürlich abgesehen — in erster Linie der Invasion von artfremdem Eiweiß ausgesetzt. Was geschieht, wenn eine solche Invasion tatsächlich erfolgt, wissen wir: es werden spezifische Antikörper produziert, welche sich mit dem eingedrungenen artfremden Eiweiß verbinden und zweifellos den Abbau desselben ermöglichen. Nach dem gegenwärtigen Stande der Forschung *sind die Antikörper Immunglobuline, welche in denselben Zellen gebildet werden, in welchen auch die normalen Serumglobuline entstehen; ihre Besonderheit beruht darauf, daß ihre Synthese durch die Gegenwart des Antigens beeinflußt wird* [vgl. hiezu R. DOERR (1947a)]. Ist das richtig, so muß das Antigen von den proteinopoetischen Zellen aufgenommen werden, und da es sich um eine *hochkolloide Substanz* handelt, ist hiezu ein besonderer Impuls notwendig. Diesen Impuls kann nur das Blut vermitteln. Solange es bloß arteigenes Eiweiß enthält, übt es keinen Reiz auf die Zellen, die es versorgt, aus, womit die bekannte Tatsache übereinstimmt, daß arteigene Serumproteine, wenn sie intravenös injiziert werden, keine Antikörperbildung auslösen (EHRLICHS horror autotoxicus); führt aber der Blutstrom artfremdes Eiweiß, so reizt er die Zellen zum Herausfischen der fremden Eiweißpartikel. Es genügen bekanntlich außerordentlich kleine Mengen artfremden Eiweißes, um die Antikörperproduktion in Gang zu bringen, d. h. die Konzentrationen artfremden Eiweißes, welche genügen, um dem strömenden Blute die Eigenschaft einer reizenden Flüssigkeit zu verleihen, sind minimal, was sich am besten verstehen läßt, *wenn das Blut ein Gemenge von artspezifischen Proteinen darstellt, in welchem sich schon eine ganz geringe Beimischung artfremden Eiweißes durch Kontrast geltend machen kann.*

D. Isolierte Organzellen.

In versuchstechnischer Hinsicht sind Untersuchungen über die Antigenfunktionen isolierter Organzellen den Immunisierungen mit Erythrocyten gleichzustellen. Weder die Organzellen noch die Erythrocyten sind einfache Antigene, sondern Antigenkomplexe und die mit den ganzen Zellen gewonnenen Resultate müssen daher durch eine eingehendere Analyse ergänzt werden, welche trachtet, den in der Zelle vorliegenden Komplex in seine antigenen oder haptenoiden Einheiten aufzulösen. Während es aber relativ leicht ist, Suspensionen von Erythrocyten zu gewinnen, welche in ausreichendem Maße serumfrei sind (s. S. 213) und keine anderen geformten Elemente des Blutes enthalten, erwachsen in dieser Beziehung bei den Organzellen größere Schwierigkeiten.

Das zeigte sich schon bei den Versuchen von E. v. DUNGERN (1899, 1900), der durch Immunisierung von Meerschweinchen mit den aus der Trachea von Rindern abgeschabten Flimmerepithelzellen ein cytotoxisches Antiepithelserum gewann. Dieses Antiserum wirkte aber nicht nur auf die Flimmerepithelien vom Rinde, sondern vermochte auch Rindererythrocyten zu lösen, was darauf beruhen konnte, daß beim Abschaben der Trachealschleimhaut rote Blutkörperchen in das Immunisierungsmaterial gelangt waren und daß infolgedessen *zwei* Antikörper entstanden waren, oder daß man durch Immunisierung mit Flimmerepithelien vom Rinde *einen* Antikörper erhält, der auch mit Erythrocyten derselben Herkunft reagiert. DUNGERN entschied sich für die an zweiter Stelle angeführte Möglichkeit, weil er sich überzeugte, daß das Antiepithelserum durch die Bindung an Epithelien seine hämolytische Wirkung vollkommen einbüßt, und daß ein Rinderhämolysin vom Kaninchen durch Flimmerepithelien partiell abgesättigt wird. DUNGERN stellte diese Ergebnisse auf eine Stufe mit den Angaben von MOXTER (1900), der durch Behandlung von Kaninchen mit Hammelspermatozoen ein Antiserum herstellte, welches die Spermatozoen abtötete und Hammelerythrocyten auflöste oder agglutinierte. Heute würde man diese Gleichstellung nicht mehr ohne weiteres gelten lassen, da in den Versuchen von DUNGERN der FORSSMANsche Antikörper durch die Wahl der Versuchstiere ausgeschaltet war, bei MOXTER dagegen nicht.

In der Folge wurden die Spezifitätsverhältnisse der in Flimmerepithelien oder in Spermatozoen enthaltenen Eiweißantigene wiederholt geprüft und zum Vergleich auch andere Organzellen herangezogen, die sich mechanisch nicht von anderen Gewebsbestandteilen absondern ließen, so daß man sie kurzerhand in der Form von Verreibungen oder von Preßsäften aus Organen für die Immunisierung benützte. Der einfachen Methodik ist wohl die große Zahl der Mitteilungen zuzuschreiben, die sich mit diesem Thema befaßten. Die erzielten Resultate führten dazu, dem Ausdruck „*Organspezifität*" einen doppelten Sinn zu unterlegen. Durch die Immunisierung mit bestimmten Organzellen konnte ein Antiserum gewonnen werden, welches auf homologe Organzellen ohne Rücksicht auf die Artzugehörigkeit der Tiere, von welchen sie stammten, einwirkte, also z. B. durch Immunisierung mit Nierenzellen beliebiger Herkunft ein nierenspezifisches Antiserum ohne oder mit stark eingeschränkter Artspezifität. Es war aber anderseits auch möglich, daß das durch bestimmte Organzellen einer Tierart erzeugte Antiserum

nur auf die Organzellen, welche zur Immunisierung verwendet worden
waren, wirkte, nicht aber auf die homologen Organzellen anderer Tierarten, daß es also artspezifisch war, daß es aber auch nicht auf andere
Organzellen desselben Tieres wirkte. Um diese Beziehungen durch Beispiele zu konkretisieren, wäre der erste Fall verwirklicht, wenn die Immunisierung eines Kaninchens mit Rinderniere ein Immunserum ergeben
würde, welches mit den Nierenepithelien verschiedener untereinander
nicht verwandter Tierspezies reagiert, der zweite, wenn das Antiserum
nur eine spezifische Affinität zu Nierenzellen vom Rinde oder von Tieren,
welche mit dem Rinde verwandt sind, besäße, aber nicht zu Nierenzellen
von Tieren, welche im natürlichen System der Arten vom Rinde weit
abstehen. Das gemeinsame Band der beiden Möglichkeiten wäre die
Einengung der serologischen Reaktivität auf die Antigene von Nierenzellen, nur würde sich im zweiten noch als weitere Einschränkung die
Einstellung auf Nierenzellen einer bestimmten zoologischen Provenienz
hinzugesellen.

So stellt sich aber der Sachverhalt nur vom rein schematisierenden
Standpunkt dar. Biologisch sind die beiden Formen der Organspezifität
verschieden zu bewerten. Ein nierenspezifisches Antiserum bzw. ein
diesem entsprechendes Antigen ohne Artspezifität müßte wohl so interpretiert werden, daß sich die Funktion der Niere in der Phylogenese
der Arten frühzeitig geltend gemacht und zu einer Angleichung der
Proteinstrukturen an diese Funktion geführt hat, welche sich bei der
Entwicklung der Arten als beständig erwies. Daß sich dagegen in verschiedenen Organen eines Tieres Antigene von verschiedener Spezifität
nachweisen lassen, ist der Ausdruck der ontogenetischen Differenzierung,
deren Resultat nur unvollkommen der Verschiedenheit der Funktionen
entspricht. Obzwar die Extreme selten, Übergänge häufig sind, erscheint es dem Verfasser doch angezeigt, die beiden Erscheinungsformen
wenigstens vorläufig durch besondere Bezeichnungen voneinander abzutrennen und im ersten Fall von *dominanter*, im zweiten Fall von *art-
gebundener Organspezifität* zu sprechen.

Gehen wir zu den mitgeteilten Ergebnissen über, so wären als Ergänzung der Versuche von E. v. DUNGERN die Angaben von M. KOIZUMI
(1935) zu erwähnen, welcher Antisera mit abgeschabten trachealen
Flimmerepithelien von Rindern, Schweinen und Hühnern herstellte.
Er fand, daß die Antisera mit dem homologen (zur Immunisierung verwendeten) Flimmerepithel am stärksten reagierten, daß aber auch Verwandtschaftsreaktionen mit heterologen Flimmerepithelien nachzuweisen
waren, in schwachem Grade sogar zwischen Flimmerepithelien von Säugetieren und Hühnern. Ferner reagierten die Flimmerepithel-Antisera
auch mit Extrakten aus Organen der Tiere, von welchen das betreffende
Flimmerepithel herrührte (Komplementbindung und Präzipitinreaktion).

Zu ähnlichen Resultaten waren schon früher K. LANDSTEINER und J. VAN DER SCHEER (1927) gelangt. Als Antigene wurden Trachealepithelien, Spermatozoen, Emulsionen aus Thymus und Niere, sämtlich vom Rinde, benützt, die Immunisierungen an Kaninchen durchgeführt, die Reaktivität der Antisera durch Komplementbindung geprüft; als Maß der Reaktionsstärke diente die Grenzverdünnung der Antisera, welche das Komplement vollständig zu binden vermochte. Die wichtigsten Resultate hat K. LANDSTEINER (1945, S. 80) in der folgenden Tabelle zusammengefaßt, in welcher Null bedeutet, daß bei einer nur zehnfachen Verdünnung des Antiserums keine Hemmung zu konstatieren war.

Tabelle 15.

Komplementbindungsreaktionen der Antisera, welche durch intravenöse Injektion von Kaninchen mit kleinen Mengen Zellmaterial vom Rinde gewonnen worden waren (3 Injektionen von je 10 mg in Abständen von je einer Woche).

Prüfungs-Antigene	Immunsera gegen			
	Trachea-Epithel	Thymus	Niere	Spermatozöen
Trachea-Epithel ..	80	< 10	< 10	0
Thymus	20	40	0	< 10
Niere...........	< 10	0	80	< 10
Spermatozoen ...	0	0	0	40

Von den Details, welche in die Tabelle nicht aufgenommen wurden, sei noch angeführt, daß das Antiserum gegen Trachea-Epithel auch mit Rinderhirn reagierte, und daß einige Antisera auf Rindererythrocyten lytisch wirkten. Das Übergreifen auf Erythrocyten von gleicher Artspezifität hatte schon E. v. DUNGERN bei den durch Immunisierung mit Flimmerepithel vom Rinde oder mit Kuhmilch erzeugten Antisera beobachtet, und MOXTER (s. S. 227) sowie F. ROSENTHAL (1912) beschrieben dasselbe Phänomen bei den Antisera gegen Widderspermatozoen. Durch Adsorption an das Immunisierungsantigen konnten solche Hämolysine aus den Antisera restlos entfernt werden; ihre Anwesenheit in den Antisera konnte, wie schon an anderer Stelle betont wurde, nicht darauf beruhen, daß das Immunisierungsmaterial mit Blut verunreinigt war.

Wirft man einen Blick auf die homologen und gekreuzten Reaktionen der Tabelle 15, so fällt es auf, daß die an die Zellart gebundene Organspezifität bei der Niere und bei den Spermatozoen am stärksten ausgeprägt ist. Das kam auch in anderen Versuchsanordnungen zum Ausdruck

L. Hektoën und L. S. Manly (1923) immunisierten Kaninchen mit dem Samen von Menschen, Schweinen, Rindern und Pferden sowie mit Extrakten aus menschlichen Spermatozoen. Die gewonnenen Antisera wirkten auf die bezeichneten Antigene in vitro präzipitierend und die Reaktionen waren einerseits spezifisch für die Tierart, von welcher der Samen bzw. die Spermatozoen stammten, und anderseits „samenspezifisch", indem mit anderen Proteinen der Tierarten, von welchen der Samen herrührte, negative Resultate erzielt wurden. Eine Ausnahme bestand nur insoferne, als die Samen-Antisera auch mit dem homologen Blutserum Niederschläge gaben; durch selektive Absättigung mit dem 200fach verdünnten Eigenserum konnten jedoch diese „Serumpräzipitine" eliminiert werden, ohne die für Samen (Spermatozoen) spezifische Komponente der Antisera zu entfernen. H. Pfeiffer (1905) verwendete als Immunisierungsantigen getrocknete und gepulverte, in NaCl-Lösung aufgeschwemmte Spermatozoen von Stieren; seine Antisera zeigten im Präzipitinversuch die nämlichen Eigenschaften, wie sie später von den amerikanischen Autoren festgestellt wurden, und konnten ebenfalls durch selektive Adsorption mit Rinderserum und verschiedenen Extrakten aus Rinderorganen von den gelegentlich vorhandenen störenden Nebenpräzipitinen befreit werden, so daß eine reine Spezifität für Stier-Spermatozoen resultierte. Die serologische Artspezifität der Spermatozoen wurde von S. Mudd und E. B. H. Mudd (1929) und auf Grund ausgedehnterer Untersuchungen von W. Henle (1938) bestätigt. *Sie war nicht schwächer ausgeprägt als die Artspezifität der Blutsera von Säugetieren, aber auch nicht stärker.* Die Spermatozoen von Stieren, Widdern und Rehböcken oder von Ratten und Mäusen gaben ausgeprägte Verwandtschaftsreaktionen (Henle). In einigen Fällen konnten auch gekreuzte Reaktionen zwischen den Spermatozoen von nicht verwandten Arten festgestellt werden, besonders regelmäßig zwischen den menschlichen und den Stierspermatozoen; solche übergreifende Reaktionen zeigen jedoch auch die Blutsera, namentlich dann, wenn die Präzipitine durch allzu intensive Immunisierung gewonnen werden.

Daß die Artspezifität der Spermatozoen nicht schärfer zum Ausdruck kommt als jene der Serumproteine (oder der Erythrocyten), könnte befremden, da es sich hier nicht um beliebige Organzellen, sondern um *Gameten* handelt, von welchen die Entwicklung und Verschiedenheit der Arten bestimmt wird. Wahrscheinlich ist dieser Widerspruch so zu erklären, daß die artspezifischen Differenzen der Proteinstruktur bei der Antikörperbildung nur unvollkommen erfaßt werden, so daß feinere Abstufungen vom Antikörper überhaupt nicht widergespiegelt werden. Dafür spricht ja auch, daß sich die Artspezifität der Antikörper im Laufe fortgesetzter Immunisierung verwischen kann, so daß schließlich eine allgemeine „Säugetierspezifität" in Erscheinung tritt. Dagegen entspricht es durchaus der biologischen Erwartung, daß sich weibliche Kaninchen oder weibliche weiße Ratten mit artgleichen Spermatozoen immunisieren lassen (HENLE); der weibliche Organismus empfindet die männlichen Gameten als „körperfremd" und beantwortet ihre parenterale Zufuhr mit Antikörperbildung.

Sowohl H. PFEIFFER wie HEKTOËN und MANLY, MUDD, W. HENLE experimentierten sowohl mit Spermatozoen von Säugetierarten, in deren Organismus das FORSSMANsche Antigen fehlt (Rind, Schwein, Ratte), als auch von Spezies, in welchen es nachgewiesen wurde, wie in den Organen der Maus, in den Organen und im Blutserum des Pferdes oder in den Erythrocyten der Menschen, sofern sie den Blutgruppen A oder AB angehören. Die Serumreaktionen mit den Spermatozoen von Tieren, in deren Organismus keine heterogenetischen Antigene vorhanden, bzw. nachweisbar sind, geben uns die Gewähr, daß die Resultate nicht durch diese Antigene bedingt, ja nicht einmal beeinflußt sein konnten, was auch aus dem artspezifischen Charakter der Reaktionen klar hervorgeht, da die heterogenetischen Antigene definitionsgemäß von der Artzugehörigkeit der Organismen, in denen sie vorkommen, in keiner Weise abhängen[1].

Die Spermatozoen des Menschen enthalten dieselben Isoagglutinogene A oder B wie die Erythrocyten [M. DERVIEUX (1921), PH. O. SÜSSMANN (1925), K. YAMAKAMI (1926), K. LANDSTEINER und PH. LEVINE (1926)]. Wenn man daher ein Kaninchen mit den Spermatozoen eines Mannes der Blutgruppe A immunisiert, würde das produzierte Immunserum diese Spermatozoen agglutinieren und an der Reaktion müßte sich die A-Substanz beteiligen; gleiches gilt für Spermatozoen der Gruppe B, bzw. AB. Nun sind die Isoagglutinogene Kohlehydrate (Polysaccharide), und die A-Substanz steht dem FORSSMANschen Antigen, wenn sie mit ihm vermutlich auch nicht ganz identisch ist, doch sehr nahe; die artspezifischen Spermatozoen-Antigene sind dagegen, wie man mit Sicherheit annehmen darf, Proteine, so daß sich für diese Zellen eine ähnliche Zusammensetzung des chemischen Antigenbestandes ergibt wie für gruppenspezifische menschliche Erythrocyten. Will man die Reaktionen der Isoagglutinogene ausschalten, so müßte man ein mit A-Spermatozoen erzeugtes Immunserum mit A-Erythrocyten erschöpfen, so daß nur jene Antikörper übrig bleiben, welche auf alle menschlichen Spermatozoen ohne Rücksicht auf die Blutgruppe der Individuen, von welchen sie stammen, wirken. W. HENLE (1938) ging bei seinen Untersuchungen über die Spezifität der Spermatozoen so vor, daß er nur Spermatozoen von Männern der Blutgruppe O verwendete; dies sowie die Wahl von Rinder-, Reh- und Ratten-Spermatozoen gestatteten ihm, die Ergebnisse

---

[1]) Die Daten über Vorkommen und Fehlen des FORSSMANschen Antigens hat J. FORSSMAN (1930, S. 475) in einer Tabelle zusammengestellt.

der gekreuzten Reaktionen zwischen Spermatozoen verschiedener Arten vom Einfluß der Isoagglutinogene a priori freizuhalten.

Der Nachweis von Isoagglutinogenen in menschlichen Spermatozoen war ein erster, wenn auch nur auf einen Spezialfall beschränkter Versuch, die von vorneherein wahrscheinliche Vielfalt der Spermatozoen-Antigene in Einheiten zu zerlegen. In anderer Richtung waren die Experimente von W. HENLE, G. HENLE und L. A. CHAMBERS (1938) orientiert.

Diese Autoren exponierten Spermatozoen-Aufschwemmungen in einem von CHAMBERS und FLOSDORF (1936) angegebenen Oscillator intensiven Ultraschall-Vibrationen, wodurch eine Loslösung der Köpfe von den Schwänzen, also eine mechanische Fraktionierung in die zwei mikroskopisch sichtbaren Bestandteile dieser Zellen bewirkt wurde. Die Methodik erforderte große Mengen von Spermatozoen, weshalb hauptsächlich das Material von Stieren verwendet wurde; Spermatozoen anderer Tierarten dienten für gewisse Kontroll- und Vergleichsversuche. Mit Hilfe der Komplementbindungsreaktion und der Absorptionstechnik konnte festgestellt werden, 1. daß in den Köpfen und in den Schwänzen von Spermatozoen besondere („kopf-spezifische" und „schwanzspezifische") Antigene vorhanden sind, zwei in den Köpfen und eines in den Schwänzen; 2. daß eines von den Kopfantigenen in den nativen Spermatozoen nicht wirksam ist, sondern erst, wenn die Spermatozoen mechanisch (durch Ultraschall) aufgeschlossen werden. Antikörper gegen dieses Antigen werden daher nur produziert, wenn man mit beschallten Spermatozoen oder mit beschallten Köpfen immunisiert, aber nicht, wenn man die Serumspender mit intakten Spermatozoen behandelt. Eine interessante Beobachtung, weil sie lehrt, daß sich unversehrte Zellen als Immunisierungsantigene anders verhalten können, als Teile derselben, auch wenn sie nur durch mechanische Fraktionierung entstehen; 3. daß außerdem ein gemeinsames artspezifisches und thermostabiles Antigen nachweisbar ist, welches sowohl in den Köpfen wie in den Schwänzen lokalisiert ist; 4. Die Antisera gegen Spermatozoen wirken auf diese Zellen agglutinierend; führt man die Agglutination auf dem Objektträger aus, so erhält man je nach den Reaktionsbedingungen verschiedene und charakteristische Bilder. Absorbiert man z. B. ein Immunserum gegen Stierspermatozoen mit den homologen Köpfen, so bleiben nur die Antikörper gegen die Schwanzantigene übrig; und wenn man nun ein so vorbehandeltes Serum mit Spermatozoen vermengt, werden sofort die Enden der Schwänze aneinander gekettet, während alle Köpfe im agglutinierten Klumpen nach außen gerichtet sind und untereinander nicht verkleben. Absorbiert man das Antiserum umgekehrt mit Schwänzen, so verklumpen im Agglutinat die Köpfe der Spermatozoen, während die Schwänze frei bleiben und sich kräftig weiterbewegen. Durch diese zwei Agglutinationstypen kann somit die Existenz „kopf- und schwanzspezifischer" Antigene optisch nachgewiesen werden, ähnlich wie dies A. Pijper (1938) im Falle der Differenzierung der O- und H-Agglutination des B. typhi gelungen ist. 5. Wenn man die Reaktionen der Köpfe und der Schwänze der Spermatozoen verschiedener Spezies mit homologen und heterologen Antisera prüft, findet man, daß in den Reaktionen der Schwänze der artspezifische Charakter dominiert, während das, wenn die Köpfe als Prüfungsantigene verwendet werden, nicht der Fall ist. In Anbetracht der biologischen Funktion des Spermatozoenkopfes erscheint dieses Resultat überraschend. Henle und seine Mitarbeiter heben aber hervor, daß auch in den Kopfreaktionen der homologe Titer immer höher ist als der heterologe, und daß man die heterologen Reaktionen ganz ausschalten kann, wenn man die Suspensionen der Köpfe 20 Minuten auf 100^0 C erwärmt. Die Köpfe enthalten also ein artspezifisches, thermostabiles Antigen, dessen immunologische Auswirkung durch die Anwesenheit thermolabiler Stoffe, auf welchen die heterologen Reaktionen beruhen, nur maskiert wird.

Die Spermatozoen sind Zellen, welche mit Bewegungsorganellen (den schlagenden Schwänzen) ausgestattet sind, um den Weg zu den Eizellen zurückzulegen und das Eindringen in diese zu ermöglichen. Daß, wie Henle und seine Mitarbeiter gezeigt haben, in den Schwänzen zum Teil andere Antigene vorhanden sind wie in den Köpfen, entspricht, wie schon oben angedeutet wurde, der Verschiedenheit des H-Antigens vom somatischen O-Antigen in den begeißelten Typhusbacillen. Die Spermatozoen enthalten aber bei den getrenntgeschlechtigen Organismen auch die Hälfte der Erbsubstanz und in ihren Chromosomen sind Anlagen (Gene) für die rassebedingten Merkmale des Phaenotypus lokalisiert. Darüber geben die Untersuchungen von Henle keine Auskunft. Man erfährt wohl, daß in den Köpfen, welche von diesem Standpunkt aus in Betracht kommen, zwei Antigene nachzuweisen sind, welche sich in den Schwänzen nicht finden; aber es ist selbstverständlich ganz unmöglich, zwischen diesem serologischen Tatbestand und den Entwicklungsmöglichkeiten eines Gameten irgendeinen substantiellen Zusammenhang zu konstruieren. In dieses nicht erschlossene Gebiet wurde von S. G. Levit, S. G. Ginsburg, V. S. Kalinin und R. G. Feinberg (1936) ein Vorstoß unternommen. Im diploiden Chromosomensatz der Zellen von Drosophila melanogaster ist ein Chromosomenpaar mikroskopisch zu sehen, welches aus zwei Geschlechtschromosomen besteht, beim Weibchen aus zwei X-Chromosomen, beim Männchen aus einem X-Chromosom und einem Y-Chromosom. Das weibliche X-Chromosom und das dominante, das männliche Geschlecht bestimmende Y-Chromosom sind voneinander durch ihre Gestalt verschieden. Die genannten Autoren immunisierten nun zwei Gruppen von Kaninchen, die eine mit einem Extrakte aus zerriebenen Männchen, die andere mit einem Extrakt aus weiblichen Fliegen. Beide Antiserumarten wurden der Absorption mit einem Brei aus Fliegen des entgegengesetzten Geschlechtes unterworfen und die absorbierten Antisera darauf geprüft, ob sie mit einem Brei aus männlichen oder mit einem Brei aus weiblichen Fliegen Komplement zu binden vermögen. Es ergaben sich somit vier Kombinationen:

1. Antiserum gegen ♂♂, absorb. mit ♀♀; Reaktion mit ♂♂
2. „   ,   ;   „   „ ♀♀
3. „   „ ♀♀, „   „ ♂♂; „   „ ♂♂
4. „   ,   ; „   „ ♀♀

Im Sinne der Fragestellung war zu erwarten, daß sich zwischen den Kombinationen 3 und 4 keine Unterschiede ergeben würden, da die Absorption eines gegen X gerichteten Antiserums mit $X + Y$ nur eine Reduktion des Anti-X zur Folge haben würde. Die Differenz sollte sich in den Kombinationen 1 und 2 zeigen; die Absorption eines Antiserums, welches Anti-X und Anti-Y enthält, mit X müßte die Reaktion mit Y intakt lassen, die Reaktion mit X auslöschen oder stark reduzieren. Die Resultate entsprachen, soweit die Kombinationen 2, 3 und 4 in Betracht kamen, der Erwartung; in dem mit 1 bezeichneten Falle waren die hochpositiven und mittelstarken Reaktionen zwar im Gegensatz zur Kombination 2, wo sie fast durchwegs fehlten, vorherrschend, aber es wurde ein gewisser Prozentsatz von schwachen Reaktionen festgestellt, welche keinen eindeutigen Schluß erlaubten. Es bestand ferner die Möglichkeit, daß die Resultate der Kombination 1 nicht auf Antikörpern gegen das Y-Chromosom, sondern auf Antikörpern gegen das Plasma männlicher Zellen zurückzuführen waren. Um dies zu entscheiden, wurde das durch Immunisierung mit männlichen Fliegen gewonnene Antiserum mit dem Brei aus Weibchen vom Typus XX und außerdem mit dem Brei aus Weibchen einer anderen Drosophilarasse vom Typus XXY absorbiert; die Reaktionen des so präparierten Antiserums mit männlichem oder weiblichem Antigen lieferten fast identische (negative oder schwach positive) Ergebnisse. Dies ist die ausführliche Wiedergabe der zitierten vorläufigen Mitteilung. Eine zweite Publikation über dieses Thema scheint nicht erfolgt zu sein, so daß vorderhand die Problemstellung interessanter ist als das Resultat des Versuches, Erbsubstanzen immunologisch zu erfassen.

Die cytotoxischen Wirkungen organspezifischer Antisera.

Die durch Immunisierung mit Erythrocyten, Leukocyten, Spermatozoen, Protozoen, Bakterien gewonnenen Antisera wirken in vitro schädigend auf die zur Immunisierung verwendeten Zellen ein. Der cytotoxische Effekt kann bei beweglichen Zellen (Spermatozoen, Protozoen, begeißelten Bakterien) in einer vorübergehenden oder dauernden Lähmung, in einer Verhinderung der Teilungsvorgänge zum Ausdruck kommen, bei unbeweglichen in einer Verklumpung (Agglutination) bestehen, wie bei den Erythrocyten oder den unbegeißelten Bakterien und in beiden Fällen, sei es ohne, sei es mit Unterstützung des Komplementes, zum irreversiblen Stillstand sämtlicher Funktionen, zum Zelltod führen, der in manchen Fällen (Erythrocyten, Choleravibrionen, Protisten) sehr sinnfällig als Auflösung der Zelle (Lyse) in Erscheinung tritt [vgl. R. DOERR (1947b, S. 23 bis 34)]. Das muß selbstverständlich auch für Zellen gelten, welche Gewebsverbänden oder Organen angehören, wie z. B. Nierenepithelien, Leberzellen, Herzmuskelfasern; doch ist es hier schwer oder unmöglich, die Zellen in lebendem, bzw. funktionsfähigem Zustand zu isolieren und einen Indikator für die durch ein Antiserum bewirkte Zellschädigung ausfindig zu machen. Es bieten sich im Prinzip nur zwei Wege, um diese Schwierigkeiten zu meistern:

a) Man kann die Zellen in vitro züchten und beobachten, welche Vorgänge im lebenden und wachsenden Explantat nach Zusatz eines Antiserums auftreten. Solche Versuche wurden von S. HADDA und F. ROSENTHAL (1913), W. J. WALTON (1915) und B. SIGURSSON (1942) mit positivem Ergebnis ausgeführt. Bemerkenswert sind die Experimente von SIGURSSON wegen des eigenartigen Indikators der cytotoxischen Wirkung. Wenn man nämlich zwei kleine Herzfragmente (0,5 mm Durchmesser) von 8 bis 10 Tage alten Hühnerembryonen mit einem geeigneten Nährmedium in Kontakt bringt und wachsen läßt, so beginnen sie nach 12 Stunden miteinander zu verschmelzen und bilden schließlich ein Ganzes; setzt man das Serum eines mit Herzfragmenten immunisierten Kaninchens in ausreichender Konzentration zu, so wird das Zusammenwachsen verhindert. Normales Kaninchenserum war unwirksam, und da das mit embryonalem Hühnerherz gewonnene Antiserum die Verschmelzung der Herzfragmente in erheblich geringeren Konzentrationen verhinderte, als für die Hemmung des Wachstumes in anderen Gewebskulturen erforderlich war [B. SIGURSSON (1940)], wurde angenommen, daß es sich um eine organspezifische Wirkung handle, und daß sich die Methode der Verschmelzungshemmung von wachsenden Herzfragmenten eignet, um Antikörper dieser Art qualitativ und quantitativ (durch Bestimmung der hemmenden Grenzkonzentration) nachzuweisen. Die Organe des Huhnes, speziell auch die Herzmuskulatur, enthalten jedoch, wie R. DOERR und R. PICK (1913) gezeigt haben, reichlich das FORSSMANsche Antigen, und das von SIGURSSON verwendete Serum gegen Hühnerherz konnte daher dem FORSSMANschen Antikörper, der nichts weniger als organspezifisch ist, seine wachstumshemmende Eigenschaft verdanken; möglicherweise hätten Antisera gegen Pferdeniere oder Hammelblutkörperchen dieselbe Wirkung gehabt. Die Anwesenheit von heterogenetischem Antigen und dem zugehörigen Antikörper muß eben in Experimenten über organspezifische Cytotoxine ausgeschlossen werden; darauf wird noch an anderer Stelle hingewiesen werden (s. S. 241).

b) Die eben kurz erwähnten Methoden der Untersuchung cytotoxischer Antikörper in wachsenden Gewebekulturen haben sich nicht zu ausgedehnterer Anwendung fortentwickelt; die Technik ist umständlich, die Intervention anderer wachstumshemmender Faktoren läßt sich schwer ausschließen, und was man beobachten will, beschränkt sich ja nicht auf Wachstumshemmung oder Wachstumsstillstand, auf Absterben oder Auflösung der Zellen der Explantate. Überdies werden die Zellen oder Gewebsfragmente bei der Explantation aus ihrem natürlichen Zusammenhang herausgerissen und in direkten Kontakt mit den cytotoxischen Antisera gebracht. Was auf diese Weise festgestellt werden kann, geht kaum über die allgemeine Aussage hinaus, *daß* Antikörper auf Zellen (Gewebe) schädigend einwirken können und ist nicht geeignet, Aufschlüsse über den Einfluß solcher Antikörper auf die pathologische Physiologie der Gewebe im Verbande des Organismus zu liefern.

Man hat daher, bevor man auf die Explantatmethoden verfiel, Versuchstieren Antisera, in welchen man cytotoxische Antikörper vermutete oder durch serologische Vitro-Reaktionen nachgewiesen hatte, parenteral injiziert. Erfolgt die Injektion in ein Gewebsparenchym z. B. in die Haut oder in das Unterhautzellgewebe, so wird der zugeführte Antikörper, wenn er am Injektionsort auf antigenhaltige Zellen stößt, lokal gebunden, und da er in hoher Konzentration zur Auswirkung gelangt, *entwickelt sich in kurzer Zeit ein akut entzündlicher Prozeß, der sich bis zur örtlichen Gewebsnekrose steigern kann.* Makroskopisch und histologisch wie auch hinsichtlich der Geschwindigkeit des Reaktionsablaufes gleicht der Vorgang der lokalen Anaphylaxie, von welcher er insoferne abweicht, als das Antigen bodenständig ist und der Antikörper von außen zugeleitet wird, während bei der lokalen Anaphylaxie der Antikörper bereits im Organismus vorhanden ist und mit dem injizierten Antigen abreagiert. Wird der injizierte Antikörper am Orte seiner Deponierung nicht oder nur in geringem Ausmaße fixiert, so gelangt er durch Resorption in die Blutbahn und die Folgen werden sich dann im allgemeinen ähnlich gestalten müssen wie nach einer intravenösen Einspritzung eines cytotoxischen Immunserums; nur wird durch direkte Einbringung in den Kreislauf im strömenden Blute plötzlich eine hohe Konzentration hergestellt, während resorbiertes Antiserum allmählich in kleinen Teilquanten (in „refracta dosi") in das Blut übertritt. Da der cytotoxische Effekt von der Konzentration des Antikörpers am Erfüllungsort des pathologischen Geschehens abhängig sein muß und da man die Konzentration im Blute bestimmen und abstufen kann, wenn man intravenös injiziert, hat man dieser Methode den Vorzug gegeben.

Was sich nach einer intravenösen Injektion eines cytotoxischen Immunserums ereignen kann, muß durch die Alternative bestimmt werden, ob sämtliche Zellen des injizierten Tieres das Antigen enthalten, welches mit dem injizierten Antikörper reagieren kann, oder nur eine einzige Zellart. Es ist klar, daß diese Fassung nur zwei Extreme berücksichtigt; es ist aber von vornherein wahrscheinlich, daß ein Immunserum zwar nicht nur auf eine einzige, wohl aber auf einige wenige Zellarten wirken kann, sei es, daß sie identische oder verwandte Antigene enthalten. Auch mit dieser Einschränkung läuft der Gegensatz darauf hinaus, ob man durch Injektion der Antisera Allgemeinwirkungen oder Läsionen bestimmter Organe erzielen will.

Der zweite Fall soll zuerst behandelt werden, da in seiner experimentellen Durcharbeitung die Lösung von praktisch und theoretisch wichtigen Fragen beschlossen schien und er dadurch zum bevorzugten Forschungsobjekt wurde. Kann man bestimmte Zellarten unter Belassung in ihren natürlichen Verhältnissen isoliert angreifen, so wäre damit die Möglichkeit eröffnet, ihre Funktionen zu untersuchen, oder sie, falls dies erwünscht erscheint, zu vernichten, ohne den Organismus in Mitleidenschaft zu ziehen (Sterilisierung durch spermotoxische Antisera, Zerstörung von Neubildungen). Leider war die Ausbeute aus den vielen Arbeiten auf diesem Gebiete geradezu minimal.

Was sich, wenn auch nicht unangefochten, bis auf die Gegenwart behauptet hat, sind eigentlich nur die *nephrotoxischen Antisera*, bzw. der Nachweis der Organspezifität der Nierenzellen. Einen sicheren Boden schufen hier die Experimente von M. MASUGI (1933 a, b)[1], welcher durch Immunisierung von Enten mit wässerigen Suspensionen zerriebener Kaninchennieren Antisera gewann, welche, wenn sie Kaninchen intravenös injiziert wurden, Veränderungen der Nieren erzeugten, die einer „Glome-

---

[1] M. MASUGI und Y. SATO (1934) veröffentlichten kurz nach diesen beiden Publikationen eine Arbeit, in welcher sie die Ansicht vertraten, daß *jede beliebige „in vivo" ablaufende Antigen-Antikörper-Reaktion eine Nephritis hervorzurufen vermag.* Sie immunisierten nämlich Kaninchen mit artfremdem Serum und reinjizierten ihnen schockauslösende Dosen des gleichen Serums intravenös; bei den überlebenden Tieren entwickelte sich eine Glomerulonephritis, die natürlich nicht darauf zurückgeführt werden konnte, daß ein organspezifischer Antikörper die Nierenzellen des reagierenden Tieres elektiv geschädigt hatte. In weiterer Folge wäre dadurch die Deutung der Wirksamkeit aller immunisatorisch erzeugten, „nephrotoxischen" Antisera in Frage gestellt. Den Sachverhalt, auf den sich MASUGI und SATO stützten, bestätigten J. E. SMADEL (1936) sowie J. E. SMADEL und SWIFT (1937) insoferne, als sie bei Ratten, denen sie ein Präzipitin gegen Rattenserum intravenös injizierten, ebenfalls pathologische Veränderungen in den Nieren konstatierten. Histologisch waren aber diese Läsionen von den durch nierenspezifische Antisera erzeugten Glomerulonephritiden so verschieden, daß für *diese* Fälle das Prinzip der organspezifischen cytotoxischen Wirkung nach der Ansicht von SWIFT und SMADEL (1937) aufrecht zu erhalten ist.

rulonephritis“ entsprachen. Diese Ergebnisse wurden von R. HEMPRICH
(1935), W. E. EHRICH, R. E. WOLF und G. M. BARTOL (1938), A. WEISS
(1935), A. M. BUCHHOLZ (1940), H. F. SWIFT und J. E. SMADEL (1937),
G. H. BAILEY und S. RAFFEL (1941), H. BLOCH (1941) bestätigt.

M. MASUGI immunisierte Enten mit Kaninchenniere. Da die Kaninchenniere frei von FORSSMANschem Antigen ist, war eine Reaktion
dieses Antigens mit seinem Antikörper als Ursache der nephrotoxischen
Wirkung selbstverständlich ausgeschlossen. H. BLOCH immunisierte jedoch Enten nicht nur mit Kaninchenniere, sondern auch mit Meerschweinchenniere und bekam ein Antiserum, welches intravenös injiziert beim
Meerschweinchen dieselben pathologischen Veränderungen hervorrief, wie
das Antiserum gegen Kaninchenniere beim Kaninchen. Die Meerschweinchenniere ist aber reich an F-Antigen und die Ente gehört in die „Kaninchengruppe“ und ist daher ebenso wie das Kaninchen imstande, auf
die parenterale Zufuhr dieses Antigens mit der Produktion des heterogenetischen Antikörpers zu antworten. An der nephrotoxischen Wirksamkeit eines von der Ente stammenden Immunserums gegen Meerschweinchenniere könnte daher der FORSSMANsche Antikörper beteiligt
sein. BLOCH lehnte indes diese Möglichkeit ab, weil der pathologische
Effekt identisch ist, gleichgültig ob man durch die Versuchsanordnung
eine heterogenetische Antigen-Antikörper-Reaktion ausschließt oder nicht.

Die Sera, welche H. BLOCH durch Immunisierung von Enten mit
Kaninchen-, Meerschweinchen- und Schweinenieren herstellte, gaben in
vitro so gut wie ausschließlich nur mit den homologen Nierenextrakten
Präzipitinreaktionen. Wohl aber reagierten alle Antinierensera mit homologen Leberextrakten, was mit den Beobachtungen von MASUGI und
anderen Autoren übereinzustimmen scheint, daß sich die pathologische
Auswirkung der Antinierensera nicht streng auf die Nieren beschränkte,
sondern auch in der Leber nachweisbar war.

C. F. KAY (1940) bestritt die Deutung der Versuche von MASUGI
und seinen Nachfolgern. Er stellte fest, daß man die Entstehung der
Nierenläsionen beim Kaninchen völlig verhindern kann, wenn man die
Tiere vor der Injektion der nephrotoxischen Entensera X-Strahlen ex-
poniert, und daß sich umgekehrt die Nephritis beschleunigen läßt, wenn
man die Tiere mit normalem Entenserum vorbehandelt. Nach der Ansicht
von KAY spricht gegen eine cytotoxische Antikörper-Antigen-Reaktion
auch die Länge der Inkubationsperiode, welche zwischen der Injektion
des nephrotoxischen Entenserums und dem Beginn der Glomerulonephritis
verstreicht; betrachtet man die Albuminurie als klinischen Indikator
der einsetzenden Nierenaffektion, so verfließen 5 bis 8 Tage, bevor der
Zustand manifest wird, während man nach einer Einwirkung cytotoxischer Antikörper eine sofortige Wirkung erwarten würde. Es ist zuzu-
geben, daß dieser Einwand nicht einfach beiseite geschoben werden darf,

sondern daß die Ursache der Latenz aufgeklärt werden sollte. KAY [s. auch KAY, LUCCHESI und RUTHERFORD] hat aber weder für die Latenz noch für die Pathogenese der Glomerulonephritis eine befriedigende Erklärung gegeben, sondern sich damit begnügt, auf experimentelle Erfahrungen hinzuweisen, welche mit der Annahme der Schädigung des Nierengewebes durch einen organspezifischen Antikörper auf den ersten Blick nicht übereinstimmen. Für diese Annahme spricht aber jedenfalls die schon 1928 von MASUGI mitgeteilte Tatsache, daß die hepato- oder nephrotoxische Wirkung der Antisera gegen Rattenleber oder Rattenniere beseitigt werden kann, wenn man sie mit Emulsionen dieser Organe absättigt, während die Absättigung mit anderen Organen die cytotoxischen Effekte nicht beeinflußt. Ferner konnte gezeigt werden, daß die Nierenschädigung, welche bei Ratten nach intravenöser Injektion eines Anti-Rattennieren-Serums (vom Kaninchen) eintritt, ausbleibt, wenn man unmittelbar vorher den Extrakt aus (blutfrei gespülten) Rattennieren intravenös einspritzt und so den gegen Rattenniere gerichteten Antikörper in vivo abfängt, bevor er mit den Nierenzellen des Versuchstieres in Reaktion treten kann; die Vorschaltung einer intravenösen Injektion von Rattenleber-Extrakt hat dagegen keine präventive Wirkung [H. F. SWIFT und J. E. SMADEL (1937)]. Zu diesem Experiment ist zu bemerken, daß die Ratte nach J. FORSSMAN zu den Tieren gehört, in welchen das heterogenetische Antigen nicht vorkommt (s. S. 247); auch fällt es auf, daß die Verwandtschaftsreaktion zwischen Niere und homologer Leber bei der Ratte nicht vorhanden zu sein scheint (s. S. 238).

Kaum mehr erwähnt wird in der neueren Literatur eine beachtenswerte Arbeit von G. JOANNOVICS (1909). JOANNOVICS immunisierte Kaninchen *mehr als zwei Jahre* durch intraperitoneale Injektionen einer Suspension aus Katzenleber. Die Katzen wurden entblutet und die entnommene Leber von der vena portae aus mit physiologischer NaCl-Lösung möglichst blutfrei gespült, sodann fein geschabt, die gröberen Bindegewebsbündel entfernt, der so gewonnene Leberbrei in NaCl-Lösung aufgeschwemmt und durch eine Organpresse getrieben; die zuerst abfließenden, noch leicht blutig gefärbten Portionen wurden verworfen und die späteren gelbbraun gefärbten zur Injektion der Kaninchen verwendet. Die Kaninchen wurden nach der 2 ½ jährigen Behandlung aus der Carotis entblutet und das abgeschiedene Serum in Dosen bis zu 5 bis 10 ccm Katzen intravenös injiziert. In einigen Versuchen gingen die Katzen während der Injektion des Antiserums ein; drei Tiere überstanden aber den Eingriff und *verhielten sich schon kurz darauf und auch noch längere Zeit nachher wie vollkommen gesunde Katzen.* Zwei bis vier Monate *nach der einmaligen Injektion des Antiserums* gingen diese Tiere spontan ein. Die Sektion ergab eine intensive und ausgedehnte Schädigung der Leber. Die Leberzellen zeigten fettige Entartung und umfangreiche Zer-

störung, welche stellenweise zum Schwund ganzer Leberlappen geführt
hatte, Ersatz des geschwundenen Parenchyms durch ein zellreiches
Bindegewebe, in welchen gewucherte Gallengänge und abgeschnürte
Leberacini zu sehen waren, sowie kompensatorische Hypertrophie der
vom Untergang verschonten Leberanteile. Die Milz war kaum verändert
und ließ die Anhäufungen von Pigment vermissen, die bei umfangreichen
Blutzerstörungen vorhanden sind. *„Die übrigen Organe waren normal"*
(l. c., S. 230).

Es ist bemerkenswert, daß sich trotz dieser Resultate kein Autor der
Folgezeit streng an die Versuchsbedingungen von JOANNOVICS gehalten
hat; wahrscheinlich stand die 2½ jährige Immunisierung mit der herrschenden Tendenz, rasch zu publizierbaren Mitteilungen zu kommen, im
Konflikt. Man muß sich daher an die Angaben von JOANNOVICS halten
und untersuchen, wie sie sich jetzt in die seither erzielten Fortschritte
der Immunitätsforschung einordnen lassen. Das kann in folgender Weise
geschehen:

a) Die Organe der Katze enthalten reichlich das FORSSMANsche
Antigen [J. FORSSMAN und WIDEN (1931), R. DOERR und R. PICK (1913)],
und das Kaninchen ist erfahrungsgemäß in besonderem Maße befähigt,
den Antikörper gegen dieses Antigen zu bilden. Es ist daher möglich,
daß die beobachteten Veränderungen der Leber durch die Einwirkung
dieses Antikörpers auf das FORSSMANsche Antigen in den Leberzellen
der Katze verursacht waren. Diese Annahme ist indes unwahrscheinlich,
weil sie mit der Tatsache in Widerspruch steht, daß das FORSSMANsche
Antigen in allen Organen der Katzen nachweisbar ist, während sich die
organschädigende Wirkung des Antiserums strenge auf die Leber beschränkte. Entscheidend wären allerdings nur Kontrollversuche, ob jedes
FORSSMANsche Antiserum, auch wenn es durch Immunisierung mit
Pferdeniere, Meerschweinchenniere etc. gewonnen wird, die von JOANNO-
VICS beschriebenen Lebererkrankungen der Katze hervorzurufen vermag
oder nicht. Einstweilen muß man sich damit begnügen, daß Antisera
gegen Organe von Kaninchen oder Ratten, welche das FORSSMANsche
Antigen *nicht* enthalten, ebenfalls organspezifische Läsionen erzeugen
(s. S. 238 f.).

b) Da man bei der Herstellung der Leberzellsuspensionen geringe
Beimengungen von Katzenerythrocyten nicht ganz vermeiden kann, wäre
auch, namentlich in Anbetracht der langen Immunisierungsdauer, zu
erwägen, ob es sich nicht um die Wirkung intravenös injizierter Hämolysine gehandelt haben könnte. Die Katzen zeigten jedoch keines der Symptome, welche durch die Injektion von Hämolysinen ausgelöst werden
(Hämoglobinämie, Hämoglobinurie, hämolytischen Ikterus, schweren
Schock), sondern waren bald nach der Einspritzung des Anti-Leber-
Serums anscheinend gesund.

c) Auf S. 238 wurde betont, daß die durch nephrotoxische Antisera auslösbare Glomerulonephritis nicht sofort, sondern nach längerer Inkubation einsetzt und dann fortschreitet, nachdem das Antiserum bzw. der in demselben vorhandene Antikörper aus der Blutbahn längst (durch Bindung an das Antigen und wegen seiner Eigenschaft als artfremdes Eiweiß) eliminiert sein muß. Genau so verhielten sich die Dinge bei der durch das „Hepatotoxin" von Joannovics induzierten Lebererkrankung. Es hat demnach den Anschein, daß die Zellen der getroffenen Organe, wenn durch ihre Kapillaren ein spezifischer Antikörper rollt, nicht sofort zugrunde gehen und aufgelöst werden, sondern eine pathologische Veränderung ihrer Funktionen erleiden, welche zu einem langsam verlaufenden degenerativen Prozeß führt; vermutlich wird die Wirkung des Antikörpers abgeschwächt, weil sich zwischen denselben und die Organzellen die Kapillarwände einschalten.

d) Die Beobachtung von Joannovics, daß nicht das ganze Leberparenchym in gleichem Grade erkrankt, sondern daß man neben Bezirken schwerster Schädigung auch umfangreiche Anteile findet, welche gut erhalten, ja sogar kompensatorisch hypertrophiert sind, ist darauf zurückzuführen, daß das intravenös injizierte Serum, welches die Leber nur durch die Arteria hepatica und die Vena portae erreichen kann, die Leberkapillaren in sehr verschiedener Konzentration durchströmt und daß der cytotoxische Effekt eben von dieser Konzentration abhängt. Das Konzentrationsniveau des Antiserums muß schon im allgemeinen Kreislauf nach seiner Zufuhr rasch absinken. Was die verschiedenen Leberbezirke erreicht, wird durch die Art der Zuleitung ungleichmäßig beeinflußt; auch stehen bekanntlich nicht alle Leberkapillaren zur selben Zeit offen und der Antikörper muß während der Passage durch die Leber reduziert werden.

In den voranstehenden Ausführungen spielte die Frage wiederholt eine Rolle, ob und in welchem Ausmaße sich heterogenetische Antikörper und ihre Antigene an den Wirkungen organspezifischer cytotoxischer Sera beteiligen können. Die Frage wurde verneinend beantwortet, hauptsächlich aus dem Grunde, weil diese Wirkungen in quantitativ und qualitativ identischer Art auch in Versuchsanordnungen zustande kommen, in welchen die Intervention heterogenetischer Reaktionen nachweisbar ausgeschlossen ist. Wenn wir aber in diesen Fällen die beobachteten Läsionen der Organe (Niere, Leber, Gehirn) auf Antigen-Antikörper-Reaktionen im Körper der lebenden Versuchstiere zurückführen, müssen wir zugeben, daß dieser Mechanismus auch dann wirksam sein muß, wenn das Antigen nicht an *bestimmten* Organzellen, sondern in *allen* Organen eines Tieres existiert, wenn es also *nicht* organspezifisch ist, wie das für das Forssmansche Antigen zutrifft. Zu erwarten wäre dann, daß die Injektion eines Antiserums, also des paradigmatischen Forssmanschen Antikörpers auf alle Organe pathogen wirkt. In Anbetracht der großen Verschiedenheit der Zellen und ihrer Funktionen ist allerdings vorauszusehen, daß sie sich in mannigfaltiger Weise an den Auswirkungen eines cytotoxischen Serums, das in *jedem* Gewebe einen Angriffspunkt findet, beteiligen können, und daß sogar die Möglichkeit besteht, daß die Wirkung auf eine *bestimmte* Zellart das pathologische Bild beherrscht, speziell wenn man nur die unmittelbaren Geschehnisse und nicht die Spätfolgen berücksichtigt. Was sagt zu diesen Überlegungen das Experiment?

Das Meerschweinchen gehört zu jenen Säugetieren, deren Organe reichlich FORSSMANsches Antigen enthalten; in den Erythrocyten des Meerschweinchens konnte die Substanz nicht mit Sicherheit nachgewiesen werden, wodurch sich die Deutung der experimentellen Ergebnisse vereinfacht. Immunisiert man Kaninchen mit irgendwelchen Zellen, welche das Antigen besitzen (Meerschweinchenniere, Pferdeniere, Hammelblutkörperchen), so erhält man ein Antiserum, welches für das Meerschweinchen „toxisch" ist:

a) *Subkutan* injiziert erzeugt ein solches Antiserum eine nekrotisierende Entzündung [R. DOERR und J. MOLDOVAN (1910)], wozu zu bemerken ist, daß auch das Unterhautzellgewebe des Meerschweinchens nach den Untersuchungen von O. BAIL und A. MARGULIES (1913) reich an F-Antigen ist. Auch intracutane Injektionen wirken entzündungserregend [W. N. REDFERN (1926), W. FREI und S. GRÜNMANDEL (1927)].

b) Eine intraperitoneale Einspritzung ruft eine intensive, fibrinöseitrige Peritonitis hervor, welche FORSSMAN mit der Wirkung einer 2% Silbernitratlösung vergleicht (s. FORSSMAN, 1930, S. 509).

c) Injektionen in das Parenchym eines beliebigen Organs (Lunge, Gehirn) haben ebenso wie subkutane oder intraperitoneale Einspritzungen nur eine örtliche Entzündung, aber *keine Allgemeinerscheinungen* zur Folge. Das kann darauf beruhen, daß der injizierte Antikörper durch das am Depotorte vorhandene Antigen gebunden wird, entweder vollständig oder doch in solchem Ausmaße, daß der zur Resorption gelangende Rest nicht mehr die erforderliche Konzentration hat.

.d) Dagegen gehen die Meerschweinchen akut ein, wenn man ihnen genügende Dosen Antiserum (etwa 0,2 bis 0,5 ccm) in eine Jugularvene einspritzt. Das Antiserum gelangt bei dieser Art der Zufuhr zuerst in den rechten Ventrikel, durchströmt den Lungenkreislauf und kommt schließlich in die Aorta. Durch direkte Injektion in die Aorta kann der akute Exitus ebenso und mit den von der Jugularis aus letalen Dosen bewirkt werden, aber nur, wenn das Antiserum oberhalb der Abgangsstellen der Arteriae bronchiales, aber nicht, wenn es unterhalb derselben in das Lumen der Aorta gelangt. Der Erfüllungsort der tödlichen Wirkung muß somit die Lunge sein, und dies sowie die Überzeugung, daß nur eine Antigen-Antikörper-Reaktion als Ursache in Frage kommen kann, waren der Grund, warum die beobachteten Effekte als eine Variante des aktiv anaphylaktischen Versuches, als *inverse Anaphylaxie* aufgefaßt wurden, bei welcher nicht der Antikörper, sondern das Antigen „zellständig" ist. Im aktiv anaphylaktischen Versuch geht jedoch das Meerschweinchen infolge einer Erstickung ein, welche durch eine krampfhafte Kontraktion der glatten Bronchialmuskulatur bedingt wird, und es kann an isolierten glatten Muskeln sensibilisierter Meerschweinchen (Dünndarmwand, Uterushorn) gezeigt werden, daß sie sich bei der Berührung mit einer Antigenlösung tatsächlich kräftig zusammenziehen; der makroskopische Befund der im Schock verendeten Meerschweinchen (die Lungenblähung) entspricht der spastischen Bronchostenose als alleiniger Todesursache. Ganz anders verhalten sich die Dinge, wenn normale Meerschweinchen infolge einer intravenösen Injektion von FORSSMANschem Antiserum schockartig verenden. Das Tier erstickt zwar ebenfalls, aber nicht infolge eines Bronchospasmus, sondern weil die Lungengefäße plötzlich durchlässig werden, so daß sich die Lungenalveolen und die Lumina der Bronchien mit bluthaltiger Ödemflüssigkeit füllen; bei der Sektion findet man Hämorrhagien und die Trachea ist meist von feinblasigem, rötlichem Schaum erfüllt, der sich schon intra vitam aus den Nüstern der Tiere entleert. Die glatte Muskulatur des Meerschweinchens kontrahiert sich *nicht*, wenn sie mit FORSSMANschem Antiserum in vitro in Kontakt gebracht wird [W. N. REDFERN (1926)]. Das „Schockorgan" ist somit auch hier die Lunge, aber das Schockgewebe ist nicht die Bronchialmuskulatur, sondern die Wand der Lungengefäße, wahrscheinlich das Endothel der Lungenkapillaren. Da die Gefäßendothelien der Tiere, in deren Organen das FORSSMANsche Antigen nachweisbar ist, diesen Stoff ebenfalls enthalten [W. HALBER (1924), HALBER und L. HIRSZFELD (1925)], ist es zweifellos berechtigt, wenn man mit R. DOERR (1929a, S. 872) annimmt, daß das Antiserum, wenn es in der erforderlichen Konzentration die Lungenkapillaren durchströmt, an den Endothelien angreift und daß so eine cytotoxische Reaktion zustande kommt, die man nach der Terminologie der Immunitätsforschung als „Endotheliolyse" bezeichnen könnte; natürlich darf man dabei nicht an eine „Auflösung" der Endothelien denken, sondern an eine noch nicht genau ermittelte Funktionsstörung, da ja nicht reines Blut austritt, sondern nur rötlich gefärbte Ödemflüssigkeit. Gegen die Auffassung des Lungenödems als Folge einer endotheliotoxischen Einwirkung wurden verschiedene Einwände erhoben, auf die hier nicht weiter eingegangen werden kann; der Leser sei auf die Handbuchartikel von J. FORSSMAN (1930) und R. DOERR (1929a, b) verwiesen. Hier sei nur hervorgehoben, daß man durch Injektion in die zuführenden Gefäße verschiedener Organe kein akutes Ödem erzeugen konnte, nicht in der Lunge, was sich durch Bindung des Antikörpers am entfernten Ort ohne weiteres erklärt, aber auch nicht in dem Organ bzw. Gewebsbezirk, welcher von dem zur Injektion benutzten Gefäße versorgt wird; FORSSMAN, der solche Versuche systematisch variiert hat, erwähnt jedenfalls die Bildung lokaler Ödeme nicht. An der Entstehung des Lungenödems beim Menschen ist außer dem Kapillarschaden in der Regel eine Rückstauung in den Lungenvenen infolge der Erlahmung des linken Herzventrikels beteiligt, und die Herzmuskulatur der F.-positiven Säugetiere enthält reichlich dieses Antigen. R. DOERR lehnte jedoch eine Wirkung des Antiserums auf das Herz ab, weil das Herz der im akuten Schock verendeten Meerschweinchen noch einige Zeit nach dem Exitus fortschlägt[1]. Unaufgeklärt ist ferner, warum sich der nach intrajugularer Injektion des Antiserums infolge von Lungenödem eintretende Schocktod vollkommen verhindern läßt, wenn man einige Stunden vorher beide Nieren exstirpiert oder beide Ureteren unterbindet (FORSSMAN).

e) Die Toxizität der FORSSMANschen Antisera verschwindet völlig, wenn man mit einem das F.-Antigen enthaltenden Substrat (Pferdeniere, Meerschweinchenniere, Hammelerythrocyten usw.) den Antikörper aus den Sera durch Absorption entfernt; es schwinden dann alle sub a) bis d) aufgezählten Wirkungsqualitäten gleichzeitig, ein Beweis, daß sie von der Reaktion des FORSSMANschen Antikörpers mit seinem Antigen abhängig sein müssen und daß die äußerlichen Verschiedenheiten durch den Schauplatz der Reaktion bestimmt werden, d. h. durch die Art der das heterogenetische Antigen führenden Gewebe.

f) Das FORSSMANsche Antigen ist, zum mindesten in seiner Haptenform, ein höhermolekulares Kohlehydrat (Polysaccharid). Wenn auch der korrespondierende Antikörper, wie alle Antikörper, nur die Fähigkeit hat, sich mit seinem Antigen im lebenden Organismus oder im Reagensglase zu verbinden und alle cytotoxischen Wirkungen der Immunsera auf eben dieser Fähigkeit beruhen müssen, können die Folgen für die Funktionen lebender Zellen doch verschiedenen Charakter haben, je nachdem das Zellantigen, an welches die Bindung erfolgt, ein Kohlehydrat oder ein Protein ist. Dieser Gesichtspunkt ist in der Erforschung der Organspezifität und des Wirkungsmechanismus der cytotoxischen Antisera kaum zur Geltung gekommen.

E. Die Zellen der Tumoren.

In gleicher Fassung, aber in einem anderen biologischen Rahmen und mit einer über theoretische Interessen weit hinausreichenden Bedeutung, kehren bei den Tumorzellen die Probleme wieder, welche die Immunitätsforschung auf dem Gebiete der serologischen Feststellung

---

[1] Ob mit unverminderter Kraft und normalem Schlagvolumen, ist jedoch nicht festgestellt worden.

und Analyse der Antigene normaler Zellen beschäftigen. Es sind folgende Fragen zu beantworten:

a) Ob sich die Tumorzellen von normalen Zellen des Tumorträgers serologisch differenzieren lassen;

b) ob ihre Antigene, wenn die sub a) gestellte Frage bejaht wird, auf den Tumorträger wirken, so daß in dem Serum desselben tumorspezifische Antikörper (Immunglobuline) auftreten;

c) ob sich die Zellen verschiedener Tumoren derselben tumortragenden Spezies voneinander unterscheiden lassen, insbesondere ob die Malignität des Tumors in der Antigenfunktion seiner Zellen zu einem diagnostisch verwertbaren Ausdruck kommt;

d) ob man durch tumorspezifische Antisera das Wachstum der Geschwülste hemmen oder die Geschwülste zur restlosen Rückbildung bringen kann.

Zwei Objekte stehen dem Experimentator zur Verfügung, die Tumoren, die sich *spontan* entwickelt haben, und die transplantierten *Impftumoren* der Säugetiere. Die Zellen eines Spontantumors sind Abkömmlinge der normalen Gewebszellen ihres Trägers und ein von diesem abweichender Antigenbestand ist in den ersten Stadien der Geschwulstbildung a priori nicht wahrscheinlich; das Wachstum der Geschwulst erfolgt jedoch alsbald nicht durch Einbeziehung normaler Zellen, sondern „aus sich heraus", d. h. durch Teilung der bereits vorhandenen Tumorelemente; in dieser Phase wären von der Norm abweichende biochemische Prozesse in den Zellen eher zu erwarten und sind durch die Untersuchungen von C. H. WARBURG, F. KÖGL (1939), F. KÖGL und H. ERXLEBEN (1939) u. a. tatsächlich in malignen Geschwülsten nachgewiesen worden. Daß eine gewisse Zeit, das „präcanceröse" Stadium, verstreicht, d. h. daß vermutlich mehrere Zellgenerationen aufeinanderfolgen müssen, bevor sich der Stoffwechsel umgestellt hat, entspricht. jedenfalls den Beobachtungen, die man an virusbedingten oder durch cancerogene Chemikalien verursachten Tumoren gemacht hat, eher als eine schlagartige Umwandlung [O. THOMSEN (1939, S. 1011)]. Ob jedoch der geänderte Stoffwechsel die Entstehung neuer Antigene oder die Änderung der Spezifität bereits vorhandener zur Folge hat, läßt sich natürlich durch solche Überlegungen und Tatsachen nicht entscheiden. Die Impftumoren unterscheiden sich von den primär entstandenen dadurch, daß das präcanceröse Stadium wegfällt. Das Transplantat ist bereits Tumorgewebe und bildet den Ausgangspunkt für das Wachstum in beständig wechselnden Trägern; falls die Passagen vielgliedrig sind, wird die Dauer des autonomen Wachstums (nach Zellgenerationen berechnet) verlängert und ist nicht mehr dem individuellen Stoffwechsel des Trägers, sondern dem durch seine Artzugehörigkeit bedingten Stoffwechsel unterstellt. Auch diese Art-

gebundenheit kann im Tierversuch gelöst werden, wenn es gelingt, einen
Tumor in einer anderen Tierspezies wachsen zu lassen.

Das sind also die Voraussetzungen für die Lösung des oben formulierten
Problems. Die transplantablen Tumoren bieten manche Vorteile und die
ersten Untersucher haben dieses leicht zu beschaffende Material verwendet.

Die Organe der weißen Maus enthalten das FORSSMANsche Antigen,
das in der Haptenform nicht die Eigenschaften eines Proteins, sondern
die chemischen Charaktere eines Kohlehydrates aufweist. R. DOERR
und R. PICK (1913 a, b) fanden, daß sich diese Substanz auch in einem
transplantablen Mäusecarcinom nachweisen ließ, und zwar in schätzungsweise gleicher Menge wie in den normalen Mäuseorganen. Die durch Immunisierung von Kaninchen mit 0,1 bis 0,2 g Mäusecarcinom (intravenös)
gewonnenen Antisera wirkten noch in starker Verdünnung (1 : 500 bis
1000) lösend auf Hammelerythrocyten und riefen, in Dosen von 1,0 ccm
Meerschweinchen intrajugular eingespritzt, binnen wenigen Minuten
Exitus infolge von akut einsetzendem Lungenödem hervor; normale
und Tumorzellen der weißen Maus absorbierten ferner aus einem Pferde-
nieren-Antiserum den hammelhämolytischen Amboceptor. Diese Befunde wurden von J. MORGENROTH und R. BIELING (1915, 1922) bestätigt
und dahin ergänzt, daß Organantisera vom Kaninchen auf Mäuse toxisch
wirken, gleichgültig, ob Mäuseniere oder Mäusecarcinom als Antigen
verwendet wurde.

W. OSTWALD (1939) meinte, daß sich die serologische Eigenart des
Gewebes der Mäusetumoren nicht gerade im heterogenetischen Antigen
zeigen müsse, sondern daß sie in den Proteinen oder Lipoiden zum Ausdruck kommen kann. Selbst wenn diese Möglichkeit unter Beweis gestellt wird (s. w. u.) erscheint es doch sehr auffallend, daß in Beziehung
auf das heterogenetische Antigen keine Differenz zwischen normalem
und cancerösem Gewebe nachweisbar ist. Das FORSSMANsche Antigen
wurde in den verschiedensten Organismen, Säugetieren, Vögeln, Kaltblütern, ja selbst in Bakterien festgestellt, und nicht minder bunt ist
die Liste der negativen Befunde; die Verteilung der Substanz gehorcht
keiner Regel, sie kann in den Erythrocyten vorhanden sein und in den
Organen fehlen wie auch umgekehrt [siehe R. DOERR und R. PICK (1913 a).
J. FORSSMAN (1930)]. Daraus folgt, daß das FORSSMANsche Antigen
kein *notwendiges* Produkt des Stoffwechsels lebender Organismen ist.
sondern ein *akzidentelles*, wenn auch an die Art der Lebewesen gebundenes
Erzeugnis. Man sollte annehmen, daß Veränderungen in diesem Bereich
bei der Carcinogenese leichter zustande kommen als bei den artspezifischen
Proteinen. Da ist aber, wie DOERR und PICK (1913 b) gezeigt haben.
beim Carcinom der weißen Maus nicht der Fall.

J. PUTNOKY (1930, 1933, 1938) konnte das EHRLICHsche Mäusecarcinom in lückenlosen Passagen viele Jahre lang auf Ratten fortzüchten.

Die Ratte gehört nach den Untersuchungen von J. Forssman sowie von R. Doerr und R. Pick (1913 a) in die „Kaninchengruppe", d. h. zu den Säugetierarten, in deren Körper das Forssmansche Antigen nicht vorhanden ist. Verliert nun das Mäusecarcinom durch das fortgesetzte Parasitieren auf der Ratte die Fähigkeit, das Forssmansche Antigen zu synthetisieren? Eine positive wie eine negative Entscheidung wäre, das braucht wohl nicht auseinandergesetzt zu werden, von großer Bedeutung. Hätte man doch in dem so einfachen Nachweis des Forssmanschen Antigens einen bequemen Indikator, um den Konnex zwischen Carcinogenese und Kohlehydratstoffwechsel, die erbliche Fixierung oder Variabilität dieses Stoffwechsels, Beziehungen desselben zum Eiweißstoffwechsel zu studieren. Bisher hat aber kein Autor geprüft, ob das auf der Ratte gezüchtete Mäusecarcinom das F-Antigen enthält oder nicht. Putnoky (1938) beschäftigte sich nur mit Experimenten, aus denen hervorging, daß das Mäusecarcinom nicht auf Ratten übertragen werden kann, die mit normalem oder carcinomatösem Gewebe von der Maus vorbehandelt worden waren, während die Vorbehandlung mit Rattengewebe keine Immunität gegen die Transplantation des Mäusecarcinoms bewirkte; Putnoky hielt es daher für wahrscheinlich, daß der Tumor, der sich auf Ratten entwickelt, noch immer aus „Mäusezellen" aufgebaut ist, wofür auch andere Beobachtungen sprachen (leichteres Angehen des Rattentumors auf Mäusen als auf Ratten, rasche Rückbildung der auf Ratten wachsenden Tumoren). Anderseits konstatierte jedoch Putnoky gewisse Differenzen zwischen dem Mäusecarcinom, das noch keine Rattenpassage mitgemacht hatte, und dem Tumor, der auf Ratten gewachsen war, so daß doch eine Anpassung der Mäusezellen an den Rattenorganismus wahrscheinlich wurde. Um so mehr hätte der negative oder positive Befund von Forssman-Antigen Interesse. Es wäre an der Zeit, diese Lücke auszufüllen.

Die Bemühungen, in transplantablen Mäusecarcinomen neben dem vorherrschenden Forssmanschen Antigen carcinomspezifische Substanzen durch serologische Methoden festzustellen, gaben zu zahlreichen Arbeiten Anlaß. Die Resultate waren aber nicht überzeugend, und daß daran nicht die „Dominanz" des Forssman-Antigens, wie sich P. Wilke (1936) ausdrückte, schuld sein konnte, lehrten die Versuche von E. Witebsky (1929) mit dem Jensenschen Rattensarkom, die ebenfalls zu unbefriedigenden Ergebnissen führten. Als Ausnahme in dieser Epoche könnten nur die Angaben von M. v. Eisler und F. Silberstein (1918) gelten, denen zufolge Antisera gegen Mäusecarcinom im Vereine mit Meerschweinchenkomplement Mäusecarcinomzellen in vitro abtöteten, so daß sich nach der Verimpfung des so behandelten Materials kein Tumor entwickelte; Hammelhämolysine von Kaninchen, die den Forssmanschen Antikörper enthalten mußten, oder normale Kaninchensera sowie Antisera gegen normale Mäuseorgane wirkten meist gar nicht oder schwach. In vivo wirkten aber die Carcinom-Antisera nicht; es war nicht möglich, in Entwicklung begriffene Carcinome zum Zerfall oder zur Rückbildung zu bringen, weder wenn die Antisera subkutan noch wenn sie direkt in das Geschwulstgewebe injiziert wurden. Außerdem stößt man bei EISLER und SILBERSTEIN auch auf andere nicht verständliche Einzelheiten. So sollte ein mit *Mäusesarkom* hergestelltes Immunserum Mäusecarcinomzellen in vitro ebenfalls abtöten bzw. ihrer Überimpfbarkeit berauben, während es für Sarkomzellen der Maus unschädlich war, die auch durch Anticarcinomserum nicht beeinflußt wurden. Die cytotoxische Schädigung der Tumorzellen schien hier nicht von der Artzugehörigkeit des Trägers und nicht von der mesenchymalen oder epithelialen Herkunft der Tumorzellen abzuhängen, sondern von einer besonderen Labilität der Carcinomzellen, die unter speziellen Bedingungen zutage trat.

Ein Teil der Mißerfolge kann wohl retrospektiv dem Umstande zugeschrieben werden, daß die *Komplementbindungsreaktion* fast ausschließlich und, wozu eben dieses serologische Verfahren mehr als andere verleitet, oft in durchaus unzuverlässiger Weise benützt wurde, um die Spezifität von Tumorsubstanzen außer Zweifel zu stellen. Die theoretische Entwicklungsgeschichte der WASSERMANNschen Reaktion, die noch immer nicht zum Abschluß gebracht werden konnte, und die praktischen Erfahrungen, über die jeder verfügt, der diese Reaktion in größerem Umfange auszuführen ex officio bemüßigt war, lehren, welchen Fehlerquellen man hier ausgesetzt ist. Wahrscheinlich war aber auch die Beschaffenheit des Tumormaterials (Mäusetumoren) beteiligt. J. G. KIDD (1938, 1940 a, b) konnte nämlich in dem Kaninchentumor von BROWN-PEARCE ein komplementbindendes Antigen feststellen, welches mit dem Serum von tumortragenden Kaninchen oder von Kaninchen, deren Tumor sich zurückgebildet hatte, durchaus spezifisch reagierte. Das Antigen war (im Gegensatze zu den sogenannten Antigenen bzw. Haptenen der WASSERMANNschen Reaktion, zur Haptenform des FORSSMANschen Antigens, und zu den organspezifischen Haptenen der normalen Gewebe) nach der Behandlung des Tumorgewebes mit Alkohol nicht mehr reaktionsfähig; in Extrakten aus normalem Kaninchengewebe, aus den virusbedingten Kaninchenpapillomen oder aus Kaninchengeweben, die mit Vaccinevirus, Virus III oder Fibrom-Virus infiziert waren, ließ es sich nicht nachweisen. Desgleichen gaben Sera normaler Kaninchen oder von Kaninchen, welche mit verschiedenen Agenzien infiziert waren oder Uteruscarcinome oder Virus-Papillome hatten, mit dem Antigen aus dem BROWN-PEARCE-Tumor keine Komplementbindung. Die Spezifität der Komplementbindungsreaktion des BROWN-PEARCE-Antigens war somit in einem allen Anforderungen genügenden

Umfange bewiesen. Der Stoff war überdies noch durch seine *Teilchengröße* ausgezeichnet. Er vermochte Collodiummembranen mit einer Porenweite von 383 mμ zwar leicht zu passieren, wurde aber bei einer durchschnittlichen Porenweite $\lesssim$ als 348 mμ fast vollständig zurückgehalten und konnte durch einstündiges Zentrifugieren bei 20.000 Touren pro Minute so gut wie komplett ausgeschleudert werden. Dieser Verteilungszustand entsprach, wie KIDD betont, nicht wie bei anderen Antigenen einer „Lösung", sondern glich einer Suspension von Viruselementen.

Aus den Untersuchungen von KIDD ging aber nicht unzweideutig hervor, daß die Antigenartikel das spezifische Virus repräsentieren, welches den BROWN-PEARCE-*Tumor* erzeugt, wie das Papillom-Virus die Carcinome der zahmen Kaninchen. Auf Grund der mehrfachen zwischen dem BROWN-PEARCEschen Tumor und dem Kaninchenpapillom bestehenden Analogien versuchte KIDD, mit antigenreichen Extrakten aus dem Tumor auf der normalen oder mit Teer vorbehandelten Kaninchenhaut neoplastische Veränderungen hervorzurufen; aber dieses Experiment lieferte ein negatives Resultat, die Extrakte erwiesen sich konform den alten Angaben von L. PEARCE und W. H. BROWN (1923) als apathogen. Unter diesen Umständen wäre die Annahme, daß auch das BROWN-PEARCEsche Kaninchencarcinom zu den virusbedingten Geschwülsten gehört, willkürlich, und man kann, wie auch KIDD einräumt, überhaupt keine Aussage darüber machen, ob die serologisch aktive Substanz an den aggressiven Eigenschaften der Tumorzellen irgendwie beteiligt ist.

Stellt man sich jedoch auf den Boden der von PEYTON ROUS (1936) u. a. vertretenen Hypothese, daß alle malignen Tumoren (Sarcome und Carcinome) durch spezifische Virusarten hervorgerufen werden und daß nur der Beweis für die Existenz des Virus in Form der „zellfreien Übertragung" in manchen Fällen aus unbekannten Gründen scheitert, so eröffnen sich zwei Möglichkeiten für die Deutung der von KIDD festgestellten Komplementbindungsreaktion. Der Antikörper, der mit dem Antigen reagiert, *könnte sich entweder gegen das Virus oder gegen die Substanzen der Tumorzellen* richten, und im zweiten Falle könnte es sich um Stoffe handeln, welche das schrankenlose Wachstum der Tumorzellen (die „Malignität") bestimmen, oder auch einfach um Stoffe, welche in den speziellen Zellformen vorhanden sind, aus welchen sich der Tumor aufbaut. Da KIDD beobachtete, daß sich der Antikörper in Kaninchen aus bestimmten Zuchten häufiger entwickelte als in anderen, erwog er auch die Möglichkeit der Bildung von Isoantikörpern gegen normale, aber individualspezifische Bestandteile der Kaninchenzellen; wächst der Tumor in einem Kaninchen, in dessen Zellen der gruppen- bzw. individualspezifische Faktor vorkommt, und wird es dann auf Kaninchen übertragen, in denen er fehlt, so könnte er sich als Antigen auswirken. Im Hinblick auf die physikalischen Eigenschaften des aus dem BROWN-

PEARCEschen Carcinom abgesonderten komplementbindenden Antigens verwirft allerdings KIDD diese spekulative Erklärung.

Mit dem Antigen des Kaninchencarcinoms von BROWN und PEARCE haben sich auch L. DMOCHOWSKI (1938 a) und F. S. CHEEVER (1940) befaßt. Nach DMOCHOWSKI, der seine Untersuchungen unabhängig von KIDD anstellte, entsteht der zugehörige Antikörper auch, wenn man normale Kaninchen oder Meerschweinchen mit wässerigen Tumorauszügen behandelt. Darnach wäre die komplementbindende Substanz kein bloßes Hapten, sondern ein immunisierendes Vollantigen, was jedoch mit den Angaben von KIDD und CHEEVER nicht übereinstimmt. Die Spezifität der Reaktion wurde dagegen von DMOCHOWSKI und CHEEVER bestätigt sowie auch die Beobachtung, daß die Einwirkung von Alkohol die Reaktionsfähigkeit der wässerigen Tumorauszüge vernichtet. Das Auftreten des komplementbindenden Antikörpers im Blute der tumortragenden Kaninchen kann keinen merklichen Einfluß auf das Wachstum der Geschwülste haben; nicht die einzige negative Feststellung, welche die Hoffnungen auf eine spezifische Immuntherapie der Tumoren enttäuschte, da analoge Erfahrungen für das Mäusecarcinom (EISLER und SILBERSTEIN, s. S. 248), für das ROUSsche Hühnersarkom [P. ROUS und J. B. MURPHY (1914)] und für das SHOPEsche Kaninchenpapillom [KIDD (1938 b, 1939), KIDD, J. W. BEARD und P. ROUS (1936)] bereits vorlagen.

Mit Rücksicht auf die Schwierigkeiten der serologischen Tumoranalyse in den Fällen, in welchen im Organismus der tumortragenden Spezies das FORSSMANsche Antigen in größerer oder kleinerer Konzentration vorkommt, verdient eine Mitteilung von L. DMOCHOWSKI (1938 b) Beachtung. Das untersuchte Objekt war das von MURRAY beschriebene Liposarkom des Meerschweinchens. Der Autor ging von der Annahme aus, daß das tumorspezifische Antigen in den Auszügen des Liposarkoms in immunisierender Form enthalten sein müsse und behandelte Kaninchen I. mit wässerigen, nicht erhitzten, II. mit wässerigen, gekochten und III. mit alkoholischen Tumorextrakten. Auf diese Weise wurden 3 Arten von Antiserum hergestellt, von welchen I durch seine Reaktion mit dem homologen Antigen die artspezifische und die tumorspezifische Komponente der wässerigen Extrakte anzeigte, II nur die koktostabile tumorspezifische Quote und III das FORSSMANsche Antigen. Da weder die Versuche noch die erforderlichen Kontrollen angeführt werden. lassen sich die summarisch mitgeteilten Ergebnisse nicht beurteilen. Im allgemeinen wäre einzuwenden, daß ein in einem Substrat vorhandenes Antigen durch verschiedene Eingriffe (Kochen, Behandlung mit Alkohol) in differenter Weise beeinflußt werden kann, so daß die Existenz mehrerer Antigene im Ausgangsmaterial vorgetäuscht wird; ferner erhält man durch Einwirkung von Alkohol das FORSSMANsche Antigen in Form des Haptens, das nicht oder nur schwach immunisiert (Antikörper bildet).

Die kurze Publikation von DMOCHOWSKI wurde hier hauptsächlich aus
dem Grunde erwähnt, weil die angewendeten Methoden in neueren
Arbeiten über die Verschiedenheit der hammelhämolytischen Sera eine
Rolle spielen [C. A. STUART, GRIFFIN, FULTON und ANDERSON (1936),
S. STUART, GRIFFIN, WHEELER und BATTEY (1936)].

Eine Reihe von Kaninchentumoren konnte in die vordere Augenkammer anderer Tierarten (Meerschweinchen, Schweine, Ziegen, Schafe)
mit Erfolg verpflanzt werden, und zwei von diesen Tumoren, der Uterus-
tumor H-31 und der Mammatumor T-36, ließen sich in Meerschweinchen
und Schweinen in mehrgliedriger intraokularer Passage fortzüchten
[H. S. N. GREENE (1941 a)]. Ebensowenig wie beim PUTNOKY-Carcinom
(s. S. 247) wurden diese Heterotransplantationen zu Untersuchungen
über die serologische Spezifität der Tumorzellen ausgenützt, obwohl
die Gelegenheit noch günstiger war, weil zahlreiche und in höherem Grade
artfremde Tumorwirte in Betracht kamen. Immerhin wurde festgestellt,
daß die Morphologie der Tumorzellen am neuen Standort erhalten blieb
und daß sich in den fremden Wirten nur die Beziehung der Tumorzellen
zum Stroma änderte. Es war ferner bereits bekannt und wurde von
GREENE erneut bestätigt, daß Übertragungen von normalen Kaninchengeweben — auch von Endometrium und Mammagewebe — in die vordere
Augenkammer von Kaninchen gelingen, und daß derartige homologe
Passagen fortgeführt werden können. Übertragungen von Endometrium
oder Mamma in die vordere Augenkammer von Meerschweinchen zeigten,
daß die Artfremdheit zur Geltung kam, indem die Transplantate, obwohl
sie vom Wirt aus mit Blut versorgt wurden, nach etwa drei Wochen
abstarben. Embryonales Kaninchengewebe war gegen die heterologe
Transplantation in die vordere Augenkammer des Meerschweinchens
erheblich resistenter als normales Gewebe von erwachsenen Kaninchen
und stand in dieser Beziehung den Tumorgeweben des Kaninchens nahe
[vgl. hiezu L. HIRSZFELD und W. HALBER (1932)]. Das BROWN-PEARCE-
sche Kaninchencarcinom ließ sich heterolog (auf Meerschweinchen)
überhaupt nicht übertragen, ein Mißerfolg, der nur noch bei einem einzigen
der untersuchten Kaninchentumoren verzeichnet wurde; in beiden Fällen
handelte es sich, wie GREENE (1941 b) hervorhob, um Geschwülste,
welche lange Zeit auf Kaninchen fortgezüchtet worden waren, und beim
zweiten Tumor konnte sogar festgestellt werden, daß die ursprünglich
vorhandene heterologe Transplantabilität erst im Laufe der späteren
Kaninchenpassagen schwand. Es lag also eine Anpassung an den Wirt
vor, wie sie auch PUTNOKY beobachtet hatte (s. S. 247). GREENE konnte
auch Spontantumoren des Menschen (ein Mammacarcinom, einen Krebs
des Colons, ein Melanosarcom und ein Fibrosarcom) heterolog in die vordere
Augenkammer von Kaninchen und Meerschweinchen mit positivem
Ergebnis implantieren; mit dem Fibrosarcom gelang die Anlegung

einer zweiten Passage; es ergaben sich keine Einzelheiten, welche zu den hier diskutierten Fragen der Tumorantigene in Beziehung stehen[1].

Ein indirektes Interesse für die Pathologie der Tumoren des Menschen und der Säugetiere besitzen die Experimente von B. Lucké und H. Schlumberger (1940) mit dem Nierencarcinom des Leopardenfrosches, welches sich in die vordere Augenkammer verwandter Froscharten, aber auch in das Auge von Kröten oder kaltblütigen Vertebraten aus anderen Tierklassen (Goldfisch, Alligator) implantieren ließ. In den Augen der Fische und Reptilien kam es zu einer entzündlichen Reaktion, bei den Amphibien blieb sie aus. Es gelang, den Tumor in das Auge des natürlichen Wirtes (des Leopardenfrosches), von diesem in das Auge einer fremden Spezies und schließlich wieder auf den natürlichen Wirt zu übertragen; auch die intraokulare Impfung des Auges einer fremden Spezies mit einer Gewebekultur des Tumors lieferte ein positives Resultat. Die histologische Untersuchung der Transplantate auf den natürlichen Wirt und auf fremde Arten ergab keine Differenzen, indem die Tumorzellen in beiden Fällen ihre Anordnung in Acinis beibehielten und das Stroma im natürlichen Wirt ebensogut zur Entwicklung kam wie im fremden Träger. Im Vergleich zu den mit der gleichen Technik ausgeführten Versuchen stand also die Toleranz der kaltblütigen Wirbeltiere gegen heterologe Tumortransplantation auf einer höheren Stufe.

In der Diskussion über die Natur des von J. G. Kidd und L. Dmochowski im Brown-Pearceschen Kaninchencarcinom entdeckten Antigens wurde auch die Möglichkeit erörtert, ob diese Substanz, obwohl das Carcinom zu den „nichtfiltrierbaren" Tumoren gehört, mit einem „maskierten" oder „latenten" spezifischen Virus identisch sein könnte, welches die Entstehung dieser besonderen Geschwulstform verursacht (s. S. 249). Die Frage, die in diesem Falle aufgerollt wird, läßt aber eine allgemeinere Fassung zu und läuft dann darauf hinaus, ob Beziehungen zwischen den Antigenfunktionen der Tumorzellen und der onkogenen Virusarten bestehen. Offenbar muß man hier von Tumoren ausgehen, bei denen das spezifische Virus in Gestalt zellfreier Extrakte aus dem Geschwulstgewebe zur Verfügung steht.

W. E. Gye und W. J Purdy (1931) zeigten, daß in aktiven Filtraten von Hühnertumoren ein Faktor vorhanden sein muß, welcher antigene Eigenschaften hat und für die Infektiosität, d. h. für die tumorerzeugende Wirkung notwendig ist; er konnte nur aus den Tumorzellen, nicht aber aus dem normalen Gewebe stammen, fand sich aber in den Filtraten, gleichgültig, ob sich die Tumoren in Hühnern oder in Enten entwickelt hatten. Unter den zellfrei übertragbaren Hühnertumoren fanden sich nun zwei, das Rous-Sarkom Nr. 1 und das Myxosarkom von Fujinami, welche sich bei der Verpflanzung auf Enten verschieden verhielten. Der

---

[1] Für Leser, welche diesen Fragen experimentell nachgehen wollen, seien noch folgende Publikationen über Tumortransplantationen auf fremde Spezies zitiert: J. B. Murphy (1913), Y. Shirai (1921), W. H. Woglom (1929), L. Haendel und E. Haagen (1930), R. Kerguntul (1933) und B. Lucké und H. Schlumberger (1940).

Tumor von Fujinami konnte auf erwachsene und junge Enten verimpft werden, und zwar sowohl durch zellfreie Extrakte als auch durch zerkleinertes Tumorgewebe; das Rous-Sarkom wuchs hingegen nur in ganz jungen Enten und nur, wenn Tumorgewebe implantiert wurde, während zellfreie Extrakte völlig unwirksam waren. W. J. Purdy (1933) fand die Erklärung für diese auffallende Differenz: der Fujinami-Tumor entwickelt sich in der erwachsenen Ente dadurch, daß die Wirtszellen infiziert werden und sich dann vermehren, das Rous-Sarkom ist dagegen auf junge Entlein nur übertragbar, weil die Zellen des Inoculums proliferieren, und die Zellen des Wirtes beteiligen sich überhaupt nicht. Bis hieher war noch die begriffliche Scheidung zwischen einem von außen eindringenden („exogenen") Agens und der infizierten Tumorzelle aufrechterhalten, wenn auch im Verhalten des Rous-Sarkoms in jungen Enten eine Annäherung nicht zu verkennen ist.

Die Experimente von C. H. Andrewes (1936, 1937) verstärkten diese Beziehung. Andrewes transplantierte ein chemisch (durch Behandlung mit Teer) induziertes Fibrosarkom, das sich auf einem Huhn entwickelt hatte und durch zellfreie Extrakte nicht übertragen werden konnte, auf Fasane. Infolge dieser heterologen Transplantation entwickelten sich bei einem Teil der Fasane Knoten, die sich nach einem kurzen Wachstum von ca. 1 bis 2 Wochen wieder zurückbildeten, in zwei Fällen aber größere Tumoren, welche sich 6 bis 7 Wochen lang vergrößerten, bevor die Rückbildung eintrat. *Im Serum solcher Fasane trat ein Antikörper auf, der das Virus des* Rous-*Sarkoms neutralisierte; der Antikörper war nicht gegen Hühnereiweiß gerichtet, was in Anbetracht des Umstandes wichtig erschien, daß das „Virus" des* Rous-*Sarkoms versuchstechnisch nichts anderes darstellt als das zellfreie Filtrat aus einem Hühnertumor.* Analoge Ergebnisse wurden von L. Foulds (1937), W. E. Gye und L. Foulds (1937) und von L. Foulds und L. Dmochowski (1939) mitgeteilt; nur gewannen diese Autoren ihre neutralisierenden Antisera nicht von tumortragenden Vögeln, sondern durch Immunisierung von Kaninchen mit Extrakten aus nicht filtrierbaren, d. h. nur durch Transplantation übertragbaren Teersarkomen von Hühnern. Die neutralisierenden Antisera gaben mit Extrakten aus dem zur Immunisierung verwendeten Teersarkom sowie aus dem Rous-Sarkom Nr. 1 die Komplementbindungsreaktion; ihre neutralisierende Wirkung konnte durch Absorption mit normalen Hühnergeweben nicht beseitigt werden. Nach den Angaben von Foulds und Dmochowski entsprachen die an der Neutralisierung und an der Komplementbindung beteiligten Antigenpartikel ungefähr den Dimensionen der Elemente des Rous-Virus, beurteilt nach der Passage durch Collodiummembranen von abgestufter Permeabilität. Filtriert man daher die zur Immunisierung verwendeten Extrakte aus Teersarkomen, so müssen die Membranfilter eine hinreichende Porenweite

(0,8 μ) haben; mit solchen Filtraten aus einem Dibenzanthracen-Sarkom erhielten L. Dmochowski und R. Knox (1939) Kaninchenantisera, welche mit aktiven Filtraten des Rous-Sarkoms Nr. 1, aber auch mit dem (auf Enten oder Hühnern gezüchteten) Fujinami-Sarkom sowie aus dem Mill-Hill-Tumor 2 Komplementbindung gaben. Da ferner diese Antisera auch mit den Filtraten aus dem Dibenzanthracen-Tumor und mit durch Hitze inaktivierten Filtraten aus dem Rous-Sarkom reagierten, war es klar, daß filtrierbare und nicht filtrierbare Tumoren einen antigenen Faktor miteinander gemein haben. Dann heißt es in der zitierten Arbeit: „Reasons are given for concluding that the antigenic factor detected by complement-fixation is not predominantly species-specific. It is briefly described as a complement-fixing antigen." Das ist dieselbe vorsichtige Formulierung, bei welcher auch Kidd in seinen Erörterungen über das tumorspezifische Antigen des Brown-Pearce-Carcinoms landet.

Kann man aber daran festhalten, daß dieses Antigen *exogenen* Ursprungs ist? Teertumoren bzw. Tumoren, welche durch cancerigene Kohlenwasserstoffe induziert werden, konnten bei verschiedenen Tieren (Kaninchen, Ratten, Mäusen, Hühnern) festgestellt werden. Daß im Organismus sämtlicher Tierspezies, welche sich für die cancerigenen Substanzen als empfänglich erweisen, latentes Tumorvirus vorhanden ist, welches durch die cancerigene Substanz aktiviert wird, ist im höchsten Grade unwahrscheinlich, da man eine ubiquitäre Verbreitung annehmen müßte, welche nicht nur von der Art des Versuchstieres, sondern auch von dem Ort, an welchem die Experimente ausgeführt wurden, vollständig unabhängig ist. Die histologische Struktur der chemisch-induzierten Geschwülste hängt nicht von der Spezies des Versuchstieres, sondern von der Art der Applikation der cancerigenen Substanz ab und die Zahl der positiven Resultate wird von der chemischen Beschaffenheit der cancerigenen Substanzen bestimmt. Die einfachste Erklärung dieser durch zahllose Versuche belegten Tatsachen ist wohl die Umwandlung normaler Körperzellen in Tumorzellen. Es ist durchaus möglich, daß zwischen den bloß transplantablen und den zellfrei übertragbaren Tumoren keine grundsätzliche Differenz besteht, und daß es sich nur um zwei verschiedene Stadien der Onkogenese handelt. Die Aussage, daß nur Tumoren der zweiten Gruppe ein Virus enthalten, *stützt sich im Grunde genommen bloß auf eine Versuchsanordnung*, und in den Versuchen sind die beiden Kategorien keineswegs scharf getrennt, sondern durch Übergänge verbunden. So war die zellfreie Übertragbarkeit beim Rous-Sarkom Nr. 1, dem Paradigma der Virustumoren, ursprünglich geringer und entwickelte sich erst im Laufe fortgesetzter Passagen zu einem Maximum und bei manchen Geschwülsten hat man sogar eine „alternierende Filtrierbarkeit" beobachtet, indem Perioden der zellfreien Übertragbarkeit mit Zeiten wechselten, in welchen nur die Transplantation möglich war [siehe O. Thomsen (1939, S. 1003)].

In den Zellen *aller* malignen Tumoren, auch derjenigen, welche zellfrei nicht übertragen werden können, müssen die Bedingungen für die Malignität vorhanden sein. Es steht nichts im Wege, sich diese Bedingungen substantiell vorzustellen und, wenn auch zunächst nur hypothetisch, eine bald festere, bald lockere Bindung der Malignitätsfaktoren an das Zellprotoplasma zu konzedieren. Einen ähnlichen Gedanken hat auch L. FOULDS (1937) ausgesprochen, der eine Verbindung des Virus mit dem Protoplasma der Wirtszellen annahm; auf der Dissoziation dieses Zell-Virus-Komplexes würde nach FOULDS die Möglichkeit einer zellfreien Übertragung beruhen, eine Konzeption, welche den Gegensatz zwischen den bloß transplantablen und den zellfrei übertragbaren Malignomen einebnet. Bei FOULDS ist aber das Virus ein Agens, das, einem infektiösen Mikroorganismus vergleichbar, von außen in den Organismus eingeführt werden muß, damit die Zell-Virus-Verbindung entstehen kann. Ich gebe dagegen der Vorstellung den Vorzug, daß sich das, was man „Tumorvirus" nennt, endogen bei der Umwandlung normaler in Geschwulstzellen bildet, und daß die strenge Bindung an das Protoplasma der letzteren nur eine Zustandsform, vermutlich die primäre darstellt, die dann später durch die nicht mehr an die lebende Tumorzelle fixierte, virusartige Phase ersetzt wird. In der Tat konnten sich P. ROUS und J. B. MURPHY (1914) in Versuchen mit 3 Hühnertumoren überzeugen, daß der Nachweis von Virus, d. h. eines filtrierbaren tumorerzeugenden Agens um so leichter gelingt, je bösartiger die Geschwulst ist, und W. E. GYE (1936, 1938) konnte diese Beobachtung auf Grund eigener ausgedehnter Erfahrungen bestätigen.

Die Hypothese der endogenen Entstehung von Tumorvirus wurde und wird nahezu von allen Autoren, welche sich auf dem Gebiete der experimentellen Tumorforschung betätigt haben, abgelehnt, meist in intransigenter Form. Sie muß darum noch nicht falsch sein. Die Viruselemente sind morphologisch korpuskuläre Gebilde von geringen Größenausmaßen; den Elementen des ROUS-Sarkom-Virus wird auf Grund von Filtrationen durch Gradocolmembranen ein Durchmesser von 75 bis 150 mμ, nach dem Verhalten auf der Ultrazentrifuge von 60 bis 70 mμ zugeschrieben und die Elemente des SHOPEschen Kaninchenpapilloms zeigen im Elektronenmikroskop eine sphärische Gestalt bei einem durchschnittlichen Durchmesser von 44 mμ (SHARP, TAYLOR, D. und J. W. BEARD (1942). Partikel von diesen Dimensionen findet man auch in Extrakten aus normalen Geweben verschiedener Tiere, wie wir durch die Untersuchungen von A. CLAUDE (1940, 1941), E. A. KABAT und J. FURTH (1940), W. HENLE und L. A. CHAMBERS (1940), R. R. BENSLEY (1942) u. a. wissen. Diese Partikel können durch Zentrifugieren aus den Extrakten abgesondert werden (20.000 bis 27,000 Umdrehungen pro Minute), bestehen hauptsächlich aus Ribonucleinsäure und Phospholipiden und erzeugen artspezifische, organspezifische und individualspezifische Antikörper, die sich in den Immunsera, welche durch das ausgeschleuderte Material erzeugt werden, durch die Absorptionstechnik als selbständige Immunglobuline nachweisen lassen [J. FURTH und E. A. KABAT (1941), W. HENLE, L. A. CHAMBERS und V. GROUPÉ (1941)]. Nach der Ansicht von CLAUDE sind diese schweren Partikel mit den Mitochondrien (Chondriosomen) identisch, somit in den Gewebszellen bereits als präformierte Gebilde vorhanden, würden also nicht erst durch die mit der Herstellung der Extrakte verbundenen mechanischen und physikalischen Einwirkungen entstehen; in Anbetracht der Größenordnung der Teilchen und der relativen Homogenität ihrer Suspensionen in den wässerigen Extrakten ist diese Annahme wahrscheinlicher als ihr Gegenteil[1]. Überlegt man, daß jedes Tumorvirus letzten Endes aus einem bereits bestehenden Tumor isoliert wurde, so ist die Vorstellung doch nicht so abwegig, daß die Viruselemente präformierte Elemente (die Chondriosomen) der Tumorzellen sein könnten. Daß schließlich jedes Virus aus infizierten Geweben isoliert wurde, daß also dem Tumorvirus in dieser Beziehung keine Ausnahmsstellung zukommt, ist kein Gegenargument; die Tumoren haben, von der Übertragbarkeit abgesehen, mit Infektionsprozessen nichts gemein, ihr Werden und Wachsen ist ein anderes Geschehen wie die Ausbreitung infektiöser Mikroben in den Geweben ihrer Wirte und das an transplantierte oder verschleppte Tumorzellen gebundene „Wachstum aus sich heraus" stellt ein Phänomen sui generis dar. Mit Rücksicht auf die Tatsache, daß E. V. KEOGH (1938) das Virus des ROUS-Sarkoms Nr. 1 in der Chorio-Allantois des bebrüteten Hühnereies züchten und durch 30 Eipassagen hindurch aktiv erhalten konnte, scheint es allerdings notwendig, dem Tumorvirus eine selbständige Vermehrungsfähigkeit zuzuerkennen, den Zellteile von dieser Größe unseres Wissens nicht besitzen. KEOGH begann aber seine Passagen nicht mit Virus, sondern verimpfte eine Emulsion lebender Tumorzellen in der ersten Generation und in den folgenden Passagen das Material, welches durch Verreibung der Zellproliferationen erhalten wurde, welche sich auf der Chorio-Allantois infolge der Impfung entwickelt hatten. Es war somit eine Reihe von der Form Tumor-Virus-Tumor-Virus, aus dem erwachsenen Huhn in das Hühnerei verlegt. An dieser Auffassung ändert der Umstand nichts, daß KEOGH gelegentlich die Verreibungen der Eihäute durch Gradocolmembranen filtrierte und so die Übertragung intakter Zellen auf die nächste Eipassage ausschloß; es soll ja nicht geleugnet werden, daß die zellfreie Übertragung gelingt, wenn man den zellfreien Extrakt aus proliferierenden Tumorzellen herstellt. Mit dem FUJINAMI-Tumor konnte

---

[1]) B. SIGURDSSON (1943) konnte derartige Teilchen auch aus Pferdeerythrocyten isolieren und da diese Zellen keine mikroskopisch sichtbaren Granula zeigen, hielt er es für möglich, daß wenigstens ein Teil der Partikel nicht präformiert ist, sondern durch Zerstörung der Zellstruktur entsteht.

Keogh die Wucherungen im Gewebe der Chorio-Allantois des Hühnereies nicht erzeugen; leider hat er nicht ausdrücklich erwähnt, vielleicht auch gar nicht versucht, ob die Erhaltung des Tumorvirus in Eikulturen (das Fujinami-Sarkom ist filtrierbar) trotzdem möglich oder unmöglich war.

Abgeschlossen sind die Forschungen über das „Tumorvirus" keinesfalls. Sicher ist jedoch, daß man auf Grund eines unzureichenden experimentellen Materials das offensichtlich einheitliche pathologische Phänomen der Geschwulstbildung zerreißt, wenn man schon jetzt einen scharfen Trennungsstrich zwischen „virusbedingten" und „bloß transplantablen" Tumoren zieht. Betrachtet man den Virusnachweis als eine genügende ätiologische Erklärung für die erste Kategorie, so bleibt im Schmelztiegel der experimentellen Untersuchungen die ungleich größere zweite Gruppe als caput mortuum zurück.

Die serologische Diagnose maligner Tumoren war ein begehrtes, aber nicht erreichtes und möglicherweise auch gar nicht erreichbares Ziel. Die Immunologen sind hier von unsicheren Voraussetzungen, wie Entdifferenzierung der Tumorzellen und Annäherung an den embryonalen Zustand, Existenz von Tumorantigenen mit allgemeiner oder auf bestimmte Tumorarten eingestellter Spezifität, Vorhandensein von latentem Virus u. dgl. ausgegangen, und benutzten so gut wie ausschließlich die Komplementbindungsreaktion, die als Wassermannsche Reaktion, auf unrichtigen Prämissen fußend, zu einem praktischen Erfolg ersten Ranges geführt hatte. Bei den Bemühungen um eine klinisch brauchbare serologische Carcinom-Diagnose hat sich dieses Ereignis nicht wiederholt. Es wurden zwar Versuche veröffentlicht, denen zufolge die Sera von tumortragenden Tieren mit Extrakten aus diesen Tumoren Komplement fixieren; außer den schon an anderen Stellen dieses Kapitels zitierten Arbeiten seien hier noch die Untersuchungen von J. O. W. Barratt (1910) mit transplantablen Mäusecarcinomen, von L. Hoyle (1940 a) mit Mäusecarcinomen und von L. Hoyle (1940 b) an Kaninchen, die mit dem Shopeschen Papillomvirus geimpft waren, angeführt. Auch beim Menschen erzielten einige Autoren mit der Komplementbindungsreaktion positive Ergebnisse, wie L. Hirszfeld und W. Halber (1932), Hirszfeld, Halber und Rosenblatt (1932), A. Trawinski (1937), E. Ewing (1928) u. a. Manche sehr optimistische Berichte mußten sich jedoch auf Grund von sorgfältigen Nachprüfungen eine scharfe Abweisung gefallen lassen, und selbst jene Autoren, welche positive Resultate mitteilen konnten, äußerten sich skeptisch über die praktische Verwendbarkeit der von ihnen benutzten Methoden. So schrieben Hirszfeld, Halber, Floksztrumpf und Kolodziejski (1934), „daß man keineswegs von einer praktisch brauchbaren Reaktion sprechen kann, schon aus dem einfachen Grunde, weil erstens eine positive Reaktion nicht immer einen Krebs anzeigt und eine negative Reaktion einen Krebs nicht ausschließt, und zweitens, weil die Reaktion anscheinend sehr subtil ist und die Nachprüfung an anderen Orten nicht die gleichen Resultate zeitigt"[1]. J. G. KIDD (1940, S. 369) wollte die Ursachen der Widersprüche aufklären und führt als den wahrscheinlich maßgebenden Grund an, daß das „verwendete Material heterogen" war, womit offenbar gemeint ist, daß sehr verschiedene Tumoren untersucht und als gleichwertig betrachtet wurden; denn es heißt in einem Nachsatz, daß Spontantumoren, auch wenn sie derselben „allgemeinen Klasse" anzugehören scheinen, nicht notwendigerweise identisch sein müssen. KIDD war zu dieser Kritik insoferne berechtigt, als es ihm selbst geglückt war, in dem wohl charakterisierten, aus einem bestimmten Spontantumor des Kaninchens abgeleiteten Carcinom von BROWN und PEARCE ein spezifisches und auch physikalisch-chemisch eigenartiges Antigen nachzuweisen. Dieses Kaninchencarcinom ist aber keine „Type", die sich im natürlichen Geschehen häufig wiederholt hat, sondern entspricht mehr dem mikrobiologischen Begriff eines „Stammes"; der primäre Spontantumor hatte sich nach langer Latenz bei einem *syphilitisch infizierten* Kaninchen (also unter besonderen Bedingungen) und zwar an der Infektionsstelle (Scrotalhaut) entwickelt und alle späteren, mit diesem Namen bezeichneten Carcinome waren, soweit ich darüber informiert bin, Abkömmlinge dieses Primärtumors. Was das bedeutet, wird sofort klar, wenn wir diese Verhältnisse auf die Diagnostik der malignen Tumoren des Menschen übertragen und annehmen, daß histologisch und durch ihren Standort gleichartige Geschwülste durch verschiedene Antigene ausgezeichnet sein können. Würde in einem solchen Falle die Komplementbindungsreaktion ein negatives Resultat geben, so wüßte man nicht, ob der Tumor des Patienten kein Carcinom oder ein besonderes Carcinom ist.

Ferner meint KIDD, daß das negative Resultat der Komplementbindungsreaktion nicht beweist, daß in dem zur Reaktion verwendeten Tumormaterial kein Antigen — sei es nun das spezifische Virus oder eine andere serologisch aktive Substanz — vorhanden ist. Das nachzuweisende spezifische Agens könnte in zu geringer Menge im Tumor vorkommen (bzw. in die Extrakte aus dem Tumor übergehen) oder könnte, wofür analoge Erfahrungen bei manchen Virusarten sprächen, mit dem Antikörper verbunden und daher unfähig sein, Komplement zu fixieren. Damit werden aber nur neue Unsicherheiten zur Diskussion gestellt, die sich nur empirisch überwinden lassen und die das von KIDD gerügte „Arbeiten in die Breite" notwendigerweise erzwangen. Es ist immerhin möglich, daß ein ruhiges systematisches Durchprüfen der in Betracht kommenden Kombinationen zuverlässigere Ergebnisse geliefert hätte als das hastige Abpublizieren kleiner, mit stetig wechselnder Technik

---

[1] Cit. nach TRAWINSKI, l. c., S 86.

durchgeführten Versuchsreihen. Aber die Hauptschwierigkeit dürfte doch in der tatsächlichen Kompliziertheit des Problems liegen, vielleicht auch in der auf vorgefaßten Meinungen aufgebauten Fragestellung. Das tritt auch dort in Erscheinung, wo unzweifelhaft positive Resultate mitgeteilt werden konnten. Bei dem von KIDD nachgewiesenen tumorspezifischen Antigen hält es der Autor nicht für zulässig, die serologischaktive Substanz mit den biologischen Eigenschaften der Tumorzellen in Beziehung zu setzen, und bei dem SHOPEschen Papillom kommt L. HOYLE (1940) zu dem Schluß, daß mit der von KIDD angegebenen Methode das Virus selbst und nicht ein lösliches, „virusfreies" komplementbindendes Antigen festgestellt wird. Diese Doppelnatur des Untersuchungsobjektes — Virus oder avirulentes Antigen — ist theoretisch charakteristisch, im Hinblick auf den angestrebten Erfolg entmutigend; sie erinnert an die ursprünglichen Auffassungen vom Mechanismus der WASSERMANNschen Reaktion.

Mit Rücksicht auf die oben angeführte Erwägung, daß negative Resultate durch die aus natürlichen Gründen begrenzte Leistungsfähigkeit der Komplementbindungsreaktion bedingt sein könnten, muß betont werden, daß auch die Immunpräzipitation zur Entscheidung herangezogen wurde; mit dem gleichen praktisch negativen Gesamtergebnis. Es wurden zwar in früher und späterer Zeit gute, ja ganz vortreffliche Ergebnisse mitgeteilt, so von KELLING (1904 bis 1909), von W. M. WRIGHT und C. G. L. WOLF (1930), von TRAWINSKI (1937), aber berufene Kritik hat rasch genug dargetan, daß man nur um eine Enttäuschung reicher geworden ist.

F. Fermente.

H. G. WELLS hat in seiner bekannten Monographie „The chemical aspects of immunity" (1925, 1929) der Antigenfunktion der Enzyme ein kurzes Kapitel gewidmet, in welchem er die Gründe klarzulegen sucht, weshalb die Autoren, welche Antikörper bzw. spezifische Immunsera gegen diese Wirkstoffe darstellen wollten, zu widersprechenden Resultaten gelangten. Als eine der wesentlichen Fehlerquellen bezeichnet WELLS den Umstand, daß die gewonnenen Antisera mit den in den Fermentlösungen vorhandenen Proteinen die Präzipitinreaktion geben und daß die Fermente an den Niederschlag adsorbiert oder durch denselben mitgerissen werden. Diesem Einwand wurde eine solche Bedeutung zugemessen, daß sich namhafte Forscher, zum Teil auch auf eigene Versuche gestützt, zu dem allgemein, d. h. für alle Enzyme gültigen Schluß berechtigt glaubten, daß Fermente nicht als Antigene wirken können [W. M. BAYLISS (1919), E. ABDERHALDEN und E. WERTHEIMER (1923), E. KNAFFL-LENTZ (1922) u. a.]. E. P. PICK und F. SILBERSTEIN (1929, S. 380 bis 383) anerkannten zwar die von WELLS geübte Kritik der damals vorliegenden

experimentellen Ergebnisse, stellten sich aber zur Frage der Antigenfunktion der Fermente positiv ein, weil *sichergestellte* Angaben über die
Artspezifität von Fermenten gleicher enzymatischer Wirksamkeit, wie
z. B. serologische Differenzen zwischen Rinder- und Hunde-Trypsin oder
zwischen tierischem und pflanzlichem Lab, dafür sprachen, „daß wenigstens Fermente, mit denen bisher eine Antikörperbildung möglich war,
kolloidale Eiweißkomplexe darstellen und daß alle Versuche, diese Fermente von ihren eiweißartigen Verunreinigungen zu befreien, fruchtlos
endigen dürften". „Gerade die Möglichkeit", heißt es weiter, „derartige
Fermente als spezifische Antigene zu benutzen, hat zur Voraussetzung,
daß die Fermentwirkung mit dem kolloidalen Eiweißkomplex auf das
innigste verbunden ist." Die weitere Entwicklung des Problems hat
E. P. Pick und Silberstein recht gegeben.

Eine große Zahl von Fermenten konnte nicht nur weitgehend gereinigt,
sondern auch in kristallinischem Zustande abgesondert werden, wie die
Urease von J. B. Sumner (1926), das Pepsin von J. H. Northrop (1930),
das Pepsinogen von R. M. Herriott (1938), das Trypsin von J. W.
Northrop und M. Kunitz (1932), Trypsinogen, Chymotrypsin und
Chymotrypsinogen von Kunitz und Northrop (1935, 1936), Carboxy-
peptidase von M. L. Anson (1935, 1937), Catalase von J. B. Sumner
und A. L. Dounce (1937), Tyrosinase von H. R Dalton und J. M.
Nelson (1938), Ribonuclease von Kunitz (1939, 1940), Amylase aus
Pancreassaft von M. L. Caldwell, L. E. Booher und H. C. Sherman(1931)
u. a. m.[1] So stand für Immunisierungszwecke ein Material von bisher
nicht erreichtem Reinheitsgrad und hoher Konzentration der enzymatischen Wirkung zur Verfügung. Die mit diesen Präparaten gewonnenen
Antisera gaben mit den Fermentantigenen spezifische Präzipitinreaktionen,
wobei es sich in Bestätigung früherer Angaben (s. oben) herausstellte,
daß zwischen gleichbenannten Fermenten je nach ihrer Herkunft artspezifische Differenzen nachweisbar sind. Für Pepsin und Pepsinogen
konnte diese Artspezifität von C. V. Seastone und R. M. Herriott
(1937) festgestellt werden und Ten Broeck (1934) konnte am Uterus
aktiv sensibilisierter Meerschweinchen[2] den Unterschied zwischen Schweine-

---

[1] Weitere Angaben nebst Abbildungen der Fermentkristalle enthält der
Handbuchartikel von J. H. Northrop (1940).

[2] Ten Broeck (1934) konnte zwar Meerschweinchen mit kristallinischem
Trypsin vom Schweine und vom Rinde sowie mit dem von Northrop und Kunitz
dargestellten, ebenfalls kristallinischen Chymotrypsin und Chymotrypsinogen
aktiv sensibilisieren und zum Teil am intakten Tier, zum Teil am isolierten
Uterus zeigen, daß sich die vier Substanzen differenzieren lassen. Dagegen
war es nicht möglich, Meerschweinchen mit einem Antiserum vom Kaninchen
heterolog passiv zu präparieren, was von Ten Broeck darauf zurückgeführt
wurde, daß das Kaninchen, mit den genannten Enzymen injiziert, nur schwache
Präzipitine liefert.

und Rinder-Trypsin demonstrieren. Mit der Artspezifität der Serumproteine läßt sich allerdings diese Artspezifität der Fermente nicht vergleichen; sie tritt nur in bestimmten Kombinationen und bei einigen
Fermenten in Erscheinung und ist auch dann nicht so scharf ausgeprägt
[SEASTONE und HERRIOTT (1937)], und in manchen Fällen konnte sie
weder durch den Präzipitintest noch durch das aktiv anaphylaktische
Experiment einwandfrei bewiesen werden, wie bei den kristallinischen,
aus der Leber verschiedener Säugetiere dargestellten Catalasen (CAMP-
BELL und FOURT, E. TRIA).

Schon in den ersten Arbeiten [vgl. A. BACH, W. ENGELHARDT und
A. SAMYSSLOV (1925), A. SAMYSSLOV (1927)] wurde berichtet, daß an
Immunsera gebundene Fermente ihre katalytische Wirkung unverändert
beibehalten; diese Beobachtung wurde im Verein mit anderen Argumenten
als Beweis verwertet, daß die Enzyme die Fähigkeit der Antikörperbildung nicht besitzen. Maßgebend war die Neutralisation der Toxine
durch antitoxische Sera, die in dem Sinne verallgemeinert wurde, daß
jede Bindung eines Wirkstoffes an seinen Antikörper zur Auslöschung der
ihm eigenen Dynamik führen müsse. Für einige Ferment-Antiferment-
Reaktionen konnte die Gültigkeit dieses Analogieschlusses experimentell
erwiesen werden.

So gewannen E. N. HARVEY und J. E. DEITRICK (1930) durch Immunisierung von Kaninchen mit einer aus der leuchtenden Crustacee Cypri-
dina hilgendorfii dargestellten Luciferase-Lösung ein Antiserum, welches
die Wirkung der Luciferase auf den Leuchtstoff Luciferin aufhob, falls
Luciferin, Luciferase und Antiserum in geeigneten Mengenverhältnissen
vermischt wurden. Da das Leuchten auf der Wechselwirkung des Luci-
ferins und der Luciferase beruht, mußte der Zusatz der Antiluciferase
(des antikörperhaltigen Immunserums) die Luminiscenz zum Verschwinden bringen, was auch tatsächlich der Fall war.

Ein anderer positiver, von J. S. KIRK und J. B. SUMNER (1934)
analysierter Fall ist die Reaktion der Urease mit Antiurease. Urease ist
für Tiere, in deren Blut Harnstoff in genügender Konzentration kreist,
stark toxisch, da sie den Harnstoff rasch in Kohlensäure und Ammoniak
spaltet. Injiziert man aber Kaninchen wiederholt subletale Ureasedosen,
so entwickelt sich in ihrem Blute eine Antiurease [KIRK und SUMNER
(1932)] und die Resistenz der Tiere steigt infolgedessen rasch an, so daß
sie die 500- bis 1000fache Menge der für normale Kaninchen tödlichen
Dosis vertragen. Das Serum der immunisierten Kaninchen vermag
Urease in vitro zu neutralisieren, so daß man unter Einhaltung bestimmter
quantitativer Bedingungen Gemische erhält, welche für Kaninchen
unschädlich sind; auch lassen sich normale Kaninchen durch die prophylaktische Injektion von Immunserum gegen eine folgende Urease-
injektion schützen [J. B. SUMNER (1941)]. Bei dem Versuch, den Mechanis-

mus der neutralisierenden Wirkung des gegen die Urease gerichteten Antikörpers zu erklären, sind KIRK und SUMNER (1934) von der Angabe von J. S. KIRK (1933) ausgegangen, daß die sorgfältig gewaschenen Präzipitate, welche beim Vermischen einer Urease-Lösung mit einem Antiserum entstehen, noch 70 bis 75 % der ursprünglichen enzymatischen Aktivität besitzen, und daß diese Wirksamkeit der Präzipitate nicht auf einem Dissoziieren des Komplexes beruhen konnte, weil beim wiederholten Waschen und Abzentrifugieren derselben jede Spur des wirksamen Agens aus der Lösung (der überstehenden Flüssigkeit) entfernt worden war. KIRK und SUMNER glauben daher, daß bei der Entstehung des Urease-Antiurease-Komplexes der enzymatisch aktive Teil der Urease-Moleküle[1] freibleibt, und daß die „Neutralisierung" des Fermentes durch eine starke Abnahme seiner Dispersität bewirkt wird, wenigstens der Hauptsache nach. Diese Hypothese vermag jedoch die neutralisierende Wirkung der Antiurease in vivo und in vitro nicht befriedigend zu erklären. Im Reagensglase verläuft die Reaktion zwischen Urease und Antiurease so wie die RAMONsche Toxin-Antitoxin-Flockung; nur sind die gewaschenen Toxin-Antitoxin-Flocken ungiftig, während die aus Urease und Antiurease bestehenden Niederschläge noch kräftig — wenn auch immerhin deutlich abgeschwächt — fermentieren. Es sollte daher zunächst festgestellt werden, wodurch dieser Unterschied bedingt ist.

Die Wirksamkeit von Präzipitaten aus einem Enzym und einem spezifischen Antiserum wurde noch in einem anderen Falle von J. SMOLENS und M. G. SEVAG (1942) beobachtet. Immunisiert man Kaninchen mit kristallisierter d-Ribonuclease, so erhält man Präzipitine, welche noch mit hohen Enzymverdünnungen (bis $1:10^6$) Niederschläge geben. Wäscht man solche Präzipitate und läßt man sie in feiner Verteilung auf d-Ribonucleinsäure einwirken, so wird diese hydrolysiert, aber nur in geringerem Ausmaße als durch die gleiche Menge d-Ribonuclease ohne Antiserum; die Differenz beläuft sich auf 10—30%. Die Frage, ob die Reduktion der fermentativen Leistung des mit dem Antikörper verbundenen Enzyms dadurch bedingt war, daß die Wirkungsgruppen des Enzyms blockiert wurden, oder ob das hohe Molekulargewicht der Nucleinsäure diese hinderte, in die Präzipitatpartikel einzudringen und so mit den aktiven Enzymgruppen in Kontakt zu kommen, wurde offen gelassen.

Ein dritter Fall von Neutralisierung einer Fermentwirkung durch ein Antiserum ist die alte Beobachtung von J. MORGENROTH und R. KAYA (1910), daß die Aktivität der Lecithinase des Cobragiftes durch ein Anti-Cobragiftserum aufgehoben werden kann.

Negative Resultate erzielte M. H. ADAMS (1942) mit einer aus Champignons (Psalliota campestris) isolierten Tyrosinase. Ein durch Immunisierung mit dieser Tyrosinase von Kaninchen gewonnenes Antiserum

---

[1] Nach der WILLSTÄTTERschen Auffassung würde es sich um die sogenannte „Wirkungsgruppe" (das „Agon" oder „Ergon") handeln.

reagierte zwar noch mit Antigenverdünnungen von 1:500,000, und zwar spezifisch, da normale Kaninchensera negative Resultate lieferten; aber die enzymatische Aktivität der Tyrosinase wurde durch den Zusatz des Antiserums nicht beeinflußt. Wichtig für die Beurteilung dieses negativen Ergebnisses ist der Umstand, daß das mit der Tyrosinase aus Psalliota campestris hergestellte Antiserum mit einer Tyrosinase aus einem verwandten Pilz (Lactarius piperatus) keine Verwandtschaftsreaktion gab, weil man daraus folgern darf, daß die mit Tyrosinasen verschiedener Herkunft erzielten Resultate nicht unbedingt identisch sein müssen, weder in serologischer Hinsicht noch mit Beziehung auf die Neutralisierung der fermentativen Wirksamkeit durch ein Antiserum. In seinem Buche ,,Immunocatalysis'' hebt M. G. Sevag (1945) hervor, daß die Befunde von Adams mit älteren positiven Ergebnissen von M. C. Gessard (1901, 1902a, b, c) sowie von A. Bach und W. Engelhardt (1922) in Widerspruch stehen. Sevag wirft die interessante Frage auf, ob die Tyrosinase aus Psalliota campestris eine Wirkungsgruppe enthält, welche auch im tierischen Organismus vorkommt und daher auf das Kaninchen nicht antigen wirken kann.

Man kennt aber noch eine zweite Kombination, in welcher das Antiserum, obwohl serologisch reaktionsfähig, die Aktivität des Enzyms nicht neutralisiert, nämlich das System Catalase-Anticatalase. D. H. Campbell und L. Fourt (1939) konnten in Mischungen von Catalase mit ihrem Antiserum keine Reduktion der Catalasewirkung konstatieren, wenn die Mischungen verdünnt wurden, und nur eine variable Abschwächung, wenn die abzentrifugierten Präzipitate durch Schütteln mechanisch in Suspension gebracht wurden. Da das Verdünnen der Mischungen zu einer Dissoziation des Antigen-Antikörper-Komplexes führen konnte, suchten sich W. D. Harkins, L. Fourt und P. C. Fourt (1940) durch ein besonderes Verfahren zu überzeugen, daß der nichtdissoziierte Catalase-Anticatalase-Komplex noch enzymatisch wirksam ist. Das war auch tatsächlich der Fall, indem die Aktivität des Komplexes nur wenig geringer war, als die der absorbierten Catalase. Es ergaben sich aber Einzelheiten, aus denen hervorging, daß bei diesen Versuchen verschiedene Faktoren mitwirken, welche das Resultat nicht als eindeutig erscheinen lassen, und Sevag hält daher auch in diesem Falle die Hauptfrage, ob nämlich im Ferment-Antiferment-Verband das Ferment wirksam bleiben kann, für unentschieden und fordert weitere einwandfreie experimentelle Beweise.

Wenn wir jetzt die Gewißheit haben, daß die Fermente antikörperbildende Antigene sind, stimmt das insoferne mit unseren Auffassungen über ihre chemische Beschaffenheit überein, als für einige dieser Wirkstoffe der Eiweißcharakter festgestellt werden konnte; das gilt insbesondere auch für die kristallisierbaren Proteasen (Pepsin, Pepsinogen, Trypsin,

Trypsinogen, Chymotrypsin, Carboxypolypeptidase, Papain) ferner für die Urease und die Luciferase, welche eben wegen ihrer Kristallisierbarkeit eine so große methodologische Bedeutung für die Erforschung der immunologischen Eigenschaften erlangt haben. Gerade bei diesen Enzymen ist es nicht gelungen, die Wirkungsgruppe (Agon oder Ergon) von dem kolloiden, eiweißartigen Träger (Pheron, Carrier) abzutrennen, wie dies bei anderen Enzymen möglich war; es ist aber wahrscheinlich. daß auch bei den kristallisierbaren Enzymen nur bestimmte Gruppen des Moleküls als Wirkungsgruppen funktionieren. Was den nach der Ansicht von M. G. SEVAG noch nicht definitiv erledigten Punkt anlangt, ob es nämlich auch Fälle gibt, in welchen der Antikörper die enzymatische Aktivität nur in geringem Ausmaße reduziert oder auch gar nicht beeinflußt, darf man vorläufig folgender Überlegung Beachtung schenken. Man hat die Fermente oft mit den Toxinen verglichen, bei welchen die Toxizität durch die Verbindung mit dem Antikörper vollständig aufgehoben werden kann. Bei den Endotoxinen liegen aber die Verhältnisse anders, indem es einerseits bisher nicht gelang, den Träger der Toxizität aus dem Phospholipin-Polysaccharid-Protein-Komplex herauszuschälen, und indem es sich anderseits herausstellte, daß eine Neutralisierung der Giftigkeit nur in geringem Ausmaße möglich ist. Hält man an der Analogie zwischen bakteriellen Giften und Fermenten in den präzisierten Beziehungen fest, so wäre es wohl denkbar, daß man auch bei den Fermenten sowohl die Neutralisierbarkeit durch Antiserum wie auch ihr Gegenteil findet und daß Zwischenstufen zwischen den Extremen vorkommen können. Es sei in diesem Zusammenhang auch auf das α-Toxin des Clostridium welchii (s. S. 158) hingewiesen, weil es als ein Gift bakterieller Herkunft fast ganz aus dem Ferment Lecithinase besteht und so ein Bindeglied zwischen den beiden Gruppen der Wirkstoffe bildet und weil es durch sein Antiserum vollständig, d. h. einschließlich seiner fermentativen Wirksamkeit abgesättigt bzw. neutralisiert werden kann.

G. Hormone.

L. HEKTOEN und K. SCHULHOF (1923) sowie HEKTOEN, H. FOX und SCHULHOF (1927) immunisierten Kaninchen mit Thyreoglobulinpräparaten, die sie aus Schilddrüsen von Menschen und verschiedenen Säugetieren nach der Methode von OSWALD dargestellt hatten und erhielten Antisera, welche mit Thyreoglobulinlösungen beliebiger Herkunft die Präzipitinreaktion gaben. Aus den durch Absorptionsversuche ergänzten Resultaten wurde geschlossen, daß das nach OSWALD hergestellte Thyreoglobulin ein „organspezifisches" Antigen ist und daß keine serologische Verwandtschaft zwischen Thyreoglobulinen von Säugetieren und von Vögeln nachzuweisen war; dagegen konnte nicht sicher entschieden werden, ob die Thyreoglobuline von Säugetieren neben einem artspezifischen Antigen auch noch *ein allen gemeinsames Antigen* enthalten.

K. Schulhof (1930) hat dann wohl als Erster versucht, die physiologische Wirkung des Schilddrüsenhormons auf den Stoffwechsel durch ein Immunserum aufzuheben, indem er Ratten Mischungen von Thyreoglobulin mit einem Antiserum vom Kaninchen injizierte; das Resultat war aber komplett negativ. Ebenso mißglückten Experimente von S. H. Rosen und D. Marine (1937), welche Kaninchen durch monatelang fortgesetzte intraperitoneale Injektionen von Thyreoglobulin gegen die stoffwechselsteigernde Wirkung des Thyreoglobulins aktiv immunisieren wollten. Dagegen erzielten O. Kestner (1937) und Julius Bauer (1937) positive Ergebnisse. Kestner änderte die Versuchsanordnung insofern, als er die Wirkung eines Antiserums auf den Stoffwechsel von Ratten, Hunden und Kaninchen prüfte. Das Antiserum stammte von Hammeln, welche intravenös mit Extrakten aus Schweineschilddrüsen immunisiert worden waren; wenn es imstande war, die Wirkung des im Körper der Versuchstiere vorhandenen Schilddrüsenhormons zu neutralisieren, mußte dies in einer Hemmung des Stoffwechsels zum Ausdruck kommen, was nach den Beobachtungen von Kestner auch tatsächlich der Fall war. Vorausgesetzt war, daß ein Antiserum gegen Schweineschilddrüse die Schilddrüsenhormone der Ratte, des Hundes und des Kaninchens antagonistisch beeinflußt, was auf Grund der serologischen Vorarbeiten von Hektoen und seinen Mitarbeitern keineswegs selbstverständlich war. Auch Julius Bauer (s. auch J. Bauer und E. Kunewälder) schlug einen neuen Weg ein, indem er Kaninchen mit Thyroxin immunisierte. Nun hat das von F. E. Kendall (1914) hergestellte Thyroxin nach C. R. Harington (1925) die Formel

$$HO \underset{J}{\overset{J}{\diamond}} - O - \underset{J}{\overset{J}{\diamond}} - CH_2 - \overset{NH_2}{\underset{|}{CH}} - COOH$$

$$\underbrace{3,5 \text{ - Dijod-4-Oxy-phenyl-}} \qquad \underbrace{3,5 \text{ - Dijod - Tyrosin}}$$

Es ist nicht bekannt, daß diese Substanz durch spontane Kuppelung an das Eiweiß eines mit derselben immunisierten Tieres die Fähigkeit der Antikörperbildung erwirbt (vgl. S. 4ff.). Bauer beobachtete jedoch 1. daß normale Kaninchen auf Injektionen von Thyroxin mit Abmagerung und Erhöhung der Lipasekonzentration im Serum reagieren, während diese Erscheinungen bei vorbehandelten Kaninchen ausbleiben; 2. daß das Serum der immunisierten Tiere mit Thyroxin die Komplementbindungsreaktion gibt, ebenso wie das Serum von Menschen, die an Hyperthyreoidismus leiden. Da sich aber das Thyroxin durch Dijodtyrosin, ja durch Phenol oder

Tyrosin ersetzen ließ, bezeichnet BAUER die an den Reaktionen beteiligten Serumstoffe als „unspezifische Antikörper oder Reagine", deren Natur vorderhand noch unbekannt sei. Mehr Vertrauen verdienen die experimentellen Resultate von S. WENT, K. PIRIBAUER und L. KESZTYÜS (1939), welche Ratten und Meerschweinchen mit dem zweifellos antigenen Thyreoglobulin längere Zeit parenteral behandelten und eine starke Herabsetzung des Sauerstoffverbrauches sowie eine verminderte Reaktionsfähigkeit auf die subcutane Injektion von Thyroxin konstatierten. Es gelang ferner den genannten Autoren, im Serum von mit Thyreoglobulin behandelten Tieren (Ratten, Kaninchen und Meerschweinchen) Antikörper nachzuweisen, allerdings nicht mit der Präzipitinreaktion, sondern nur durch die Komplementbindung und zuweilen durch den anaphylaktischen Versuch (trotz der negativen Präzipitinreaktionen). Die Sera von mit Thyreoglobulin behandelten Ratten waren ferner imstande, die O-verbrauchsteigernde Wirkung von Thyroxin aufzuheben, wenn dieses dem Serum zugesetzt und die Mischung Ratten subcutan injiziert wurde. WENT und seine Mitarbeiter nehmen an, daß das Thyreoglobulin ein „chemospezifisches Antigen" ist, welches außer dem als „Schlepper" funktionierenden Eiweiß das Thyroxin als spezifitätsbestimmende Gruppe enthält.

Auf dieser Linie bewegen sich die Versuche von R. F. CLUTTON, C. R. HARINGTON und M. E. YUILL (1938). Nur wurde hier zum Zwecke der Gewinnung von Antikörpern nicht das niedermolekulare und an sich nicht-antigene Thyroxin, sondern ein mit demselben hergestelltes Kuppelungs-Antigen als Immunisierungs-Antigen verwendet. Da das Thyroxin und seine Derivate äußerst schwer löslich sind, schien ihre direkte Einbauung in ein Eiweißantigen von vorneherein kaum durchführbar. Durch ein kompliziertes Verfahren wurde indes diese Schwierigkeit überwunden. 3,5-Dijodthyroninmethylester wurde zunächst in das N-carbobenzyloxy-Derivat umgesetzt und dieses in das Azid umgewandelt, welches in einer wässerigen Lösung von Dioxan (= Diaethylendioxyd) bei einem p_H 8,9 mit Pferdeserumglobulin oder Pferdeserumalbumin gekuppelt werden konnte. Durch die Behandlung des Kuppelungsproduktes mit Jod in alkalischer Lösung wurden die 3,5-Dijodthyronyl-Reste in Thyroxyl-Reste übergeführt und gleichzeitig das Tyrosin des angekuppelten Proteins in 3,5-Dijodtyrosin konvertiert. Außerdem wurde ein Thyroxyl-Thyreoglobulin dargestellt. Sämtliche Thyroxyl-Proteine erwiesen sich als kräftige Antigene, welche im Kaninchen zur Bildung von Antikörpern führten; die mit den Antisera ausgeführten Präzipitinreaktionen lehrten, daß die Spezifität durch das Thyroxin bedingt war, welches somit die Rolle eines chemospezifischen Haptens übernommen hatte, und zwar war es das Thyroxin als Ganzes, welches die Spezifität bestimmte und nicht bloß die in demselben enthaltene Dijodphenylgruppe (vgl. die Formel auf

S. 265). Auf normale Ratten (Körpergewicht 180 bis 300 g) hatten die Antisera keinen Einfluß, d. h. der Stoffwechsel erfuhr keine nachweisbare Veränderung, wofür keine befriedigende Erklärung abgegeben wurde. Dagegen waren die Antisera imstande, die physiologische Wirkung von Thyreoglobulin oder Thyroxin zu verhindern, bzw. zu hemmen, *wenn diese Substanzen von außen zugeführt wurden.*

Auf manche interessante Einzelheiten der serologischen und physiologischen Versuche von CLUTTON, HARINGTON und YUILL kann hier nicht eingegangen werden. Es sei nur darauf aufmerksam gemacht, daß die genannten Autoren die Befähigung des Thyreoglobulins, Antikörper zu bilden, bezweifeln; in Anbetracht der Untersuchungen von L. HEKTOEN und seinen Mitarbeitern (1923, 1927) und der gewissenhaft durchgeführten Arbeiten von H. E. STOCKINGER und M. HEIDELBERGER (1937) ist dies jedoch nicht berechtigt. Man könnte höchstens fragen, ob auch arteigene Thyreoglobuline antigen wirken; artfremde Thyreoglobuline (Mensch, Rind, Schaf, Schwein) erzeugen im Kaninchen Präzipitine, welche mit ihren Antigenen nach denselben quantitativen Bedingungen reagieren wie andere Antikörper dieser Kategorie (STOCKINGER und HEIDELBERGER). Diese Unterscheidung von arteigenem und artfremdem Thyreoglobulin ist vor allem dadurch zureichend motiviert, daß die schon von HEKTOEN geäußerte Ansicht, daß die Thyreoglobuline nicht nur organspezifisch, d. h. der Schilddrüse eigentümlich, sondern auch artspezifisch sind, von STOCKINGER und HEIDELBERGER unter Beweis gestellt wurde. CLUTTON und Mitarbeiter meinen jedoch, daß sich das wahre Thyreoglobulin gar nicht an diesen Präzipitinreaktionen beteiligt, sondern daß sie auf Verunreinigungen der Präparate mit Gewebsproteinen zu beziehen sind, die sich kaum vermeiden lassen, da eine exakte Reinigung des nicht kristallisierbaren Proteins nach ihren eigenen Erfahrungen kaum zu erreichen ist. Als Beweis wird die Beobachtung von J. SNAPPER und A. GRÜNBAUM (1935) vorgebracht, daß die Präzipitation des Thyreoglobulins durch ein Antiserum weder durch Thyroxin noch durch Dijodtyrosin gehemmt werden kann. Die Beobachtung ist wohl richtig — sie wurde durch STOCKINGER und HEIDELBERGER bestätigt — ihre Bewertung aber nicht überzeugend. Wenn die Hemmungsreaktion *positiv* ausfällt, darf man wohl folgern, daß die hemmende Substanz im Antigenmolekül *als immunchemische Determinante* vorhanden ist; ein *negatives* Resultat erlaubt dagegen nicht den Schluß, *daß sie im Antigenmolekül nicht existiert* oder daß sie an den serologischen Reaktionen des Antigenmoleküls nicht partizipiert. Übrigens waren die Thyreoglobulinpräparate, welche STOCKINGER und HEIDELBERGER zu ihren serologischen Versuchen verwendeten, der Hauptsache nach monodispers und Jod-Bestimmungen der spezifischen Präzipitate ergaben, daß 96 bis 100% des zugesetzten Thyreoglobulins in der Äquivalenzzone im Niederschlag vorhanden waren; von einer Nichtbeteiligung des Thyreoglobulins an der serologischen Reaktion konnte also ebensowenig die Rede sein wie von einer ausschließlichen Beteiligung verunreinigender Gewebsproteine. Daß das Thyreoglobulin erst durch Ankuppelung von Thyroxin, d. h. in der Form von Thyroxyl-Thyreoglobulin zum Antigen wird (CLUTTON, HARINGTON und YUILL), kann man bei dieser Sachlage wohl nicht behaupten. Es entsteht vielmehr ein conjugiertes Antigen von anderer Art, dessen Beschaffenheit und Darstellungsweise es durchaus verständlich machen, daß seine serologischen Reaktionen — im Gegensatz zu jenen des Thyreoglobulins — durch Thyroxin und Dijodtyrosin gehemmt werden.

Den Wert ihrer Untersuchungen sahen CLUTTON, HARINGTON und YUILL in der Möglichkeit, durch Immunisierungen mit Eiweißkörpern, an welche physiologisch wirksame Stoffe als Haptene angekuppelt sind, Antisera zu erhalten, welche die physiologische Wirkung des angekuppelten Stoffes *in vivo* zu neutralisieren vermögen. Im Falle des Schilddrüsenhormons war dieser Zweck insoferne nur teilweise erreicht, als die Antisera auf das normale Tier nicht wirkten; ihre neutralisierende Wirkung erstreckte sich lediglich auf von außen zugeführtes Thyroxin und Thyreoglobulin. Über das voraussichtliche Anwendungsgebiet der Methode sprachen sich die genannten Autoren zurückhaltend aus. Das Thyroxin sei eine Aminosäure, die vielleicht erst in ein Proteinmolekül eingebaut werden muß, bevor sie ihre Wirkungen im Organismus entfalten kann; wenn diese Annahme richtig ist, würde die Neutralisierung des thyroxinhaltigen Proteins durch ein Antiserum, auch wenn sie sich in vivo vollzieht, unter die bekannten immunologischen Phänomene eingereiht werden müssen. Ob man auch mit physiologisch aktiven Substanzen Erfolg haben würde, welche zu den Proteinen in keiner Beziehung stehen, müßte erst experimentell festgestellt werden.

Daß diese Skepsis am Platze war, zeigte sich in der Folge bald. So konnten S. B. HOOKER und W. C. BOYD (1940) zwar durch Kuppelung von diazotiertem Monoaminostrychnin mit dem Hämocyanin von Limulus polyphemus ein conjugiertes Antigen darstellen, mit welchem von Kaninchen spezifische Präzipitine für Strychnin erhalten wurden; aber die Sera waren „zu schwach", um die tödliche Wirkung des Strychnins auf Mäuse zu neutralisieren. Ein Antigen aus diazotiertem Nitrosomorphin und Ovalbumin bildete weder Präzipitine noch bewirkten die Antisera, welche die mit demselben längere Zeit intravenös injizierten Kaninchen lieferten, eine Auslöschung der Morphinwirkung, auch nicht einmal andeutungsweise. Den gleichen Mißerfolg hatten schon vor CLUTTON und seinen Mitarbeitern E. BERGER und H. ERLENMEYER (1934) mit dem Icterogen (Dimethyl-N-pyrrol-phenylarsinsäure) zu verzeichnen; die Substanz wurde zwar von einem (mit einem conjugierten Antigen aus Pferdeserum und p-Aminophenylarsinsäure gewonnenen) Antiserum gebunden, aber die Letalität des Icterogens und seine Gelbsucht erzeugende Wirkung blieben unverändert. In gewissem Sinne gehören hierher die „vollständig negativen Immunisierungsergebnisse" mit konjugierten Antigenen, welche aus Steroiden (Androstendiol) in Azobindung mit einem Protein aufgebaut waren; die von Kaninchen gewonnenen Antisera reagierten mit den Steroiden überhaupt nicht, wahrscheinlich weil die Erzeugung von Antikörpern gegen körpereigene Stoffe im allgemeinen nicht möglich ist [H. Mooser und R. K. Grilliches (1941)]. Damit stimmt, daß auch E. Berger (1933) durch Immunisierung von Kaninchen mit Azoproteinen aus Schweineserum und Cholesterinaminobenzoat keine Antikörper gegen Cholesterinaminobenzoat bekommen konnte, gleichgültig ob dieses rein oder in Azokuppelung an Pferde- oder Hühnerserum als Prüfungsantigen verwendet wurde.

Erwähnt seien Angaben von S. Went und L. Kesztyüs (1939), welche durch Immunisierung mit Adrenalyl-Azoproteinen Antisera erhalten haben wollen, welche mit Adrenalin im serologischen Test spezifisch reagierten. Die vorgebrachten Beweise geben aber keine Gewißheit, daß tatsächlich eine Adrenalinspezifität bestand (vgl. Landsteiner, (1945, S. 182)], und darüber, ob die pharmakologische Wirkung des Adrenalins durch die Antisera paralysiert wurde, haben sich die Autoren nicht ausgesprochen. Ebensowenig vermögen nach meinem Dafürhalten die Experimente von Butler, Harington und Yuill (1940) zu überzeugen, welche Acetyl-Salicyl-Azid mit Proteinen kuppelten. Zwar lieferten diese Antigene Immunsera, deren spezifische Einstellung auf die Acetyl-Salicyl-Gruppe hinreichend ausgeprägt war; ob aber diese Immunsera imstande waren, die antipyretische Wirkung des Aspirins auf Ratten, die infolge von Hefeinjektionen fieberten, partiell zu neutralisieren, erscheint doch sehr fraglich. Derartige Neutralisierungsexperimente wirken nur überzeugend, wenn das Hapten stark und charakteristisch wirkt; und in diesen Fällen (Strychnin, Icterogen) war eben von einer Neutralisierung keine Rede.

Besondere Bedeutung möchten manche Autoren [s. E. Berger (1946)] den Versuchen mit konjugierten Antigenen zuschreiben, in denen als physiologisch wirksame Komponente das *Histamin* figurierte. Sie mögen daher etwas eingehender besprochen werden.

Auf die Theorie gestützt, daß allergische Symptome durch Histamin hervorgerufen werden, welches von den Geweben infolge von Antigen-Antikörper-Reaktionen abgegeben wird, behandelten Sheldon, Fell, Johnston und Howes (1942) Patienten, welche an allergischen Krankheiten litten, mit Histaminazoproteinen, in der Absicht eine aktive Immunität gegen Histamin zu erzielen. Das Histamin wurde zunächst mit p-Nitrobenzoylchlorid nitriert, die Nitrogruppe zu NH_2 reduziert, sodann diazotiert und schließlich die Kuppelung an Casein oder despezifiziertes Pferdeserumglobulin vorgenommen. In einigen Fällen, insbesondere bei physikalischer Allergie und allergischen Dermatosen, konnten ermutigende Besserungen beobachtet werden. Nachträglich bemühte sich N. FELL [s. FELL, G. RODNEY und D. E. MARSHALL (1943) und G. RODNEY und N. FELL (1943)] für diese Therapie eine experimentelle Basis zu schaffen. Nach den Angaben von FELL und seinen Mitarbeitern erhält man durch Hyperimmunisierung von Kaninchen mit Histaminazoproteinen Immunsera, welche für Histamin „partiell" spezifisch sind, was nach den publizierten Protokollen so zu verstehen ist, daß beispielsweise ein mit Histaminazo-Pferdeserumglobulin gewonnenes Antiserum mit diesem Antigen starke, mit Histaminazocasein oder Histaminazo-Kaninchenserum erheblich schwächere Präzipitinreaktionen gibt und auch mit dem (despezifizierten) Pferdeserumglobulin flockt. Durch Immunisierung mit Histaminazoproteinen oder mit β-(5-Imidazolyl) Äthylcarbamido-Protein konnten Meerschweinchen bis zu einem gewissen Grade gegen den anaphylaktischen Schock geschützt werden. Die Differenzen gegenüber nicht oder unspezifisch vorbehandelten Kontrolltieren waren jedoch keineswegs absolut, sondern fast immer nur graduell und bei einer Anzahl von Versuchstieren bestand überhaupt kein Unterschied, auch wenn die auslösende Antigendosis kaum höher war als die bei den Kontrollen angewendete; in einigen passiv anaphylaktischen Experimenten wurde die auslösende Antigendosis etwas gesteigert mit dem Erfolg, daß der anaphylaktische Insult dieselbe Intensität bei immunisierten Meerschweinchen wie bei den Kontrollen zeigte. Daß die Abschwächungen der anaphylaktischen Reaktion, soweit sie überhaupt in Erscheinung traten, auf der partiellen Neutralisierung von frei gewordenem Histamin durch einen infolge der Immunisierung entstandenen spezifischen Antikörper beruhten, wurde nicht bewiesen, obzwar es ja nahe lag, einerseits die Histaminresistenz der spezifisch vorbehandelten Meerschweinchen zu prüfen und anderseits zu untersuchen, ob das Serum der Tiere imstande war, Histamin in vitro zu entgiften. In der Therapie der allergischen Krankheiten, wo bekanntlich alles, was man empfiehlt, ausprobiert wird, hat sich die Immunisierung mit Azoproteinen anscheinend nicht einzubürgern vermocht. Sie wurde durch die jedenfalls bequemeren Medikationen mit synthetischen Antihistaminpräparaten (Antergan, Antistin, Benadryl etc.) verdrängt und erwies sich auch nicht als völlig harmlos, zumindest nicht in Form der Behandlung mit „Hapamin", einem aus Histamin und „despezifiziertem" Pferdeserumglobulin hergestellten Azoprotein; Patienten mit hochgradiger Empfindlichkeit gegen Pferdeserum reagierten auf die Injektion dieses Präparates mit bedrohlichen Symptomen [E. URBACH und PH. M. GOTTLIEB (1946, S. 229)]. Soweit sich die Sachlage derzeit beurteilen läßt, hat man nicht den Eindruck, daß durch die Immunisierung mit conjugierten Antigenen, welche als spezifitätsbestimmende Determinante ein physiologisch oder pharmakodynamisch wirksames Hapten enthalten, eine neue Epoche therapeutischen Könnens inauguriert wurde.[1]

Kehren wir zum Ausgangspunkt dieses Abschnittes über die Antigenfunktionen der Hormone zurück.

Seit sich L. HEKTOEN und SCHULHOF (1923) mit den serologischen Eigenschaften des Thyreoglobulins befaßten, wurde darüber diskutiert, in welchem Verhältnis die Organspezifität zur Artspezifität steht. HEKTOEN, FOX und SCHULHOF (s. S. 264) kamen zu keiner klaren Entscheidung, konstatierten aber doch, daß zwischen den Thyreoglobulinen der Säugetiere enge verwandtschaftliche Beziehungen bestehen, daß hingegen die Thyreoglobuline der Säugetiere als Antigene von jenen der Vögel differieren. STOCKINGER und HEIDELBERGER überzeugten sich in Untersuchungen der Thyreoglobuline von Mensch, Schwein, Rind und Schaf vom Vorhandensein der Organspezifität, wiesen aber neben derselben ausgesprochene artspezifische Unterschiede nach, die jedoch auf einer anderen Molekularstruktur beruhen mußten als die Artspezifität der homologen (vom gleichen Tier stammenden) Serumproteine. J. LERMAN (1940, 1942), der die Verhältnisse nochmals im Präzipitinversuch nachprüfte, kommt in teilweiser Übereinstimmung mit seinen Vorgängern zu der schärfer gefaßten Formulierung, daß bei den Thyreoglobulinen der Säugetiere die Organspezifität dominiert; ein mit einem solchen Thyreoglobulin hergestelltes Antiserum vermag die Thyreoglobuline aller näher stehenden Arten zu neutralisieren, einschließlich des Thyreoglobulins des Tieres, welches das Antiserum produziert hat. Daß aber doch ein gewisser Grad von Artspezifität besteht, geht nach LERMAN daraus hervor, daß eine Isoimmunisierung unmöglich war, d. h. daß Versuchstiere mit artgleichem Thyreoglobulin nicht immunisiert werden konnten. Was den Grad der Artspezifität der Thyreoglobuline, bzw. der durch dieselben produzierten Präzipitine anlangt, hat man zu berücksichtigen, daß hier der Immunisierungsmodus einen maßgebenden Einfluß hat. Die Proteine des Blutserums gelten als Prototyp artspezifischer Antigene; es ist aber allgemein bekannt, daß man durch Hyperimmunisierung mit einem bestimmten Säugetierserum ein präzipitierendes Immunserum gewinnen kann, welches mit den Sera anderer Säugetiere, und zwar nicht nur verwandter, sondern auch entfernter Arten reagiert (s. hiezu die Ausführungen auf S. 203).

---

[1] Die Angaben von J. LOISELEUR, daß man durch ein eigenartiges Immunisierungsverfahren Antikörper gegen Äthylalkohol und gegen Morphin auf direktem Wege gewinnen kann (vgl. S. 30), würden, falls sie tatsächlich richtig und korrekt interpretiert sind, neue Möglichkeiten eröffnen. LOISELEUR und LÉVY (1947) meinen, daß die Zeit für eine praktische Auswertung schon jetzt gegeben sei. Doch soll diese Frage an anderer Stelle, nämlich in Bd. IV der „Immunitätsforschung" (Antikörper, zweite Hälfte) ausführlicher erörtert werden.

Lerman (1942) fand, daß Kaninchen, welche man mit Thyreoglobulin immunisiert, schließlich refraktär gegen die physiologische Wirkung von intraperitoneal injiziertem Thyreoglobulin werden, und schließt daraus, daß die Antikörper antihormonale Eigenschaften haben. Die gegenteiligen Angaben von K. Schulhof sowie von Rosen und Marine führt Lerman darauf zurück, daß die Versuchsbedingungen dieser Autoren nicht geeignet waren, den antihormonalen Effekt nachzuweisen. Lerman konnte seine Auffassung durch die Beobachtung erhärten, daß Kaninchen infolge der Immunisierung mit Thyreoglobulin nach Ablauf von 6 Monaten oder noch längerer Zeit unter den Erscheinungen des Myxödems erkranken. Den Mechanismus der Entstehung des Myxödems will Lerman nicht darauf zurückführen, daß das von der Schilddrüse produzierte Thyreoglobulin durch den im Blute zirkulierenden Antikörper abgesättigt und so an seiner Auswirkung im Stoffwechsel verhindert wird, weil das Thyreoglobulin beim normalen Kaninchen nicht in den Blutstrom gelangt [Lerman (1940)]. Der Antikörper müsse daher seine antihormonale Wirkung in der Schilddrüse selbst entfalten, indem er entweder das Thyreoglobulin in den Follikeln fixiert oder sich mit demselben in den Zellen verbindet; die lange Inkubation des experimentellen Myxödems erkläre sich aus der kompensatorischen Leistung der Schilddrüse, welche erst erlahmen muß, bevor die durch das Antiserum gesetzte Störung manifest wird. In den Versuchen von Lerman entwickelte sich das Myxödem infolge der Behandlung mit Thyreoglobulin, eine Versuchsanordnung, welche den Charakter einer „aktiven Immunisierung" hatte; daß ein Antikörper der pathogene Faktor war, darf aus den alten Versuchen von M. M. Portis (1904) gefolgert werden, welcher mit einem Antiserum, also passiv Hyperplasien der Schilddrüse hervorrufen konnte, und den neueren Experimenten von J. E. Morgan und A. C. Ivy (1934), welche ebenfalls mit einem Antiserum (vom Huhne) bei jungen Kaninchen durch wiederholte Injektionen eine Art von experimentellem Kretinismus erzeugten.

Das *Insulin* ist — im Gegensatz zum Thyreoglobulin — kristallisierbar, doch sind die als „kristallinisches Insulin" bezeichneten Präparate nicht als vollkommen rein zu betrachten, sondern enthalten in der Regel verunreinigende Proteine aus den Organen, welche zur Isolierung des Insulins benutzt werden. Das Insulin ist ein Eiweißkörper (Molekulargewicht = 35000), welcher bei der Hydrolyse durch Salzsäure Aminosäuren (Arginin, Cystin, Lysin, Tyrosin, Methionin und geringe Mengen Tryptophan) liefert und 3,2% Schwefel enthält. Da das Insulin durch die Verdauungsfermente zerstört wird und daher per os eingenommen unwirksam ist, muß es parenteral zugeführt d. h. injiziert werden, und zwar wiederholt und lange Zeit hindurch. Es bestand daher die Möglichkeit, daß die Anwendung des unentbehrlichen Medikamentes dadurch beeinträchtigt werden könnte, daß die Patienten sensibilisiert werden und schließlich auf die Insulininjektionen mit anaphylaktischen Symptomen reagieren. Die Antigenfunktionen des Insulins wurden daher im Tierexperiment von zahlreichen Autoren geprüft mit dem Gesamtergebnis, daß das Insulin zwar antigen wirken kann, daß seine Aktivität jedoch nur gering ist. Aus dem ziemlich umfangreichen Schrifttum seien hier nur die wichtigsten Arbeiten zitiert[1].

WASSERMAN, BROH-KAHN und MIRSKY (1940) immunisierten Kaninchen mit käuflichen Insulinpräparaten aus Schweine- oder Rinder-Pancreas sowie mit kristallisiertem Rinder-Insulin und erhielten Antisera, welche mit homologen und heterologen Insulinpräparaten die Komplement-bindungsreaktion gaben. Da die mit Schweineinsulin hergestellten Immunsera mit Rinderinsulin reagierten und umgekehrt, wurde geschlossen, daß die positiven Resultate nicht auf die in den Präparaten nachweisbaren verunreinigenden Proteine vom Schwein oder Rind, sondern auf das Insulin selbst zu beziehen waren.

Dagegen scheint es nach den übereinstimmenden Erfahrungen mehrerer Autoren schwer, wenn nicht unmöglich zu sein, von Kaninchen, welche sich sonst für diesen Zweck optimal eignen, spezifische *Präzipitine* für Insulin zu gewinnen. CLUTTON, HARINGTON und YUILL (1938 b) konnten zwar durch Kuppelung von Insulin mit O-β-glucosido-N-Carbobenzyloxytyrosyl ein etwas kräftigeres Antigen erhalten, das aber mit Insulin keine Flockung gab. Offenbar kommt in diesen zweifelhaften bis negativen Resultaten die Schwäche der antigenen Aktivität zum Ausdruck. Merkwürdigerweise hatten anaphylaktische Experimente an Meerschweinchen einen besseren Erfolg. Die Versuche von BERNSTEIN, KIRSNER und TURNER (1938) sind zwar nicht einwandfrei, weil zur Sensibilisierung der Tiere sowie zur Auslösung der anaphylaktischen Symptome dasselbe Insulinpräparat verwendet wurde, so daß verunreinigende Proteine für die positiven Resultate verantwortlich gemacht werden konnten. J. H. LEWIS (1937), welcher die Reaktivität des Uterushornes aktiv präparierter Meerschweinchen nach der Methode von SCHULTZ-DALE prüfte, vermochte aber die Kontraktionen des sensibilisierten Muskels mit einem Insulinpräparat hervorzurufen, das von einer anderen Tierart herrührte wie das zur Sensibilisierung benutzte. Wenn aber der Uterusstreifen durch ein heterologes Insulin komplett desensibilisiert wurde, wirkte der Kontakt mit dem homologen Insulin noch immer kontraktionserregend, was für die gleichzeitige Anwesenheit eines gemeinsamen und eines artspezifischen Antigens in den untersuchten Insulinpräparaten sprach. Die Verhältnisse sind somit ganz ähnlich wie bei den

---

[1] Eine vollständigere Übersicht, welche auch über die Antigenfunktionen anderer Hormone Auskunft gibt, wurde von M. HARTEN und M. WALZER (1941) veröffentlicht.

Thyreoglobulinen. Der radikale Standpunkt von PH. WASSERMAN und
J. A. MIRSKY (1942), daß die Insuline der verschiedenen Tierarten
identisch sind, wurde durch die von diesen Autoren veröffentlichten
anaphylaktischen Experimente und Komplementbindungsversuche nicht
außer Zweifel gestellt.

Insulinallergie wurde beim Menschen nicht selten beobachtet [s. HAR-
TEN und WALZER (1941) sowie E. URBACH und PH. M. GOTTLIEB (1946)].
In einigen Fällen rief schon die erste Injektion schwere lokale und allgemeine Symptome hervor [M. LASERSOHN (1930), A. BERNARD (1927),
H. HUNSCHEIDT (1934) u. a.], so daß man an eine Autoimmunisierung
mit individuumgleichen Insulin denken konnte, oder der erste Cyklus
der Injektionen blieb frei von allergischen Erscheinungen und die Allergie
zeigte sich erst, wenn die Behandlung nach einem kurzen oder langen
Intervall wieder aufgenommen wurde. Merkwürdig war, daß die Symptome sowohl im ersten wie im zweiten Fall oft erst nach einer Latenzperiode von 4 bis 14 Tagen einsetzten, ein Verhalten, das ebenso wie der
klinische Charakter mancher Reaktionen (Erytheme, Urticaria, Fieber,
Gelenkschmerzen, generalisierte Ödeme) an die Serumkrankheit erinnerte.
Den Inhalt der zahlreichen Arbeiten, welche sich mit dem Nachweis von
Antikörpern bzw. Reaginen im Serum von Patienten mit Insulinallergie
beschäftigten, in Form von Schluß-Sätzen zusammenzufassen, ist undurchführbar und in Anbetracht der Widersprüche und technischer
Mängel auch kaum der Mühe wert. Der Praußnitz-Küstnersche Übertragungsversuch hatte nach der Angabe von HARTEN und WALZER nur
in 19 von 200 Fällen ein positives Resultat.

Beachtung verdient die Tatsache, daß in einigen Fällen von Insulinallergie gleichzeitig mit dem Auftreten der allergischen Symptome
(Urticaria und starke Lokalreaktion) plötzlich die Wirkung des Insulins
auf den Zuckerspiegel im Blute aussetzte. Nun liegen Beobachtungen vor,
denen zufolge immunisatorisch erzeugte Immunsera gegen Insulin im
Tierexperiment nicht antihormonal wirken [WASSERMAN, BROH-KAHN
und J. A. MIRSKY (1940), BERNSTEIN, J. B. KIRSNER und W. J. TURNER
(1938)]; auf Grund dieser Angaben könnte eine Neutralisierung des
injizierten Insulins durch zirkulierende Immunstoffe ausgeschlossen werden. Ein Ausweg, der das Beharren auf einer serologischen Deutung der
Insulinresistenz ermöglichen würde, wäre die Annahme, daß das Insulin
zwei Arten von Antikörpern zu bilden vermag, von denen der eine den
allergischen Zustand bedingt, während der andere die hormonale Wirkung
des Insulins neutralisiert [H. F. ROOT (1943), J. LERMAN (1944); s. auch
HARTEN und WALZER (S. 86)]. Gestützt wird diese Hypothese, soweit
ich unterrichtet bin, nur durch die Untersuchungen von F. C. LOWELL
(1942), die hier etwas eingehender, als das eine kasuistische Mitteilung
verdient, besprochen werden sollen.

Es handelte sich um einen mit Insulinallergie kombinierten Fall von Insulinresistenz. Der Antikörper, welcher dem allergischen Zustand zugrundelag und durch die Hautprobe sowie durch die passive Übertragung nach Praußnitz-Küstner festgestellt wurde, konnte durch zweistündiges Erwärmen auf 57° C unwirksam gemacht werden und reagierte sowohl mit einem kristallinischen (aus Rinder- und Schweinepankreas hergestellten) wie mit einem aus Menschenpankreas isolierten Insulin. Der zweite Antikörper, welcher für die Resistenz verantwortlich gemacht wurde, vertrug das Erwärmen in dem oben angegebenen Ausmaß und wurde in der Weise nachgewiesen, daß Mäuse, denen ein Gemisch von Patientenserum und kristallinischem Insulin injiziert worden war, keine hypoglykämischen Symptome zeigten. *Dieser Neutralisationseffekt blieb aber aus, wenn statt kristallinischem menschliches Insulin zum Serum zugesetzt wurde.* LOWELL *selbst schließt daraus, daß die Wirkungsgruppe des Insulins nicht am Neutralisationsvorgang beteiligt sein konnte und daß daher dieser Antikörper nicht wie ein Antihormon wirkte.* Übrigens wurde auch das passiv übertragbare allergische Reagin durch Zusatz von Insulin seiner passiv sensibilisierenden Wirkung beraubt, aber sowohl durch kristallinisches wie durch humanes. Wenn man sich auf Grund dieser Angaben entschließen will, den Nachweis von zwei verschiedenen Antikörpern im gleichen Serum anzuerkennen, ist doch offensichtlich damit nicht viel gewonnen. Tatsache ist, 1. daß man Allergie ohne Resistenz häufig beobachtet und daß die Resistenz einen Ausnahmefall darstellt; 2. daß auch Insulinresistenz ohne Allergie beschrieben wurde; 3. daß man nicht angeben kann, welches Antigen dem „neutralisierenden Antikörper" entspricht und daß dieser Antikörper nicht antihormonal wirkt; 4. daß es unbekannt ist, warum dieser Antikörper entsteht und warum er so selten entsteht; 5. daß er bisher, soweit dem Verfasser bekannt ist, nur in einem Falle von Insulinresistenz nachgewiesen werden konnte. Es ist unter diesen Umständen wahrscheinlich, daß die Insulinresistenz nicht als Immunitätszustand im serologischen Wortsinne aufzufassen ist und daß die richtige Erklärung noch aussteht.

Daß die Antikörper gegen Thyreoglobulin die physiologische Wirkung dieser Substanzen neutralisieren, während dies bei den experimentell nachgewiesenen Antikörpern gegen Insulin nicht der Fall ist, bedeutet keineswegs einen grundsätzlichen Widerspruch. So wie sich hier zwei Wirkstoffe, welche die Physiologie in die Gruppe der Hormone einreiht, verschieden verhalten, ist das auch bei den Fermenten der Fall, die zum Teil durch ihre Antikörper inaktiviert werden können, zum Teil ihre enzymatische Leistungsfähigkeit auch im Verbande mit dem Antikörper bewahren. Wer darin einen Widerspruch erblickt, beachtet nicht, daß Antikörper überhaupt nicht „neutralisieren", sondern nur die Eigenschaft haben, sich mit dem Antigen zu verbinden; welche Funktionen des Antigens noch zur Auswirkung kommen können, wenn es an den Antikörper (das Immunglobulin) gebunden ist, hängt von der Art oder richtiger von der Lokalisation der Bindung ab, d. h. von der Natur der immunologischen Determinanten des Antigens und der Antideterminanten des Immunglobulins, welche die Bindung vermitteln.

Der heterogene Charakter der unter der Bezeichnung „Hormone" zusammengefaßten Wirkstoffe kommt auch dadurch zum Ausdruck, daß wichtige Repräsentanten der Gruppe im Gegensatze zum Thyreoglobulin, Insulin und den Prolanen keine Eiweißkörper sind, bzw. keine Eiweiß- oder Polypeptidkomponente enthalten und sich überdies durch ein niedriges Molekulargewicht auszeichnen. Auf Grund vielfältiger Erfahrungen kann es nicht überraschen, daß solche Hormone keine Antikörper bilden, besonders wenn ihre chemische Struktur genauer bekannt und so geartet ist, daß eine spontane Kuppelung an die Proteine des Empfängers ausgeschlossen werden kann (vgl. S. 4 ff.). In der Tat konnte die Antikörperproduktion für das Adrenalin (Dioxyphenyl-äthanol-methylamin) sowie für die östrogenen Substanzen (Oestron, Östradiol, Androsteron, Androstendiol usw.), welche sich von den Sterinen ableiten lassen, im Tierexperiment nicht nachgewiesen werden, womit in Übereinstimmung steht, daß Fälle von Allergie gegen Adrenalin oder östrogene Präparate trotz der ausgedehnten Verwendung dieser Stoffe zu den kasuistischen Raritäten gehören [HARTEN und WALZER, URBACH und GOTTLIEB][1].

Das Verhalten des im Harne schwangerer Frauen auftretenden *Prolans* kann gewissermaßen als Gegenprobe zu den negativen Ergebnissen mit nichtproteiden Hormonen gelten. Auf Grund der Untersuchungen von H. v. EULER und B. ZONDEK (1934) ist anzunehmen, daß das Prolan aus einer eiweißartigen Komponente besteht, an welche eine verhältnismäßig kleine Wirkungsgruppe gebunden ist. Durch Immunisierung von Tieren mit dem aus Schwangerschaftsharn isolierten Prolan erhält man Sera, welche ZONDEK als „Antiprolane" bezeichnet; diese Sera sind imstande, die physiologische Wirkung des Prolans aufzuheben, indem sie sich mit demselben verbinden, und zwar zu einem dissoziierbaren Komplex, aus welchem das Prolan wieder in aktiver Form abgespalten werden kann. Diese Reversibilität spricht nach B. ZONDEK und F. SULMAN (1937/38) dafür, daß das Antiprolan den Antikörpern sehr nahe stehen dürfte, ebenso die Tatsache, daß es in der Globulinfraktion der Immunsera zu finden ist [ZONDEK und SULMAN (1937)], ferner sein artspezifischer Charakter[2] und der Umstand, daß Ratten durch Injektion von Anti-

---

[1] Bei den wenigen positiven Berichten muß man sich noch fragen, ob nicht ein Irrtum im Spiele war. So erwähnen URBACH und GOTTLIEB, daß L. A. LEVISON und J. J. HARRIS die allergischen Symptome, welche sich nach der Injektion einer östrogenen Substanz entwickelten, auf das Vehikel zurückführen konnten, in welchem der Wirkstoff enthalten war.

[2] Die Artspezifität der Antiprolansera wurde von mehreren Autoren bestritten. Die Literaturangaben sind von ZONDEK und SULMAN (1937, S. 712) zusammengestellt worden, welche a. a. O. die Ursachen klarzustellen suchen, warum sich die Angaben über die Spezifität der Antiprolansera widersprechen. Den Hauptgrund sehen ZONDEK und SULMAN darin, daß oft nur qualitative Proben angestellt wurden, in welchen die Artspezifität durch Anwendung massiver Dosen der Antiprolansera verdeckt wurde.

prolan nur 8 Tage lang gegen Prolan geschützt bleiben, was dem Typus
der passiven Immunität entspricht. Von den Antikörpern, mit welchen die
Serologie operiert, unterscheidet sich das Antiprolan, wenn es durch die
Immunisierung mit reinem Prolan gewonnen wird, dadurch, daß es durch
serologische Methoden (Präzipitation, Komplementbindung) nicht nachgewiesen werden kann [F. SULMAN (1937), R. BRANDT und H. GOLD-
HAMMER (1936) u. a.]. Wird Prolan durch genügend starkes Erhitzen
komplett inaktiviert, so erweist es sich als unfähig, Antiprolan zu produzieren oder Antiprolan in vitro abzusättigen; daraus schlossen ZONDEK,
SULMAN und HOCHMANN (1938), welche solche Versuche in verschiedenen
Variationen anstellten, daß der eiweißartige Träger hormonal unwirksam
ist, und daß die prosthetische Wirkungsgruppe sowohl über die Entstehung des antagonistischen Serumstoffes wie auch über die Reaktion
desselben mit dem Prolan entscheidet.

In mehrfacher Hinsicht bedeutungsvoll sind Beobachtungen von
R. BRANDT und H. GOLDHAMMER (1936), aus welchen hervorzugehen
scheint, daß der Mensch gegen das gonadotrope Prolan, das in seinem
bzw. im menschlichen Organismus entsteht, kein Antihormon bildet.
BRANDT und GOLDHAMMER hatten Gelegenheit, das Serum von 2 Patien-
tinnen auf Antihormone zu untersuchen, welche durch 4 bzw. 8 Wochen
mit Menschenharnhormon wegen genitaler Hypoplasie injiziert worden
waren; das Resultat war völlig negativ. Ferner wurde die Erfahrung
herangezogen, daß das Hormon aus dem Serum von Wöchnerinnen
4 bis 6 Tage nach der Entbindung verschwindet; würden die gewaltigen
Hormonmengen, welche in das Blut während der Schwangerschaft gelangen, Antihormone bilden, so müßten sich diese nach dem Schwunde
des Hormons zeigen; aber die Prüfung der Sera am 8., 14. und 24. Tag
nach dem Partus ergab wieder absolut negative Befunde. Dazu ist zu
bemerken, daß sich Antihormone, welche durch die Immunisierung mit
artfremdem Hormon erzeugt werden, mehrere Wochen im zirkulierenden
Blute halten. Daß keine Auto- bzw. Iso-Immunisierung festgestellt werden
konnte, kann als unterstützendes Argument für den artspezifischen
Charakter des Prolans gelten und ist nicht geeignet, die Vorstellung zu
fördern, daß sich der Organismus gegen ein Überangebot des Hormons
durch die regulatorische Produktion von Antihormon zu schützen versteht.

In den Diskussionen über die Antihormone, ihren Ursprung und ihre
physiologische Bedeutung wird immer wieder die Frage aufgeworfen, ob
diese Serumstoffe Antikörper in dem der Immunitätsforschung geläufigen
Sinne oder antagonistische Hormone (Antihormone sensu strictiori) sind,
welche der Organismus zu produzieren vermag, ohne daß ein korrespon-
dierendes Hormon als direkter Antigenreiz den Impuls gibt [J. B. COLLIP
(1934), E. A. ANDERSON und J. B. COLLIP (1934)]. Neben den bereits

erwähnten Unterschieden zwischen den Antihormonen und den typischen Antikörpern spielt in diesen Erörterungen die Tatsache eine wichtige Rolle, daß auch normale Sera antihormonale Eigenschaften entfalten können, allerdings nicht in dem Grade, den die immunisatorisch erzeugten Hormone aufweisen, sondern in erheblich geringerem quantitativem Ausmaß. Das ist jedoch kein hinreichender Grund für eine grundsätzliche Scheidung der beiden antagonistisch wirkenden Serumstoffe. Das Serum normaler Kaninchen ist bekanntlich imstande, Hammelerythrocyten zu lösen; der lytische Titer normaler Kaninchensera ist immer niedrig. Immunisiert man aber ein Kaninchen mit Hammelblutkörperchen, so erhält man hochwertige lytische Ambozeptoren, ja der Erfolg der Immunisierung ist konstanter und — am Titer gemessen — größer als wenn man mit Erythrocyten immunisiert, welche von normalem Kaninchenserum nicht gelöst werden. Nun hat J. FORSSMAN (1946) neuerdings zu zeigen versucht, daß auch die normalen Hammelhämolysine des Kaninchens keine „natürlichen" Antikörper sind, sondern durch Immunisierung vom Darm aus entstehen[1]. Man ist aber nicht auf dieses Beispiel angewiesen. Im Serum eines Menschen der Blutgruppe 0 sind Agglutinine für Menschenerythrocyten der Blutgruppen A und B enthalten, die als α- bzw. β-Agglutinin bezeichnet werden; sie haben eine geringe Wirkungsstärke und entstehen nicht infolge eines spezifischen Antigenreizes, sondern infolge erblich festgelegter Anlagen. Injiziert man einem solchen Individuum die A- oder die B-Substanz, so steigt der Titer des korrespondierenden Agglutinins und erreicht Werte von 1:1000 bis 5000. Die Zahl solcher Beobachtungen läßt sich beliebig vermehren. Immer wieder findet man, daß ein in geringer Menge vorhandener natürlicher Antikörper immunisatorisch vermehrt werden kann, und so liegen die Dinge eben auch bei den natürlichen und immunisatorisch erzeugten Antihormonen. Dazu kommt, daß die Antihormone so wie die typischen Antikörper Immunglobuline sind und aus dem Serum durch die gleichen Methoden abgesondert werden können [ZONDEK und SULMAN (1937), C. R. HARINGTON und I. W. ROLANDS (1937), K. W. THOMPSON (1936/37, 1941)]. Es ist zweifellos einseitig und schon aus diesem Grunde auch oft unfruchtbar, immer nur auf die Feststellung von Differenzen hinzuarbeiten, in der Regel, ohne über ihre

---

[1] FORSSMAN konnte in alkoholischen Extrakten aus dem Inhalt des Blinddarms normaler Kaninchen das F-Antigen dadurch nachweisen, daß er Kaninchen mit diesen Extrakten immunisierte und im Serum der Tiere geringe Mengen des F-Antikörpers feststellte, welcher Hammelerythrocyten löst. Die mitgeteilten Resultate sind aber nicht überzeugend, weil sich die Hammelhämolysine keineswegs regelmäßig und nur in geringen Mengen bildeten und weil zur Immunisierung Kaninchen verwendet wurden; man müßte ein anderes F-negatives Tier wählen, in dessen Serum die F-Lysine normalerweise fehlen. Auch sind alkoholische Extrakte aus F-haltigem Material meist nur Haptene.

erkenntniskritische Bedeutung Auskunft geben zu können. Das hat sich ja schon wiederholt gezeigt, wie z. B. in den Diskussionen über „Reagine" und die angebliche Notwendigkeit, sie von den Antikörpern so scharf als möglich abzugrenzen, in den wieder auftauchenden Spekulationen über die Natur der Antikörper, welche für die Pathogenese der Serumkrankheit maßgebend sind, und in vielen anderen Fragestellungen, in welchen sich die Serologie älteren und neueren Datums gefiel. Das Gemeinsame in den Erscheinungen verdient angesichts solcher Erfahrungen erhöhte Bewertung.

H. Die Antigene der Virusarten.

Die Virusarten erfordern infolge der minimalen Größenausmaße ihrer Elemente, ihrer Unfähigkeit, sich auf unbelebten Nährmedien zu vermehren, und der Schwierigkeit, sie aus den infizierten Wirtsgeweben in reinem Zustande und in genügender Masse abzusondern, besondere Forschungsmethoden und zum Teil auch eigenartige, durch die Natur der Objekte bedingte Fragestellungen. Daraus hat sich im wissenschaftlichen Unterbewußtsein die Überzeugung entwickelt, daß es sich um eine besondere und durch gemeinsame Kriterien ausgezeichnete Kategorie von Infektionsstoffen, um eine biologische Einheit handeln müsse. Diesem Schluß von der methodologisch-technischen Einheitlichkeit auf die Homogenität der untersuchten Objekte ist R. Doerr zuerst und wiederholt entgegengetreten [R. Doerr (1934a, 1936, 1938c, 1942, 1944b)], zunächst allerdings ohne bei den Spezialisten dieses Gebietes — was vorauszusehen war — Zustimmung zu finden. Je mehr aber die Untersuchungen ins einzelne gingen und je zuverlässiger ihre Resultate wurden, desto schärfer kam die Mannigfaltigkeit der Virusarten zum Ausdruck und desto zahlreicher wurden die Fälle, in welchen man zugeben mußte, daß sich keine scharfen Grenzen zwischen den als solche anerkannten Virusarten und infektiösen Agenzien, denen man diese Bezeichnung nicht zuerkennen konnte oder wollte, ziehen lassen.

Der Heterogenität der Virusarten hat man es ferner zuzuschreiben, daß es sich bisher als unmöglich erwiesen hat, diese infektiösen Wirkstoffe in ein befriedigendes System einzuordnen, gleichgültig, ob man ihre Beziehungen zu bestimmten Wirten oder Wirtsgeweben, die Art ihrer pathologischen Auswirkung oder, wie dies H. Ruska (1942) versucht hat, morphologische Kriterien als klassifikatorisches Prinzip verwendete; daß man aus der wachsenden Schar kleinere Gruppen aussondern kann, deren Repräsentanten ähnliche Eigenschaften aufweisen, wie z. B. die Bakteriophagen, die Gruppe des Psittacose-, Lymphogranulom- und Trachomvirus, die Erreger der Virus-Pneumonitis, die Virusarten, welche die Mosaikkrankheiten höherer Pflanzen hervorrufen usw., ändert an

der allgemeinen Gültigkeit dieser Aussage nichts, da für die Gruppen-
zugehörigkeit ganz verschiedene Gesichtspunkte maßgebend waren.

Im Grunde genommen ist jede Virusart ein Forschungsobjekt, an
welches man unbeeinflußt durch vermutliche Analogien mit anderen
Virusarten herantreten muß. Es hat sich aber gezeigt, daß die „Virusart"
bereits eine höhere biologische Einheit ist oder sein kann, d. h. *daß sie
unter natürlichen Verhältnissen in zwei oder mehreren Typen auftreten
kann*, und daß sich, was für die hier behandelten Fragen wichtig ist, die
Typen durch Spezifitätsunterschiede ihrer Antigenfunktionen differenzieren lassen. Auf die serologischen Manifestationen dieser typenspezifischen Unterschiede und ihre chemischen Grundlagen werden wir in den
folgenden Ausführungen zurückkommen.

Zweitens hatte sich im Bereiche der Virusarten eine Spaltung anderer
Art vollzogen, welche mittelbar mit den verschiedenen Dimensionen der
Viruselemente im Zusammenhang zu stehen schien. W. M. STANLEY
(1935) fand nämlich, daß man aus dem Quetschsaft mosaikkranker
Tabaksblätter ein kristallinisches Protein isolieren kann, welches noch
in so hohen Verdünnungen $(10^{-9}\,g)$ infektiös wirkte, daß es mit dem
die Krankheit verursachenden Virus identifiziert werden durfte. Das experimentelle Resultat wurde von F. C. BAWDEN [s. BAWDEN (1937)],
von R. J. BEST (1936), W. M. STANLEY und R. W. G. WYCKOFF (1937)
bestätigt und auf andere phytopathogene Virusarten, bald auch auf das
tierpathogene Virus der equinen Encephalomyelitis [R. W. WYCKOFF
(1937 c)] ausgedehnt und seine Deutung akzeptiert. STANLEY hatte
zur Abscheidung des Tabakmosaikvirus aus den Preßsäften der infizierten Blätter das Aussalzen durch Ammonsulfat benützt; die Gewißheit,
daß die Virusproteine bei diesem Verfahren chemisch unverändert blieben,
wurde durch ihre Isolierung mit Hilfe der Ultrazentrifuge erhöht [R. W. G.
WYCKOFF und R. B. COREY (1936), R. W. G. WYCKOFF (1937 a, b),-
J. W. BEARD und WYCKOFF (1937) u. a.], ein für die Bewertung immu-
chemischer Untersuchungen bedeutungsvoller Umstand. Sind die Virusproteine makromolekulare, chemisch homogene Substanzen, so ist implicite festgelegt, daß sie nur *ein* serologisch aktives Antigen enthalten;
Viruselement und Antigenmolekül fallen substantiell zusammen, wenn
auch nicht dynamisch, da man schon im Hinblick auf die für die Bakterien
festgestellten Verhältnisse a priori zugeben muß, daß die Infektiosität
(die Vermehrungsfähigkeit in einem geeigneten Wirt) aufgehoben werden
kann ohne die Antigenfunktion zu vernichten oder zu verändern.

Die phytopathogenen Virusarten sind allerdings nicht, wie STANLEY
ursprünglich angenommen hatte, einfache, sondern zusammengesetzte Eiweißkörper, und zwar *Nucleoproteide*, Substanzen, welche Verbindungen
von typischen Eiweißkörpern mit einer Nucleinsäure darstellen [F. C.
BAWDEN, PIRIE, BERNAL und FANKUCHEN (1936), BAWDEN und N. W.

Pirie (1937)]. Sofern aber diese Nucleoproteide reine Stoffe im Sinne des Chemikers sind, d. h. nur aus Molekülen einer Art bestehen (was als erwiesen betrachtet werden kann), ist die Antigenfunktion an sie gebunden und man könnte nur untersuchen, in welcher Weise die Eiweißkomponente und die prosthetische Nucleinsäure an der immunisatorischen Wirkung des Komplexes beteiligt sind; es könnte ja ein ähnlicher Fall vorliegen wie bei den sogenannten „Endotoxinen" der gramnegativen Bakterien, bei welchen das Protein für die antikörperbildende Fähigkeit notwendig ist, während das Kohlehydrat (Polysaccharid) die Spezifität bestimmt (s. S. 185).

Die *Gestalt* der Elemente dieser Virusarten im elektronenoptischen Bild ist für ihre Antigenfunktionen natürlich belanglos. Es wird dies auch nur aus dem Grunde ausdrücklich betont, weil der Streit um die Größe und Form dieser Elemente auch auf das immunologische Gebiet übergriffen hat.

Die stäbchenförmigen Teilchen einiger Virusarten, zu welchen auch das Tabakmosaikvirus zählt, sind nämlich in den elektronenoptischen Aufnahmen nicht alle gleich lang, und die Meinungen, wie man sich mit diesen Differenzen abzufinden hat, gehen weit auseinander. Insbesondere wurde darüber diskutiert, ob es eine häufigste Stäbchenlänge oder zwei vorherrschende Längenklassen gibt, und in weiterer Folge, ob es sich überhaupt um biologische Einheiten handelt, welche in der infizierten Pflanze als solche präformiert sind, oder um Aggregate, welche sich je nach den in Virussuspensionen herrschenden Bedingungen auch außerhalb der Wirtspflanzen bilden können. Die einschlägigen Arbeiten, welche bis zum Jahre 1944 veröffentlicht wurden, hat R. Doerr (1944 b, S. 17 bis 20) besprochen; sie sollen an dieser Stelle nicht nochmals referiert werden. Es seien nur einige neuere Untersuchungen zitiert, aus denen hervorgeht, daß die Gegensätze noch immer fortbestehen. Auf der einen Seite stellten G. Oster und W. M. Stanley (1946) aus den Haarzellen der Blätter türkischer Tabakpflanzen, die mit Tabakmosaikvirus infiziert waren, Präparate her und untersuchten sie mit der Elektronen-Schatten-Mikrographie bei einer 32,500fachen Vergrößerung. Es waren in den Aufnahmen fast nur stäbchenförmige Gebilde zu sehen, von welchen 68% eine Länge von 280 mμ und eine Breite von 15 mμ hatten; die Elemente von diesen Ausmessungen werden als die kleinsten infektiösen Einheiten betrachtet, konform dem Standpunkt, den W. M. Stanley in allen seinen Arbeiten konsequent vertreten hatte, und das Vorhandensein kürzerer Stäbchen wird auf das Zerbrechen dieser ausgewachsenen Formen oder auf die Vermehrung derselben (auf das Auftreten von noch unvollendeten, im Wachsen begriffenen Elementen) zurückgeführt. Dafür spricht, daß diese Kurzformen nach den Untersuchungen von T. Sigurgeisson und W. M. Stanley (1946) sowohl wie auch nach

F. C. Bawden und N. W. Pirie (1945) nicht oder nur in geringem Grade infektiös sind. Bawden und Pirie (1945) [s. auch F. C. Bawden (1946) sowie E. M. Crook und F. M. L. Sheffield (1946)] halten es dagegen für wahrscheinlich, daß das Tabakmosaikvirus in der Pflanze in kleinen, hauptsächlich sphärischen Partikeln existiert, und daß die Stäbchen Aggregate von variabler Länge sind. Die experimentelle Grundlage dieser Auffassung bildeten Fraktionierungen des Preßsaftes von infizierten Blättern, welcher so gewonnen wurde, daß die Aggregierung auf ein Minimum reduziert war. Die Virusteilchen in solchen Extrakten hatten verschiedene Größe und konnten infolgedessen durch fraktioniertes Ausschleudern mit der Ultrazentrifuge voneinander bis zu einem gewissen Grad getrennt werden. Die Fraktion, welche die größten Partikel (die am schnellsten sedimentierenden) enthielt, zeigte Strömungsanisotropie, reagierte mit Antiserum in Form des H-Typus (Geißelagglutination) und enthielt außer dem Virus-Nucleoprotein wenig anderes Material; die am langsamsten sedimentierende Fraktion war nur in geringem Grade infektiös (s. oben), zeigte keine Strömungsanisotropie und reagierte mit Antiserum nach dem O-Typus; diese Fraktion enthielt mehr fremdes Material als Virusprotein. Nach der Ansicht des Verfassers wären diese Versuchsresultate mit der Auffassung von W. M. Stanley nicht unvereinbar. Sie berechtigen zumindest vorläufig nicht zu der extremistischen Aussage von Crook und Sheffield, daß die Viruselemente („Einheiten") sehr klein, möglicherweise so klein sein dürften, daß sie auch mit dem Elektronenmikroskop nicht sichtbar gemacht werden können. In ihren Versuchsanordnungen lehnen sich diese Autoren an Bawden und Pirie an und dehnen sie auf ein anderes stäbchenförmiges Virus (Kartoffel-Virus X) aus; in keinem Präparat irgendeines stäbchenförmigen Virus hätten alle Teilchen die gleiche Länge und da das Phänomen der linearen Aggregation in vitro nicht bestritten wird, seien alle Angaben über die Gestalt der Einheiten solcher Virusarten zweifelhaft, solange nicht bewiesen werden kann, daß sie nicht durch dieselben Argumente (ungleiche Stäbchenlänge, lineare Aggregierung) entwertet sind. Wie R. Doerr (1944b, l.c.) auseinandergesetzt hat, wird durch diese Kontroverse das Problem aufgerollt, ob die Vorstellung einer Viruseinheit als lebender und aus eigener Kraft vermehrungsfähiger Elementarorganismus berechtigt ist oder ob es sich einfach um Eiweißmoleküle handelt, die sich in keiner Beziehung von anderen Eiweißmolekülen unterscheiden[1]; Virus-

---

[1] Ob sich diese Alternative auf morphologischer Basis entscheiden läßt, ist fraglich. Die Länge der Typhusbacillen beträgt 1 bis 3 μ, die Breite 0,5 bis 0,8 μ. An der Oberfläche von Bouillonkulturen, auf Gelatine und Kartoffeln wachsen sie aber zu längeren Fäden aus, die keine Gliederung zeigen; Fadenbildung tritt ferner unter dem Einflusse von Immunserum auf (Pfaundlersche Fadenreaktion). Solche Beobachtungen hat man auch bei anderen Sal-

vermehrung und Viruswachstum im Wirt sind also der Punkt, um den sich die Diskussion dreht. Eine Beziehung zur Immunitätsforschung liegt nur in Form der Angabe vor, daß die Präzipitation der kurzen Formen dem O-Typus, die der langen Stäbchen dem H-Typus folgt. Diese Differenz beruht aber nicht darauf, daß sich die Antigenfunktionen der Virusproteine in statu nascendi oder gar durch verschiedene Aggregierung ändern, sondern ist nicht mehr als die äußere Form der serologischen Reaktion, welche durch die Gestalt der ausgeflockten Partikel beeinflußt wird. Haben doch F. C. BAWDEN und N. W. PIRIE (1938) gezeigt, daß die Präzipitation der sphärischen Elemente des Bushy-stunt-Virus das Bild der O-Agglutination, jene des stäbchenförmigen Tabakmosaikvirus das Aussehen einer H-Agglutination darbietet.

F. C. BAWDEN und N. W. PIRIE (1944, 1945, 1946) konnten feststellen, daß man nach dem Auspressen infizierter Blätter, welches bisher das virushaltige Ausgangsmaterial lieferte, noch zusätzliche Virusmengen aus den Preßrückständen erhält, wenn man dieselben mechanisch (durch feines Vermahlen) oder fermentativ (durch Behandlung mit Trypsin oder mit dem Enzymgemisch aus dem Magen von Schnecken) aufschließt. Nach BAWDEN und PIRIE soll sich nun Tabakmosaikvirus im Preßsaft von dem Virus, das man aus aufgeschlossenen Preßrückständen gewinnt, dadurch unterscheiden, daß es stärker aggregiert (s. oben) und in höherem Grade infektiös ist. H. Z. GAW (1947) untersuchte jedoch Viruspräparate aus dem Saft und aus den Preßrückständen von türkischen Tabakpflanzen, welche mit dem gewöhnlichen Tabakmosaikvirus oder mit dem Ribgraß-Stamm infiziert waren, und fand, daß das Virus, ob es auf diese oder jene Weise erhalten wurde, gleiche biologische, physikalische, chemische, serologische und morphologische Eigenschaften zeigt.

Den Virusarten, welchen man nach dem derzeitigen Stande der Forschung den Charakter von Nucleoproteinen und demgemäß eine einzige artspezifische Antigenfunktion zuschreiben darf, stehen die „großen" Virusarten (Vaccine-, Psittacose-Virus) gegenüber, welche schon lichtoptisch sichtbar sind und im elektronenoptischen Bild Zeichen einer morphologischen Organisation erkennen lassen. So hat H. RUSKA (1940, 1942 a, b) festgestellt, daß die Elementarkörperchen der Vaccine im elektronenoptischen Präparat die Gestalt von Würfeln mit abgerundeten Ecken und Kanten haben und schloß daraus auf das Vorhandensein einer

---

monella-Arten (Bact. coli, Ruhrbacillen), bei Proteus-Bakterien gemacht. Wenn wir nur durch solche Präparate Kenntnis von den morphologischen Varianten hätten, würde es uns gewiß schwer, wenn nicht unmöglich werden, die minimalen Dimensionen der infektiösen Einheit zu fixieren, zumal wir auch sehr verschiedene Formen in Präparaten aus infizierten Geweben finden würden.

„inneren Ordnung". R. H. GREEN, T. F. ANDERSON und J. E. SMADEL (1942) wiesen diese von H. RUSKA vermutete Innenstruktur nach und hielten es für sicher, daß die Vaccinekörperchen von einer Grenzmembran umgeben sind. Es wurde zwar von McFARLANE und M. G. MACFARLANE (1939) [s. auch McFARLANE, MACFARLANE, AMIES und EAGLES (1939)] als möglich bezeichnet, daß auch Gebilde von diesen Dimensionen nur aus einem einzigen spezifisch-präzipitablen Protein bestehen, dessen Moleküle durch Nucleinsäuren und Lipoiden aneinandergekittet und so zu einer Art „Riesenmolekül" vereinigt sind. Chemische und serologische Untersuchungen haben jedoch dieser „vereinfachenden" Hypothese den Boden entzogen und gelehrt, daß der bedeutenden Größe und den elektronenoptisch faßbaren Andeutungen einer Organisation eine Vielheit der chemischen Bestandteile und der Antigenfunktionen entspricht.

R. DOERR (1944 b, S. 50) kam bei dem Versuch, die „dimensionale Virusskala" biologisch zu interpretieren, zur Feststellung folgender Beziehungen, welche sich zwischen den abnehmenden Größenausmaßen und dem Charakter der Virusarten ergeben:

„1. Daß an der oberen dimensionalen Virusgrenze verschiedene Lebensformen existieren, die Verbindungen mit den kernlosen Protisten einerseits und mit den allgemein als solche anerkannten Virusarten anderseits besitzen, indem sie Eigenschaften beider Gruppen in verschiedenen Kombinationen in sich vereinen.

2. Daß es innerhalb der anerkannten Virusarten verschiedene Organisationsstufen gibt.

3. Daß gegen das untere Ende der dimensionalen Skala zu jene Virusarten auftreten, bei welchen die Vorstellung des infektiösen Moleküls auf weitgehend gesicherter Basis ruht."

Das bedeutet mit anderen Worten, daß die Mannigfaltigkeit der Virusarten mit der wachsenden Größe ihrer Elemente zunimmt, und daß man daher in der zweiten der oben aufgestellten Virusgruppen keine Homogenität, weder in chemischer noch in immunologischer Hinsicht erwarten darf, sondern daß jede der höheren Virusarten ein gesondertes Forschungsobjekt darstellt. Aussagen allgemeinen Inhaltes sind fast ausschließlich im Bereiche der dritten Gruppe, der molekulardispersen Virus-Nucleoproteine möglich. In einer neueren Übersicht von STANLEY, C. A. KNIGHT und L. J. DE MERRE (1945) werden mit Rücksicht auf die chemische Zusammensetzung die Virusarten in drei große Klassen eingeteilt:

a) Die *einfachen*, aus Eiweiß und Nucleinsäure aufgebauten Arten;

b) die *mehr zusammengesetzten* („les virus plus complexes"), welche aus Protein, Nucleinsäure, Lipoiden und Kohlehydraten bestehen, und

c) die *kompliziertesten* („les plus complexes"), welche sich aus Stoffen zusammensetzen, welche von den bakteriellen Substanzen nicht unterschieden werden können.

Eine „Klasse" im wissenschaftlichen Sinne des Wortes sind aber nur die Virusnucleoproteine, was in diesem Schema nicht gut zur Geltung kommt; zwischen der 2. und 3. „Klasse" besteht kein prinzipieller Unterschied und ihre Zusammenziehung in eine Gruppe entspricht nicht nur den tatsächlichen Verhältnissen, sondern markiert auch die nicht nur chemisch, sondern auch biologisch berechtigte Antithese zu den Virusnucleoproteinen.

α) Die Virusnucleoproteine.

Die chemischen Analysen des Tabakmosaikvirus, das als Repräsentant dieser Gruppe gelten kann, ergaben, daß es keinen anderen Bestandteil als Eiweiß und Nucleinsäure enthält. Die Elementaranalyse liefert als Werte für C 50%, für H 7%, für N 16,6% und für P 0,53%. Der Phosphor ist zur Gänze in der Nucleinsäure enthalten, welche 5,5 bis 6% des

Tab. 16. Gehalt des Tabakmosaikvirus an Aminosäuren.

Angewendete Methode	Aminosäure	Gehalt in %	Autor
Nur colorimetrisch:	Cystin oder Cystein	0,7	7; 1
	Threonin	5,3	2
	Tryptophan	4,5	5; 2
Nur gravimetrisch:	Alanin	2,4	3
	Ammoniak	1,9	3
	Asparaginsäure	2,6	3; 6
	Glutaminsäure	5,3	3; 6
	Leucin	6,1	3; 6
	Valin	3,9	3
Colorimetrisch und gravimetrisch:	Arginin	9,0	2; 3
	Phenylalanin	0,0	5; 2; 3
	Prolin	4,6	2; 3
	Serin	6,4	2; 3
	Tyrosin	3,9	5; 2; 3; 6
	Nicht nachgewiesen:		
	Glycin		2; 3
	Histidin		2; 3
	Hydroxyglutaminsäure		3
	Hydroxyprolin		3
	Lysin		2; 3
	Methionin		1

Trockengewichtes ausmacht. Der Zucker in der Nucleinsäure ist eine Pentose, welche nicht ganz sicher identifiziert werden konnte [H. S. Loring (1939)]; von den meisten Autoren wird angenommen, daß es sich um Ribose handelt, so daß die Virussubstanz als *Ribonucleotid* zu bezeichnen wäre [Bawden und Pirie (1937), W. M. Stanley (1940)]. Die Bestimmungen der Aminosäuren im Tabakmosaikvirus wurden von A. F. Ross (1940, 1941, 1942), Stanley und A. Knight (1941), A. Knight und Stanley (1941), G. Schramm und H. Müller (1940), W. C. Hess, Sullivan und Palmer (1941) ausgeführt. Die verläßlichsten Resultate wurden von N. W. Pirie (1945, S. 19) in der hier reproduzierten Tabelle 16 zusammengestellt; die Kennziffern in der letzten Kolumne der Tabelle beziehen sich auf die Autoren, von welchen die Angaben stammen: 1 = A. F. Roß(1940); 2 = A. F. Roß (1941); 3 = A. F. Roß (1942); 4 = Stanley und Knight (1941); 5 = Knight und Stanley; 6 = Schramm und Müller (1940); 7 = Heß und Mitarbeiter (1941). Die Prozentzahlen sind auf 100 g trockenen Virusproteins berechnet.

Über die Art, wie Nucleinsäure und Protein im Virusmolekül miteinander verbunden sind, ist keine sichere Aussage möglich. Mit Rücksicht auf das hohe Molekulargewicht der Virusnucleoproteine hätte man nach E. Pfankuch (1940) mit zwei Möglichkeiten zu rechnen, entweder mit einem außerordentlich großen Proteinkern, welchem die Nucleinsäurereste als Seitenketten angeheftet sind (I), oder mit einer linearen Aneinanderreihung von kleineren Proteineinheiten und Nucleinsäureresten in wechselnder Folge (II).

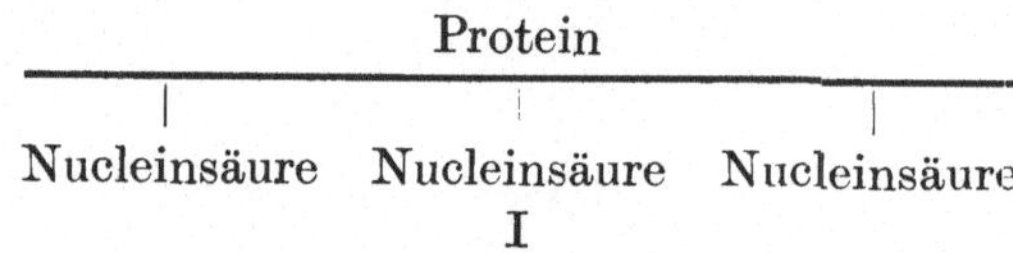

Protein

| Nucleinsäure | Nucleinsäure | Nucleinsäure |

I

Protein—Nucleinsäure—Protein—Nucleinsäure

II

Es ist aber wahrscheinlich, daß die Verbindung zwischen Protein und Nucleinsäure nicht in allen Virusarten dieser Gruppe gleichartig ist. Um den Komplex in die beiden Komponenten zu zerlegen, muß man nämlich in der Regel, besonders auch beim Tabakmosaikvirus, eingreifendere Verfahren anwenden (Behandlung mit Natronlauge oder Pyridin), während beim Virus der Ringfleckenkrankheit des Tabaks das einfache Aussalzen mit Ammonsulfat nach der Angabe von Stanley (1939) genügt, um die Nucleinsäure abzuspalten, so daß man zur Isolierung des Virus andere Methoden (Ultrazentrifuge) anwenden muß.

Je nach den Bedingungen, unter welchen die Abspaltung der Nucleinsäure erfolgt, variiert die chemisch-physikalische Beschaffenheit des Eiweißkörpers, der nach der Dissoziation zurückbleibt. E. Pfankuch (1940) sowie Pfankuch und Piekenbrock (1943) erhielten ein Spaltprotein, das elektrophoretisch einheitlich, in seinen Lösungen fast homodispers verteilt war und ein Molekulargewicht von 1,3 Millionen hatte, was einem Sechzehntel des Molekulargewichtes des intakten Virusproteins entsprechen würde, wenn man dieses mit 23 Millionen ansetzt. PFANKUCH glaubt auf Grund dieser Versuchsergebnisse eine dem Schema II ähnliche Virusstruktur annehmen zu sollen; das Virusmolekül würde aus kleineren präformierten Untereinheiten bestehen, welche untereinander verkettet sind und bei der Entfernung der Nucleinsäure auseinanderfallen, wobei das von THE SVEDBERG (1929) aufgestellte „Gesetz der Multipla" in Erscheinung tritt. Er verweist darauf, daß man durch Zerschallung von Tabakmosaikvirus, also durch mechanische Einflüsse, ebenfalls eine elektronenoptisch nachweisbare Fraktionierung der stäbchenförmigen Viruselemente erzielen kann [G. A. KAUSCHE, E. PFANKUCH und H. RUSKA (1941)]. G. SCHRAMM (1943) zeigte jedoch, daß nucleinsäurefreie, niedermolekulare Spaltprodukte beim Ansäuern ihrer Suspensionen reaggregieren und daß auf diese Weise hochmolekulare und homodisperse Proteine entstehen, deren Suspensionen Strömungsdoppelbrechung aufweisen, in Form der bekannten parakristallinen Nadeln abgeschieden werden können und sich im elektronenoptischen Bild als Stäbchen von der Größe und Gestalt der Elemente des Tabakmosaikvirus darstellen. Ferner hatte SCHRAMM (1941) Tabakmosaikvirus zwecks Entfernung der Nucleinsäure mit einer Nucleotidase behandelt und bekam durch diese Operation ein Produkt mit dem Molekulargewicht von 23×10^6, das ebenso wie das durch Reaggregierung erzeugte „synthetische" Protein alle Eigenschaften des nativen Virusproteins besaß, aber ebenfalls nicht mehr oder nur noch in minimalem Grade infektiös war. Die enzymatische Abspaltung, bzw. Wegdauung der Nucleinsäure konnten S. S. COHEN und W. M. STANLEY (1942) nicht reproduzieren, was jedoch in Anbetracht des unbestrittenen Reaggregierungsexperimentes, wie R. DOERR (1944, S. 32) auseinandersetzt, keine grundsätzliche Bedeutung hat. Die Resultate dieser Versuchsanordnung berechtigten SCHRAMM zu einer Reihe wichtiger Folgerungen:

a) daß die Größe und Gestalt der Elemente des Tabakmosaikvirus durch die Eigenschaften der Untereinheiten des Proteins bedingt, an das Vorhandensein der Nucleinsäure dagegen nicht gebunden sind, und daß daher die Untereinheiten nicht durch Nucleinsäurebrücken miteinander verknüpft sein können;

b) daß die Nucleinsäure, entsprechend den auch von T. CASPERSON (1941) und von H. FRIEDRICH-FREKSA geäußerten Vermutungen für die Infektiosität (die Vermehrungsfähigkeit im geeigneten Wirt) notwendig ist und

c) daß jede Untereinheit des Proteins ein Molekül Nucleinsäure enthalten dürfte, da die Reaggregierung auch mit nucleinsäurehaltigen Fragmenten vom Molekulargewicht 360000 gelang. Allerdings waren diese Fragmente ebensowenig infektiös wie die nucleinsäurefreien von gleicher Größe und lieferten so wie diese ein inaktives (nicht-infektiöses) Reaggregierungsprodukt. Der Zusammenhang zwischen Nucleinsäuregehalt und Infektiosität (Vermehrungsfähigkeit) des Virus blieb also unaufgeklärt und behält den bei abiologischen Biologen unbeliebten Charakter des „metaphysical or semantic problem" [N. W. Pirie (1945)].

Von der Feinstruktur des Virusmoleküls ist — abgesehen von dem Aufbau aus Untereinheiten, welche nach der Ansicht von Schramm so wie das Molekül selbst Nucleoproteide sind — ebensowenig bekannt wie bei anderen Eiweißantigenen. Die Ermittlung der chemischen Grundlagen der Antigenfunktion und ihrer Spezifität stößt daher auf die gleichen Schwierigkeiten.

Einen experimentellen Angriffspunkt bietet die Abspaltung der Nucleinsäure. Das von der Nucleinsäure befreite Eiweiß hatte in seinen wässerigen Lösungen einen verschiedenen Dispersitätsgrad. Pfankuch und Piekenbrock bekamen „weitgehend homodisperse" Lösungen, in welchen die Teilchengröße einem Molekulargewicht von 1,3 Millionen entsprach, Schramm erzielte Spaltproteine mit einem Molekulargewicht von 360000 und andererseits nucleinsäurefreie Proteine, deren Molekulargewicht mit dem des nativen Virus identisch war, teils durch Reaggregierung der niedermolekularen Spaltproteine, teils direkt aus der Virussubstanz durch Wegdauen der Nucleinsäure. Man konnte daher prüfen 1. ob das von der Nucleinsäure befreite Eiweiß Antikörper zu bilden vermag und ob diese Fähigkeit von der Teilchengröße abhängig ist; 2. ob das nucleinfreie Eiweiß dieselbe serologische Spezifität aufweist wie das Virus und ob auch hier ein Einfluß des Molekulargewichtes der Teilchen festgestellt werden kann oder nicht; 3. ob zwischen nucleinsäurehaltigen und nucleinsäurefreien, relativ niedermolekularen Fragmenten (360000) ein Unterschied besteht. Soweit ich orientiert bin, wurden diese Möglichkeiten nicht ausgenützt. Bei Schramm (1941) findet sich die Angabe, daß das durch Nucleotidase von der Nucleinsäure befreite Tabakmosaikvirus durch ein Kaninchenantiserum, welches durch Immunisierung mit dem Virus gewonnen worden war, spezifisch ausgeflockt wurde. Das würde bedeuten, daß die serologische Spezifität zumindest beim Tabakmosaikvirus durch die chemische Beschaffenheit des Eiweißes bestimmt wird und daß die Nucleinsäure keinen Einfluß hat. Das von der Nucleinsäure enzymatisch befreite Virus hatte dasselbe Molekulargewicht wie das Virus selbst, nämlich 23×10^6. Nun läßt sich ein anderer hochmolekularer Eiweißkörper, das Hämocyanin von Helix pomatia (Mol.-Gew. $= 6700000$), ebenfalls durch verschiedene Eingriffe (Änderung des p_H oder der Salzkonzentration der Lösungen, Ultraschall) in Bruchstücke zerlegen, deren Molekulargewichte $^1/_2$, $^1/_4$, $^1/_8$ oder $^1/_{16}$ des ursprünglichen Wertes betragen, und diese Zerlegung konnte in manchen Fällen durch Reaggregierung rückgängig gemacht werden; die Antigenfunktion und ihre Spezifität änderte sich bei der Zerlegung und Resynthese nicht [S. BROHULT (1937), BROHULT und S. CLAESSON (1939), J. B. ERIKSON und THE SVEDBERG (1936)]. Auf diese Analogie gestützt, könnte man annehmen, daß diese Verhältnisse auch für die Fraktionierung und Reaggregierung des Tabakmosaikvirus gelten; in diesem Falle wird aber nicht das native hochmolekulare Eiweiß gespalten und wieder zusammengefügt, sondern ein nucleinsäurefreies Derivat.

Die Annahme, daß die Spezifität der Antigenfunktion des Tabakmosaikvirus durch die Eiweißkomponente und nicht durch die Nucleinsäure bestimmt wird, fand eine Stütze in den Untersuchungen von W. M. STANLEY und C. A. KNIGHT (1941). Die genannten Autoren untersuchten 7 Virusarten einerseits auf ihren Gehalt an den aromatischen Aminosäuren Tyrosin, Tryptophan, Phenylalanin sowie an Phosphor, anderseits auf ihre Reaktionsfähigkeit mit einem Tabakmosaik-Antiserum. Es ergaben sich zwei Gruppen. Die erste Gruppe umfaßte einen typischen Stamm von Tabakmosaikvirus, einen „gelben" und einen „grünen" Stamm des Aukubamosaiks, den maskierten Stamm von O. HOLMES und den von L. O. KUNKEL isolierten Stamm J 14 D 1. In dieser Gruppe waren die Werte für den prozentuellen Gehalt an Aminosäuren fast identisch (Tyrosin 3,8 bis 3,9%, Tryptophan 4,2 bis 4,5%, Phenylalanin 6,1 bis 6,3%) und die Präzipitation mit dem Antiserum gab auch in höheren Antigenverdünnungen starke Flockungen. In der zweiten Gruppe (Gurkenmosaik 3 und 4, „Ribgraß-Stamm"[1] von HOLMES) wichen die prozentuellen Werte der Aminosäuren stark von jenen der ersten Gruppe ab; so enthielten die beiden Stämme des Gurkenmosaiks 10 bzw. 10,2% Phenylalanin und der Ribgraß-Stamm hatte 6,4% Tyrosin und nur 4,3% Phenylalanin. Die Reaktionen mit dem Antiserum waren weit schwächer als in der ersten Gruppe. Der Gehalt an Phosphor, der zur Gänze auf die Nucleinsäure bezogen werden mußte, war in beiden Gruppen gleich (0,52 bis 0,56%) und die Nucleinsäure hatte bei allen 7 Virusarten den Typus der Ribonucleinsäure aus Hefe.

Die serologische Spezifität dieser Mosaikvirusstämme hatte schon früher F. C. BAWDEN und N. W. PIRIE (1937 a, b) beschäftigt. Mit Hilfe der Präzipitinreaktion fanden sie, daß zwischen Tabakmosaik- und Gurkenmosaikvirus stärkere Differenzen bestehen als zwischen verschiedenen Stämmen des Tabak- oder des Gurkenmosaikvirus, daß aber doch auch eine serologische Verwandtschaft zu konstatieren ist. Im Sinne der sonst üblichen Systematik reihen sie Gurken- und Tabakmosaikvirus als verschiedene Arten in die gleiche Ordnung ein, und bezeichnen die Unterschiede der Stämme innerhalb jeder der beiden Arten als Varietäten. Folgt man dieser Klassifikation, so würde es sich bei STANLEY und

---

[1] „Ribgraß" = Plantago lanceolata (Spitzwegerich).

KNIGHT um den Nachweis der chemischen Grundlage der Artspezifität handeln.

Auf Grund gekreuzter Absorptionsversuche mit drei Varietäten des Tabakmosaikvirus kamen BAWDEN und PIRIE (1937 b) zu dem Schluß, daß alle drei eine gemeinsame Antigenfraktion enthalten müssen und daß die serologischen Differenzen darauf beruhen, daß neben dieser gemeinsamen Komponente auch noch verschiedene Fraktionen vorhanden sind. Diese Auffassung ergab in möglichst einfachen Formeln ausgedrückt:

Tabakmosaikvirus A B
Aukubamosaikvirus A B C
Enationmosaikvirus A — C D.

Das ist dasselbe wie die im Jahre 1901 von H. E. DURHAM aufgestellte und in dieselbe symbolische Form gekleidete Theorie der Partialantigene, auf deren particller Identität die durch Agglutination nachweisbaren Verwandtschaftsreaktionen der Bakterien beruhen sollen. K. LANDSTEINER (1945, S. 114) ist aber nicht davon überzeugt, daß diese Erklärung unbedingt richtig sein muß, weil ein und derselbe Antikörper nachweislich mit mehreren ähnlichen Antigenen, und verschiedene Immunsera mit demselben Antigen reagieren können; wenn daher ein Antigen mit mehreren Antikörpern reagiert, muß man nicht annehmen, daß es eine ebenso große Zahl von bindenden Substanzen bzw. Gruppen enthält. Auch die selektive Absorption der Antisera durch heterologe Antigene sei kein untrüglicher Beweis für diesen Schluß, da eine einzige (einheitliche) determinierende Gruppe verschiedene Antikörper produzieren kann. Zweifellos sagen uns die Unterschiede im Gehalt an aromatischen Aminosäuren, die von STANLEY und KNIGHT festgestellt wurden, mehr, nur darf man sich die Bedeutung dieser chemischen Befunde nicht allzu primitiv vorstellen. Wenn das Tabakmosaikvirus 4,5% Tryptophan und 6% Phenylalanin, das Gurkenmosaik 1,4% Tryptophan und 10,2% Phenylalanin enthält, sind diese Differenzen bestenfalls Indikatoren struktureller Verschiedenheiten, über deren Beschaffenheit wir keine wie immer geartete Auskunft geben können. Es ist dies ganz dieselbe Sachlage wie wenn wir konstatieren, daß Pferdeserumalbumin und Pferdeserumglobulin ganz verschiedene Antigene sind und auf der anderen Seite, daß das Albumin kein Glycin enthält, das Globulin 3,5% [E. ABDERHALDEN (1903)]; auch in diesem Falle steht der Differenz der Antigenfunktionen ein verschiedener chemischer Befund gegenüber ohne Möglichkeit, beide enger zu verknüpfen.

C. A. KNIGHT (1942) ergänzte die eben besprochenen chemischen Befunde durch Untersuchungen, welche sich auf die basischen Aminosäuren Arginin, Histidin und Lysin erstreckten und an denselben Virusarten vorgenommen wurden. Auch hier traten Unterschiede zutage; das

Tabakmosaikvirus enthielt 9,2 ± 0,1% Arginin, das gelbe und das grüne Aukubamosaik 10% und die zwei Varianten des Gurkenmosaiks 8,7, bzw. 8,8%. Die Differenz zwischen Tabakmosaik- und Aukubamosaikvirus (0,8%) war aus dem Grunde überraschend, weil einerseits die Werte für die aromatischen Aminosäuren identisch waren, und weil anderseits die pathologischen Auswirkungen von Tabakmosaikvirus und grünem Aukubamosaik in türkischen Tabakpflanzen nicht voneinander zu unterscheiden sind; mit Hilfe einer Argininbestimmung ist nun die Differenzierung möglich geworden, ohne zu der sonst üblichen Verimpfung auf eine andere Wirtspflanze (Nicotiana sylvestris) Zuflucht zu nehmen. Außerdem konnten in dem Ribgraß-Stamm 0,55% Histidin nachgewiesen werden, während diese Aminosäure in den anderen Stämmen fehlte; dieser Stamm wich auch in den aromatischen Aminosäuren stark vom Tabakmosaikvirus ab.

Neue Virustypen können entstehen, wenn ein an eine bestimmte Wirtspflanze angepaßter Stamm auf eine andere Pflanzenart übertragen wird. Diese genetische Beziehung wird namentlich dann wahrscheinlich, wenn eine Schar von Typen mehrere Eigenschaften miteinander gemein hat. So werden die verschiedenen Typen des Tabakmosaikvirus auf eine Stammform zurückgeführt, weil sie in ihrer pathologischen Auswirkung, in der Form und Größe ihrer Elemente und in der inneren Struktur, wie sie bei der Durchleuchtung mit X-Strahlen sichtbar wird [WYCKOFF und COREY (1936), J. D. BERNAL and I. FANKUCHEN (1941)], einander sehr ähnlich sind. Eine durch Abstammung bedingte Verwandtschaft wird auf Grund solcher Indizien auch dann angenommen, wenn sie sich nicht beweisen läßt. Die beiden Stämme des Gurkenmosaiks 3 und 4 werden vom Tabakmosaikvirus abgeleitet, obwohl sie sich nur in Cucurbitaceen vermehren, und der Ribgraß-Stamm konnte bisher nicht durch spontane Mutation aus dem Tabakmosaikvirus gewonnen werden. Die Hypothese, daß in derartigen Fällen Mutanten von Grundformen vorliegen, die durch Wirtswechsel induziert sind und in dem geänderten Aufbau der Virusmoleküle aus Aminosäuren ihr chemisches Korrelat oder gar ihre Ursache haben, ist somit nicht immer genügend fundiert.

Das Tabakmosaikvirus und das Kartoffelvirus X neigen schon unter natürlichen Verhältnissen, d. h. bei der Vermehrung in ihren natürlichen Wirtspflanzen sehr zur beständigen Abspaltung von Stämmen mit abweichenden Eigenschaften [E. KÖHLER (1940), L. O. KUNKEL (1940)]. Man kann diesen Prozeß auf verschiedene Weise fördern, so z. B. wenn man die Blätter, in welchen sich das Virus vermehrt, mit Röntgenlicht bestrahlt [G. A. KAUSCHE und H. STUBBE (1939)] oder wenn man Passagen anlegt, bei welchen zur Übertragung minimale Virusmengen oder Virus aus Pflanzen, welche schon seit längerer Zeit erkrankt sind, verwendet werden [L. O. KUNKEL (1940)]. Aus den Mutanten können „Submutanten"

und aus diesen wieder neue Mutanten entstehen, alles ohne die Wirtspflanzen zu ändern. Man hat bei der Untersuchung solcher Mutanten
in erster Linie auf die abweichende Symptomatologie der durch sie erzeugten Infektionen geachtet und auf die Feststellung der chemischen
oder serologischen Differenzen gegenüber der Stammform kein Gewicht
gelegt; man kann daher in Ermangelung einer experimentellen Grundlage nicht behaupten, daß jede im Versuch aufgetretene Veränderung
der Pathogenität auf einer chemischen Änderung der Eiweißkomponente
des Virus beruhen mußte. Selbst wenn diese Lücke in befriedigendem
Umfange ausgefüllt werden könnte, hätte man sich bei der Deutung der
Befunde zunächst mit einer grundsätzlichen Frage abzufinden.

Ist die Abspaltung neuer Stämme auf den Vorgang zurückzuführen,
den die Vererbungswissenschaft als Mutation bezeichnet? Wenn wir das
Virus von einer infizierten auf eine gesunde Pflanze verimpfen, übertragen
wir in jedem Falle eine sehr große Zahl von Viruspartikeln. Wir können
uns vorstellen, daß diese Schar nicht homogen, sondern ein Gemisch
von verschiedenartigen Elementen, gewissermaßen von verschiedenen
Stämmen ist und daß sich im neuen Wirt jene Sorte vermehrt, die im
Inoculum vorherrscht oder die im neuen Wirt günstigere Bedingungen
vorfindet (Standortsauslese). Diese Auffassung ist zwar nicht bewiesen,
ist aber die einfachste und daher auch die bequemste Art, um alle im
Laufe von homogenen oder heterogenen Passagen auftretenden Veränderungen zu erklären. Ist sie richtig, so kann man selbstverständlich
nicht von Mutationen im Sinne der Vererbungswissenschaft sprechen.
Neben der Auslese bestimmter Varianten aus einem Kollektiv und der
konkurrierenden Vorstellung wahrer Mutationen läuft schließlich noch
die Möglichkeit einer Anpassung einher. Diese Hypothese hat wenige
Anhänger, obwohl uns die Anpassungsfähigkeit der Organismen im Natur-
geschehen in tausendfältiger und unverkennbarer Wirksamkeit entgegentritt. Es wurde aber seit jeher gestritten, ob die phytopathogenen Virus-
nucleoproteine Organismen sind oder nicht und eine Entscheidung ist
bis jetzt nicht gefallen. Auch wird nicht so sehr die Anpassung als solche
geleugnet, sondern ihre Bedeutung als gestaltender Faktor im kurz-
fristigen Laboratoriumsexperiment [vgl. hiezu R. Doerr, 1939b (S. 849 bis
855), 1941 b]. Aber die Einstellung von beliebigen Vi-Phagen auf einen
bestimmten, das Vi-Antigen enthaltenden Typhus-Stamm durch fortgesetzte Züchtung auf diesem Stamm (s. S. 194) ist ein Phänomen, welches
weder durch Mutation noch durch Selektion von vorher bereits vorhandenen Elementen verständlich gemacht werden kann, sondern *nur
durch Anpassung*; denn es konnten weder an den Typhus-Stämmen, an
welche die Adaptierung erfolgt, noch an den eingestellten Vi-Phagen
serologische oder andere Kennzeichen festgestellt werden, welche der
erworbenen, und zwar der allmählich erworbenen hochspezifischen Wechsel-

beziehung zugrundeliegen. Diese negative Feststellung ist wichtig, denn man könnte mit Rücksicht auf die Untersuchungen von M. Delbrück und S. E. Luria (1942) über den Antagonismus der Bakteriophagen daran denken, daß die Spezifizierung der Typhus-Anti-Vi-Phagen zwar nicht durch Standortsauslese, wohl aber durch Konkurrenzierung der minder spezifischen durch schärfer eingestellte Phagen zustande kommt. Die sich konkurrenzierenden Phagen sind jedoch serologisch, ja sogar (im elektronenoptischen Bild) morphologisch verschieden [M. Delbrück (1945/46)].

Die Zahl der Virusarten, welche in die Gruppe der molekulardispersen Virusproteine einzureihen sind, ist sehr groß. In seinem „Handbook of phytopathogenic viruses" zählt F. O. Holmes (1939) 129 Virusarten auf, welche für höhere Pflanzen pathogen sind, und in der Folgezeit sind noch manche pathogene Einheiten hinzugekommen. Ferner gehören hierher zumindest mehrheitlich die Bakteriophagen und im Bereiche dieser bakteriellen Virusarten stoßen wir abermals auf eine Mannigfaltigkeit von gut charakterisierten und in ihren Passagereihen gleichbleibenden Formen. M. Delbrück (1945/46) züchtete 7 Phagenstämme, welche morphologisch und serologisch verschieden waren und sich alle auf demselben Stamm von Escherichia coli zu vermehren vermochten, und hielt es für leicht, diese auf die gleiche Bakterienpopulation eingestellte Phagenschar zu vergrößern.

Die serologischen Reaktionen, mit Hilfe welcher die Verschiedenheiten und Ähnlichkeiten dieser Virusarten festgestellt werden können, sind 1. der *Neutralisationstest* („Protection test"), der darin besteht, daß man das Virus mit einem Antiserum vermischt und die Infektiosität des Gemisches im Tierversuch prüft [C. Hallauer (1939, S. 1186 bis 1190)]; 2. die *Präzipitation*, welche einen voluminösen, flockigen Niederschlag liefert wie die H-Agglutination begeißelter Bakterien, falls die Viruselemente die Form längerer Stäbchen haben, oder kompakte Aggregate, wie sie bei der O-Agglutination entstehen, wenn die Elemente Kurzstäbchen oder kugelige Gebilde sind [F. C. Bawden und N. W. Pirie (1938, 1945)]; 3. die *Komplementbindungsreaktion* [s. J. Craigie (1939)], die etwa zehnmal empfindlicher ist als die Präzipitation und daher bei den Virusarten ein positives Resultat geben kann, wenn die Flockungsmethode versagt; wie M. H. Merill (1936) festgestellt hat, ist nämlich für das Zustandekommen einer sichtbaren Flockung eine bestimmte Zahl der Teilchen pro ccm erforderlich und diese Mindestzahl nimmt mit abnehmender Partikelgröße erheblich zu; 4. das *anaphylaktische Experiment*, das aber nur in seiner ursprünglichen klassischen Form anwendbar ist, nicht aber in Gestalt der Schultz-Daleschen Methode. Sensibilisiert man ein Meerschweinchen mit Tabakmosaikvirus, so reagiert es auf die intravenöse Reinjektion dieses Antigens mit einem durchaus typischen Schock [W. M. Stanley (1935, 1936)]; dagegen kontrahiert sich der isolierte

Uterus eines sensibilisierten Meerschweinchens nicht, wenn er mit einer Virussuspension in Kontakt gebracht wird [K. S. Chester (1936), F. C. Bawden und N. W. Pirie (1937 b), C. V. Seastone, H. S. Loring und K. S. Chester (1937)].

Diese Ursache zwischen der Differenz des anaphylaktischen Versuches in vivo und in vitro wurde nicht aufgeklärt [s. R. Doerr (1938, S. 96 f.)]. Man machte die Teilchengröße der Viruselemente verantwortlich und Seastone, Loring und Chester stellten daher Parallelversuche mit einem anderen hochmolekularen Protein, dem Hämocyanin von Limulus polyphemus an, das nach L. Eriksson-Quensel und The Svedberg (1936) ein Molekulargewicht von 3000000 (ca. $^1/_8$ bis $^1/_{16}$ vom Molekulargewicht des Tabakmosaikvirus) aufweist; nun war das anaphylaktische Experiment in beiden Formen positiv, aber Seastone und seine Mitarbeiter machten selbst den Einwand geltend, daß das Hämocyanin leicht in kleinere Teile dissoziiert und daß es daher diese niedermolekularen Formen sein konnten, welche die Reaktionen des isolierten Uterus ausgelöst hatten. Doerr (1. c.) machte darauf aufmerksam, daß Eiweißantigene im anaphylaktischen Experiment in Form von Lösungen oder als Zellsuspensionen (Aufschwemmungen von Erythrocyten, Bakterien, Spermatozoen) benützt werden können, und zwar nicht nur für die Sensibilisierung, sondern auch für die Probe, wenn diese am sensibilisierten Tiere als intravenöse Erfolgsinjektion vorgenommen wird. Prüft man hingegen den isolierten Uterus eines gegen artfremde Erythrocyten oder gegen Bakterien sensibilisierten Meerschweinchens im Ringerbad, so bewirken zugesetzte Zellen keine Kontraktion; man muß die Zellen vorher lösen oder extrahieren, um ein positives Resultat zu erzielen [H. Zinsser und Parker (1917), H. Friedli (1925), C. G. Bull und McKee (1929)]. Daß der bronchospastische Schock am sensibilisierten Meerschweinchen durch intravenöse Injektion der zur Vorbehandlung benützten *intakten* Erythrocyten ausgelöst werden kann, wurde darauf zurückgeführt, daß sich die injizierten Blutkörperchen in den Gefäßen des Versuchstieres lösen, da sonst der Schock ausbleiben müßte. In der Tat vermochten W. Gerlach und W. Finkeldey (1926) diesen als notwendig angenommenen Prozeß mikroskopisch zu konstatieren, indem sie Meerschweinchen mit kernhaltigen Hühnererythrocyten aktiv präparierten und reinjizierten; es fand eine stürmische Hämolyse des Fremdblutes statt, die nicht nur zum Austritt von Hämoglobin, sondern auch zum Poröswerden und zum Zerfall der Stromata führte und oft schon nach 2 Minuten beendet war. Die Differenz zwischen den beiden anaphylaktischen Versuchsanordnungen ist bei der Anaphylaxie gegen artfremde Erythrocyten und gegen Tabakmosaikvirus identisch, warum wirkt also das Virus im Schultz-Daleschen Versuch nicht und warum wirkt es, wenn man es dem sensibilisierten Meerschweinchen intravenös einspritzt? Wird es

etwa „gelöst“? 1938 habe ich zu dem Sachverhalt in folgender Weise
Stellung genommen: „Wenn es sich auch zunächst bloß um eine Analogie
handelt, deren weitläufige Interpretation verfrüht wäre, wird man ihr
doch Beachtung zollen müssen. Denn es wird ja hier von einer völlig
unerwarteten Seite her die Frage aufgerollt, ob das Mosaikvirus wirklich
nichts anderes darstellt als ein hochmolekulares und in seinen wirksamen
Lösungen molekulardisperses Protein, oder ob die Viruselemente biologische Einheiten sein könnten, von denen wir uns keine präzise Vorstellung
machen können, weil unser Konkretisierungsvermögen an das größere
und qualitativ verschiedene Modell der Zelle gebunden ist." [s. R. DOERR,
1938c, S. 97]. Die Möglichkeit, diese hypothetischen Erwägungen durch
eine bestimmtere Aussage zu ersetzen, war durch die Fraktionierung des
Tabakmosaikvirus (s. S. 288) gegeben; sie wurde aber nicht ausgenützt.

Anaphylaktische Versuche mit Bakteriophagen wurden von C. W.
JUNGEBLUT und E. W. SCHULTZ (1929) ausgeführt. Sie ergaben sowohl in
der Form des aktiv anaphylaktischen Experimentes am spezifisch sensibilisierten und intravenös reinjizierten Meerschweinchen wie auch in
der Schultz-Daleschen Versuchsanordnung völlig negative Resultate. Die
Substanz der Phagen ist aber zweifellos antigen. Die Wirkung der Phagen
kann durch ein spezifisches Antiserum neutralisiert werden [J. BORDET
und M. CIUCA (1921)], die Phagen geben die Präzipitinreaktion, größere
Phagen werden typisch agglutiniert [F. M. BURNET (1933 a), M. SCHLE-
SINGER (1933)] und die negativen Ergebnisse von JUNGEBLUT und SCHULTZ
erscheinen daher nicht recht verständlich, um so weniger, wenn man
berücksichtigt, daß in Ultrafiltraten aus durch Phagenwirkung gelösten
Bakterienkulturen eine spezifische lösliche Substanz von F. M. BURNET
(1933 b) nachgewiesen werden konnte, welche Haptencharakter hatte
(spezifische Präzipitation durch Antiserum, geringe Fähigkeit, Anti-
korper zu bilden) und auf Grund der chemischen Untersuchung analoger
Substanzen anderer Virusarten (s. S. 284) als Polysaccharid angesprochen
werden durfte. Wenn schon die Phagen aus irgendeinem Grunde unfähig
sein sollten, anaphylaktische Reaktionen in vivo oder in vitro auszulösen, hätte man im Hinblick auf die anaphylaktischen Experimente
mit bakteriellen Polysacchariden (s. S. 3) diese Eigenschaft bei der
spezifisch löslichen Substanz voraussetzen müssen. Die anaphylaktischen
Versuche mit Phagen wären daher wieder aufzunehmen, da sie Aufklärungen über das Verhalten des Tabakmosaikvirus in Aussicht stellen.

Von den tierpathogenen Virusarten darf man wohl nur das Virus
des Shopeschen Kaninchenpapilloms in dieselbe Gruppe einordnen
wie das Tabakmosaikvirus und die anderen für höhere Pflanzen pathogenen Virusformen, da es nur einen einzigen Antikörper erzeugt [L. HOYLE
(1940b, c), W. F. FRIEDEWALD und J. G. KIDD (1940)]. Der Teilchendurchmesser des Papillomvirus beträgt nur 40 mμ; es gehört also zu den

kleinen Virusarten. Die Phagen, sofern sie ein hitzebeständiges Polysaccharid-Hapten enthalten, gehören dagegen bereits in die Kategorie der „großen" oder „komplexen" Virusformen.

β) Die komplexen Virusarten.

Sie sind dadurch ausgezeichnet, daß sie im Gegensatz zum Tabakmosaikvirus nicht aus einem einzigen Stoff, einem antigenen Nucleoprotein bestehen, sondern mehrere, voneinander verschiedene und anscheinend unabhängige Substanzen enthalten, denen kompliziertere serologische Verhältnisse entsprechen. Das am genauesten studierte Virus dieser Gruppe ist das Vaccinevirus, das daher an erster Stelle behandelt werden soll.

a) *Vaccinevirus.*

In weitgehend gereinigten Proben der Elementarkörperchen der Vaccine konnten außer Nucleoprotein Lipoide, Kohlehydrate, Kupfer, Flavin und Biotin nachgewiesen werden [C. L. HOAGLAND, SMADEL und T. M. RIVERS (1940), HOAGLAND, S. M. WARD, SMADEL und RIVERS (1941)], ferner verschiedene Enzyme, wie Phosphatasen und Katalasen [M. G. MACFARLANE und M. H. SALAMAN (1938)], eine Ribonucleotidase [MACFARLANE und D. E. DOLBY (1940)] und Lipasen [HOAGLAND, WARD, SMADEL und RIVERS (1942)]. Es mußte entschieden werden, ob alle diese Stoffe genuine Bestandteile der Vaccinekörperchen sind. Für diesen Zweck standen folgende Kriterien zur Verfügung: 1. Die Konstanz der Befunde in qualitativer und quantitativer Beziehung; 2. die Feststellung, daß die Mengen der verschiedenen Substanzen zueinander stets im gleichen Verhältnis stehen, und 3. daß die Herkunft der Substanzen aus den Geweben, aus welchen die Viruselemente abgesondert wurden, sicher ausgeschlossen werden kann. HOAGLAND, WARD, SMADEL und RIVERS (1942) beurteilen die Authentizität der obigen Liste auf dieser Basis wie folgt:

a) Lipoide, Kohlehydrate und Nucleoprotein fanden sich in verschiedenen Proben in fast stöchiometrischen Proportionen und bilden überdies die Hauptmasse des Virus, so daß an ihrer Zugehörigkeit zur Virussubstanz nicht zu zweifeln ist.

b) Das Kupfer läßt sich in verschiedenen Proben in konstanter Menge nachweisen, nimmt bei fortschreitender Reinigung der Viruspräparate bis auf das 25fache zu und kann nur durch Hydrolyse abgespalten werden, ist also als Bestandteil des vollwirksamen (infektiösen) Vaccinevirus anzunehmen.

c) Das Flavin ist in Form von Flavin-Adenin-Dinucleotid gleichfalls in konstantem Mengenverhältnis zu den anderen Virusbestandteilen vorhanden, und da diese Substanz außerdem von Vaccinekörperchen nicht in zusätzlicher Menge adsorbiert wird, kann sie als autochthones Virusprodukt betrachtet werden.

d) Biotin wird bei der Hydrolyse des Virus in großer Menge frei und scheint daher mit der Leibessubstanz desselben eng verbunden zu sein.

e) Dagegen konnte gezeigt werden, daß Vaccinekörperchen relativ große Mengen gewisser Enzyme aus verdünnten Lösungen derselben zu adsorbieren vermögen und daß sich diese adsorbierten Enzyme durch Waschen oder Zentrifugieren vom Virus nicht mehr abtrennen lassen. Zu den der Adsorption unterliegenden Enzymen gehören nun gerade die Phosphatasen, Katalasen und Lipasen und diese Fermente sind in den Wirtsgeweben des Virus in großen Mengen vorhanden. HOAGLAND und seine Mitarbeiter halten daher die Frage des Fermentgehaltes des Vaccinevirus für ein Problem, dessen endgültige Lösung davon abhängt, ob eine Methode zur Unterscheidung der Fermente der Wirtszellen und der Enzyme der Virussubstanz ausfindig gemacht werden kann.

Die Natur der im Vaccinevirus enthaltenen Nucleinsäure konnte identifiziert werden. C. F. ROBINOW und J. O. W. BLAND hatten auf Grund des Verhaltens gegen die Feulgen-Reaktion schon 1938 die Ansicht geäußert, daß im Virus der Vaccine (der Psittacose und des Lymphogranuloms) Thymusnucleinsäure vorhanden sein müsse. Gewißheit brachten die Untersuchungen von HOAGLAND, LAVIN, SMADEL und RIVERS (1940), welche die Nucleinsäure isolierten und ihren Charakter als Thymusnucleinsäure durch die Reaktion mit Fuchsinschwefligsäure (Feulgen-Reaktion), durch den Nachweis von Thymin und durch die Widerstandsfähigkeit gegen Ribonuclease eindeutig bestimmten. In den Hydrolyseprodukten der Nucleinsäure waren außer Thymin auch die Purine Guanin und Adenin und die Pyrimidinkörper Cytosin oder (bzw. und) Uracil nachweisbar. Auf Grund der quantitativ abgestuften Farbreaktion auf Diphenylamin ergab sich, daß die Thymusnucleinsäure 5,6% der Virussubstanz ausmacht, was mit dem Gehalt des Virus an organisch gebundenen Phosphor, soweit derselbe nicht auf die Lipoide zu beziehen war, annähernd übereinstimmte. Daß im Vaccinevirus (und im Virus der Psittacose) Thymusnucleinsäure sicher nachgewiesen ist, bietet ein spezielles Interesse im Hinblick auf die Angaben, daß die Nucleinsäure im Tabakmosaikvirus und den anderen Nucleoproteinen der ersten Gruppe den Typus der Hefe- oder Ribonucleinsäure hat [G. I. LAVIN und W. M. STANLEY (1937), LAVIN, LORING und STANLEY (1939), A. CLAUDE (1938), H. S. LORING (1939)]. Es ist bis zu einem gewissen Grade wahrscheinlich, daß die Differenz zwischen der Struktur der Nucleinsäuren auch andere Unterschiede der einfachen und der komplexen Virusarten bedingt. Indes sind weitergehende Schlüsse biologischer Natur vorläufig nicht möglich, schon aus dem Grunde, weil hinsichtlich der Nucleinsäuren einige Unsicherheiten bestehen, die vorerst aufgeklärt werden müßten. Das Vorhandensein von Uracil (anstatt Thymin) in den Hydrolyseprodukten der Nucleinsäure des Tabakmosaikvirus ist zwar wahrscheinlich, aber nicht außer Zweifel gestellt, und daß die Pentose dieser Nucleinsäure Ribose ist, steht mit den Eigenschaften der Uridylsäure, die man aus der Nucleinsäure isoliert, in Widerspruch [H. S. LORING (1939)]. Anderseits scheint im Vaccinevirus neben der Thymusnucleinsäure eine geringe Menge Ribose- bzw. Hefenucleinsäure vorzukommen, da 10% der aus dem Virus chemisch isolierten Nucleinsäure durch Ribonuclease depolymerisiert werden [HOAGLAND, LAVIN, SMADEL und RIVERS (1940)].

Infolge der Größe der Vaccinekörperchen (der Durchmesser beträgt 225 mμ) können die Antigenfunktionen derselben mit der *Agglutinationsmethode* untersucht werden, sei es mikroskopisch im hängenden Tropfen [J. C. G. LEDINGHAM (1931, 1932)] oder makroskopisch [J. CRAIGIE (1932)]. Durch diese Vereinfachung der serologischen Technik konnte nun zunächst gezeigt werden, daß in einem Vaccine-Immunserum zwei Agglutinine vorhanden sind, welchen zwei Agglutinogene in den Vaccinekörperchen entsprechen, die sich durch ihre Widerstandsfähigkeit gegen Erhitzen unterscheiden lassen. Eines von diesen Agglutinogenen (das L-Antigen) büßt seine Reaktionsfähigkeit schon durch Erwärmen auf 56 bis 60° C ein, während das andere (das S-Antigen) die Einwirkung von 95° C verträgt. Absorbiert man daher ein agglutinierendes Serum mit erhitzten Vaccinekörperchen, so bleibt das Agglutinin zurück, welches auf die nicht erhitzten Körperchen, bzw. auf das in denselben enthaltene L-Antigen wirkt und die Agglutination herbeiführt. Diese präzisen Feststellungen, welche den eigentlichen Ausgangspunkt weiterer Forschungen bildeten, verdanken wir J. CRAIGIE und O. WISHART (1934). War auf diese Art die Existenz zweier voneinander abtrennbarer Antigene erwiesen, so blieb doch die Frage unbeantwortet, in welchem Verhältnis sie in der Substanz der infektiösen Vaccinekörperchen stehen. Hier kam ein technischer Fortschritt zu Hilfe. CRAIGIE und WISHART (1936 a, b) konnten nämlich das L- und das S-Antigen durch Waschen oder durch Lagerung der Suspensionen der Vaccinekörperchen in Lösung[1] bringen und zeigen, daß es nicht möglich war, die beiden Komponenten durch Ausflockung mit einem reinen Anti-L- oder Anti-S-Serum zu trennen, da jedes der Sera stets beide Komponenten gleichzeitig fällte. L und S waren also in diesen Lösungen zu einem LS-Komplex vereinigt, wenigstens unmittelbar nach ihrer Gewinnung; erst nach längerer Lagerung

---

[1] Nach einem Vorschlag von M. H. SALAMAN (1937) werden die auf solche Weise in löslicher Form gewonnenen Antigene, ohne Rücksicht auf ihre besonderen Eigenschaften, als spezifische lösliche Substanzen (SSS = = specific soluble substances) bezeichnet.

bei 4 bis 8° C trat, wie Craigie und Wishart 1938 mitteilten, eine spontane Spaltung des Assoziates ein. Der Schluß, daß auch in den Vaccinekörperchen L und S zu LS vereinigt sind, war somit gerechtfertigt, um so mehr, als Seitz-Filtrate aus der verriebenen, mit Vaccine infizierten Kaninchenhaut ebenfalls LS und nicht L und S enthielten.

Manche Immunsera verlieren ihr Agglutinationsvermögen durch die Absorption mit der aus Filtraten der Hautlapine isolierten LS-Fraktion nicht vollständig. Diese Beobachtung von Craigie und Wishart (1936 b) wurde von M. H. Salaman (1937) bestätigt und konnte so gedeutet werden, daß in solchen Antisera (nach Salaman sind es Antisera, welche durch Hyperimmunisierung gewonnen werden) ein drittes Agglutinin vorhanden ist; diesem Agglutinin konnte ein besonderes Agglutinogen, das X-Agglutinogen zugeordnet werden.

Bevor die erste grundlegende Arbeit von Craigie und Wishart über das L- und S-Antigen veröffentlicht wurde (1934), hatte W. Smith (1932) mitgeteilt, daß man aus autolysierten, mit Vaccinevirus infizierten Kaninchenhoden eine thermostabile Substanz gewinnen kann, welche in ihrer wässerigen Lösung in Form von Teilchen mit einem Partikeldurchmesser von 4 mμ verteilt ist, und mit einem Immunserum gegen Vaccine spezifisch ausflockt. Da er positive Reaktionen sowohl auf Eiweiß wie auf Kohlehydrate bekam und durch Immunisierung mit der Substanz keine Antikörperproduktion auszulösen vermochte, dachte Smith, es könnte sich um einen den Haptenen der Bakterien ähnlichen Stoff handeln. W. K. Ch'en (1934/35), der sich im wesentlichen an die Angaben von Smith hielt, suchte die Substanz zu reinigen und erhielt als Endprodukt ein weißes Pulver, das mit der Probe von Molisch ein stark positives Resultat gab, keine Biuret- und nur schwache Ninhydrinreaktion lieferte, aber nur in relativ niedrigen Verdünnungen (1 : 640 maximal) mit Antiserum präzipitierte; die Substanz glich der von Smith dargestellten insoferne, als sie sich ebenfalls als unfähig erwies, Antikörper zu bilden. R. F. Parker und T. M. Rivers (1937) verwendeten, wie ihre Vorgänger, infizierte Gewebe (Haut oder Hoden von Kaninchen) als Ausgangsmaterial und landeten wie diese bei einem thermostabilen und serologisch reaktionsfähigen Präparat. Sie prüften aber nicht, ob dieses Produkt Antikörper zu erzeugen vermochte, hielten es trotz hochpositiver Molisch-Probe für ein alkohollösliches Protein und konnten dasselbe zu den von Smith, Ch'en und Craigie beschriebenen serologisch aktiven Substanzen in keine präzis definierbare Beziehung setzen. Als serologisches Detail wäre jedoch hervorzuheben, daß der von Parker und Rivers dargestellte Stoff mit einem Antiserum gegen das Craigiesche Antigen S noch in Verdünnungen von 1 : 640 000 spezifische Flockungen gab, mit einem Serum, aus welchem der Antikörper gegen S durch Absorption entfernt worden war, jedoch überhaupt nicht reagierte.

Diese Situation wurde überdies durch die Tatsache kompliziert, daß weder das L- noch das S-Antigen imstande war, eine spezifische antiinfektiöse Immunität zu erzeugen oder virusneutralisierende Antikörper[1] zu produzieren. J. Craigie (1939) nahm an, daß gewisse Antigenfunktionen bzw. ihre stofflichen Träger in den spezifisch löslichen Substanzen (S. S. S.) entweder fehlen oder rasch unwirksam werden, nämlich die für die Immunisierung und die Entstehung virus-neutralisierender Antikörper notwendigen Faktoren, ferner auch die Komponenten, welche sich in vitro mit dem virus-neutralisierenden Antikörper oder mit dem X-Agglutinin spezifisch zu verbinden vermögen. Nur das LS-Antigen ist in den S. S. S. vorhanden, bzw. beständig und dissoziiert in L und S. Das L-Antigen wird durch Erhitzen irreversibel inaktiviert. Dagegen konnten Craigie und Wishart (1938) das S-Antigen durch Einwirkung von N-Essigsäure bei 100° C in eine Art Hapten umwandeln, dessen Präzipitierbarkeit durch Antisera erhalten war, während sich die Fähigkeit der Antikörperbildung als stark reduziert erwies. Craigie (1939) war geneigt, die Angaben von Smith, Ch'en sowie Parker und Rivers auf die durch die angewendeten Methoden bedingte Entstehung solcher S-Haptene zurückzuführen. In diesen wenigen Sätzen hat Craigie in seinem Artikel für das Handbuch der Virusforschung (2. Hälfte. S. 1121f.) die negativen und positiven Ergebnisse seiner grundlegenden Untersuchungen mit mustergültiger Präzision zusammengefaßt. Spätere Autoren haben die von Craigie gewiesenen Wege weiter verfolgt und als Objekt ihrer Studien das in Filtraten aus vaccineinfizierter Haut vorhandene LS-Antigen gewählt.

In elektrophoretischen Diagrammen solcher Filtrate, welche keine Viruselemente enthielten und reich an den löslichen Substanzen der Vaccinekörperchen waren, wurden vier Erhebungen festgestellt, welche ebensovielen Substanzen mit differenter Wanderungsgeschwindigkeit entsprachen. Durch Änderungen des p_H, welche die Löslichkeit dieser Substanzen verschieden beeinflußten, konnten sie voneinander geschieden werden. Die serologische Prüfung mit Antiserum ergab, daß sowohl die mit L als auch die mit S bezeichnete Antigenfunktion in einer einzigen, elektrophoretisch homogenen Komponente lokalisiert war, und daß die drei anderen Komponenten mit Antiserum überhaupt nicht reagierten.

---

[1] Es braucht wohl nicht ausdrücklich hervorgehoben zu werden, daß die Existenz eines virusneutralisierenden Antikörpers und eines demselben korrespondierenden Antigens nicht zu bezweifeln ist. Schon 1892 hat Geo Sternberg mitgeteilt, daß Vaccinevirus, wenn es mit dem Serum eines vaccineimmunen Kalbes vermischt wird, nach kurzer Zeit seine Infektiosität für die scarifizierte Haut des Kalbes verliert. Der neutralisierende Antikörper steht also dem Experimentator in Form von Immunserum zur Verfügung; so kann eben festgestellt werden, daß in den S. S. S. das Antigen fehlt, welches diesen Antikörper absättigt.

Die serologisch aktive Komponente konnte sowohl durch ein L- wie durch ein S-Antiserum präzipitiert werden und wurde durch jedes der beiden Sera vollständig aus ihrer Lösung eliminiert. T. SHEDLOVSKY und J. E. SMADEL (1942) hielten es auf Grund dieser Ergebnisse für sicher, daß das LS-Antigen nicht ein Assoziat von zwei Substanzen, sondern eine einzige Substanz ist, welcher man allerdings zwei durch ihre Antigenfunktionen und ihre Thermolabilität differierende Teile oder Gruppen L und S zusprechen mußte, eine Auffassung, zu der sich auch SMADEL und RIVERS (1942) auf Grund serologischer Untersuchungen bekannten. Das „Doppelantigen" LS erwies sich als ein Protein mit $15,8\%$ N und 50% C; es war frei von Lipoiden, von Phosphor, Nucleinsäure und Glucosamin und wurde durch Verdauung mit Papain zerstört. Durch die Einwirkung von Chymotrypsin entstand ein Produkt LS″, das ebensoviel N enthielt wie das native LS, nadelförmige Parakrystalle bildete und nurmehr die serologische Reaktionsfähigkeit der L-Gruppe zeigte [SMADEL, HOAGLAND und SHEDLOVSKY (1943)]. Das Doppelantigen erwies sich ferner nach den Angaben von SHEDLOVSKY, A. ROTHEN und J. E. SMADEL (1943) auch auf der Ultrazentrifuge als homogen, hatte ein Molekulargewicht von 214000 und die Moleküle schienen ellipsoidisch geformt zu sein mit einem starken Überwiegen des Längendurchmessers (Achsenverhältnis $1:20$).

Werden Lösungen des Doppelantigens leicht erwärmt, so verliert das L-Antigen die spezifische Flockbarkeit, wirkt aber noch im Hemmungsversuch, indem es die Präzipitinreaktion des L-Antigens mit dem korrespondierenden Antikörper verhindert. Die durch Erwärmen erzeugte LS-Variante L′S bleibt elektrophoretisch homogen, doch ist ihre Wanderungsgeschwindigkeit im elektrischen Potentialgefälle im Vergleich zum nativen (nicht erwärmten) LS geändert und auf der Ultrazentrifuge zeigt sich ein gewisser Grad von Polydispersität. Erhitzen in 0,1 n Alkali zerstört die serologischen Eigenschaften der L-Komponente komplett, läßt aber noch die hemmende Wirkung des S-Faktors bestehen; dieses Derivat L″S′ ist völlig polydispers, erscheint aber elektrophoretisch noch immer homogen [SHEDLOVSKY und SMADEL (1942)]. Die Einwirkung von Chymotrypsin liefert schließlich das Derivat LS″, welches keine der Eigenschaften von S hat, wohl aber, wie bereits erwähnt, die ursprüngliche Aktivität von L. Es ist doch etwas auffällig, daß zwei Teile *eines* Moleküls in solchem Ausmaße voneinander unabhängig sind. Es darf daher daran erinnert werden, daß das Verhalten bei der Elektrophorese und im Schwerefeld der Zentrifuge keine absolute Gewißheit über die Einheitlichkeit einer geprüften Substanz bieten können. Man braucht sich ja nur an das Verhalten von Normal- und Immunglobulin im gleichen Serum zu erinnern sowie an die Tatsache, daß sich diese Globuline auch durch ihre Antigenfunktionen nicht unterscheiden lassen. Ob daher die

Alternative zwischen einem Assoziat von L und S (CRAIGIE) und einem monomolekularen Doppelantigen LS schon zugunsten der zweiten Auffassung endgültig entschieden ist, scheint dem Verfasser fraglich.

Grundsätzlich wichtig ist die Isolierung von *nucleinsäurefreien* Antigenen, welche Agglutinine und Präzipitine bilden und für die Flockungsreaktionen der Vaccinekörperchen mit den Antivaccinesera maßgebend sind. Daß diese Antigene weder immunisieren noch virusneutralisierende Antikörper produzieren, beweist, daß andere Antigene in den Vaccinekörperchen vorhanden sein müssen, welche zu diesen Leistungen tauglich sind; über ihre chemisch-physikalischen Eigenschaften und speziell über jene Punkte, in welchen sie sich von den nucleinsäurefreien Antigenen unterscheiden, ist derzeit keine zuverlässige Aussage möglich. Da sich diese immunisierenden Antigene nicht in den als S. S. S. bezeichneten Lösungen finden (oder in denselben nicht genügend stabil sind), versuchten SMADEL, LAVIN und R. J. DUBOS (1940) trockene Vaccinekörperchen durch verdünnte Lösungen von NaOH aufzuschließen resp. zu extrahieren. In den Extrakten wurde ein Nucleoprotein chemisch, serologisch aber das thermostabile S-Antigen nachgewiesen, von dem es sich bald herausstellte, daß es kein Nucleoprotein, sondern ein einfacher, nucleinsäurefreier Eiweißkörper ist (s. S. 301). Was für eine Funktion hat aber die Thymusnucleinsäure? Nimmt man in Übereinstimmung mit der Auffassung, welche G. SCHRAMM beim Tabakmosaikvirus vertreten hat, an, daß die Nucleinsäure für die Vermehrungsfähigkeit des Virus im Wirt notwendig, für die Antigenfunktion dagegen bedeutungslos ist, so wird dadurch die Frage nach der Beschaffenheit der Antigene, welche immunisieren und virusneutralisierende Antikörper erzeugen, natürlich nicht erledigt.

Es hat sich oft genug ereignet, daß man die Eignung eines Präparates für antiinfektiöse Schutzimpfungen als erwiesen betrachtete, wenn dasselbe überhaupt antigen wirkte, wenn also beispielsweise im Serum der Impflinge Antikörper auftraten, welche den Erreger agglutinierten oder mit Extrakten aus demselben Komplementbindung gaben. Daß aus den Vaccinekörperchen Agglutinogene dargestellt wurden, welche nicht immunisieren und keine virusneutralisierenden Antikörper zu erzeugen vermögen, lehrt aufs neue, daß und warum dieses unkritische Vorgehen ein Weg zur Enttäuschung und zur Diskreditierung sein kann.

b) *Psittacosevirus.*

Dieses Virus hat einen Teilchendurchmesser von 275 mμ, ist also noch etwas größer als die Vaccinekörperchen und im Lichtmikroskop gut sichtbar. Da es nach ROBINOW und BLAND (1938) eine positive Feulgen-Reaktion gibt, ist anzunehmen, daß es ebenso wie das Vaccinevirus Thymusnucleinsäure enthält, obzwar keine genaueren chemischen Untersuchungen vorliegen, welche die sichere Identifizierung des Typus der Nucleinsäure erlauben würden.

Durch Immunisierung von Meerschweinchen mit gewaschenen, aus infizierten Mäuseorganen (Milz) durch fraktioniertes Ausschleudern abgesonderten Elementarkörperchen des Psittacosevirus erhielt S. P. BEDSON (1932) ein Immunserum, welches die Körperchen im hängenden Tropfen spezifisch agglutinierte und mit denselben die Komplementbindungsreaktion gab. Später zeigte BEDSON (1936) in Anlehnung an die von CRAIGIE und WISHART beim Vaccinevirus erzielten Resultate, daß im Psittacosevirus zwei Antigene vorhanden sein müssen, ein thermolabiles und ein gegen Kochen resistentes, und daß diesen Antigenen zwei voneinander unabhängige Agglutinine im Immunserum entsprechen; wird das Antiserum durch das gekochte Antigen absorbiert, so vermag es noch mit dem nichterhitzten Antigen zu reagieren. BEDSON stellte fest, daß das hitzebeständige Antigen in ungereinigten Virussuspensionen nicht nur in der Form von Elementarkörperchen vorhanden ist, sondern in erheblicher Menge in so feiner Verteilung, daß es Seitz-Filter passiert, vermutlich also in gelöstem Zustande. Dieses feindisperse Antigen wurde durch ein Antiserum spezifisch geflockt, gehörte also in die Kategorie der spezifischen löslichen Substanzen (S. S. S.). Dagegen fielen Komplementbindungsreaktionen mit diesem Antigen negativ aus, was insofern überraschte, als das hitzebeständige Antigen, wenn es sich in den Elementarkörperchen befand, im Komplementbindungsversuch sehr gut reagierte. BEDSON meinte, es sei nicht notwendig, auf Grund dieser Beobachtung das Vorhandensein von zwei differenten thermostabilen Antigenen anzunehmen; es sei wahrscheinlicher, daß das Versagen der Reaktion mit dem gelösten Antigen auf dem geänderten physikalischen Zustand desselben beruhe. Übrigens war auch die Präzipitinreaktion nur schwach, so daß wohl eine Art Denaturierung des nativen (in den Elementarkörperchen vorhandenen) thermostabilen Antigens vorlag. Das würde auch den Gegensatz zu den löslichen Antigenen des Vaccinevirus erklären, die im Komplementbindungstest funktionieren; die Widerstandsfähigkeit der von den Viruselementen losgelösten Antigene kann zweifellos innerhalb weiter Grenzen schwanken, wie ja auch das X-Agglutinogen der Vaccine weit hinfälliger ist als das LS-Antigen.

Die Bedeutung der löslichen Virusantigene.

Die beim Vaccine- und beim Psittacosevirus erzielten Ergebnisse lassen die Vorteile erkennen, welche die experimentelle Forschung aus der Möglichkeit zieht, in den Viruselementen vorhandene Antigene in Form von Lösungen zu gewinnen, ohne eingreifende Verfahren anwenden zu müssen, welche die Gefahr von Veränderungen der natürlichen Substanzen in sich schließen. Die Ausnutzung dieser Vorteile wird aber, wie sich dies beim Vaccinevirus zeigte, dadurch eingeschränkt, daß nicht alle in komplexen Virusarten existierenden Antigene in Lösungen übergeführt werden können, sei es, daß sie an die Viruselemente fest gebunden sind, sei es, daß sie zwar in Lösung gehen, aber in dieser Form spontan denaturieren. Man erfaßt also durch diese Technik nur einen Teil des effektiven Antigenbestandes. Ferner stammten die zu den Versuchen verwendeten löslichen Antigene aus infizierten Geweben und es mußte daher entschieden werden, ob sie Bestandteile der Viruselemente oder Produkte der durch den Infektionsprozeß geschädigten Wirtszellen sind. Es ist klar, daß Kontrollen mit normalem (nicht-infiziertem) Wirtsgewebe keine Sicherheit bieten können; auch die Feststellung, daß gewaschene Viruselemente serologisch so reagieren, wie dies ihrem Gehalt an löslichem Antigen entsprechen müßte, genügt nicht, da man daran denken könnte, daß Stoffe aus dem Wirtsgewebe an ihre Oberfläche adsorbiert sind [CRAIGIE (1939, S. 1133)]. Nun lassen sich fast alle Virusarten, bei welchen lösliche Antigene nachzuweisen waren, auf mehrere tierische Wirte übertragen, und viele von ihnen konnten in Gewebekulturen oder im bebrüteten Hühnerei gezüchtet werden. Wenn ohne Rücksicht auf die Provenienz eines bestimmten Virus stets dieselben (serologisch identischen) löslichen Antigene gefunden werden, erscheint, wie sich CRAIGIE (l. c.) ausdrückt, der Schluß mit der erreichbaren Sicherheit gerechtfertigt, daß sie unmittelbare Erzeugnisse des Virus sind und den Antigenen der Bakterien gleichgestellt werden dürfen.

Daß aber Fälle eintreten können, in welchen die Herkunft eines spezifischen löslichen Antigens aus den geschädigten Wirtsgeweben wahrscheinlicher wird, lehren die Untersuchungen von T. P. HUGHES (1933), welcher im Serum von Affen und Menschen, welche kurz vorher eine schwere Gelbfieberinfektion durchgemacht hatten, ein Präzipitin nachwies, das mit einem in den Spätstadien schwerer Erkrankungen im Blute auftretenden Antigen reagierte. HUGHES konnte zeigen, daß der Gehalt des Blutes an diesem Antigen im Gegensatz zur Konzentration des zirkulierenden Virus stand; im Beginn der Infektion war reichlich Virus vorhanden und das Antigen fehlte, während im Endstadium das präzipitable Antigen vorhanden und das Virus aus dem Blute verschwunden war. Ferner bestand ein deutlicher Parallelismus zwischen der Schwere des Infektionsprozesses und der Konzentration, in welcher das Antigen im strömenden Blute erschien; es verschwand mit dem Einsetzen der Rekonvaleszenz, nachdem es die Produktion des korrespondierenden Antikörpers (des Präzipitins) in Gang gebracht hatte, und dieser Antikörper war seinerseits vollkommen von dem antiinfektiösen Immunkörper unabhängig, der sich im Serum nach dem Ablauf eines Infektes durch den Theilerschen Schutzversuch nachweisen läßt. Nach den Angaben von HUGHES kann man nach Belieben Antisera gewinnen, welche den schützenden Antikörper, aber kein Präzipitin, und solche, welche das Präzipitin, aber keinen schützenden Antikörper enthalten, wenn man nur für die Serumentnahme den richtigen Zeitpunkt wählt und die klinische Malignität des Gelbfieberinfektes berücksichtigt. HUGHES hält es daher für möglich, daß das fragliche Antigen im Organismus infolge der Schädigung der Wirtszellen entsteht, den Charakter eines zirkulationsfremden Proteins annimmt und die Produktion eines Auto-Antikörpers auslöst, eine Vorstellung, die auch G. E. DAVIS (1931) entwickelte. DAVIS verwendete nicht den Präzipitintest, sondern die Komplementbindungsreaktion, woraus sich automatisch eine Annäherung an die Wassermannsche Reaktion ergab, die ja auch nicht als der serologische Nachweis eines „Erreger-Antigens" aufgefaßt wird.

Um den Sachverhalt richtig beurteilen zu können, muß noch ein von HUGHES ausgeführtes Experiment berücksichtigt werden. Einem infolge einer schweren Gelbfieberinfektion verendenden Affen wurde Blut entnommen und das aus dem Blute abgeschiedene Serum 6 Wochen gelagert, um es sicher „virusfrei" zu machen. Von diesem virusfreien Serum, dessen hoher Gehalt an Präzipitinogen vorher festgestellt worden war, erhielt ein normaler Rhesusaffe 10 ccm intraperitoneal. Nach Ablauf von 3 Wochen war im Blutserum dieses Affen Präzipitin nachweisbar, welches mit 4fach verdünntem Präzipitinogen eine deutliche Ringprobe gab. Dagegen enthielt das Serum, wie der intraperitoneale Schutzversuch an der Maus zeigte, keinen antiinfektiösen Antikörper. Unter der Aussage, daß das Serum des an Gelbfieber tödlich erkrankten Affen infolge der sechswöchigen Lagerung virusfrei geworden war, ist jedoch nur zu verstehen, daß es nicht mehr zu infizieren vermochte, und es ist bekannt, daß man manche Virusarten ihrer Infektiosität berauben kann, ohne ihre Antigenfunktion zu vernichten. Die absolute Gewißheit, daß das Präzipitinogen im Serum des tödlich infizierten Affen nichts mit dem Gelbfiebervirus zu schaffen hatte, war also nicht gegeben. Daß nach der Injektion des Serums im Blute des normalen Rhesusaffen nur ein schwaches Präzipitin und kein schützender Antikörper festzustellen war, erklärt sich einfach daraus, daß die virusneutralisierenden Antikörper intensivere Immunisierungen erfordern als eine einmalige intraperitoneale Injektion [vgl. C. HALLAUER (1939, S. 1191)].

c) *Andere Virusarten, aus welchen lösliche Antigene gewonnen werden konnten.*

Außer in den bereits eingehender besprochenen Fällen (Vaccine- und Psittacosevirus) konnten lösliche Antigene (S. S. S.) bei folgenden Virusarten festgestellt werden:

Virus der infektiösen Myxomatose des Kaninchens [T. M. RIVERS und S. M. WARD (1937); RIVERS, WARD und SMADEL (1939)],

Virus der lymphocytären Choriomeningitis [SMADEL, R. D. BAIRD und M. J. WALL (1939, 1940), SMADEL und WALL (1940)],

Influenzavirus [HOYLE, L. und R. W. FAIRBROTHER, FAIRBROTHER und HOYLE (1937)],

Bakteriophagen [F. M. BURNET (1933), BURNET, E. V. KEOGH and D. LUSH (1937)].

Einige wichtigere Angaben über die an zweiter und dritter Stelle angeführten Virusarten mögen hier Platz finden.

Das Virus der lymphocytären Choriomeningitis.

In den mit diesem Virus infizierten Geweben von Meerschweinchen, Mäusen und Affen konnten lösliche, vom Virus abgetrennte Antigene durch die Komplementbindungsreaktion festgestellt werden [SMADEL, BAIRD und WALL (1939)]. Hat das Serum immunisierter Tiere außer der Fähigkeit, mit diesen Antigenen Komplement zu binden, auch virusneutralisierende Eigenschaften, so wird durch Absorption mit dem löslichen Antigen nur der komplementbindende Antikörper neutralisiert bzw. ausgeschaltet, während das virusneutralisierende Vermögen vollkommen intakt bleibt [SMADEL, WALL und BAIRD (1940)]. Die beiden Antikörper scheinen also voneinander unabhängig zu sein, was durch SMADEL und WALL (1940) auf einem anderen Wege gesichert werden konnte. Untersucht man nämlich das Serum von infizierten Menschen oder Meerschweinchen fortlaufend auf die beiden Antikörperfunktionen, so findet man, daß sie sich durch die Zeit ihres Auftretens im Serum und den Termin ihrer Rückbildung unterscheiden; der komplementbindende Antikörper erscheint früher und verschwindet rascher. Außerdem bilden Mäuse nur diesen, aber nicht den virusneutralisierenden Antikörper. Daß den beiden Antikörperwirkungen Verschiedenheiten der korrespondierenden Antigene zugrunde liegen, mußte a priori angenommen werden. Auf einen Umweg gelang es SMADEL und WALL auch hiefür experimentelle Belege zu erbringen. Da die in der gewöhnlichen Weise hergestellten Lösungen des komplementbindenden Antigens geringe Mengen von Virus enthielten, welche für eine letal verlaufende Infektion von intraperitoneal injizierten Meerschweinchen ausreichten, konnten sie für Immunisierungen dieser Tierart nicht verwendet werden und wurden daher mit Formalin inaktiviert. Normale Meerschweinchen, mit solchen formolisierten *löslichen Antigenen* behandelt, wurden nicht immun und produzierten keine Antikörper; bei immunen Meerschweinchen trat eine Steigerung des Titers des komplementbindenden Antikörpers ein. Die Immunisierung mit formolisierten Suspensionen *gewaschener Viruselemente* rief dagegen beim normalen Meerschweinchen die Produktion beider Antikörper hervor und hinterließ einen Schutz gegen die Infektion mit aktivem Virus. Diese Versuchsresultate waren mit Widersprüchen behaftet, indem die formolisierten löslichen Antigene auf normale Meerschweinchen überhaupt nicht wirkten, während die *gewaschenen* Virussuspensionen die Antikörper gegen diese Antigene (neben den virusneutralisierenden) zu produzieren vermochten. Auf die Bemühungen von SMADEL und WALL, diese Widersprüche aufzuklären, soll hier nicht eingegangen werden. Sicher ist, daß die gewaschenen Virussuspensionen, im Gegensatze zu den löslichen Substanzen, zu immunisieren vermochten und virusneutralisierende Antikörper produzierten. Auf dieselben Verhältnisse stößt man bei dem löslichen LS-Antigen der Vaccine und bei dem löslichen Antigen des Influenzavirus.

Das Influenzavirus.

In der Lunge der mit Influenzavirus infizierten Maus konnten L. HOYLE und R. W. FAIRBROTHER (1937) ein gelöstes Antigen nachweisen, welches sich von den Elementarkörperchen des Virus durch Auszentrifugieren derselben bei 13000 Umdrehungen pro Minute absondern ließ. Dieses lösliche Antigen konnte durch Erwärmen auf 60 bis 70° C oder durch Behandlung mit $^1/_5$ n NaOH seiner spezifischen Reaktionsfähigkeit im Komplementbindungsversuch beraubt werden und war verschieden von dem Antigen, welches am Neutralisationstest beteiligt war [R. W. FAIRBROTHER und L. HOYLE (1937 a)]. Behandelt man Mäuse mit Proben des löslichen Antigens, welche sicher frei von Virus sind, so produzieren sie nach den Angaben von FAIRBROTHER und HOYLE (1937 b) keinen komplementbindenden Antikörper; dieser entsteht nur, wenn das zur Immunisierung verwendete Material noch mit Elementarkörperchen des Virus verunreinigt ist. Die genannten Autoren vermuten daher, daß das lösliche Antigen Haptencharakter hat und den komplementbindenden Antikörper bloß dann zu bilden vermag, wenn es an die Elementarkörperchen gebunden ist, in welchen somit die produktive Antigenfunktion zur Gänze lokalisiert wäre. Die Verbindung zwischen dem löslichen Antigen und den Elementarkörperchen schien sehr locker zu sein, da HOYLE und FAIRBROTHER (1937) durch Immunisierung von Kaninchen oder Frettchen mit mehrfach gewaschenen Elementarkörperchen Immunsera erhielten, welche reich an virusneutralisierendem, aber frei von komplementbindendem Antikörper waren. E. H. LENETTE und F. L. HORSFALL (1940) kamen im Prinzip zu denselben Ergebnissen, konnten aber das Virus durch Waschprozeduren nicht völlig von dem löslichen Antigen befreien; sie stellten ferner fest, daß dieses „lösliche Antigen" ein Eiweißkörper sein dürfte, dessen Teilchen eine relativ bedeutende Größe — bis zu maximal 35 mμ — besitzen.

Die leichte Ablösbarkeit des löslichen Antigens von den Elementarkörperchen legte den Gedanken nahe, daß dieses Antigen aus dem Gewebe der infizierten Mäuse stammen und an das Virus bloß adsorbiert sein

könnte (s. S. 304 ff.). HOYLE und FAIRBROTHER (1937 b) infizierten
jedoch die Chorio-Allantois bebrüteter Hühnereier mit *gewaschenen*
Elementarkörperchen, die nach ihren Versuchen das lösliche Antigen
nicht enthalten sollten (s. S. 307), und wiesen in Kochsalzextrakten der
Eimembranen hohe Konzentrationen des komplementbindenden Antigens
nach, das also nach ihrem Dafürhalten vom Virus im Laufe seiner Vermehrung synthetisiert worden sein mußte. Die Befunde eines löslichen
Antigens in der infizierten Allantoisflüssigkeit wurde von W. M. STANLEY
(1944) sowie von CHAMBERS, W. HENLE, LAUFFER und T. F. ANDERSON
(1943), später auch noch von M. WIENER, W. HENLE und G. HENLE
(1946) bestätigt; der Größenanordnung nach stimmten die Partikel des
Antigens in der Allantoisflüssigkeit mit den Ausmaßen der analogen
Partikel in Extrakten infizierter Mäuselungen annähernd überein, indem
zum Teil durch Sedimentierungsversuche, zum Teil durch elektronen-
optische Aufnahmen ein Durchmesser von etwa 10 mμ ermittelt wurde
[CHAMBERS und Mitarbeiter (1943), R. C. WILLIAMS und R. W. G.
WYCKOFF]; doch wichen die Angaben nach unten und vor allem auch
nach oben von dem genannten Durchschnittswert ab, und in der von
WILLIAMS und WYCKOFF veröffentlichten Aufnahme mit dem Elektronen-
schattenverfahren (1945, S. 267) zeigen die Gebilde — im Gegensatze zu den
Elementarkörperchen — tatsächlich eine verschiedene Größe, auch wenn
es sich um Exemplare handelt, die im Präparat nahe beieinander liegen.

Bevor die Entwicklung der Auffassungen über die Natur des löslichen
Antigens weiter verfolgt werden kann, muß sich die Darstellung den
Wirkungen zuwenden, welche den Begriff „Influenzavirus" integrieren,
und untersuchen, welchem stofflichen Träger diese Wirkungen zugeschrieben werden können.

Das Virus der epidemischen Influenza ist nicht einheitlich, sondern
kommt in mehreren Typen vor, von welchen die für die menschliche
Pathologie wichtigen mit den Buchstaben A und B bezeichnet werden[1].
Zu diesen Typen der humanen Influenza kommt das Virus der Schweineinfluenza, das von R. E. SHOPE (1931) entdeckt wurde, hinzu. Diese
Typen können durch ihre immunisierende Wirkung, durch die serologische Spezifität ihrer Antigenfunktionen und durch den sogenannten „Hirst-Test" (s. w. unten) voneinander unterschieden werden.
Gekreuzte Immunisierungsversuche sowie gekreuzte serologische Reaktionen decken verwandtschaftliche Beziehungen auf, nicht nur zwischen
den humanen Typen A und B, sondern auch zwischen den humanen
Typen und dem Virus der Schweineinfluenza [T. FRANCIS und R. E. SHOPE

---

[1] Die Bezeichnung A-Virus wurde von HORSFALL, LENNETTE, RICHARD,
ANDREWES, SMITH und STUART-HARRIS 1940 für das von SMITH, ANDREWES
und LAIDLAW (1933) entdeckte Virus vorgeschlagen.

(1936), M. D. Eaton und H. E. Pearson (1940)]. Anderseits sind auch die Typen nicht homogen, da Differenzen verschiedener Stämme derselben Type festgestellt werden konnten, so besonders in der Gruppe A, ein Umstand, der für die Herstellung von Impfstoffen in Frage kommen könnte [T. P. Magill und Th. Francis (1936/37), T. P. Magill und I. J. Sugg (1944)], obwohl in dieser Beziehung die Differenz zwischen den beiden humanen Typen A und B ungleich wichtiger ist, eine Erkenntnis, welche in der Herstellung bivalenter Impfstoffe (A+B) ihren praktischen Ausdruck fand [Th. Francis (1945), M. D. Eaton und G. Meiklejohn (1945), J. E. Salk, W. J. Menke und Th. Francis (1945) u. a.]. Die Versuche, aus welchen sich die Existenz löslicher Antigene des Influenzavirus erstmalig ergab, wurden mit Stämmen vom A-Typus ausgeführt; an mehreren Stellen der zitierten Arbeiten von Hoyle und Fairbrother wird der W.-S.-Stamm genannt, welcher zum A-Typus gehört. In der Folge wurden aber lösliche komplementbindende Antigene auch bei B-Stämmen festgestellt [W. F. Friedewald (1943), M. Wiener, W. Henle und G. Henle (1946) u. a.]. Zu diesen löslichen Antigenen sowie den immunologischen Komponenten, welche immunisieren und virusneutralisierende Antikörper erzeugen, kam nun noch die Substanz hinzu, welche sich im „Hirst-Test" auswirkt.

G. K. Hirst (1941 a) hatte zunächst beobachtet, daß die Allantoisflüssigkeit in mit Influenzavirus infizierten Hühnereiern schon 2 Tage nach der Infektion der Eier agglutinierende Eigenschaften für Hühnererythrocyten annimmt. Es stellte sich heraus, daß es das Influenzavirus selbst sein muß, welches wie ein Hämagglutinin wirkt, weil die nicht infizierte Allantoisflüssigkeit die Erythrocyten nicht beeinflußt, und weil die Reaktion vom Typus des Virus bestimmt wird; ein Immunserum gegen den Typus A verhindert nur die Hämagglutination durch Virus A, aber nicht durch Virus B und umgekehrt. Außerdem agglutinierte nicht nur die infizierte Allantoisflüssigkeit, sondern auch Virussuspensionen aus den Lungen infizierter Mäuse. Das im Influenzavirus enthaltene Hämagglutinin konnte durch eiweißdenaturierende Agentien (Erwärmung, Formalin) seiner Wirksamkeit beraubt werden, so daß der Schluß auf seine proteide Natur gerechtfertigt erschien. G. K. Hirst (1942 b) war ursprünglich nicht imstande, das Agglutinin zu inaktivieren, ohne gleichzeitig auch die Infektiosität auszulöschen, hatte aber in einer kurz vorher [Hirst (1942 a)] publizierten Arbeit angegeben, daß Virussuspensionen durch Erwärmen auf 56° C oder durch Lagerung ihre Pathogenität für Mäuse verlieren können, obwohl sie ihre agglutinierende Kraft bewahren. Hier bestand also ein Widerspruch, der durch M. A. Lauffer und G. L. Miller (1944) in dem Sinne bereinigt wurde, daß die Viruselemente als solche, gleichgültig, ob sie infektiös sind oder nicht, an die Erythrocyten gebunden werden und daß dadurch die Verklumpung der Blutzellen bewirkt wird. Daß nicht nur das Influenzavirus, sondern auch eine sehr große Zahl anderer Virusarten agglutinierend auf rote Blutkörperchen wirkt, soll hier nicht eingehender diskutiert werden; eine Zusammenstellung der wichtigeren Angaben findet man bei R. DOERR (1947 a, S. 225) und einige neuere, auf eigenen Untersuchungen beruhende Daten bei C. HALLAUER (1946). Hervorgehoben sei nur, daß HALLAUER mit einigen der untersuchten Virusarten vollkommen negative Resultate erhielt, so mit dem Virus der Maul- und Klauenseuche und mit den aus Mäusegehirn isolierten neurotropen Virusarten (Lyssa, Poliomyelitis und neurotrope Gelbfieberstämme) — eine erneute Abweisung der Bemühungen, die Virusarten als eine biologische Entität hinzustellen. Ferner muß betont werden, daß der „Hirst-Test" nicht für eine bestimmte Art von Erythrocyten spezifisch ist, sondern daß dem Influenzavirus sowohl wie auch den anderen Virusarten je eine Schar von agglutinablen Erythrocyten zugeordnet ist, welche sich durch ihre Artspezifität, zum Teil auch morphologisch (Fehlen oder Vorhandensein eines Zellkernes) voneinander unterscheiden [L. McCLELLAND und R. HARE (1941), A. S. PARODI und Mitarbeiter (1944)]. Die Listen der agglutinablen Blutkörperchen sind nicht einmal für alle Typen des Influenzavirus identisch, vielmehr haben sich Differenzen zwischen Virus A, Virus B und Schweineinfluenza ergeben und es zeigte sich sogar ein unterschiedliches Verhalten verschiedener Stämme desselben (A) Typus [E. CLARK und F. P. O. NAGLER (1943)]. Unter diesen Umständen erscheint es verständlich, daß die Substanz der Erythrocyten, auf welche die Virusarten, speziell auch die Typen des Influenzavirus im Agglutinationsversuch wirken, bisher nicht identifiziert werden konnte.[1] Auf Grund der Arbeiten von G. K. HIRST

---

[1] Während der Drucklegung dieses Bandes wurden Untersuchungen veröffentlicht, welche sich mit diesem Problem befassen. M. BOVARNICK und P. M. DE BURGH (1947) stellten Extrakte aus menschlichen und Schaferythrocyten her, welche die hämagglutinierende Wirkung von Influenza- und Mumpsvirus zu hemmen vermochten. Die hemmende Substanz wurde durch Vermischen mit Virus inaktiviert, soll nach DE BURGH, PEN-CHUNG YU, C. HOWE und M. BOVARNICK (1948) im Elinin der Stromata (s. S. 217) enthalten sein und wurde von den genannten Autoren sowie von FRIEDEWALD, E. S. MILLER und L. R. WHATLEY (1947) mit dem die Hämagglutination vermittelnden Rezeptor der Erythrocyten identifiziert. Chemisch schien es sich um ein in Wasser lösliches Polysaccharid zu handeln. Die naheliegende Forderung, daß aus allen durch ein bestimmtes Virus agglutinablen Erythrocytenarten derselbe hemmende Stoff isoliert werden und daß er in allen inagglutinablen Erythrocyten fehlen müßte, wurde bisher nur in einem Beispiel und auch hier unvollständig befriedigt. Außerdem konnten virushemmende Extrakte aus verschiedenen menschlichen und tierischen Geweben (FRIEDEWALD und Mitarbeiter) sowie aus Bakterien und Pflanzen [F. L. HORSFALL und McCARTY (1947), R. H. GREEN und WOOLEY (1947)] dargestellt werden, so daß die vorliegenden experimentellen Befunde vorderhand noch keine präziseren Schlüsse erlauben.

(1924 b), weiß man nur 1. daß die Substanz auch im Stroma der agglutinablen Blutkörperchen vorhanden ist, 2. daß sie ein 5 Minuten langes Erhitzen auf 100° C verträgt, allerdings unter Abschwächung ihrer Affinität zum Virus, und 3. daß das an die Erythrocyten gebundene Virus in kurzer Zeit (4 bis 6 Stunden) wieder spontan abdissoziiert und daß sich die Erythrocyten dann als unfähig erweisen, nochmals Virus, sei es auch nur in Spuren, zu binden, während das eluierte Virus erneut mit frischen Blutzellen reagieren kann, so daß sich der Prozeß von Adsorption und Elution des Virus mehrmals wiederholen läßt, wenn man die agglutinablen Erythrocyten entsprechend oft erneuert. Durch die Adsorption des Virus werden also die Oberflächen der Erythrocyten oder der aus ihnen hergestellten Stromata irreversibel geändert, indem sich ihre lyophilen Eigenschaften in lyophobe umwandeln. Über den Mechanismus der diese Veränderungen begleitenden Agglutination und über die Frage, warum sich das gebundene Virus mit intakter Aktivität so rasch abspaltet, konnten bisher keine befriedigenden Erklärungen abgegeben werden [vgl. R. DOERR (1947 a)].

Es wurden bereits auf S. 309 die Argumente angeführt, welche dafür sprechen, daß die im Hirst-Test in Erscheinung tretende Aktivität dem Influenzavirus als solchem, genauer präzisiert den Elementarkörperchen des Virus anhaftet. Diese Auffassung fand.eine weitere Stütze im Verhalten gereinigter Virussuspensionen auf der Ultrazentrifuge. Die stofflichen Träger der drei Wirkungsqualitäten, nämlich der Infektiosität für die weiße Maus, der Vermehrungsfähigkeit im bebrüteten Hühnerei und der Agglutination von Hühnererythrocyten, zeigten dieselbe Sedimentierungsgeschwindigkeit und verhielten sich wie sphärische Partikel mit einem Durchmesser von $100 \pm 15 \, m\mu$ [M. LAUFFER und L. MILLER (1944)]. Diese Dimension der Viruselemente stimmte nicht nur mit bereits vorliegenden Angaben [HOYLE und FAIRBROTHER (1937 c), A. R. TAYLOR, D. G. SHARP und Mitarbeiter (1943), W. F. FRIEDEWALD und E. G. PICKELS (1944), M. A. LAUFFER und W. M. STANLEY (1944)] in guter Annäherung überein, sondern entsprach auch den elektronenoptischen Aufnahmen von LAUFFER und STANLEY (1944), in welchen die Viruselemente in der Form von rundlichen, etwas unregelmäßigen Partikeln[1] mit einem Durchmesser von $100 \pm 15 \, m\mu$ zu sehen waren.

In ungenügend gereinigten Suspensionen des zum A-Typus zählenden Influenzastammes PR 8, welche aus infizierter Allantoisflüssigkeit dargestellt worden waren, konnten G. L. MILLER, M. A. LAUFFER und W. M. STANLEY (1944) außer den Elementarkörperchen noch eine zweite

---

[1] Die sphärische Gestalt der Viruselemente tritt in den von R. C. WILLIAMS und R. W. G. WYKOFF (1945) veröffentlichten Aufnahmen mit dem Elektronen-Schatten-Verfahren viel deutlicher in Erscheinung als in dem von LAUFFER und STANLEY (l. c.) reproduzierten Bild.

Komponente nachweisen, die von den Elementarkörperchen durch ihr
elektrophoretisches Verhalten sowie durch ihre geringere Teilchengröße
(40 mμ) differierte, in der Menge von 10 bis 20% vorhanden war und zunächst eine durch das Ausgangsmaterial bedingte Verunreinigung zu sein
schien. Sie war nämlich identisch oder nahe verwandt mit einer Substanz,
welche C. A. KNIGHT (1944) aus der *normalen* Allantoisflüssigkeit bebrüteter (nicht infizierter) Hühnereier infolge ihrer Partikelgröße (40 mμ)
durch Zentrifugieren abscheiden konnte. Diese normale Substanz enthielt Eiweiß, Kohlehydrat und Lipoid und erwies sich als ein kräftiges
Antigen, das im Hemmungsversuch Beziehungen zum Influenzavirus
bekundete; ein mit derselben hergestelltes Antiserum vermochte nämlich
die Agglutination von Erythrocyten durch Virus A oder Virus B zu verhindern — *wenn diese Virusarten aus infizierter Allantoisflüssigkeit stammten*. Die Möglichkeit, daß das Normalprotein und das Virus zufällig eine
ähnliche Antigenstruktur besitzen, mußte abgelehnt werden, da ein mit
dem Stamm PR 8 gewonnenes Antiserum nach der Absorption mit dem
Normalprotein nur die präzipitierende Wirkung für dieses verloren hatte,
Suspensionen des Virus aber noch immer kräftig flockte. Das Normalprotein war jedenfalls nicht imstande, gegen die Infektion zu immunisieren, virusneutralisierende Antikörper zu produzieren und Erythrocyten
zu agglutinieren, und MILLER, LAUFFER und STANLEY schlossen daraus,
daß die 80 bis 90% der ungereinigten Virussuspensionen, welche nach
der Ausscheidung der leichteren Partikel des Normalproteins durch analy-
tisches Zentrifugieren übrig bleiben und die sich dann elektrophoretisch
und in der Ultrazentrifuge als homogen erweisen (die Partikel von 100
$\pm$ 15 mμ Durchmesser), das „*aktive Virus*" repräsentieren. Das ist jedoch
nur eine Formulierung des experimentellen Tatbestandes, erklärt und präzisiert aber nicht die verwandtschaftlichen Beziehungen zwischen Normalprotein und Influenzavirus. KNIGHT (1944, S. 96) nahm zu dieser Frage mit
folgender Hypothese Stellung, welche nach seiner Meinung mit den experimentellen Ergebnissen in besserer Übereinstimmung steht als jede andere
mögliche Erklärung: Das Influenzavirus übt in Hühnerembryonen, welche
12 Tage alt oder auch etwas jünger sind, einen Reiz aus, welcher die Produktion oder Abstoßung des Normalproteins in gleicher oder größerer Menge
bewirkt, wie sie in nicht-infizierten Embryonen spontan am 13. bis 14. Tag
der Bebrütung auftreten; dieses Material wird dann von den großen Viruspartikeln, an welche alle Formen der charakteristischen Aktivität gebunden
sind, in wechselnder Menge und in variabler Verfestigung assoziiert. Um
diese Hypothese zu verifizieren, bediente sich C. A. KNIGHT (1946 a, b)
einer Methode, die sich schon bei den phytopathogenen Virusarten
bewährt hatte: der Feststellung der Unabhängigkeit der Eigenschaften
einer Virusart von den verschiedenen Wirten, in denen sie sich vermehrt
hat [H. S. LORING und W. M. STANLEY (1937); vgl. auch S. 304].

KNIGHT (1946 a) gewann also zunächst ein hochgradig gereinigtes Influenzavirus (Stamm PR 8) aus den Lungen infizierter Mäuse und überzeugte sich, daß die Elementarkörperchen in diesem Präparat sphärisch waren und einen durchschnittlichen Durchmesser von 100 mμ hatten, ferner, daß dieses Maus-Virus durch ein mit Virus aus Allantoisflüssigkeit gewonnenes Antiserum stark präzipitiert wurde und daß dieses Antiserum noch in Verdünnungen von 1:40000 die Agglutination von Erythrocyten durch das Maus-Virus zu hemmen vermochte. Bis hierher stimmten die Resultate mit den Erfahrungen von LORING und STANLEY an phytopathogenen Virusarten (Tabakmosaikvirus) überein.

In einer zweiten Arbeit konnte jedoch KNIGHT (1946 b) zeigen, daß auch die am besten gereinigten Präparate der Virusstämme PR 8 (A-Stamm) und „Lee" (B-Stamm), wenn sie aus infizierter Allantoisflüssigkeit isoliert werden, das Normalantigen dieser Flüssigkeit enthalten, welches sich durch die Präzipitinreaktion dieser Viruspräparate mit einem durch Immunisierung mit dem Normalantigen gewonnenen Immunserum feststellen läßt; dagegen reagiert ein solches Immunserum mit denselben Virusstämmen nicht, wenn sie aus der infizierten Mauslunge abgesondert werden. Umgekehrt enthielten die aus infizierten Mäuselungen isolierten Stämme eine spezifisch präzipitable Substanz, die in der normalen Mäuselunge vorkommt und durch die Präzipitinreaktion mit einem Antiserum gegen normale Mäuselunge in den Viruspräparaten nachweisbar war, während ein Antiserum gegen das normale Allantoisantigen negative Resultate lieferte. Endlich wurden auch menschliche Sera (γ-Globulin-Konzentrate) geprüft, welche Antikörper gegen Influenzavirus A enthielten; sie gaben spezifische Präzipitate mit dem Stamm PR 8, gleichgültig, ob er aus Allantoisflüssigkeit oder aus infizierten Mäuselungen isoliert worden war, reagierten aber weder mit dem Normalantigen der Allantoisflüssigkeit noch mit dem Antigen der normalen Mäuselunge. In den Elementarkörperchen des Influenzavirus sind somit, nach diesen serologischen Reaktionen zu schließen, jeweils zwei Antigenfunktionen vorhanden, eine, welche dem Virus als solchem eigen ist und die Spezifität des einzelnen Stammes sowie die Verwandtschaftsreaktionen aller Stämme unabhängig von dem Wirt, aus welchem sie isoliert wurden, bedingt, und eine zweite, die als „*Normalkomponente*" bezeichnet werden kann und von dem Wirtsgewebe bestimmt wird, in welchem sich das Virus vermehrt hat. Diese Vorstellung sowie die serologischen Befunde, auf welchen sie basiert, stehen im Gegensatz zu den einfachen phytopathogenen Virusarten; denn in gereinigtem Tabakmosaikvirus konnte keine Spur des Normalproteins der Wirtspflanzen nachgewiesen werden, auch nicht mit der so empfindlichen anaphylaktischen Reaktion [LORING und STANLEY (1937), F. C. BAWDEN und N. W. PIRIE (1937 b)].

Über die Art, wie die Viruselemente bei ihrer Vermehrung die Normalproteine aufnehmen, hat sich KNIGHT (1946b) nur unverbindlich geäußert.
Da die isoelektrischen Punkte des Normalproteins aus der Allantoisflüssigkeit (2,3) und des Proteins aus der Lunge der Maus (ca. 4,2) gegenüber jenen der Viruspartikel (5,4) nach der sauren Seite verschoben sind,
wäre es möglich, daß sich eine saure Gruppe der Normalproteine mit
einer alkalischen der Virussubstanz verbindet. Welche Folgen die Einverleibung der Normalproteine für die Funktion der Elementarkörperchen
des Influenzavirus hat, ließ KNIGHT ebenfalls vorderhand unerledigt.
Es ist aber wohl klar, daß sich alles theoretische Interesse gerade auf
diese Fragen konzentriert, von deren Beantwortung die Lösung anderer
Probleme von großer Bedeutung zu erwarten wäre, vor allem die Auf-
klärung des Mechanismus der Virusvermehrung im empfänglichen Wirt,

Wie die Dinge jetzt liegen, sind die experimentellen Ergebnisse, also,
wie man sich auszudrücken pflegt, die „Tatsachen", mit einigen Widersprüchen behaftet. Die Normalproteine haben eine erhebliche Teilchengröße[1] (bis zu 40 mμ Durchmesser) und erscheinen im Virus mit unver-
änderter Antigenfunktion; nach der Schätzung von KNIGHT bestehen
20 bis 30% der Masse der Viruselemente aus diesen Stoffen. Vielleicht
ist die Menge des in den Viruselementen vorhandenen, vom Wirt stammenden „Normalproteins" sogar noch erheblich größer. In Übereinstimmung mit R. A. TAYLOR (1944) fand nämlich C. A. KNIGHT (1947),
daß hochgradig gereinigte Präparate des Influenzavirus (Stamm PR 8
und Stamm „Lee"), die aus infizierter Allantoisflüssigkeit abgesondert
waren, außer dem Kohlehydrat, welches in den beiden Nucleinsäuren
(der Ribonuclein- und der Desoxyribonucleinsäure) steckt, noch ein
anderes Kohlehydrat in der Menge von 4 bis 5% enthalten, das wahrscheinlich ein aus Mannose, Galaktose und Glucosamineinheiten auf-

---

[1] Die Partikel, welche erheblich kleiner sind als die Elementarkörperchen
des Influenzavirus, werden von einigen Autoren, wie CHAMBERS, HENLE,
LAUFFER und ANDERSON (1943), W. M. STANLEY (1944), M. WIENER, W. und
G. HENLE (1946) unter der Bezeichnung „30 S" zusammengefaßt, weil dieser
Wert der Sedimentierungskonstante häufig bei früheren Arbeiten mit dem
Stamm F 12 ermittelt wurde. KNIGHT (1944, S. 96) bemerkt hiezu, daß
die ermittelten Werte unzweifelhaft von der Konzentration und Viscosität
der untersuchten Präparate abhängen und daher nicht ohne weiters einen
Schluß auf die Teilchengröße zulassen. Die durch das Sedimentierungs-
verfahren gewonnenen Resultate müssen somit, soweit sie sich auf den
Teilchendurchmesser beziehen, elektronenoptisch nachgeprüft werden (s. S. 308).
KNIGHT (1944, S. 88) nahm Ausmessungen solcher Partikel aus normaler
Allantoisflüssigkeit im elektronenoptischen Bild vor und fand unter 245 Teilchen 39 mit einem Durchmesser von 40 mμ, 52 hatten Durchmesser von
20 mμ und 154 von 10 bis 15 mμ; es ließ sich daraus berechnen, daß die
schwersten Partikel (40 mμ) 80% des Gesamtgewichtes der sichtbaren
Teilchen ausmachen.

gebautes Polysaccharid darstellt. Es zeigt sich nun, daß das *normale* Allantoisprotein sehr reich an Glucosamin ist und daß der Glucosamingehalt der Viruspräparate vom Grad der erzielten Reinigung abhing. Geht man von der vorläufig nicht sicher bewiesenen Annahme aus, daß der Glucosamingehalt in den am besten gereinigten Viruspräparaten ausschließlich auf das Normalprotein zu beziehen ist, so würde sich ergeben, daß die Viruselemente nicht 20 bis 30, sondern 59 bis 78% des normalen Wirtsproteins enthalten.

Ist es schwer, sich die Angliederung oder den Einbau solcher Massen an bzw. in die Viruspartikel in irgendeiner Form vorzustellen, so ergibt sich ein Bedenken anderer Art aus der Überlegung, daß das Influenzavirus bei jedem Übergang von einer Wirtsart auf eine andere die mitgebrachte Normalkomponente gegen die dem neuen Wirt entsprechende umtauschen müßte. Endlich hat C. A. KNIGHT (1946a) vier gereinigte Präparate hergestellt, nämlich 1. PR 8-Virus aus infizierter Mäuselunge, 2. PR 8-Virus aus Allantoisflüssigkeit, 3. normales Allantoisprotein und 4. Partikel aus normaler Mäuselunge und bei allen vier Präparaten bestimmt a) den Stickstoff in Prozenten, b) den Phosphor in Prozenten, c) die Prozente Kohlehydrat (als Glucose); d) den Prozentgehalt an mit Alkoholäther extrahierbaren Substanzen; e) das Vorhandensein von Ribonuclein- und Desoxyribonucleinsäure (qualitativ); f) die Sedimentierungskonstante; g) den Durchmesser der Teilchen im elektronenoptischen Bild und h) den isoelektrischen Punkt (p_H). Die Daten für das aus infizierter Mäuselunge und aus Allantoisflüssigkeit isolierte Influenzavirus PR 8 waren mit einer einzigen Ausnahme, die infolge von Materialmangel nicht nachgeprüft werden konnte, identisch; hingegen wichen die beiden Normalkomponenten von diesen Befunden, zum Teil ganz erheblich, ab und zeigten auch miteinander verglichen beträchtliche Differenzen. Aus diesen Ergebnissen geht also hervor, daß die Elementarkörperchen des Influenzavirus unabhängig von dem Wirtsgewebe, in welchem sie sich vermehren, immer einen Durchmesser von 100 mμ (mit gleichbleibender Streuung um diesen Mittelwert) aufweisen und daß sie dieselben chemischen und physikalischen Eigenschaften besitzen, gleichgültig, ob sie sich in der infizierten Maus oder im Hühnerembryo entwickeln und daselbst verschiedene Normalproteine assoziieren; und das stimmt mit der Vorstellung von KNIGHT nicht recht überein.

In Anbetracht dieser Einwände muß man sich fragen, ob außer den serologischen Reaktionen noch andersgeartete Beweise für die Annahme vorliegen, daß die Elementarkörperchen des Influenzavirus die Normalkomponenten (syn. mit „30-S-Komponenten") enthalten. Offenbar wäre zu untersuchen, ob das Aggregat von Viruspartikel und Normalprotein nicht dissoziiert werden kann, d. h. ob es nicht möglich ist, Partikel der Normalkomponente vom eigentlichen Viruskern abzuspalten. Nach den Angaben von KNIGHT (1944) ist dies durchführbar, wenn auch nicht bei allen Virusstämmen in gleicher Weise, was auf die verschiedene Festigkeit der Bindung der Normalkomponente an die Virussubstanz zurückgeführt wird. Bei den Virusstämmen F 12 und „Lee“ soll schon das anhaltende Zentrifugieren bei großer Rotationsgeschwindigkeit genügen, um die Normalkomponente (Allantoisprotein) partiell, und zwar in Form von Partikeln, freizumachen oder doch eine Substanz, welche durch ihre Dispersität, durch ihr elektrochemisches und serologisches Verhalten dem Protein aus normaler Allantoisflüssigkeit außerordentlich ähnlich ist. Auch konnten M. WIENER, W. und G. HENLE (1946) durch Einwirkung von Ultraschallvibrationen auf Suspensionen von Viruskörperchen (Stamm „Lee“) die Konzentration der 30-S-Komponente erheblich steigern, was in der Weise festgestellt wurde, daß die Autoren die Elementarkörperchen aus beschallten und nicht beschallten Proben abzentrifugierten und die Konzentration von 30-S-Antigen in den überstehenden Flüssigkeiten durch die Stärke ihrer komplementbindenden Wirkung bestimmten.

Was die Verteilung der Eigenschaften des Influenzavirus auf die beiden Komponenten anlangt, herrscht in dem Punkte allgemeine Übereinstimmung, daß die Infektiosität für die verschiedenen Wirte (Mensch, Maus, Hühnerembryo) sowie die hämagglutinierende Wirkung nur den Elementarkörperchen, d. h. den sphärischen Gebilden mit einem Durchmesser von 100 ± 15 mμ zukommen und daß sämtliche Partikel, deren Durchmesser zwischen 10 und 40 mμ schwankt, die bezeichneten Fähigkeiten nicht besitzen. Die zweite Hälfte dieser Aussage gilt allerdings nur für jene Partikel, welche frei in den Viruspräparaten vorkommen oder aus den sphärischen Gebilden durch mechanische Einwirkungen abgesprengt werden; wie sie sich im Verbande der Substanz der Elementarkörperchen verhalten, läßt sich nicht mit absoluter Sicherheit beantworten. Da aber die Infektiosität und die hämagglutinierende Wirkung eines Influenzastammes stets identisch sind, gleichgültig, aus welchen Wirtsgeweben er isoliert wird, könnte man daraus schließen, daß die Normalkomponente an keiner der Wirkungen beteiligt ist, welche das Influenzavirus charakterisieren.

An anderer Stelle wurde bereits erwähnt (s. S. 309), daß das Erlöschen der Infektiosität des Influenzavirus nicht mit einem Verlust der hämagglutinierenden Wirkung einhergehen muß; auch kann die immunisierende Funktion sowie die Fähigkeit, die Bildung virusneutralisierender Antikörper auszulösen, erhalten bleiben, worauf ja die Herstellung von nicht infektiösen Impfstoffen (die Möglichkeit von „Antigenimpfungen“) beruht. Ob diese anscheinende Selbständigkeit der Infektiosität (der Vermehrungsfähigkeit in einem geeigneten Wirt) berechtigt, eine besondere chemische Grundlage dieser biologischen Eigenschaft anzunehmen, soll hier nicht erörtert werden; die Versuche, beim Tabakmosaikvirus eine chemische Struktur zu ermitteln, welche die Vermehrungsfähigkeit in der Wirtspflanze bedingt, haben jedenfalls zu keinem eindeutigen Ergebnis geführt [R. Doerr (1944b, S. 27 bis 35)]. Dagegen konnte den bereits bekannten Wirkungsqualitäten der Elementarkörperchen eine weitere, *die Toxizität*, zugesellt werden [G. Henle und W. Henle (1944, 1946), W. Henle und G. Henle (1945, 1946), W. M. Hale und A. P. MacKee (1945), C. A. Evans und E. R. Richard (1945)]. Der toxische Faktor konnte von den Elementarkörperchen nicht abgetrennt werden und war an ihre Infektiosität ziemlich strenge gebunden. Es zeigte sich jedoch, daß das Maximum der Infektiosität in Eihautkulturen oft schon nach 24 Stunden erreicht war, zu welcher Zeit die Proben auf die Toxizität noch negative Resultate gaben, und daß die Infektiosität infolge der Einwirkung denaturierender Agenzien (Erwärmen, Formalin, ultraviolettes Licht) etwas rascher abnahm als die Toxizität, so daß W. Henle und G. Henle (1946) vermuten, daß Toxizität und Vermehrungsfähigkeit auf verschiedenen Komponenten der Substanz der Elementarkörperchen beruhen könnten.

Praktisch aber ist man gezwungen, zu Experimenten, durch welche die Toxizität des Influenzavirus festgestellt werden soll, infektiöse Virussuspensionen zu verwenden, und hat dann nachzuweisen, daß die auftretenden Symptome direkte Giftwirkungen und nicht Folgen eines Infektionsprozesses sind, deren toxische Bedingtheit bezweifelt werden könnte. Auf Grund der scharf ausgeprägten Affinität des Influenzavirus zum Respirationstrakt (Pneumotropismus) sucht man dieser Forderung dadurch zu genügen, daß man das Inoculum auf einem Wege in den Organismus der Versuchstiere einführt, der erfahrungsgemäß keine Infektion zur Folge hat. Auch kann man bis zu einem gewissen Grade feststellen, daß sich das Virus am Orte seiner Applikation nicht vermehrt hat, oder es ergibt sich — nach dem Muster, welches zur Entdeckung des Diphtherietoxins geführt hat —, daß pathologische Veränderungen in Organen auftreten, in denen das Virus nicht nachgewiesen werden kann. So konnten W. und G. Henle sowie W. M. Hale und A. P. McKee durch intracerebrale Injektionen verschiedener Stämme des A- sowie des B-Virus bei Mäusen tonische und klonische Krämpfe sowie Tod im Starrkrampf hervorrufen. Intraperitoneale oder intravenöse Injektionen der infizierten Allantoisflüssigkeit töteten Mäuse in 8 bis 96 Stunden und bei der Autopsie fanden sich ausgebreitete Nekrosen in Leber und Milz, Hämorrhagien der Abdominalorgane, Pleuraexsudate, zuweilen auch Anzeichen von Ikterus. Analoge Wirkungen konnten sowohl durch intracerebrale [G. und W. Henle (1946)] als auch durch intraperitoneale und intravenöse Injektionen [W. und G. Henle (1946)] auch bei anderen Versuchstieren (Kaninchen, Ratten, Meerschweinchen, Hamstern) ausgelöst werden. In allen Fällen war eine genügende Menge des injizierten Virusmaterials erforderlich und die Intensität sowie die Art der Wirkung wurde von der gewählten Form der Injektion, in einem gewissen Ausmaße auch von dem verwendeten Typus und Stamm des Influenzavirus bestimmt.

Die Toxizität des Virus A konnten GERTRUD und WALTER HENLE (1946) durch ein mit diesem Virus gewonnenes Immunserum neutralisieren, ebenso die Toxizität von B-Virus durch ein Anti-B-Serum; dagegen wirkte Anti-B-Serum nicht neutralisierend auf A-Virus und umgekehrt. Unspezifische Neutralisierungen durch heterologe Immunsera oder durch Normalsera wurde von W. und G. HENLE (1946) nur beobachtet, wenn hohe Serumkonzentrationen verwendet wurden, während die homologen Immunsera noch in hohen Verdünnungen wirksam waren. Mäuse konnten gegen die Giftwirkung auch durch homologe Immunisierung aktiv geschützt werden. In diesen Angaben spiegelt sich das Verhalten der Endotoxine gramnegativer Bakterien wieder: der unlösbare Konnex der Antigenfunktion somatischer Substanzen infektiöser Elementareinheiten mit einem geringen Grad von akzidenteller Toxizität (s. S. 192).

Kontrollversuche lehrten, daß normale Allantoisflüssigkeit, korpuskulares Material aus der normalen Allantois oder aus normalen Mäuselungen die mit Influenzavirus erzielten und als toxisch aufgefaßten Wirkungen in keinem Falle hervorzurufen vermochten. Anderseits gab das Influenzavirus positive Resultate unabhängig von seiner Herkunft aus dem infizierten Hühnerembryo oder aus der infizierten Maus. Die kleinen, als „Normalkomponente" oder „30-S-Komponente" bezeichneten Partikel hatten an den toxischen Auswirkungen der Influenzavirussuspensionen somit ebensowenig Anteil wie an allen anderen Eigenschaften, welche den Begriff des Influenzavirus als eines spezifischen Erregers bestimmen.

Der Durchmesser der Partikel in der sogenannten 30-S-Komponente variiert auch in einer und derselben Probe zwischen 10 bis 40 mμ; ob dieser Inhomogenität der Umstand zugrunde liegt, daß es sich um Gemenge verschiedener Substanzen bzw. verschiedener Antigene handelt, ist fraglich. Sichergestellt ist die Tatsache, daß die 30-S-Komponente, welche den „löslichen Antigenen" entspricht, mit Influenza-Immunsera die Komplementbindungsreaktion gibt und daß das an dieser Reaktion beteiligte Antigen, wie bereits FAIRBROTHER und HOYLE (1937) gezeigt hatten, verschieden ist von dem in den Elementarkörperchen lokalisierten Antigen, welches am Neutralisationstest partizipiert. Anderseits wurde von LENETTE und HORSFALL (1941), besonders aber von C. A. KNIGHT (1946b) bewiesen, daß auch in den Elementarkörperchen eine antigene Komponente vorhanden sein muß, welche serologisch ähnlich oder identisch mit dem 30-S-Antigen ist und durch Waschen in der Zentrifuge

nicht oder nur unvollständig von den Elementarkörperchen getrennt
werden kann. Rechnet man noch hinzu, daß es technisch kaum möglich
ist, die leichteren Partikel der 30-S-Komponente vollständig von den
schweren Elementarkörperchen zu sondern, so daß sich immer einige
Elementarkörperchen als Verunreinigungen in einer 30-S-Präparation
vorfinden können, ferner daß nach KNIGHT die serologische Spezifität
der 30-S-Komponente von der Herkunft des Virus aus einem bestimmten
Wirt (Hühnerembryo, Maus, Mensch) bestimmt wird, so gibt sich schon
von seiten des Prüfungsantigens im Komplementbindungsversuch eine
Situation, welche die Deutung des Reaktionsausfalles außerordentlich
erschweren muß. Dieselben Komplikationen müssen sich auch geltend
machen, wenn Präparate des Influenzavirus als Immunisierungsantigene
verwendet werden, selbst wenn man voraussetzt, daß jene Komponenten
der Elementarkörperchen, an welche die Infektiosität, die Toxizität
und die hämagglutinierende Wirkung gebunden sind, keine komplementbindenden Antikörper zu produzieren vermögen. Ferner müssen bekanntlich nicht alle im Immunisierungsmaterial vorhandenen spezifischen
Antigenstrukturen in dem resultierenden Antiserum als Antikörper aufscheinen, da aktivere Strukturen die minder aktiven durch Konkurrenz
(s. S. 44) unterdrücken können, und die Hyperimmunisierung kann
das im Antikörperbestand gespiegelte Bild des Immunisierungsmaterials
verwischen. Immerhin sind die Verhältnisse noch relativ günstig, wenn
man Immunsera mit einem bekannten Antigen herstellt und den Immunisierungsmodus selbst bestimmt. Weit schwieriger muß sich die Sachlage
gestalten, wenn es sich um Immunsera handelt, welche sich nach experimentellen oder natürlichen Infektionen entwickelt haben, oder wenn man,
wie das bei Schutzimpfungen der Fall ist, die spezifische Vorgeschichte
der immunisierten Individuen nicht kennt.

Unter diesen Umständen sind die Widersprüche begreiflich, welche
in den Angaben der Autoren über die Ergebnisse und über den praktischen
Wert der Komplementbindungsreaktion bei der Virusinfluenza zutage
treten. R. W. FAIRBROTHER und L. HOYLE (1937a) bezeichneten die
Komplementbindungsreaktion als eine sehr befriedigende Methode,
um im Serum von Menschen Antikörper gegen Influenzavirus festzustellen
und gaben ihr den Vorzug vor dem Neutralisationstest, weil sie einfacher
und billiger ist als dieser und leicht in quantitativer Form ausgeführt
werden kann. Nun sind die komplementbindenden Antikörper im Serum
von Rekonvaleszenten nach Virusinfluenza sowie von normalen Erwachsenen in Gegenden, über welche die Seuche hinweggezogen ist, de facto
relativ häufig nachzuweisen; da sie aber im Serum von geimpften Individuen nur selten gefunden werden [A. P. MORRISON, SHAW, KENNEY
und STOKES (1939)], wüßten wir nicht, was die positiven Befunde besagen,
wenn die Verhältnisse nicht schon mit Hilfe des Neutralisationstestes

durch C. H. ANDREWES, P. P. LAIDLAW und W. SMITH (1934), durch R. E. SHOPE (1931) und P. P. LAIDLAW (1935) weitgehend aufgeklärt worden wären. Warum die komplementbindenden Antikörper nach Infektionen häufiger auftreten als nach Vaccinationen und warum sie im Blutserum weit länger nachweisbar bleiben, ist nicht bekannt; vielleicht spielt der Umstand eine Rolle, daß es sich bei den Infektionen um Menschenpassagen handelt, d. h. um serienweise Übertragungen auf Wirte von gleichbleibender Art, während der für Schutzimpfungen verwendete Impfstoff stets von einem tierischen Wirt auf den Menschen verpflanzt wird (Variola und Vaccine). Die Leistungsfähigkeit einer Schutzimpfung gegen Influenza kann man jedenfalls nicht darnach beurteilen, ob die vorher negative Komplementbindungsreaktion des Impflings positiv wird.

M. WIENER, W. und G. HENLE (1946) möchten der Komplementbindungsreaktion doch noch einen beschränkten Wert für die Diagnose und das Studium der Epidemiologie der Virusinfluenza zuerkennen. Für die Diagnose insofern, als sie bei Infektionen häufiger einen Anstieg des komplementbindenden Antikörpers als eine Zunahme der hemmenden Wirkung auf die Hämagglutination (im Hirst-Test) beobachten konnten. Für die epidemiologische Kontrolle könnte diesen Autoren zufolge das starke Überwiegen der positiven Reaktionen infizierter Individuen über die positiven Befunde infolge vorausgegangener Vaccinationen von Nutzen sein. Wenn das alles ist, ist es wenig genug; und daß man daran — nach bekanntem Muster — durch die Suche nach einem „optimalen Antigen" [NIGG, CROWLEY und WILSON (1941)] viel ändern kann, ist kaum zu erwarten.

Die vorstehenden Ausführungen über das Influenzavirus sind etwas ausführlicher gehalten, nicht bloß weil gerade dieses Virus und einige mit demselben verwandte Virusformen in der jüngsten Zeit besonders intensiv und extensiv studiert wurden, sondern auch weil hier in der Konzeption der „Normalkomponenten" ein neues Problem von besonderer Tragweite aufgetaucht ist.

VII. Antigene mit künstlich induzierter Chemospezifität.

Im allgemeinen verfolgt das immunologische Experimentieren mit solchen Substanzen den Zweck, Beziehungen zwischen bekannten chemischen Strukturen und der Spezifität der Antigenfunktion, wie sie in den produzierten Antikörpern zum Ausdruck kommt, festzustellen. Dieser Zweck kann, wenn man eine hinreichend große Zahl von verschiedenartigen chemospezifischen Substanzen untersucht, soweit erreicht werden, daß sich präzise Regeln aufstellen lassen, welche über den Einfluß bestimmter strukturchemischer Details auf die serologische Spezifität Auskunft geben. Diese Regeln besagen zunächst nur, daß ein solcher

Zusammenhang besteht oder daß er nicht nachgewiesen werden kann, unterrichten uns aber nicht über die Ursachen positiver oder negativer Versuchsresultate. Erst mit dem rapiden Anwachsen des experimentellen Materials kam in steigendem Ausmaß das Bedürfnis zur Geltung, einen Grund für die biologische Aktivität bestimmter chemischer Konfigurationen und für die Abstufungen dieser Aktivität ausfindig zu machen.

Diese kausal orientierte Richtung hat indes den deskriptiven Charakter einer systematischen Sammelforschung nicht völlig abgestreift. Sie erhob sich allerdings auf ein höheres Niveau, indem sie sich nicht mehr darauf beschränkte, den Einfluß von bestimmten chemischen Strukturen festzustellen, wie z. B. die Wirkung der Stellungsisomerien in den Disubstitutionsprodukten des Benzols (o-, m- und p-Verbindungen), die Bedeutung der Stereoisomerien, die Auswirkung der Länge aliphatischer Seitenketten des Benzolringes, sondern darauf abzielte, Gesetze von allgemeinem Geltungsbereich abzuleiten, die sich von strukturchemischen Einzelheiten emanzipierten. Diesen Weg hat zuerst K. LANDSTEINER beschritten, indem er zeigte, daß sich „die Fähigkeit, mit Antikörpern zu reagieren, nicht auf bestimmte chemische Gruppen, etwa die aromatischen Teile des Eiweißmoleküls, beschränkt, *sondern sozusagen eine allgemeine Eigenschaft beliebiger chemischer Verbindungen ist*"[1]. Die experimentelle Grundlage, auf welche sich diese Formulierung stützte, bildeten Untersuchungen von LANDSTEINER und J. VAN DER SCHEER (1927), aus welchen hervorging, daß die Natur der sauren Gruppen in künstlichen Antigenen einen weit größeren Einfluß auf die Spezifität ihrer Antigenfunktionen hat als Veränderungen der neutralen Gruppen. Die Bezeichnungen „sauer" und „neutral" wurden bald darauf durch die den Fortschritten der theoretischen Chemie entsprechenden Begriffe „polar" (heteropolar) und „unpolar" (homöopolar) ersetzt. J. R. MARRACK (1938) gab in seiner bekannten Monographie "The Chemistry of Antigens and Antibodies" eine zusammenfassende Darstellung der Wirkung der Polarität auf die für die Antikörperproduktion maßgebende spezifische Aktivität der chemischen Antigengruppen. Auch F. HAUROWITZ (1942, 1943) trat dafür ein, den Ausdruck „Acidität" durch Polarität zu substituieren, da er ein Antigen synthetisieren konnte, dessen Spezifität durch eine starke Ammoniumbase (m-Aminophenyltrimethylammoniumhydroxyd) determiniert war. H. ERLENMEYER und E. BERGER (1932a, b, 1933a, b, 1934) untersuchten in einer Reihe von Arbeiten die Bedeutung

---

[1] Der Satz ist wörtlich nach K. LANDSTEINER (1930, S. 655) zitiert, weil er in dem hier gesperrt gedruckten Teile klar zum Ausdruck bringt, welche Aufgabe sich die oben als „kausal" bezeichnete Richtung gestellt hat.

der „Feldwirkung" auf die Spezifität der Antigenfunktion[1]. Die genannten
Autoren fanden, daß die Gruppen O, NH und CH_2 (siehe die Fußnote)
serologisch gleichwertig sind, ebenso CH_3 und die Halogene, daß dagegen
zwischen O oder CH_2 einerseits und CO anderseits eine scharf ausgeprägte Differenz besteht. Ferner konnte gezeigt werden, daß die drei iso-
steren Verbindungen p-Aminodiphenyläther, p-Aminodiphenylamin und
p-Aminodiphenylmethan serologisch, d. h. durch gekreuzte Reaktionen
mit homologen und heterologen Antisera nicht differenziert werden
können, ebensowenig wie Benzol und Thiophen [H. ERLENMEYER,
E. BERGER und LEO (1933)] oder Pyridin und Thiazol [E. BERGER (1941)].

Es ergaben sich aber Befunde, welche mit diesen Theorien nicht
übereinstimmten. Sie sollen hier nicht einzeln angeführt werden; es
sei auf die Ausführungen von R. DOERR (1947a, S. 153 f.) zu diesem
Thema verwiesen. Auch heute steht somit die Sache so, daß man die
Spezifität eines Antikörpers gegen ein bisher noch nicht untersuchtes
Antigen trotz der aufgestapelten Detailkenntnisse nur in sehr begrenztem
Ausmaße voraussagen kann. Die neuere Richtung kann daher ebenso
wie die frühere deskriptive Sammelforschung „nichts anderes unter-
nehmen, als die Antigene variieren und aus der veränderten Reaktivität
der durch sie erzeugten Antikörper auf das Vorhandensein, auf die Natur
und auf die Aktivität der immunchemischen Determinanten der Antigene
Rückschlüsse ziehen" [R. DOERR (1947a, S. 155)]. Wenn man von
der chemisch bedingten Spezifität der Antigene spricht, vergißt man
nur allzu leicht, daß man in der Immunitätsforschung nicht die Antigene
untersucht, sondern die Wirkungen derselben auf den Organismus von
Versuchstieren oder Menschen, und daß diese Wirkungen nicht nur durch
das Antigen und seine chemisch-physikalischen Eigenschaften bestimmt
werden, sondern in erheblichem Umfang durch die Art und die Individualität des immunisierten Tieres sowie durch den Immunisierungsmodus.
Immunisiert man Kaninchen, Pferde oder Menschen mit demselben
Antigen, so kann man daher, auch wenn das Antigen chemisch definiert

---

[1] Die „Feldwirkung" wird hauptsächlich durch die Zahl und die Anordnung
der Elektronen in den Elektronenschalen von Atomen oder Atomgruppen
(„Pseudoatomen") bedingt und manifestiert sich in der Wirkung auf benach-
barte Atome. Chemische Gruppen oder Verbindungen mit gleicher oder
ähnlicher Feldwirkung zeigen trotz chemischer Verschiedenheit gewisse
gemeinsame Eigenschaften; sie können sich z. B. isomorph im Kristallgitter
vertreten, d. h. Mischkristalle bilden und zeigen ein ähnliches Verhalten
gegen langsame Elektronen (sog. Ramsauer-Effekt). In dem Hydridver-
schiebungsschema von H. G. GRIMM (1929) stehen Pseudoatome mit gleicher
Feldwirkung vertikal untereinander; eine solche Reihe ist beispielsweise
O, NH, CH_2 [s. hiezu J. R. MARRACK (1938, S. 13 ff.) und ERLENMEYER
und BERGER (1932a, S. 27)]. Substanzen mit gleicher Feldwirkung werden
als isostere Verbindungen bezeichnet.

und homogen ist, verschiedene Antikörper erhalten, ja es kann die Behandlung eines Tieres mit einem einzigen homogenen Antigen ein Immunserum liefern, in welchem sich mehrere Antikörper nachweisen lassen. So ist es zu verstehen, daß die Resultate der Immunisierung mit künstlichen Antigenen nicht konstant sind, sondern daß man häufig eine größere Zahl von Versuchstieren opfern muß, bis man das „gewünschte" Antiserum erhält, das auf die chemisch bekannte Gruppe des Antigens genügend scharf eingestellt ist. Das gilt insbesondere für eine bestimmte Kategorie der künstlichen Antigene, nämlich für die Azoproteine (siehe weiter unten), wo selbst ein mit allen Schwierigkeiten im vorhinein vertrauter Autor nach dem Eingeständnis von K. Landsteiner (1945, S. 159) mit Mißerfolgen zu rechnen hat. Genau genommen bedeutet dies, daß der Organismus des Versuchstieres — in der weitaus überwiegenden Zahl derartiger Experimente wurden Kaninchen verwendet — auf die parenterale Zufuhr des künstlichen Antigens in einer der Fragestellung entsprechenden Art reagieren *kann*, aber nicht reagieren *muß*, wodurch die Bewertung der erzielten Ergebnisse im Sinne biologischer Gesetzmäßigkeiten eine gewisse Einschränkung erleidet. In der gleichen Richtung wirkt sich der Umstand aus, daß die chemisch bekannte Komponente der künstlichen Antigene oft genug so gewählt wurde, daß ihre Antigenfunktion unter natürlichen Verhältnissen nicht in Betracht kommt, auch wenn man davon absieht, daß diese Komponenten die Fähigkeit der Antikörperbildung im Tierexperiment zum Teil erst durch mehr oder minder komplizierte Operationen erlangen.

Wenn es auch zweifellos wichtig war, daß sich die isomeren Farbstoffe d- und l-Paraaminobenzoylphenylaminoessigsäure oder die drei isomeren Weinsäuren als chemische Determinanten in einem Azoprotein voneinander unterscheiden oder daß o- und p-Aminobenzolsulfonsäure im Azoproteinverband eine völlig verschiedene serologische Spezifität aufweisen usw., so darf man über solchen theoretisch interessanten Forschungsresultaten nicht außer acht lassen, daß das Experimentieren mit künstlichen chemospezifischen Antigenen nicht Selbstzweck, sondern von der Erwartung inspiriert war, *auf diesem Wege einen Einblick in die chemischen Grundlagen der Spezifität natürlicher Antigene zu gewinnen.*

Von diesem Gedanken sind die sogenannten „*Substitutionsmethoden*" von Fr. Obermayer und E. P. Pick (1906) ausgegangen. Obermayer und E. P. Pick verfolgten die Absicht, „gewisse chemische Gruppen durch bestimmte chemische Prozesse an vorher bestimmten Stellen des Eiweißmoleküls einzuführen" [E. P. Pick (1912, S. 703)]. Zu diesem Zwecke wurden natürliche Eiweißantigene (Blutsera) jodiert, nitriert oder diazotiert und die so gewonnenen Derivate zur Immunisierung von Kaninchen verwendet. Es zeigte sich, daß die auf diese Weise gewonnenen

Antisera mit den unveränderten Eiweißantigenen keine Präzipitinreaktion gaben, wohl aber mit den zur Immunisierung benützten Derivaten, daß also „die Artspezifität ausgelöscht" und durch eine neue Spezifität ersetzt war, welche durch den am Antigen vorgenommenen chemischen Eingriff bestimmt wurde. Dementsprechend reagierten Jodeiweiß-, Nitro- oder Diazoeiweiß-Antisera mit den verschiedensten jodierten, nitrierten oder diazotierten Proteinen, und die Auslöschung der Artspezifität fand auch darin ihren Ausdruck, daß arteigenes Eiweiß durch die genannten chemischen Operationen zum Antigen wurde, daß also z. B. die Immunisierung von Kaninchen mit jodiertem Kaninchenserum ein Präzipitin lieferte, das mit jodiertem Kaninchenserum — ebenso wie mit anderen jodierten Proteinen — spezifische Niederschläge gab. Die Schlüsse, welche OBERMAYER und E. P. PICK aus diesen experimentellen Ergebnissen zogen, formulierten sie in ihrer ersten Mitteilung (1906) in folgenden Sätzen: *„Es erscheint uns demnach als wahrscheinlich, daß die artspezifische Gruppierung im Eiweißmolekül in der Hauptsache von Gruppen beeinflußt wird, welche mit den aromatischen Kernen des Eiweißes zusammenhängen. Es bedarf keiner besonderen Erwähnung, daß die aromatische Gruppe als solche natürlich nicht hinreichen würde, die ungeheure Zahl der Variationsmöglichkeiten zu erklären, die durch die Natur geboten werden und daß unsere Vorstellung der Beteiligung der aromatischen Gruppe an der originären Spezifität dahin geht, daß der aromatische Komplex etwa den Mittelpunkt abgibt für die jeweilige artcharakteristische Gruppierung der Seitenketten; durch den Eintritt der Substituenten werden diese artcharakteristischen Differenzen nivelliert."* E. P. PICK hat somit *nicht* behauptet, daß die künstlich aufgeprägte Spezifität direkt und ausschließlich durch die substituierende Gruppe bedingt wird, daß es also Jod-, Nitro- und Diazospezifitäten im engsten Wortsinne sind, welche durch die von ihm verwendeten Methoden zustande kommen, sondern dachte an die Auswirkung der Substitution auf den engeren Bezirk, in welchem sie erfolgt, sowie auf das ganze Eiweißmolekül. PICK hat in diesem Zusammenhang (1912, S. 708) auf die Untersuchungen von E. FISCHER über die WALDENsche Umkehrung aufmerksam gemacht, aus welchen hervorging, daß unter gewissen Bedingungen bei optisch aktiven Körpern bereits die geringfügigsten Substitutionsvorgänge, wie z. B. der Ersatz einer Aminogruppe durch ein Hydroxyl und umgekehrt, schon einen Konfigurationswechsel im ganzen Molekül herbeiführen können.

OBERMAYER und E. P. PICK erkannten ferner, daß die Diazotierung der Eiweißantigene den großen Vorteil bietet, „an das diazotierte Eiweiß verschiedene Körper zu ketten, wie Naphthole und Phenylendiamine, deren Bedeutung für die Spezifität des Eiweißes in einer bestimmten Stellung zum Gesamtkomplex, gewissermaßen in der Seitenkette, bequem studiert werden konnte". Diesen Vorteil realisierten sie in der geänderten Form der von P. EHRLICH und anderen Autoren beschriebenen Kuppelung von Eiweißkörpern mit gewissen Diazosubstanzen, welche nach den Untersuchungen von H. PAULY auf einer Reaktion der Azogruppe mit bestimmten aromatischen Gruppen des Eiweißes, und zwar mit Tyrosin und Histidin, beruhte. Schon in ihrer ersten Mitteilung konnten OBER-MAYER und E. P. PICK (1906) über Immunisierungen mit solchen Kuppelungsprodukten (Diazobenzol-Eiweiß) berichten. Im Vergleich zu den sogenannten Substitutionsverfahren (den sehr eingreifenden Prozeduren des direkten Jodierens, Nitrierens oder Diazotierens natürlicher Eiweiß-antigene) waren die Kupplungen schonender und auch technisch einfacher, da sie, eine geeignete H'-Konzentration voraussetzt, meist schon bei niedriger Temperatur und beim bloßen Vermischen der Lösung des Eiweißes mit der Lösung des Azokörpers in kurzer Zeit zustande kommen [K. LANDSTEINER und H. LAMPL (1917), M. HEIDELBERGER und F. E. KENDALL (1929)].

E. P. PICK, der sich wenige Jahre nach seinen ersten bahnbrechenden Arbeiten über die chemischen Grundlagen der spezifischen Antigen-funktionen der Pharmakologie zuwandte, hat das mit solchem Erfolg begonnene Werk nicht mehr sonderlich gefördert. Daran mag es liegen, daß seine großen Verdienste später nicht mehr entsprechend gewürdigt wurden. Das allein erklärt aber nicht, daß in einem vor kurzer Zeit in der Schweizerischen Mikrobiologischen Gesellschaft gehaltenen Vortrag über „Konstitution und Spezifität künstlicher Antigene" [E. BERGER (1946)] der Name und die Forschungsergebnisse von E. P. PICK gar nicht erwähnt werden.

Die Kuppelung von Diazoverbindungen mit Eiweißantigen hat außer den oben angeführten versuchstechnischen Vorteilen auch ein ganz erhebliches thematisches Übergewicht über die Substitutions-verfahren. Ihr Anwendungsgebiet ist weit umfangreicher, da man eine sehr große Zahl bekannter chemischer Verbindungen — direkt oder nach Einschaltung vermittelnder chemischer Operationen — diazotieren kann. Vor allem aber wird durch die Kuppelungsmethoden der Hauptzweck, nämlich der Nachweis einer nur durch die chemische Konfiguration bedingten serologischen Spezifität in klarer und eindeutiger Form erreicht, was bei den Substitutionsverfahren nicht oder nicht in diesem Ausmaße der Fall ist, da oft erst weitere Untersuchungen notwendig sind, um festzustellen, welche durch die „Substitution" (das Jodieren oder Nitrieren) erzeugte Atomgruppierung der Träger der neu geschaffenen Spezifität ist [vgl. hiezu S. 324 und R. DOERR (1947 a, S. 121 f.)]. Dagegen wird durch die Kuppelung im Gegensatz zu den Substitutionsverfahren die Spezifität des verwendeten Eiweißantigens nicht „ausgelöscht"; sie kommt im produzierten Antikörper zur Geltung, weil die Diazoverbindung eben an das Eiweiß nur angekuppelt ist und ihr Einfluß, wie sich F. OBERMAYER und E. P. PICK ausgedrückt hatten, gewissermaßen „in der Seitenkette studiert wird". Um den störenden Einfluß des Eiweißantigens (der Proteinkomponente im Kuppelungsprodukt) auszuschalten, geht man so vor, daß man das Immunisierungs- und das Prüfungsantigen mit derselben Azoverbindung, aber mit zwei Proteinen herstellt, welche keine serologische Verwandtschaftsreaktionen geben; man immunisiert also beispielsweise Kaninchen mit einem an Pferdeserumglobulin gekuppelten diazotierten Atoxyl und verwendet zu den serologischen Reaktionen des so gewonnenen Antiserums das an Hühnerserum gekuppelte Atoxyl als Testantigen.

K. LANDSTEINER hat die im Kuppelungsverfahren liegenden Möglichkeiten erkannt und in vollem Umfange ausgenützt. Er begann seine Arbeiten mit dieser Methode 1917 [K. LANDSTEINER und H. LAMPL (1917)], also mehrere Jahre nach der Veröffentlichung der Befunde von OBERMAYER und E. P. PICK, und nannte die gekuppelten Substanzen „*Azoproteine*". Es stellte sich später heraus, daß die Azoproteine nur einen Spezialfall der Kuppelungsverfahren repräsentieren, indem man chemospezifische Kuppelungsprodukte auch ohne Diazotierung der chemisch bekannten Komponente darstellen konnte, indem man z. B. Verbindungen von Phenylisocyanat mit Eiweißantigenen herstellte [S. J. HOPKINS und A. WORMALL (1933 a, b), W. MUTSAARS und P. E. GREGOIRE (1936)] oder auch indem man zwei nicht-antigene Substanzen wie Clupein und Phenylisocyanat [N. GUTMAN (1938)] kuppelte. Um alle diese Fälle unter einen Begriff zusammenzufassen, wählte LANDSTEINER in der zweiten (englischen) Ausgabe seiner Monographie über die Spezifität der serologischen Reaktion den Ausdruck „artificial conjugated antigens" (künstlich verbundene Antigene), der jedoch insoferne nicht ganz zutreffend ist, als eine Komponente oder unter Umständen sogar beide Komponenten des Kuppelungsproduktes nicht-antigen d. h. unfähig sein können, die Produktion von Antikörpern auszulösen. Was die Entstehung von antigenen chemospezifischen Kuppelungsprodukten *in vivo* anlangt, wurden die phänologischen und hypothetischen Ausgangspunkte dieses Problems sowie die tatsächlichen experimentellen Forschungsergebnisse bereits an anderer Stelle dieses Bandes ausführlich erörtert (s. S. 4 ff).

Äußere Ähnlichkeit mit den Kuppelungsverfahren hat die von K. LANDSTEINER (1921) zunächst kurz mitgeteilte und bald darauf von LANDSTEINER und S. SIMMS (1923) ausführlich beschriebene „*Kombinationsimmunisierung*". Sie besteht darin, daß man eine Substanz, welche nicht oder nur in ganz schwachem Grade Antikörper zu bilden vermag, in ein vollwirksames Antigen verwandeln kann, wenn man sie im Reagenzglase mit einem artfremden Eiweiß vermischt und die Mischung zur Immunisierung eines geeigneten Versuchstieres, z. B. eines Kaninchens, verwendet. Man erhält auf diese Weise ein Antiserum, das sowohl mit der nicht-antigenen Substanz als auch mit dem zugesetzten Eiweißantigen serologisch reagiert. Die genauere Analyse des Verfahrens ergab, daß dasselbe in grundsätzlicher Beziehung von allen anderen Kuppelungsmethoden abweicht:

a) Das zugesetzte (aktivierende) Eiweiß muß selbst antigen und für das zu immunisierende Tier artfremd sein, zwei Bedingungen, welche weder für die Substitutionsmethode noch für die Kuppelungsverfahren notwendig sind.

b) Die Aktivierung geht nur in vitro vor sich, bleibt dagegen aus, wenn man die nicht-antigene Substanz und das aktivierende artfremde Eiweißantigen getrennt intravenös injiziert.

c) Die Kombinationsimmunisierung gelingt nur mit den als Hapten isolierten alkohollöslichen Stoffen (z. B. mit dem aus Pferdeniere durch Extraktion mit Alkohol gewonnenen Forssmanschen Hapten), sowie mit chemisch definierten Lipoiden (Phosphatiden und Sterinen). Andere Haptene wie die Polysaccharide der Bakterien können, obwohl sie dem Forssmanschen Hapten chemisch sehr nahe stehen, durch die Kombinationsimmunisierung nicht in Vollantigene umgesetzt werden [O. T. AVERY und W. F. GOEBEL (1931)], sondern nur durch chemische Kuppelung an Eiweißkörper beliebiger Herkunft.

d) Bei der Kombinationsimmunisierung entstehen immer zwei von einander unabhängige Antikörper von ganz verschiedener Spezifität, von welcher der eine mit dem Hapten, der andere mit dem zur Aktivierung verwendeten Eiweißantigen reagiert. Der Mechanismus muß somit ein anderer sein, wie in den Versuchen von S. M. PARTRIDGE und W. T. J. MORGAN (1940), in welchen ein nicht-antigenes Polysaccharid der Shiga-schen Dysenteriebacillen mit einem ebenfalls nicht-antigenen Protein aus den gleichen Bakterien zu einem mit Antigenfunktionen ausgestatteten Komplex rekombiniert werden konnte (s. S. 104); denn in diesem Falle entstand nur ein Antikörper, der auf das Polysaccharid spezifisch eingestellt war.

Es ist bisher nicht gelungen, aus diesen widerspruchsvollen experimentell festgestellten Tatsachen einen befriedigenden Schluß auf das Wesen der Kombinationsimmunisierung abzuleiten. Zudem sind die mit dieser Methode ausgeführten Arbeiten mit einer Menge von so unwahrscheinlichen Angaben belastet, daß erst umfangreiche Nachprüfungen entscheiden könnten, was außer den Resultaten der Fundamentalversuche als richtig zu gelten hat [vgl. R. DOERR, 1947, S. 129 f.].

Nach dem imponierenden Ausbau der Azoproteinforschung hat K. LANDSTEINER die Bemühungen von E. P. PICK wieder aufgenommen mit Hilfe der künstlichen Antigene einen Einblick in die Spezifität der natürlichen Antigene zu gewinnen. Es wurden auch hier wieder die Eiweißantigene ins Auge gefaßt, und da Eiweiß, wenn es fermentativ oder hydrolytisch zerlegt wird, Aminosäuren als Spaltprodukte liefert, somit als Polypeptidkette aufgefaßt werden kann, untersuchte K. LANDSTEINER in Gemeinschaft mit J. VAN DER SCHEER (1932 a, 1934 a, b, 1939) die serologische Spezifität von Komplexantigenen, in welchen Dipeptide, Tripeptide und Pentapeptide als spezifitätsbestimmende Komponenten figurierten. Um auch in diesem Falle die Azoproteinmethode anwenden zu können, mußten die Peptide durch Behandlung mit p-Nitrobenzoylchlorid in Nitrobenzoylpeptide umgesetzt und diese reduziert werden, so daß p-Aminobenzoylpeptide von folgender Form erhalten wurden:

$$NH_2 - C_6H_4 - CO - NH - CH_2 - CO - NH - CH_2 - COOH$$
(= p-Aminobenzoyl-glycyl-glycin).

Diese ließen sich diazotieren und an ein Eiweißantigen (Pferdeserum) kuppeln; für die serologischen Reaktionen wurden als Testantigene Präparate verwendet, in welchen ein anderes (mit Pferdeserum nicht verwandtes) Antigen, z. B. Hühnerserum, als Proteinkomponente figurierte, so daß ein störendes Mitreagieren der Eiweißkomponenten ausgeschaltet war. Die diazotierte p-Aminobenzoylgruppe $NH_2 - C_6H_4$ war in allen Kombinationen identisch, so daß die Reaktionen der gewonnenen Antikörper mit homologen oder heterologen Präparaten auf die spezifitätsbestimmende Auswirkung der Peptide bezogen werden durften. Es zeigten sich tatsächlich Differenzen, die bei den Dipeptiden in erster Linie durch die endständige Aminosäure mit der freien COOH-Gruppe, in zweiter Linie durch die andere Aminosäure bestimmt wurde. Auch bei den Tri- und Pentapeptiden trat der Einfluß der endständigen Aminosäure zutage; außerdem hatten auch Verschiebungen einer Aminosäure innerhalb einer mehrgliedrigen Peptidkette eine Änderung der Spezifität zur Folge. Die Verwandlung der Pentapeptide in Pentapeptidamide (Umwandlung der terminalen Carboxyl- in die Amidgruppe) bewirkte eine eingreifende Veränderung der Spezifität.

Wirft man einen Blick auf die obige Formel, so ist es ersichtlich, daß der dargestellte Komplex als ein Disubstitutionsprodukt des Benzols aufgefaßt werden kann, in welchem das Peptid als kürzere oder längere Seitenkette auftritt, welche in p-Stellung zur NH_2-Gruppe steht. Es ist daher nach der Ansicht des Verfassers möglich, daß sowohl die p-Stellung als auch die Länge der peptidhaltigen Seitenketten an der serologischen Reaktivität des ganzen Komplexes beteiligt sind. Es muß ferner betont werden, daß LANDSTEINER und VAN DER SCHER zu diesen Versuchen nur Peptide verwendet haben, die aus aliphatischen Aminosäuren (Glycin und Leucin) aufgebaut waren, wie z. B. Glycyl-Glycin (s. die Formel auf S. 328) oder Glycyl-Leucyl-Glycin usw.; auch die untersuchten Pentapeptide waren nur aus Glycin und Leucin zusammengesetzt. Mit Rücksicht auf die Bedeutung, welche E. P. PICK den aromatischen Aminosäuren der Eiweißantigene als chemische Determinanten beilegte, wäre es interessant gewesen, auch hierüber Genaueres zu erfahren. J. VAN DER SCHER und K. LANDSTEINER (1935) prüfte allerdings auch einzelne Aminosäuren mit dem p-Nitrobenzoylverfahren auf ihr serologisches Verhalten und in diesen Versuchsreihen wurden die Komplexantigene auch aus aromatischen Aminosäuren (Tryptophan, Tyrosin, Phenylalanin) hergestellt. Als Immunisierungsantigen wurde aber nur das Tryptophan benützt; das damit erzeugte (schwach wirksame) Antiserum wirkte nur auf Tryptophan, gaben aber mit Testantigenen aus aliphatischen Aminosäuren keine Präzipitinreaktion oder nur eine kaum angedeutete Trübung (d, 1-Valin und d, 1-Leucin). Die aliphatischen Aminosäuren konnten serologisch leicht unterschieden werden und nur chemisch verwandte Aminosäuren dieser Gruppe gaben ausgesprochene Verwandtschaftsreaktionen (Glycin und Alanin; Leucin, Valin und Alanin; Glutamin- und Asparaginsäure).

Wichtig erscheint der von K. LANDSTEINER (1942) auf serologischer Basis geführte Nachweis, daß schon in Spaltprodukten hochmolekularer Eiweißantigene spezifitätsbestimmende immunchemische Determinanten vorhanden sind. LANDSTEINER stellte aus dem antigenen Seidenfibroin durch Säurehydrolyse und Fraktionierung Abbauprodukte her, die nur noch ein Molekulargewicht von 600 bis 1000 besaßen und trotzdem imstande waren, die Präzipitation des intakten Seidenfibroins durch sein Immunserum spezifisch zu hemmen. Es entsprach dies der Tatsache, daß leicht diffusible (niedermolekulare) Proteosen, die man durch peptische Verdauung aus Pferde- oder Schafserum darstellt, auch ohne Diazokuppelung Immunsera liefern, welche mit den Proteosen und selbst mit den Sera, aus welchen sie gewonnen worden waren, artspezifisch reagierten [K. LANDSTEINER und J. VAN DER SCHER (1931 a), LANDSTEINER und M. W. CHASE (1933)]. Zweifellos kommt in diesen Versuchsresultaten der Aufbau der hochmolekularen Proteine aus Untereinheiten zum Ausdruck, wenn auch nicht so markant und auch nicht so präzis wie in den Ergebnissen anders gearteter Forschungsmethoden.

Aber — trotz aller Fortschritte sind wir auch heute noch nicht imstande anzugeben, wodurch sich beispielsweise das γ-Globulin aus Pferdeserum vom γ-Globulin aus Menschenserum unterscheidet. Immerhin wäre es verfehlt, die erzielten Annäherungen zu unterschätzen. Alles, was einwandfrei festgestellt wurde, wird einmal erneute und erhöhte Bedeutung gewinnen, wenn wir den chemischen Bau der Proteine kennen werden, und ist schon jetzt ein Führer auf dem Weg zu diesem Ziel.

VIII. Die biologische Bewertung der Antigenfunktion.

In der Reihe der Lebewesen wächst mit steigender Differenzierung die Zahl der Substanzen, aus welchen sich ihre biochemischen Systeme zusammensetzen; sie ist schon bei den komplexen Virusarten und bei den Bakterien überraschend groß und erreicht im Bereiche der Wirbeltiere ihr Maximum. Die Funktionen, welche diesen Substanzen im Zusammenspiel der stofflichen Mannigfaltigkeit zugeordnet sind, konnten nur in relativ wenigen Fällen in befriedigendem Ausmaße ermittelt werden, obwohl in erster Linie die normale und pathologische Physiologie der Individualexistenzen berücksichtigt und die Biochemie der Fortpflanzung als das schwierigere Problem einstweilen zurückgestellt wurde.

Aus der Schar der Stoffe, die für die Aufrechterhaltung des Lebens notwendig sind und diese Unentbehrlichkeit durch ihr konstantes Vorkommen und durch die Folgen ihres Fehlens bekunden, sondern sich *bestimmte Gruppen* ab, die sich durch gleichartige Leistungen im Stoff- und Kraftwechsel des Organismus und zum großen Teile auch durch gemeinsame chemische Eigenschaften auszeichnen. Die Erkenntnis solcher Gruppen, wie sie uns als Eiweißkörper, Kohlehydrate, Fette, Lipoide, Nucleine, Fermente, Hormone, Vitamine bekannt sind, eilt der chemischen Erforschung ihrer Repräsentanten voraus und bestimmt die fortschreitende Entwicklung jenes Wissensgebietes, das wir als biologische Chemie bezeichnen. Bilden nun die „Antigene“ eine biologische Gruppe in dem soeben präzisierten Sinne? Das kann man aus einem zweifachen Grunde nicht behaupten.

Unter einem „Antigen“ verstehen wir einen Stoff, welcher die Bildung von spezifischen Antikörpern auszulösen vermag. Diese Fähigkeit entfalten die Antigene aber nicht in dem Organismus, in welchem sie entstehen und sich dauernd erhalten, sondern nur in einem Organismus, in welchem sie nicht vorhanden sind. Die Produktion von Autoantikörpern, welche sich gegen körpereigene Stoffe richten, gehört zu den Ausnahmen und erfolgt, soweit sich das jetzt beurteilen läßt, meist nur dann, wenn infolge krankhafter Prozesse Substanzen entstehen, welche als endogen entstandene körperfremde Stoffe zur Auswirkung gelangen[1]. Antigen ist somit kein absoluter Begriff, der auf

---

[1] Die Phänomene und Probleme der Auto- und Iso-Immunisierung sollen im zweiten Teil der „Antikörper“ — der erste Teil ist 1947 erschienen — ausführlich behandelt werden. Es entspräche daher nicht dem bereits festgelegten Plane der „Immunitätsforschung“, an dieser Stelle auf Hypothesen einzugehen, welche der Autoimmunisierung eine umfassendere Bedeutung zuweisen wollen. Zwei neuere Darstellungen von C. HALLAUER (1946b, c) mögen jedoch dem Leser als Einführung in das komplizierte Thema empfohlen werden, weil sie unter Hinweis auf zahlreiche Originalarbeiten eine rasche Orientierung ermöglichen.

eine Linie mit „Proteinen“, „Kohlehydraten“ gerückt werden könnte; *er charakterisiert nichts anderes als eine der Reaktionsformen des Organismus auf das Eindringen fremder Elemente in sein biochemisches System.* Mit anderen Worten: Dort, wo es entsteht und besteht, ist das Antigen *kein* Antigen, sondern ein Stoff, der, wie andere Substanzen, am physiologischen Geschehen teilnimmt, synthetisiert, verwertet und verbraucht wird. Wenn sich nur wenige Serologen dieser Auffassung ohne Vorbehalt anschließen könnten, wäre das nicht überraschend. Das unausgesetzte Experimentieren mit Substanzen, welche Antikörper produzieren, die also in der Laboratoriumssprache nie anders wie als „Antigene“ bezeichnet werden, führt leicht zur Verabsolutierung des mit dem Fremdwort verbundenen Begriffes. Das Antigen wird dann zu einem Stoff, dem die Fähigkeit zur Antikörperbildung als *unabhängige* Wirkungsqualität anhaftet, und wenn man in einem Organismus, in welchem er dauernd existiert, den Antikörper nicht nachzuweisen vermag, wird dies nicht selten so „erklärt“, daß der Antikörper zwar produziert, aber durch das in Fülle vorhandene Antigen abgesättigt und in eine maskierte Form umgesetzt wird. Warum ich in diesen Dingen eine andere Meinung hege, möchte ich hier nur mit zwei allgemein bekannten Beispielen begründen. In dem Samen von Ricinus communis findet sich das Ricin, ein Eiweißkörper, dem die Immunitätsforschung die Eigenschaften eines „toxischen Antigens“ zuerkannt; in dem Samen ist es aber weder ein Antigen noch ein Gift, sondern ein Protein, welches sich an der Ernährung des Keimlings als ein in den Cotyledonen aufgespeicherter Reservestoff beteiligt. Das Blutserum des Aales ist „antigen“ und „hochtoxisch“; für den Aal ist es kein Toxin und kein Antigen, das neutralisierende Autoantikörper bildet (da das Serum konstant toxisch bleibt), es ist die ernährende Eiweißlösung, welche die Organe des Tieres versorgt.

Zweitens sind die Antigene weder durch gemeinsame chemische Eigenschaften noch durch gleichartige Leistungen im Haushalt der Organismen, denen sie angehören, charakterisiert. Was die chemische Struktur betrifft, findet man allerdings die Mehrzahl der Antigene unter den hochmolekularen Proteinen. Es wurde aber im Kapitel über diese „Vorzugs“-Stellung der Proteine (S. 25 bis 33) ausführlich auseinandergesetzt, daß es natürliche Eiweißstoffe und künstlich erzeugte Eiweißderivate gibt, welche keine Antikörper zu bilden imstande sind, und daß man nicht angeben kann, wodurch sich antigene und nicht-antigene Proteine in chemischer Hinsicht voneinander unterscheiden; ferner kennt man jetzt auch Antigene, welche sicher nicht zu den Eiweißkörpern gehören, sondern als Kohlehydrate (Polysaccharide) identifiziert wurden (s. S. 75 bis 78). Durchaus heterogen sind die Funktionen im Organismus; von den im Blute zirkulierenden, der Ernährung und der Atmung dienenden Stoffen bis zu den Fermenten und Hormonen werden die wichtigsten Erfordernisse des Lebens und der Fortpflanzung von Substanzen bestritten, die *„potentielle Antigene"* sind, d. h. zu „Antikörperbildnern" (s. S. 1) werden, wenn sie als Störstoffe in fremde Betriebe geraten. Die Funktion am Standort hat mit dieser Störfunktion nichts zu schaffen.

Man könnte diesen Ausführungen entgegenhalten, daß die Antigene doch durch ein Band zusammengehalten werden, nämlich durch ihre Spezifität. Das wäre jedoch nicht richtig. Die Antigene sind nicht spezifisch und können es in Anbetracht ihrer praktisch unbegrenzten Zahl und der ebenso großen Verschiedenheit ihres chemischen Baues gar nicht sein. Spezifisch ist nur der Antikörper oder, wie wir es derzeit als sicher betrachten, das Immunglobulin, welches ein anderes biologisches System produziert, wenn ein Antigen als Reiz auf die proteinogenen Apparate einwirkt.

PAUL EHRLICH wollte mit dem „Horror autotoxicus" die Folgen kennzeichnen, die dem Organismus aus der Produktion von Antikörpern gegen körpereigene Substanzen erwachsen würde; die Unzweckmäßigkeit der Antigenfunktion sollte für den Spezialfall der Autoantikörper herausgestellt werden. Nun gehört der Fall, den EHRLICH ins Auge faßte, zu den Ausnahmen, bei welchen überdies noch immer gefragt werden muß, ob die Bezeichnung „Autoantikörper" physiologisch richtig ist oder ob es sich nur um die Reaktion auf ein Krankheitsprodukt handelt (s. S. 330). Im Parasitismus kommt die schädigende Rückwirkung des Besitzes antigener Stoffe ganz unverhüllt zum Ausdruck, weil der Gast (der Parasit oder der infizierende Mikroorganismus) im artfremden Milieu des Wirtes vegetiert, so daß die Antigenfunktionen seiner Leibessubstanzen zur dysteleologischen Regel werden müssen. Für ein saprophytisches Bakterium sind die Antigenfunktionen seines stofflichen Bestandes belanglos, beim infektiösen (parasitierenden) können sie zum Abreißen einer Infektkette durch vorzeitige Ausschaltung eines Gliedes führen.

Ein Überblick über die natürlichen und künstlichen Antigene, wie ihn dieser Band vermitteln soll, kann daher, vom Standpunkt biologischer Problematik betrachtet, nicht Selbstzweck sein, sondern nur das Ziel verfolgen, die Mannigfaltigkeit der Stoffe kennen zu lernen, welche im fremden biochemischen System zur Bildung spezifischer Antikörper führen, und so eine Annäherung an die Erkenntnis des Mechanismus zu erreichen, welcher den Organismus befähigt, durch scheinbar unbedeutende Varianten seiner Eiweißsynthese unerschöpfliche Anpassungen an chemische Strukturen zustande zu bringen. Denn diese Reaktion ist rätselhafter als irgendeine andere und ihr volles Verständnis wäre zweifellos berufen, Ausblicke in bisher verschlossene Gebiete zu eröffnen. Von diesem Ziel sind wir, nachdem die Identität zwischen Antikörper und Immunglobulin fast zur Gewißheit geworden, ebensoweit entfernt wie vor diesem Schritt.

Literaturverzeichnis.

ABDERHALDEN, E. (1903/1905), Z. phys. Chem. (D.) 37, 405; 44, 17.

ABDERHALDEN, E. und E. WERTHEIMER (1923), Fermentforschung (D.) 6, 286.

ABRAMSON, H. A., L. S. MEYER and M. H. GORIN (1942), Electrophoresis of proteins and the chemistry of cell surfaces. New York.

ABRAMSON, H. A., D. H. MOORE and H. H. GETTNER (1941), Proc. Soc. exp. Biol. a. Med. (Am.) 46, 153.

ACHALME, P. (1891), C. r. Soc. Biol. Paris 3, 651.

ADAMS, M. H. (1942), J. exp. Med. (Am.) 76, 175.

ADAMS, M. H., R. E. REEVES and W. F. GOEBEL (1941), J. biol. Chem. (Am.) 140, 653.

ADANT, M. (1930), C. r. Soc. Biol. Paris 103, 541.

ALLOWAY, J. L. (1932), J. exp. Med. (Am.) 55, 91.

—, (1933), J. exp. Med. (Am.) 57, 265.

ANDERSON, C. G., A. M. BROWN and J. C. MacSWEEN (1945), Brit. J. exp. Path. 26, 197.

ANDERSON, E. M. and J. B. COLLIP, Lancet (1934 I), 76, 784.

ANDERSON, J. S., K. E. COOPER, F. C. HAPPOLD and J. W. McLEOD (1931), J. Path. a. Bact. (Brit.) 36, 169.

ANDO, K., K. KARAUCHI and H. NISHIMURA (1930), J. Immunol. (Am.) 18, 223.

ANDREWES, C. H. (1936), J. Path. a. Bact. (Brit.) 43, 23.

— (1937), Rep. Proc. II. intern. Congr. Microbiol. London, S. 98.

— (1944), Virus diseases of man, Brit. med. Bulletin 2, 265.

ANDREWES, C. H., P. P. LAIDLAW and W. SMITH (1934 II), Lancet (Brit.), S. 859.

ANSON, M. L. (1035), Science (Am.) 81, 167.

— (1937), J. gener. Phys. (Am.) 20, 663.

ANSON, M. L. and A. E. MIRSKY (1924), Proc. Roy. Soc. (Brit.) B 97, 61.

ARMANGUÉ, M. (1945), Schweiz. Z. Path. u. Bakt. 8, 360.

ARRHENIUS, Sv. (1907), Immunochemie.

ARTHUS, M. (1930), J. Physiol. et Path. gén. (Franz.) 28, 529.

AVERY, O. T. and W. F. GOEBEL (1929), J. exp. Med. (Am.) 50, 533.

— — (1931), J. exp. Med. (Am.) 54, 431, 437.

— — (1933), J. exp. Med. (1933), (Am.) 58, 731.

AVERY, O. T., W. F. GOEBEL and F. H. BABERS (1932), J. exp. Med. (Am.) 55, 769.

AVERY, O. T. and M. HEIDELBERGER (1923), J. exp. Med. (Am.) 38, 81.

— — (1925), J. exp. Med. (Am.) 42, 367.

AVERY, O. T., M. HEIDELBERGER and W. F. GOEBEL (1925), J. exp. Med. (Am.) 42, 709.

AVERY, O. T., C. M. MACLEOD and M. McCARTY (1944), J. exp. Med. (Am.) 79, 137.

AVERY, O. T. and H. J. MORGAN (1925), J. exp. Med. (Am.) 42, 347.

AVERY, O. T. and J. M. NEILL (1925), J. exp. Med. (Am.) 42, 355.

AVERY, O. T. and W. S. TILLETT (1929), J. exp. Med. (Am.) 49, 251.

AUBERT, E. F., K. E. BOORMAN and B. E. DODD (1942), J. Path. a. Bact. (Brit.) **54**, 89.
AYNAUD, M. (1911), C. r. Soc. Biol. Paris **70**, 54.

BABERS, F. H. and W. F. GOEBEL (1930), J. biol. Chem. (Am.) **89**, 387.
BACH, A. und W. ENGELHARDT (1922), Bioch. Z. (D.) **135**, 39.
BACH, A., W. ENGELHARDT und A. SAMYSLOV (1925), Bioch. Z. (D.), **160**, 261.
BADIAN, J. (1933), Arch. Mikrobiol., **4**, 409.
BAIL, O. and A. MARGULIES (1913), Z. Immunitätsfschg. (D.) **19**, 185.
BAILEY, KENNETH (1944), The proteins in skeletal muscle; Advanc. in protein chem., Vol. **I**, 289.
BAILEY, G. H. and S. RAFFEL (1941) J. exp. Med., (Am.) **73**, 617.
BARCROFT, J. (1928), The respiratory function of the blood, Cambridge **2**, 40.
BARRAT, J. O. W. **(1910 II)**, Brit. med. J., S. 1440.
BARRON, E. S. G., G. F. DICK and C. M. LYMAN (1941), J. biol. Chem. (Am.) **137**, 267.
BAUER, J. (1937), J. Americ. med. Assoc. **109**, 1442.
BAUER, J. und ST. ENGEL (1912), Bioch. Z. (D.) **42**, 399.
BAUER, J. und E. KUNEWÄLDER **(1937)**, Wien. Klin. Wschr., S. 83, 399.
BAWDEN, F. C. **(1937)**, Rep. II. intern. Congr. Microl., London, S. 86.
BAWDEN, F. C. and N. W. PIRIE (1937a), Proc. roy. Soc. London, Ser. B, Biol. Scienc. **123**, 274.
— — (1937b), Brit. J. exp. Path. **18**, 275.
— — (1938), Brit. J. exp. Path. **19**, 251.
— — (1945), Brit. J. exp. Path. **26**, 294.
BAWDEN, F. C., N. W. PIRIE, BERNAL und FANKUCHEN (1936), Nature (Brit.) **138**, 1051.
BAYLISS, W. N. **(1919)**, The nature of enzyme action.
BAZELEY, P. L. and J. BATTLE (1940), Austral. vet. J. **16**, 140.
BEARD, J. W. and R. W. G. WYCKOFF (1937), Science (Am.) **85**, 201.
BEDSON, S. P. (1921), J. Path. a. Bact. (Brit.) **24**, 469.
— (1932), Brit. J. exp. Path. **13**, 65.
— (1936), Brit. J. exp. Path. **17**, 109.
BEESON, P. B. and W. F. GOEBEL (1939), J. exp. Med. (Am.) **70**, 239.
— — (1940), J. Immunol. (Am.) **38**, 231.
BEHRING, E. (1892), Z. f. Hyg. (D.) **12**, 45.
BEHRING, E. und WERNICKE (1892), Z. f. Hyg. (D.) **12**, 10.
BELKIN, R. B. and A. S. WIENER (1944), Proc. Soc. exp. Biol. a. Med. (Am.) **56**, 215.
BENGTSON, I. A., N. H. TOPPING and R. G. HENDERSON (1945), Nat. Inst. Health Washington, D. C., Bull. Nr. **183**, 25.
BENJAMIN und WITZINGER (1911), Z. f. Kinderheilk. (D.) **2**, H. 2/4; **3**, H. 1.
BENNETTS, H. W. (1932), Austr. Counc. Scienc. indust. Res. Bull. **57**.
BENSLEY, R. R. (1942), Science (Am.) **96**, 389.
BERGER, E. **(1941)**, Schweiz. med. Wschr., S. 75.
— (1946), Schweiz. Z. Path. u. Bakt. **9**, 543.
— (1933), Biol. Z. (D.) **267**, 143.
BERGER, E. und H. ERLENMEYER (1934), Giorn. Batt. Immunol. (Ital.) **13**, 412.
BERGER, W. (1922), Z. exp. Med. (D.) **28**, 1.
BERGER, W. und K. HANSEN **(1940)**, Allergie. Leipzig.
BERGEY, D. H. (1934), J. inf. diseas. (Am.) **55**, 72.
BERGMANN, M. **(1924)**, Naturwiss. (D.).

BERGMANN, M. and C. NIEMANN (1937), J. biol. Chem. (Am.) **118**, 301.

BERNAL, J. D. and I. FANKUCHEN (1941), J. gener. Phys. (Am.) **25**, 111, 147.

BERNARD, A. (1927), J. Sc. méd. Lille (Belg.) **45**, 85.

BERNHEIMER, A. W., W. GILLMAN, G. A. HOTTLE and A. M. PAPPEN-HEIMER jr. (1942), J. Bact. (Am.) **43**, 495.

BERNSTEIN, C., J. B. KIRSNER and W. J. TURNER (1938), J. Lab. a. Clin. Med. (Am.) **23**, 938.

BERTHELOT, A. et G. RAMON (1925), C. r. Acad. Scienc. Paris **180**, 340.

BEST, R. J. (1936), Austral. J. exp. Biol. a. med. Scienc. **14**, 1.

BHATNAGAR, S. S. **(1938 II)**, Brit. med. J., S. 1195.

BHATNAGAR, S. S., C. G. J. SPEECHLY and M. SINGH (1938), J. Hyg. Cambridge **38**, 663.

BIANCALANA, L. e ST. TENEFF (1930), Boll. Soc. intern. microbiol. Sez. Italiana **2**, 397.

BIELING, R. und L. OELRICHS (1936a), Z. f. Immunfschg. (D.) **87**, 279.

— — (1936b), Z. Hyg. (D.) **117**, 792.

BIERRY, H. **(1902)**, C. r. Soc. Biol. Paris, Nr. 26.

BINKLEY, F., W. F. GOEBEL and F. PERLMANN (1945), J. exp. Med. (Am.) **81**, 331.

BISCOË, J., F. HERCIK and R. W. G. WYCKOFF (1936), Science (Am.) **83**, 602.

BJØRNBOE, M. (1943), Acta path. scand. **20**, 221.

BLEYER, L. (1927), Z. f. Immunfschg. (D.) **53**, 386.

BLIX, G. (1941), J. biol. Chem. (Am.) **137**, 495.

BLIX, G., A. TISELIUS and H. SVENSSON (1941), J. biol. Chem. (Am.) **137**, 485.

BLOCH, H. (1941), Schweiz. Z. Path. u. Bakt. **4**, 332.

BLOCH, BR. und STEINER-WOURLISCH (1926), Arch. f. Dermatol. (D.) **152**, 283.

— — (1930), Arch. f. Dermatol. (D.) **162**, 349.

BOEHM, G. (1935), Biochem. Z. (D.) **282**, 32.

BOIVIN, A. (1936), C. r. Acad. Scienc. Paris **203**, 284.

— (1937), C. r. Soc. Biol. Paris **126**, 218.

— (1940a), C. r. Soc. Biol. Paris **133**, 252.

— (1940b), Rev. d'Immunologie (Franz.) **6**, 86.

— (1942), Exp. ann. Bioch. médic. (Franz.) **3**, Série, 113.

BOIVIN, A., L. CORRE et Y. LEHOULT (1942), Revue d'Immunol. (Franz.) **7**, 97.

BOIVIN, A., A. DELAUNAY et R. SARCIRON (1941), C. r. Soc. Biol. Paris **135**, 1142.

BOIVIN, A., A. DELAUNAY, R. VENDRELY et Y. LEHOULT (1945), Experientia (Schweiz.) **1**, 334.

— — — — (1946), Experientia (Schweiz.) **2**, 139.

BOIVIN, A. et Y. IZARD (1937), C. r. Soc. Biol. Paris **124**, 25.

BOIVIN, A., Y. IZARD et SARCIRON (1939), C. r. Soc. Biol. Paris **131**, 870.

BOIVIN, A. et L. MESROBEANU (1933), C. r. Soc. Biol. Paris **112**, 76.

— — (1935), C. r. Soc. Biol. Paris **118**, 614.

— — (1937a), C. r. Soc. Biol. Paris **124**, 442.

— — (1937b), C. r. Soc. Biol. Paris **126**, 652.

— — (1938a), C. r. Soc. Biol. Paris **128**, 5.

— — (1938b), C. r. Soc. Biol. Paris **128**, 9.

— — (1938c), C. r. Soc. Biol. Paris **127**, 752.

— — (1938d), C. r. Soc. Biol. Paris **128**, 837.

— — (1938e), Rev. d'Immunol. (Franz.) **4**, 40.

BOIVIN, A., L. MESROBEANU et I. MESROBEANU (1933), C. r. Soc. Biol. Paris **114**, 307.

BOOR, A. K. and L. HEKTOËN (1930), J. inf. diseas. (Am.) **46**, 1.
BORDET, J. (1899), Ann. Inst. Past. Paris **13**, 225.
— (1910), Centralbl. f. Bakt., I. Referate **45**, 417.
— **(1920)**, Traité de l'immunité dans les maladies infectieuses. Paris.
— **(1939)**, Traité de l'immunité. 2. Edition.
BORDET, J. et M. CIUCA (1921), C. r. Soc. Biol. Paris **84**, 280.
BORDET, J. et O. GENGOU (1901), Ann. Inst. Past. **15**, 289.
BORDET, P. (1938), Ann. Inst. Pasteur, Paris **61**, 618.
BOYD, J. S. K. **(1943 I)**, Brit. med. J., S. 719.
BOYD, M. J. and J. T. TAMURA (1936), Science (Am.) **83**, 61.
BOYD, W. C. (1934), J. Immunol. (Am.) **27**, 485.
— and J. G. BOYD (1934), J. Immunol. (Am.) **26**, 489.
BOYDEN, A. A. (1926), Biol. Bull. **50**, 73.
BRADLEY, W. H. **(1943)**, Brit. med. J., S. 438.
BRANDON, K. F. (1940), Canad. publ. Health J. (Am.) **31**, 10.
BRANDT, R. und H. GOLDHAMMER, (1936) Z. Immunfschg. **88.** 79.
BRAUN, W. (1946a), J. Bact. (Am.) **51**, 327.
— (1946b), J. Bact. (Am.) **52**, 243.
— (1947), Bact. Reviews (Am.) **11**, 75.
BRIEGER und BOER **(1896)**, Dtsch. med. Wschr. Nr. 49.
BRIEGER, B. und C. FRÄNKEL **(1890)**, Berl. Klin. Wschr. Nr. 11/12.
BROHOULT, S. (1937), Nature (Brit.) **140**, 805.
BROHOULT, S. and S. CLAESSON (1939), Nature (Brit.) **144**, 111.
BRONFENBRENNER, J. and M. J. SCHLESINGER (1924), J. exp. Med. (Am.)
　　39, 509.
BROWN, R. (1939), J. Immunol. (Am.) **37**, 445.
BROWNING, C. H. (1931), System of Bacteriology (Brit.) **6**, 202.
BRUCE, D. (1887), Practitioner (Brit.) **39**, 161.
BRUNIUS, F. E. **(1936)**, Chemical studies on the true FORSSMANN-HAPTEN,
　　the corresponding antibody and their interaction. Stockholm.
BRUYNOGHE R. et P. VASSILIADIS, (1930), C. r. Soc. Biol. Paris **103**, 543.
BUCHHOLZ, A. M. (1940), Proc. Soc. exp. Biol. a. Med. (Am.) **43**, 20.
BUCHNER, H. (1890), Centralbl. f. Bakt. **8**, 321.
— **(1893)**, Münch. med. Wschr. Nr. 24/25.
BULL, C. G. and McKEE (1929), Americ. J. Hyg. **9**, 666.
BUNKER, J. W. (1919), J. Bact. (Am.) **4**, 217.
BURKY, E. L. (1934), J. Allergy (Am.) **5**, 466.
BURNET, F. M. (1933a), Brit. J. exp. Path. **14**, 302.
— (1933b), Brit. J. exp. Path. **14**, 100.
BURNET, F. M., E. V. KEOGH and D. LUSH (1937), Austral. J. exp. Biol. a.
　　med. Scienc. **15**, Suppl. to part 3.
BUTLER, C. L. and L. H. CRETCHER (1929), J. Americ. chem. Society **51**, 1519.
BUTLER, G. C., C. R. HARINGTON and M. E. YUILL (1940), Bioch. J. (Brit.)
　　34, 838.

CALDWELL, M. L., L. E. BOOHER and H. C. SHERMAN (1931), Science (Am.)
　　74, 37.
CALMETTE, M. (1908), Schlangengifte. Handb. d. Technik und Meth. d.
　　Immunfschg. **1**, 294.
CALVIN, M., R. S. EVANS, V. BEHRENDT and G. CALVIN (1946), Proc. Soc.
　　exp. Biol. a. Med. (Am.) **61**, 416.
CAMPBELL, D. H. and L. FOURT (1939), J. biol. Chem. (Am.) **129**, 385.

CASALS, J. and J. FREUND (1939), J. Immunol. (Am.) **36**, 399.

CASH **(1911)**, Brit. med. J., S. 784.

CASPER, W. (1928), Z. Hyg. (D.) **109**, 170.

CASPERSON, T. (1941), Naturwiss. (D.) **29**, 33.

CASTANEDA, M. R. (1935), J. exp. Med. (Am.) **62**, 289.

— (1934), J. exp. Med. (Am.) **60**, 119.

CASTANEDA, M. R. and S. ZIA (1933), J. exp. Med. (Am.) **58**, 55.

CAULFIELD, A. H. W., M. H. BROWN and E. T. WATERS (1936), Proc. Soc. exp. Biol. a. Med. (Am.) **35**, 109.

— — — (1937), J. Labor. a. clin. Med. (Am.) **22**, 657.

CHAMBERS, L. A. and E. W. FLOSDORF (1936), Proc. Soc. exp. Biol. a. Med. (Am.) **34**, 631.

CHAMBERS, L. A., W. HENLE, M. A. LAUFFER and T. F. ANDERSON (1943), J. exp. Med. (Am.) **77**, 265.

CHANNON, H. A. and J. W. MCLEOD (1929), J. Path. a. Bact. (Brit.) **32**, 283.

CHARGAFF, E., M. C. PANGBORN and R. J. ANDERSON (1931), J. biol. Chem. (Am.) **90**, 45.

CHARGAFF, E., M. ZIFF and S. S. COHEN (1940), J. biol. Chem. (Am.) **136**, 257.

CHASE, M. W. (1943), Proc. Soc. exp. Biol. a. Med. (Am.) **52**, 238.

CH'EN, W. K. (1934/35), Proc. Soc. exp. Biol. a. Med. (Am.) **32**, 491.

CHEEVER, F. S. (1940), Proc. Soc. exp. Biol. a. Med. (Am.) **45**, 517.

CHESTER, K. S. (1936), Phytopathology **26**, 715.

CHEW, W. B. and J. S. LAWRENCE (1937), J. Immunol. (Am.) **33**, 271.

CHEW, W. B., D. J. STEPHENS and J. S. LAWRENCE (1936), J. Immunol. (Am.) **30**, 301.

CHOW, B. F. and W. F. GOEBEL (1935), J. exp. Med. (Am.) **62**, 179.

CHOW, B. F., K. H. LEE and H. WU (1937), Chines. J. of Physiol. **11**, 175.

CLARK, E. and F. P. O. NAGLER (1943), Austral. J. exp. Biol. a. med. Sci. **21**, 103.

CLARKE, J. A. and H. C. LEOPOLD (1940), J. Allergy (Am.) **11**, 494.

CLAUDE, A. (1938) Science (Am.) **87**, 467.

— (1940), Science (Am.) **91**, 77.

— (1941), Cold Spring Harbor Symposia **9**, 263.

CLUTTON, R. F., C. R. HARINGTON and M. E. YUILL 1940, J. chem. Society, 119.

— — — (1938a), Bioch. J. (Brit.) **32**, 1119.

— — — (1938b), Bioch. J. (Brit.) **32**, 1111.

COCA, A. F. (1920), J. Immunol. (Am.) **5**, 363.

— (1920), Hypersensitiveness. Tice's Practice of Medicine, New York **1**, 168.

— **(1945)**, Familial non-reaginic food allergy. Second Edit., Springfield.

— **(1943)**, Ann. Allergy (Am.), Sept.-Okt.

COHEN, S. S. and E. CHARGAFF (1940), J. biol. Chem. (Am.) **136**, 243.

COHEN, S. S. and W. M. STANLEY (1942), J. biol. Chem. (Am.) **142**, 863.

COHN, E. J. (1945), Science (Am.) **101**, 51.

COHN, E. J., J. L. ONCLEY, L. E. STRONG, W. L. HUGHES and S. H. ARMSTRONG (1944), J. clin. Investig. (Am.) **23**, Sonderheft 4.

COLE, R. J. (1904), Z. Hyg. (D.) **46**, 371.

COLLIP, J. B. (1934), Ann. int. Med. (Am.) **8**, 10.

CONRADI, H. **(1903)**, Dtsch. med. Wschr. 26.

COOKE, R. A., S. F. HAMPTON, W. B. SHERMAN and A. STULL (1940), J. Americ. med. Assoc. **114**, 1854.

COOKE, R. A. and W. C. SPAIN (1929), J. Immunol. (Am.) **17**, 295.

COWAN, M. L. (1927), Brit. J. exp. Path. **8**, 6.

Cox, H. R. (1938), Publ. Health Rep. (Am.) 53, 2241.
Craigie, J. (1932), Brit. J. exp. Path. 13, 259.
— (1939), Handb. d. Virusfschg., 2. Hälfte, S. 1108—1147.
— (1942), Canad. publ. Health J. (Am.) 33, 41.
Craigie, J. and K. F. Brandon (1936), J. Path. a. Bact. (Brit.) 43, 233, 249.
Craigie, J. and F. O. Wishart (1934), Brit. J. exp. Path. 15, 390.
— — (1936a), J. exp. Med. (Am.) 64, 803.
— — (1936b), J. exp. Med. (Am.) 64, 819.
— — (1938c), J. Bact. (Am.) 35, 25.
Craigie, J. and C. H. Yen (1938a), Canad. publ. Health J. (Am.) 29, 448.
— — (1938b), Canad. public. Health J. (Am.) 29, 484.
Cretcher, L. H. and C. L. Butler (1928), Science (Am.) 68, 116.
Crook, E. M. and F. M. L. Sheffield (1946), Brit. J. exp. Path. 27, 328.
Crowell, M. J. (1926), J. Bact. (Am.) 11, 65.
Cruikshank, A. H. (1941), Brit. J. exp. Path. 22, 126.
Cumley, R. W. and M. R. Irwin (1940), Proc. Soc. exp. Biol. a. Med. (Am.)
    44, 353.
— — (1943), J. Immunol. (Am.) 46, 63.
Cumley, R. W., M. R. Irwin and L. J. Cole (1943), J. Immunol. (Am.) 47, 35.
Cunningham, A. A. (1940 I), Brit. med. J., S. 522.

Dakin, H. D. (1912/13), J. biol. Chem. (Am.) 13, 357.
Dakin, H. D. and Dudley (1913), J. biol. Chem. (Am.) 15, 263, 271.
Dale, H. H. (1913), J. Pharmacology (Brit.) 4, 167.
Dale, H. H. and P. Hartley (1916), Bioch. J. (Brit.) 10, 408.
Dalling, T. (1926), J. Path. a. Bact. (Brit.) 29, 316.
Dalling, T. and M. Stephenson (1942), Nature (Brit.) 149, 56.
Dalton, H. R. and J. M. Nelson (1938), J. Amer. Chem. Soc. 60, 3085.
Davidsohn, W. T. G. (1939), Glasgow med. J. (Brit.) 91, 321.
— (1940), 92, 20, 75, 129, 182.
Davis, B. D., D. H. Moore, E. A. Kabat and Ad. Harris (1945), J. Immu-
    nol. (Am.) 50, 1.
Davis, G. E., (1931), Americ. J. Hyg. 13, 79.
Dawson, M. H. (1930a), J. exp. Med. (Am.) 51, 99.
— (1930b), J. exp. Med. (Am.) 51, 123.
Dawson, M. H. and R. H. P. Sia (1931), J. exp. Med. (Am.) 54, 681.
Dean, H. R. (1912), Z. Immunitfschg. (D.) 13, 84.
— (1916), Brit. med. J., S. 749.
Deere, Ch. J., A. D. Dulaney and I. D. Michelson (1939), J. Bact. (Am.)
    37, 355.
Delbrück, M. (1945/46), Harvey Lectures Ser. 41, 161.
Delbrück, M. and S. E. Luria (1942), Arch. Biochem. 1, 111.
Demees, O. (1907), La cellule (Franz.) 24, 423.
Denys, J. et J. Harvet (1898), La cellule (Franz.) 10, 7.
Dervieux, M. (1921), C. r. Acad. Scienc. Paris 172, 1384.
Desranleau, J. M. (1942), Canad. publ. Health J. (Am.) 33, 122.
Deutsch, L. (1899), Ann. Inst. Pasteur Paris, S. 710.
Deutsch (Detre) L. und C. Feistmantel (1903), Die Impfstoffe und Sera,
    Leipzig.
Deutsch, V. (1939), C. r. Acad. Sciences Paris 208, 603.
Deutsch, V. et I. Lominski (1937), Bull. Acad. de Méd. Paris 118, 220.
Dick, G. F. and G. H. Dick (1924), J. Americ. med. Assoc. 82, 265.

DICK, G. F. and G. H. DICK (1934), J. Americ. med. Assoc. **103**, 1362.

DIENES, L. (1929), J. Immunol. (Am.) **18**, 531.

— (1928), J. Immunol. (Am.) **15**, 153.

DIENES, L. and E. W. SCHÖNHEIT (1929), Americ. Rev. Tuberc. **20**, 92.

— — (1930), J. Immunol. (Am.) **19**, 41.

DIRSCHERL, W. (1939), Ergebn. d. Hyg. (D.) **22**, 347.

DMOCHOWSKI, L. (1938a), C. r. Soc. Biol. Paris **129**, 349.

— (1938b), C. r. Soc. Biol. Paris **129**, 350.

DMOCHOWSKI, L. and R. KNOX (1939), Brit. J. exp. Path. **20**, 466.

DOBZHANSKY, T. **(1941)**, Genetics and the origin of the species, New York.

DOCHEZ, A. R., O. T. AVERY and R. C. LANCEFIELD (1919), J. exp. Med. (Am.) **30**, 179.

DOERR, R. **(1906)**, Wien. Klin. Wschr., Nr. 41.

— **(1907a)**, Wien. Klin. Wschr., S. 5.

— (1907b), Bioch. Z. (D.) **7**, 128.

— (1907c), Das Dysenterietoxin, Jena.

— (1921), Schweiz. med. Wschr. 41.

— (1922), Ergebn. d. Hyg. (D.) **5**, 71.

— (1926), Verhdlgn. Dtsch. dermat. Ges., Arch. f. Dermat. **151**, 3.

— (1929a), Allergie und Anaphylaxie. Handb. d. path. Microorg. **1**, 3. Aufl., 759—1009.

— (1929b), Allergische Phänomene. Bethes Handb. norm. u. path. Physiol. **18**, 650.

— **(1932)**, Klin. Wschr., S. 1409.

— (1934a), Ergebn. d. Hyg. (D.) **16**, 121.

— (1934b), Zangger-Festschrift, Zürich.

— (1936), Z. Hyg. (D.) **118**, 738.

— (1939a), Die Ausbreitung der Virusarten im Wirtsorganismus, Handb. d. Virusfschg., 2. Hälfte, S. 690—825.

— (1939b), Die Tropismen und spezifischen Lokalisationen der Virusarten. Handb. d. Virusfschg., 2. Hälfte, S. 826—861.

— (1938c), Die Entwicklung d. Virusfschg. und ihre Problematik. Handb. d. Virusfschg., 1. Hälfte, S. 1—125.

— **(1941a)**, Die Lehre v. d. Infektionskrankh. in allg. Darstellung. Lehrbuch d. inn. Medizin, 5. Aufl., Springer.

— (1941b), Arch. f. Virusfschg., **2**, 87.

— (1941c), Z. Neurol. u. Psych. (D.) **173**, 625.

— **(1942)**, Schweiz. med. Jahrbuch, S. 31.

— (1944a), Die Idiosynkrasien als allergische Krankheiten. Handb. d. inn. Medizin (L. MOHR und R. STÄHELIN), 3. Aufl. **6 II**, 341.

— (1944b), Die Natur der Virusarten. Handb. d. Virusfsch., 1. Erg.-Bd., S. 1—87.

— (1946a), Helvetica medica acta (D.), Ser. A **13**, 473.

— (1946b), Ann. of Allergy (Am.) **4**, 339.

— **(1947a)**, Die Antikörper. Erste Hälfte. Wien.

— **(1947b)**, Das Komplement, Wien.

DOERR, R. und W. BERGER Klin. Wschr. **1922 I**, S. 949; (1922), Bioch. Z. (D.) **131**, 13.

— — (1922a), Z. Hyg. (D.) **96**, 191.

— — (1922b), Z. Hyg. (D.) **96**, 258.

DOERR, R. und L. BLEYER (1926), Z. Hyg. (D.) **106**, 371.

DOERR, R. und P. GIRARD (1933), Z. Immunfschg. (D.) **81**, 132.

340   Literaturverzeichnis.

DOERR, R. und C. HALLAUER (1926a), Z. Immunfschg. (D.) **45**, 291.
— — (1926b), Z. Immunfschg. (D.) **47**, 291.
— — (1926c), Z. Immunfschg. (D.) **47**, 363.
— — (1927), Z. Immunfsch. (D.) **51**, 463.
DOERR, R. und M. KON (1937), Z. Hyg. (D.) **119**, 679.
DOERR, R. und J. MOLDOVAN (1910a), Z. Immunfschg. (D.) **5**, 125.
— — (1910b), Z. Immunfschg. (D.) **5**, 161.
DOERR, R. und R. PICK (1913a), Bioch. Z. (D.) **50**, 129.
— — (1913b), Z. Immunfschg. (D.) **19**, 251.
— — (1914), Bioch. Z. (D.) **60**, 257.
DOERR, R. und H. RAUBITSCHEK **(1908)**, Berl. Klin. Wschr., Nr. 33.
DOERR, R. und V. RUSS (1909a), Z. Immunfschg. (D.) **2**, 109.
— — (1909b), Z. Immunfschg. (D.) **3**, 181.
DOERR, R. und S. SEIDENBERG (1931), Z. Immunfschg. (D.) **71**, 242.
— — (1937a), Z. Hyg. (D.) **119**, 72.
— — (1937b), Z. Hyg. (D.) **119**, 135.
DOLMAN, C. E., D. E. KERR and D. E. HELMER (1941), Canad. publ. Health
    J. **32**, 113.
DÖLTER, W. (1925), Z. Immunfschg. (D) **43**, 95.
DOPTER, C. (1905), Ann. Inst. Past. Paris **19**, 753.
DUBOS, R. J. **(1945)**, The bacterial cell. Harvard Univers. Press.
DUBOS, R. J. and J. W. GEIGER (1946), J. exp. Med. (Am.) **84**, 143.
DUBOS, R., J. H. STRAUSS and C. PIERCE (1943), J. exp. Med. (Am.) **78**, 161.
DUMAS, J., G. RAMON et S. BILAL (1926), Ann. Inst. Past. Paris **40**, 134.
DUNGERN, E. v. **(1899)**, Münch. med. Wschr., S. 1228.
— **(1900)**, Münch. med. Wschr., S. 962.
— **(1903)**, Die Antikörper. Jena.
DUNGERN, E. v. und L. HIRSCHFELD (1910), Z. Immunfschg. (D.) **4**, 531.
DUNLOP, E. M. (1928), J. Path. a. Bact. (Brit.) **31**, 769.
DURAN-REYNALS, F. (1940), Yale J. Biol. a. Med. **12**, 361.
— (1942), Bact. Reviews (Am.) **6**, 197.
DURHAM, H. E. (1897), J. Path. a. Bact. (Brit.) **4**, 13.
— (1901), J. exp. Med. (Am.) **5**, 353.

EAGLE, H. (1930), J. Immunol. (Am.) **18**, 393.
— (1938), J. exp. Med. (Am.) **67**, 495.
EATON, M. D. (1936a), J. Bact. (Am.) **31**, 367.
— (1936b), Proc. Soc. exp. Biol. a. Med. (Am.) **35**, 16.
— (1937a), J. Bact. (Am.) **34**, 139.
— (1937b), J. Immunol. (Am.) **33**, 419.
EATON, M. D. and A. GRONAU (1938), J. Bact. (Am.) **38**, 423.
EATON, M. D. and G. MEIKLEJOHN (1945), Americ. J. Hyg. **42**, 28.
EATON, M. D. and H. E. PEARSON (1940), J. exp. Med. (Am.) **72**, 635.
ECKER, E. E. and L. PILLEMER (1940), J. exp. Med. (Am.) **71**, 585.
EHRICH, W. E., S. P. HALBERT, E. MERTENS and S. MUDD (1945), J. exp.
    Med. (Am.) **82**, 343.
EHRICH, W. E. and T. N. HARRIS (1942), J. exp. Med. (Am.) **76**, 335.
— — (1945), Science (Am.) **101**, 28.
EHRICH, W. E., T. N. HARRIS and E. MERTENS (1946), J. exp. Med. (Am.)
    83, 373.
EHRICH, W. E., R. E. WOLF and G. M. BARTEL (1938), J. exp. Med. (Am.) **67**,
    769.

EHRISMAN, O. (1943), Arch. Hyg. (D.) **129**, 116.

EISENBERG, P. (1912), Zentralbl. f. Bakt., I. Orig. **63**, 305.

EISENBERG, P. und R. VOLK, (1902), Z. Hyg. (D.) **40**, 155.

EISLER, M. v. und E. LÖWENSTEIN (1912), Zentralbl. f. Bakt., I. Orig. **61**, 271.

EISLER, M. v. und F. SILBERSTEIN (1918), Zentralbl. f. Bakt., I. Orig. **81**, 269.

ELLIOT, S. D. (1943), Brit. J. exp. Path. **24**, 159.

ENDERS, J. and CH. WU (1934), J. exp. Med. (Am.) **60**, 127.

ENGELHARD, W. (1925), Bioch. Z. (D.) **163**, 187.

ERICKSON, J. O. and H. NEURATH (1943a), J. exp. Med. (Am.) **78**, 1.

— — (1943b), Science (Am.) **98**, 284.

ERICKSON-QUENSEL, J. B. and THE SVEDBERG (1936), Biol. Bull. **71**, 498.

ERLENMEYER, H. und E. BERGER (1932a), Bioch. Z. (D.) **252**, 22.

— — (1932b), Bioch. Z. (D.) **255**, 429.

— — (1933a), Bioch. Z. (D.) **262**, 196.

— — (1933b), Helvetica chimica Acta **16**, 1381.

— — (1934), Arch. exp. Path. u. Pharm. **177**, 116.

ERLENMEYER, H., E. BERGER und M. LEO (1933), Helvetica chimica Acta **16**, 733.

ERMENGHEM, E. VAN (1896), Zentralbl. f. Bakt., I. Orig. **19**, 442.

-- (1897), Z. Hyg. (D.) **26**, 1.

ESCHERICH, T. (1885), Fortschr. d. Medizin **3**, 315, 347.

EULER, H. v. und B. ZONDEK (1934), Skand. Arch. f. Phys. **68**, 232.

EVANS, C. A. and E. R. RICHARD (1945), Proc. Soc. exp. Biol. a. Med. (Am.) **58**, 73.

EWING, J. **(1928)**, Neoplastic diseases. 3nd Ed. Philadelphia.

FABER, KNUD **(1890)**, Berl. Klin. Wschr., S. 717.

FAIRBROTHER, R. W. and L. HOYLE (1937a), J. Path. a. Bact. (Brit.) **44**, 213.

— — (1937b), Brit. J. exp. Path. **18**, 430.

FANCONI, G. (1923), Bioch. Z. (D.) **139**, 328.

FARELL, L. (1943), J. Bact. (Am.) **45**, 53.

FAUST, E. ST. **(1906)**, Die tierischen Gifte. Braunschweig.

FELIX, A. **(1943 I)**, Brit. med. J., S. 435.

— **(1944)**, Brit. med. Bull., S. 269.

FELIX, A. and B. R. CALLOW (1943 II), Brit. med. J., S. 127.

FELIX, A., K. S. KRIKORIAN and R. REITLER (1935), J. Hyg. Camb. **35**, 421.

FELIX, A. und R. M. PITT (1934a), J. Path. a. Bact. (Brit.) **38**, 409.

— — (1934b), Lancet, II, 186.

— — (1935), J. Hyg. Camb. **35**, 428.

— — (1936), Brit. J. exp. Path. **17**, 81.

FELIX, K. and K. DIRR (1929), Z. phys. Chem. (D.) **184**, 111.

FELL, N., G. RODNEY und D. E. MARSHALL (1943), J. Immunol. (Am.) **47**, 237.

FERRARO, A. e G. A. JARVIS (1940), Arch. Neur. e Psych. (Ital.) **43**, 195.

FEUSIER, M. L. and K. F. MEYER (1920), J. inf. diseas. (Am.) **27**, 185.

FINK, R. M., T. ENNS, C. P. KIMBALL, H. E. SILBERSTEIN, W. F. BALE, S. C. MADDEN and G. H. WHIPPLE (1944), J. exp. Med. (Am.) **80**, 455.

FINLAND, M. and E. C. CURNEN (1938), Science (Am.) **87**, 417.

FISCHER, E., R. FISCHER-DALLMANN and R. BONÉ (1945), J. Immunol. (Am.) **51**, 117.

FISCHER, G. (1924), Z. Hyg. (D.) **103**, 659.

FLEXNER, S. and H. NOGUCHI (1902), J. exp. Med. (Am.) **6**, 277.

FLEXNER, S. and H. NOGUCHI (1902), Univ. Pensylv. med. Bull. (Am.) **15**, 345; (1903) **16**, 163.

FORSSMAN, J. (1911), Bioch. Z. (D.) **37**, 78.

— (1930), Die heterogenetischen Antigene und ihre Antikörper. Handb. d. path. Microorg., 3. Aufl., **III**, 469.

— (1946), Acta path. et microbiol. Scand. **23**, 145.

FORSSMAN, J. und HINTZE (1912), Bioch. Z. (D.) **44**, H, 5/6.

FORSSMAN, J. und WIDÉN, (1930) zit. nach FORSSMAN (1930).

FOULDS, L. (1937), Americ. J. Cancer. **31**, 404.

FOULDS, L. and L. DMOCHOWSKI (1939), Brit. J. exp. Path. **20**, 458.

FRANCIS, Th. (1945), Americ. J. Hyg. **42**, 1.

FRANCIS, Th. and R. E. SHOPE (1936), J. exp, Med. (Am.) **63**, 645.

FRANCIS, Th. and W. S. TILLETT (1930), J. exp. Med. (Am.) **52**, 573.

FRÄNKEL, EUG. **(1893,)** Über Gasphlegmonen. Hamburg und Leipzig.

FRASER, D. T., D. L. MACLEAN, M. D. ORR, H. C. PLUMMER and F. O. WISHART (1943), Amer. J. Public Health **33**, 1107.

FREEMAN, G. G. (1942), Bioch. J. (Brit.) **36**, 340.

— (1943), Bioch. J. (Brit.) **37**, 601.

FREEMAN, G. G. and T. H. ANDERSON (1941), Bioch. J. (Brit.) **35**, 564.

FREEMAN, G. G., S. W. CHALLINOR and J. WILSON (1940), Bioch. J. (Brit.) **34**, 307.

FREI, W. und S. GRÜNMANDEL (1927), Klin. Wschr. (D.) **6**, 2412.

FREUDENBERG, K., O. WESTPHAL und P. GROENEWOOD (1936), Naturwiss. (D.) **24**, 522.

FREUND, J. (1930/31), Proc. Soc. exp. Biol. a. Med. (Am.) **28**, 64. (1931), Proc. Soc. exp. Biol. a. Med. (Am.) **28**, 1010.

— (1932), J. exp. Med. (Am.) **55**, 181.

— (1934), J. exp. Med. (Am.) **60**, 669.

FREUND, J. and M. V. BONANTO (1944), J. Immunol. (Am.) **48**, 325.

FREUND, J., J. CASALS and D. S. GANGHOF (1940), J. Immunol. (Am.) **38**, 67.

FREUND, J. and K. MCDERMOTT (1942), Proc. Soc. exp. Biol. a. Med. (Am.) **49**, 548.

FREUND, J., H. SOMMERS and A. WALTER (1945), Science (Am.) **102**, 200.

FREUND, J., K. J. THOMSON, H. E. SOMMERS, A. W. WALTER and E. L. SCHENKEIN (1945), Science (Am.) **102**, 202.

FREUND, J. and A. W. WALTER (1944), Proc. Soc. exp. Biol. a. Med. (Am.) **56**, 47.

FRIEDBERGER, E. (1909), Z. Immunfschg. (D.) **2**, 208.

FRIEDBERGER, E. und COLLIER (1919), Z. Immunfschg. (D.) **28**, 237.

FRIEDBERGER, E. und G. MEISSNER (1923), Z. Immunfschg. (D.) **36**, 233.

FRIEDBERGER, E. und S. SEIDENBERG (1927), Z. Immunfschg. (D.) **51**, 276.

FRIEDEMANN, U. **(1907)**, Münch. med. Wschr., Nr. 49.

FRIEDEWALD, W. F. (1944a), Science (Am.) **99**, 453.

— (1944b), J. exp. Med. (Am.) **80**, 477.

FRIEDEWALD, W. F. and J. G. KIDD (1940), J. exp. Med. (Am.) **72**, 531.

FRIEDEWALD, W. F. and E. G. PICKELS (1944), J. exp. Med. (Am.) **79**, 301.

FRIEDLI, H. (1925), Z. Hyg. (D.) **104**, 233.

FRIEDLI, H. und H. HOMMA (1925), Z. Hyg. (D.) **104**, 67.

FRIEDRICH-FREKSA, H. (1940), Naturwiss. (D.) **28**, 376.

FROMAGEOT, C. und P. HEITZ (1938), Microchimica Acta **3**, 52.

FUNCK, M. (1900), Zentralbl. f. Bakt., I. Orig. **27**, 670.

FURTH, J. and E. A. KABAT (1941), J. exp. Med. (Am.) **74**, 247.

GALE, E. F. (1941), Bioch. J. (Brit.) 35, 66.

GALE, E. F. and W. E. VAN HEYNINGEN (1942), Bioch. J. (Brit.) 36, 624.

GELL, P. G. H., C. R. HARINGTON and R. P. RIVERS (1946), Brit. J. exp. Path. 27, 267.

GEORGI, W. (1919), Arb. Inst. f. exp. Ther. (D.) 9, 33.

GERLACH, W. und W. FINKELDEY (1926), Krankheitsforschg. 4.

GESSARD, M. C. (1901), Ann. Inst. Past. Paris 15, 593.

— (1902a), C. r. Soc. Biol. Paris 54, 551.

— (1902b), C. r. Soc. Biol. Paris 54, 1304.

— (1902c), C. r. Soc. Biol. Paris 54, 1398.

GHOSH, B. N. and D. P. BHATLACHARAYA (1939), Indian J. med. Res. (Brit.) 26, 753.

GHOSH, B. N. and S. S. DEE (1937), Science and Culture, S. 585.

— — (1939), Nature (Brit.) 143, 380.

GIBSON, H. J. (1932), J. Immunol. (Am.) 22, 211.

GILDEMEISTER, E. und E. HAAGEN (1940), Dtsch. med. Wschr. 66, 878.

GIRARD, G. (1943), Ann. Inst. Past. Paris 69, 273.

GIROUD, P. (1938), C. r. Soc. Biol. Paris 127, 864.

GLENNY, A. T. (1925), J. Hyg. Camb. (Brit.) 24, 301.

GLENNY, A. T. and M. BARR (1931), J. Path. a. Bact. (Brit.) 34, 118.

GLENNY, A. T., M. BARR, M. LLEWELLYN-JONES, T. DALLING and H. E. ROSS (1933), J. Path. a. Bact. (Brit.) 37, 53.

GLENNY, A. T., A. W. BUTTLE and M. F. STEVENS (1931), J. Path. a. Bact. (Brit.) 34, 267.

GLENNY, A. T., B. E. HOPKINS and C. G. POPE (1929), J. Path. a. Bact. (Brit.) 27, 261.

GLENNY, A. T., C. G. POPE, H. WADDINGTON and U. WALLACE (1925), J. Path. a. Bact. (Brit.) 28, 463.

— — — — (1926), J. Path. a. Bact. (Brit.) 29, 31.

— — — — (1926), J. Path. a. Bact. (Brit.) 29, 38.

GLENNY, A. T. and H. J. SÜDMERSEN (1921), J. Hyg. Camb. (Brit.) 20, 176.

GOEBEL, W. F. (1927), J. biol. Chem. (Am.) 74, 619.

— (1930), J. biol. Chem. (Am.) 89, 395.

— (1935), J. biol. Chem. (Am.) 110, 391.

— (1936), J. exp. Med. (Am.) 64, 29.

— (1938a), J. exp. Med. (Am.) 68, 469.

— (1938b), J. exp. Med. (Am.) 68, 221.

— (1939), J. exp. Med. (Am.) 69, 353.

— (1940), J. exp. Med. (Am.) 72, 33.

GOEBEL, W. F. and M. H. ADAMS (1943), J. exp. Med. (Am.) 77, 435.

GOEBEL, W. F. and O. T. AVERY (1927), J. exp. Med. (Am.) 46, 601.

— — (1929), J. exp. Med. (Am.) 50, 521.

GOEBEL, W. F., O. T. AVERY and F. H. BABERS (1934), J. exp. Med. (Am.) 60, 599.

GOEBEL, W. F., F. W. BABERS and O. AVERY (1932), J. exp. Med. (Am.) 55, 761.

— — — (1934), J. exp. Med. (Am.) 60, 85.

GOEBEL, W. F., P. B. BEESON and C. L. HOAGLAND (1939), J. biol. Chem. (Am.) 129, 455.

GOEBEL, W. F., F. BINKLEY and E. PERLMAN (1945), J. exp. Med. (Am.) 81, 315, 331.

GOEBEL, W. F. and R. D. HOTCHKISS (1937), J. exp. Med. (Am.) 66, 191.

GOEBEL, W. F., T. SHEDLOVSKY, G. L. LAVIN and M. H. ADAMS (1943), J. biol. Chem. (Am.) **148**, 1.

GOLD, H. (1937), J. Americ. med. Assoc. **109**, 481.

— (1941), J. Lab. a. Clin. Med. **27**, 26.

GOLDIE, H. (1937), C. r. Soc. Biol. Paris **126**, 974, 977.

GOLDIE, H. et G. SANDOR (1938a), C. r. Soc. Biol. Paris **129**, 391.

— — (1938b), C. r. Soc. Biol. Paris **129**, 454.

GOLDSCHMIDT, R. B. (1946), Experientia (Schweiz.) **2**, 250.

GONZALEZ, P. et M. ARMANGUÉ (1931), C. r. Soc. Biol. Paris **106**, 1006.

— — (1933a), Americ. J. Hyg. **17**, 277.

— — (1933b), Americ. J. Hyg. **19**, 184.

GONZALEZ, P., M. ARMANGUÉ et S. ROMERO (1932), C. r. Soc. Biol. Paris **110**. 223.

GORDON, M. H. **(1921)**, Brit. med. J., S. 632.

GORTNER, R. A. **(1938)**, Outlins of Biochemistry. 2. Ed., New York.

GOTTLIEB, N. J. (1919), J. Immunol. (Am.) **4**, 309.

GOUGH, G. A. C. (1932), Bioch. J. (Brit.) **26**, 248.

GRAETZ, FR. (1910), Z. Immunfschg. (D.) **6**, 627.

— (1924), Ergebn. d. Hyg. (D.) **6**, 397.

GRAHAM, N. C. and E. O. BARTLEY (1939), J. Hyg. Camb. (Brit.) **39**, 538.

GRASSET, E. (1926), C. r. Soc. Biol. Paris **94**, 260.

— (1945), Transact. Roy. Soc. trop. Med. a. Hyg. (Brit.) **38**, 463.

GRASSET, E., A. SCHAAFSMA and J. A. HODGSON (1945), J. Immunol. (Am.) **51**, 231.

— — — (1945), cit. nach GRASSET, SCHAAFSMA und HODGSON.

GRASSET, E. et A. ZOUTENDYK (1932), C. r. Soc. Biol. Paris **111**, 432.

— — (1933), Brit. J. exp. Path. **14**, 308.

GRATIA, A. (1934), Bull. Acad. Roy. Belge (Franz.) **14**, 285.

GRATIA, A. et G. GORECZKY (1937), C. r. Soc. Biol. Paris **126**, 900.

GREEN, R. G. (1945), Americ. J. Hyg. **41**, 7.

GREEN, R. G., T. F. ANDERSON and J. E. SMADEL (1942), J. exp. Med. (Am.) **75**, 651.

GREEN, R. G. and C. S. STULBERG (1946), Science (Am.) **103**, 497.

GREENE, H. S. N. (1941a), J. exp. Med. (Am.) **73**, 461.

— (1941b), J. exp. Med. (Am.) **73**, 475.

GRIFFITH, F. (1923), Min. Health, Rep. publ. health med. Subj. **18**.

— (1926), J. Hyg. Camb. (Brit.) **25**, 385.

— (1927), J. Hyg. Camb. (Brit.) **26**, 363.

— (1928), J. Hyg. Camb. (Brit.) **27**, 113.

— (1933), Bull. mens. Off. intern. Hyg. Publ. **25**, 2104.

— (1935), J. Hyg. Camb. (Brit.) **34**, 542.

GRIMM, H. G. (1929), Naturwiss. (D.) **17**, 535, 557.

GROVE, E. F. (1928), J. Immunol. (Am.) **15**, 3.

GRUMBACH, A. und A. SCHNETZ (1938), Schweiz. Z. f. allg. Path. u. Bakt. **1**, 59.

GUINOCHET, E. (1892), La semaine méd. 1892, Nr. 28; Arch. de Méd. expérim. (Franz.) **4**.

GUILLAUME, M., A. KRÉGUER et M. FAURE (1946), Ann. Inst. Pasteur Paris **72**, 908.

GUTMAN, N. (1938), Rev. d'Immunologie (Franz.) **4**, 111.

GYE, W. E. **(1936)**, II. Intern. Congr. de Cancer, Bruxelles, S. 48.

— (1938), Arch. exp. Path. (D.) **190**, 92.

GYE, W. E. and L. FOULDS (1937), Rep. Proc. 2. intern. Congr. Microbiol., S. 99.
GYE, W. E. and W. J. PURDY (1931), The cause of cancer. London.

HAAS, E. (1946a), J. biol. Chem. (Am.) 163, 63.
—— (1946b), J. biol. Chem. (Am.) 163, 89.
— (1946c), J. biol. Chem. (Am.) 163, 101.
HAAS, R. (1937), Z. Immunfschg. (D.) 91, 254.
—— (1938a), Z. Immunfschg. (D.) 92, 355.
—- (1938b), Z. Immunfschg. (D.) 94, 239, 480.
— (1941), Z. Immunfschg. (D.) 99, 121.
HADDA, S. und F. ROSENTHAL (1913), Z. Immunfschg. (D.) 16, 524.
HAENDEL, L. und E. HAAGEN (1930), Arch. f. Hyg. (D.) 103, 298.
HALBER, W. (1924), Z. Immunfschg. (D.) 39, 282.
HALBER, W. und L. HIRSCHFELD (1925), Z. Immunfschg. (D.) 42, 459.
HALBERT, S. P., S. MUDD and J. SMOLENS (1945), Proc. Soc. exp. Biol. a. Med. (Am.) 60, 17.
HALE, W. M. and A. P. McKEE (1945), Proc. Soc. exp. Biol. a. Med. (Am.) 59, 81.
HALL, W. W. (1940), Ann. Int. Med. (Am.) 14, 565.
HALLAUER, C. (1925), Z. Hyg. (D.) 105, 138.
— (1939), Die erworbene Immunität gegen Virusinfektionen. Handb. d. Virusfschg., 2. Hälfte, S. 1147—1291.
— (1946a), Schweiz. Z. f. Path. und Bakt. 9, Supplem. 553.
— (1946b), Scientia 40, 5. Serie, 46.
— (1946c), Ärztl. Monatshefte (Schweiz.) 2, 303.
HANKS, J. H. (1935), J. Immunol. (Am.) 28, 105.
HARA, H. J. (1939), Arch. of Otolaryng. (Am.) 30, 525.
HARINGTON, C. R., J. HUMPHREY, M. E. YUILL and R. F. CLUTTON (1939), 3. Intern. Congr. Microbiol. New York, S. 822.
HARINGTON, C. R. and I. W. ROLANDS (1937), Bioch. J. (Brit.) 31, 2049.
HARKINS, W. D., L. FOURT and P. C. FOURT (1940), J. biol. Chem. (Am.) 132, 111.
HARRISON, W. T. (1935), Amer. J. publ. Health 25, 298.
HARTEN, M. and M. WALZER (1941), J. Allergy (Am.) 12, 72.
HARTLEY, P. (1914), Bioch. J. (Brit.) 8, 541.
— (1922), J. Path. a. Bact. (Brit.) 25, 479.
— (1925), Brit. J. exp. Path. 6, 180.
— (1931), System of Bacteriol. (Brit.) 6, 224.
HARVEY, E. N. and J. E. DEITRICK (1930), J. Immunol. (Am.) 18, 65.
HAUROWITZ, F. (1942), J. Immunol. (Am.) 43, 331.
— (1943), Schweiz. med. Wschr., S. 264.
HAUROWITZ, F., M. TUNKA and P. SCHWERIN (1943), Bioch. J. (Brit.) 37, 249.
HEGEMANN, G. (1937), Zentralbl. f. Bakt., I. Orig. 140, 108.
HEIDELBERGER, M. (1927), Chem. Reviews (Am.) 3, 403.
HEIDELBERGER, M. and O. T. AVERY (1923), J. exp. Med. (Am.) 38, 73.
— — (1924), J. exp. Med. (Am.) 40, 301.
HEIDELBERGER, M., O. T. AVERY ·and W. F. GOEBEL (1929), J. exp. Med. (Am.) 49, 847.
HEIDELBERGER, M. and W. F. GOEBEL (1927), J. biol. Chem. (Am.) 74, 613.
HEIDELBERGER, M., W. F. GOEBEL and O. T. AVERY (1925a), J. exp. Med. (Am.) 42, 701.

HEIDELBERGER, M., W. F. GOEBEL and O. T. AVERY (1925b), J. exp. Med. (Am.) **42**, 729.

HEIDELBERGER, M. and E. A. KABAT (1938), J. exp. Med. (Am.) **67**, 181.

HEIDELBERGER, M., E. A. KABAT and M. MAYER (1942), J. exp. Med. (Am.) **75**, 35.

HEIDELBERGER, M., E. A. KABAT and D. L. SHRIVASTAVA (1937), J. exp. Med. (Am.) **65**, 487.

HEIDELBERGER, M. and F. E. KENDALL (1929), J. exp. Med. (Am.) **50**, 809.

— — (1931), J. exp. Med. (Am.) **53**, 625.

— — (1932), J. biol. Chem. (Am.) **96**, 541.

— — (1933), J. exp. Med. (Am.) **57**, 373.

— — (1935), J. exp. Med. (Am.) **62**, 697.

HEIDELBERGER, M. and K. LANDSTEINER (1923), J. exp. Med. (Am.) **38**, 561.

HEIDELBERGER, M., C. M. MACLEOD, S. J. KAISER and B. ROBINSON (1946), J. exp. Med. (Am.) **83**, 303.

HEIDELBERGER, M. and A. E. O. MENZEL (1935), Proc. Soc. exp. Biol. a. Med. (Am.) **32 II**, 1150.

— — (1937), J. biol. Chem. (Am.) **118**, 79.

HEIDELBERGER, M. and K. O. PEDERSON (1937), J. exp. Med. (Am.) **65**, 393.

HEINBECKER, P. (1928), J. Immunol. (Am.) **15**, 365.

HEKTOËN, L. and L. S. MANLY (1923), J. inf. diseas. (Am.) **32**, 167.

HEKTOËN, L., H. FOX and K. SCHULHOF (1927), J. inf. diseas. (Am.) **40**, 641.

HEKTOËN L. and K. SCHULHOF (1923), J. Americ. med. Ass. **80**, 386.

— — (1922), J. inf. diseas. (Am.) **31**, 32.

— — (1923), J. inf. diseas. (Am.) **33**, 224.

— — (1925), Proc. nat. Acad. Scienc. (Am.) **11**, 481.

HEKTOËN, L. and W. H. WELKER (1924), J. inf. diseas. (Am.) **35**, 295.

— — (1927), J. inf. diseas. (Am.) **40**, 706.

— — (1933), J. inf. diseas. (Am.) **53**, 309.

HEMPRICH, R. (1935), Z. exp. Med. (D.) **95**, 304.

HENDERSON, D. W. and W. T. J. MORGAN (1938), Brit. J. exp. Path. **19**, 82.

HENLE, W., (1938). J. Immunol. (Am.) **34**, 325

HENLE, W. and L. A. CHAMBERS (1940), Science (Am.) **92**, 313.

HENLE, G. and W. HENLE (1944), Science (Am.) **100**, 410.

— — (1946), J. exp. Med. (Am.) **84**, 623.

HENLE, W., I. A. CHAMBERS and V. GROUPÉ (1941), J. exp. Med. (Am.) **74**, 495.

HENLE, W. and G. HENLE (1943), Science (Am.) **98**, 87.

— — (1945), Science (Am.) **102**, 398.

— — (1944), Americ. J. med. Scienc. **207**, 705.

— — (1946), J. exp. Med. (Am.) **84**, 639.

HENLE, W., G. HENLE and L. A. CHAMBERS (1938), J. exp. Med. (Am.) **68**, 335.

HERELLE, F. d', **(1921)**, Le bactériophage (Franz.), Paris.

HESS, W. C., M. K. SULLIVAN and F. P. PALMER (1941), Proc. Soc. exp. Biol. a. Med. (Am.) **48**, 353.

HETTCHE, H. O. und M. BECKER (1939), Z. Immunfschg. (D.) **96**, 440.

HEWITT, L. F. (1937a), Bioch. J. (Brit.) **31**, 360.

— (1937b), Bioch. J. (Brit.) **31**, 1047.

— (1936), Bioch. J. (Brit.) **30**, 2229.

— (1938a), Bioch. J. (Brit.) **32**, 26.

— (1938b), Bioch. J. (Brit.) **32**, 1540.

— (1938c), Bioch. J. (Brit.) **32**, 1554.

HEWLETT, R. T. (1929), System of Bacteriol. (Brit.) **3**, 373.

HEYMANS, M. (1926), Arch. intern. pharm. et therap. (Franz.) **32**, 101.

HEYNINGEN, W. E. VAN (1941), Bioch. J. (Brit.) **35**, 1246.

HICKS, R. A. and C. C. LITTLE (1931), Genetics **16**, 397.

HIGASHI, S. (1923), Japan. J. Bioch. **2**, 315.

HIRST, G. K. (1941), Science (Am.) **94**, 22.

— (1941), J. exp. Med. (Am.) **73**, 493.

— (1942a), J. exp. Med. (Am.) **75**, 49.

— (1942b), J. exp. Med. (Am.) **76**, 195.

HIRSZFELD, L. und W. HALBER (1932), Z. Immunfschg. (D.) **75**, 193.

HOAGLAND, C. L., G. I. LAVIN, J. E. SMADEL and T. M. RIVERS (1940), J. exp. Med. (Am.) **72**, 139.

HOAGLAND, C. L., J. E. SMADEL and T. M. RIVERS (1940), J. exp. Med. (Am.) **71**, 737.

HOAGLAND, C. L., S. M. WARD, J. E. SMADEL and T. M. RIVERS (1941), J. exp. Med. (Am.) **74**, 69, 133.

— — — — (1942), J. exp. Med. (Am.) **76**, 163.

HOLFORD, F. E., J. B. LUDDEN and W. H. STEVENS (1943), J. Immunol. (Am.) **46**, 47.

HOLMAN, R. L., E. B. MAHOMEY and G. H. WHIPPLE (1934), J. exp. Med. (Am.) **59**, 269.

HOLMES, F. O. **(1939)**, Handbook of phytopathogenic viruses. Minneapolis.

HOLZER, F. J. (1935), Z. Immunfschg. (D.) **84**, 170.

HOOKER, S. B. (1923), J. Immunol. (Am.) **8**, 469.

HOOKER, S. B. and L. M. ANDERSON (1921), J. Immunol. (Am.) **6**, 419.

HOOKER, S. B. and W. C. BOYD (1933a), J. Immunol. (Am.) **24**, 141.

— — (1933b), J. Immunol. (Am.) **25**, 61.

— — (1933c), J. biol. Chem. (Am.) **100**, 187.

— — (1934), J. Immunol. (Am.) **26**, 469.

— — (1936), J. Immunol. (Am.) **30**, 41.

— — (1939), Arch. Path. (Am.) **28**, 754.

— — (1940), J. Immunol. (Am.) **38**, 479.

— — (1941), Proc. Soc. exp. Biol. a. Med. (Am.) **47**, 187.

HOOKER, S. B. and E. M. FOLLENSBY (1934), J. Immunol. (Am.) **27**, 177.

HOOPER, F. E., A. G. RENFREW and T. B. JOHNSON (1934), Americ. Rev. Tubercul. **29**, 66.

HOPKINS, S. J. and A. WORMALL (1933a), Bioch. J. (Brit.) **27**, 740.

— — (1933b), Bioch. J. (Brit.) **27**, 1706.

HORSFALL, F. L. and K. GOODNER (1935), J. exp. Med. (Am.) **62**, 485.

— — (1936a), J. exp. Med. (Am.) **64**, 583, 855.

— — (1936b), J. Immunol. (Am.) **31**, 135.

HORSFALL, F. L., E. H. LENNETTE, E. R. RICHARD, C. H. ANDREWES, W. SMITH and C. H. STUART-HARRIS **(1940 II)**, Lancet, S. 413.

HOSKINS, M. (1935), Americ. J. trop. Med. **15**, 675.

HOTCHKISS, R. D. and W. F. GOEBEL (1936), J. biol. Chem. (Am.) **115**, 285.

HOTTLE, G. A. and A. M. PAPPENHEIMER (1941), J. exp. Med. (Am.) **74**, 545.

HOYLE, L. (1940a), Americ. J. Cancer **39**, 224.

— (1940b), J. Path. a. Bact. (Brit.) **50**, 169.

HOYLE, L. and R. W. FAIRBROTHER (1937 I), Brit. med. J., S. 655.

— — (1937b), Brit. J. exp. Path. **18**, 425.

— — (1937c), J. Hyg. Camb. (Brit.) **37**, 512.

HUGHES, T. P. (1933), J. Immunol. (Am.) **25**, 275.

HUNSCHEIDT, H. (1934), Zentralbl. f. inn. Med. (D.) **55**, 369.
HUTCHINSON, J. R. **(1943 II)**, Brit. med. J., S. 130.

IDE, M. (1902), La cellule (Franz.) **20**, 263.
IRWIN, M. R. (1938), J. of Genetics (Am.) **35**, 351.
— (1939), Genetics (Am.) **24**, 709.
— (1940), Americ. Natural. **74**, 222.
ISTRATI, G. (1938), C. r. Soc. Biol. Paris **129**, 1010.
IVANOVICS, G. (1940), Z. Immunfschg. (D.) **97**, 402.
— (1940), Z. Immunfschg. (D.) **97**, 443.
IVANOVICS, G. und V. BRUCKNER (1937), Z. Immunfschg. (D.) **90**, 304.
— — (1937), Z. Immunfschg. (D.) **91**, 175.
— — (1938), Z. Immunfschg. (D.) **93**, 119.
IWANOFF, K. (1927), Z. Hyg. (D.) **107**, 781.

JACOBS, J. (1934), J. exp. Med. (Am.) **59**, 479.
JOANNOVICS, G. **(1909)**, Wien. Klin. Wschr., S. 228.
JOHNSON, C. A. and W. B. BRADLEY (1935), J. inf. diseas. (Am.) **57**, 70.
JOHNSON, L. R. and A. WORMALL (1932), Bioch. J. (Brit.) **26**, 1202.
JOHNSON, S. J., A. M. PAPPENHEIMER and E. S. ROBINSON (1938), J. Bact.
    (Am.) **35**, 8.
JOLLOS, V. (1939), Grundbegriffe der Vererbungslehre. Handb. d. Ver-
    erbungswiss. (D.) **1 II**, 1.
JONES, F. G. and J. M. MOSS (1936), J. Immunol. (Am.) **30**, 115.
— — (1937), J. Immunol. (Am.) **33**, 183.
JONES, F. S. (1927), J. exp. Med. (Am.) **46**, 303.
— (1928a), J. exp. Med. (Am.) **47**, 245.
— (1928b), J. exp. Med. (Am.) **48**, 183.
JORDAN, P. (1940a), Z. f. Immunfschg. (D.) **97**, 330.
— (1940b), Naturwiss. (D.) **32**, 20.
JORPES, E. (1932), Bioch. J. (Brit.) **26**, 1488.
JULIANELLE, L. A. (1926), J. exp. Med. (Am.) **44**, 113.
JULIANELLE, L. A. and C. W. WIEGHARD (1934), Proc. Soc. exp. Biol. a. Med.
    (Am.) **31**, 947.
— — (1935), J. exp. Med. (Am.) **62**, 11, 31.
JUNGEBLUT, C. W. and E. W. SCHULTZ (1929), J. exp. Med. (Am.) **49**, 127.

KABAT, E. A. (1939), J. exp. Med. (Am.) **69**, 103.
KABAT, E. A. and J. FURTH (1940), J. exp. Med. (Am.) **71**, 55.
KABAT, E. A., H. KAISER and H. SIKORSKI (1944), J. exp. Med. (Am.) **80**, 299.
KABAT, E. A. and K. O. PEDERSEN (1938), Science (Am.) **87**, 372.
KABAT, E. A., A. WOLF and A. E. BEZER (1946), Science (Am.) **104**, 362.
KAHN, R. L. and A. MCNEILL (1918), J. Immunol. (Am.) **3**, 277.
KARELITZ, S. and A. GLORIG (1943), J. Immunol. (Am.) **47**, 121.
KARELITZ, S. and S. S. STEMPIEN (1942), J. Immunol. (Am.) **44**, 271.
KARJALA, S. A. and M. HEIDELBERGER (1941), J. biol. Chem. (Am.) **137**, 189.
KARRER, P. **(1942)**, Lehrbuch d. organischen Chemie, 8. Aufl., Leipzig.
KARRER, P., A. P. SMIRNOFF, H. EHRENSPERGER, J. VAN SLOTEN und
    M. KELLER (1924), Z. phys. Chem. (D.) **135**, 129.
KARRER, P., F. WEBER und J. VAN SLOTEN (1925), Helvetica chim. acta **8**, 384.
KATO, K. (1922), Mitt. d. med. Ges. Tokyo **36**, H. 10, ref. Centralbl. f. Bakt.,
    I. Ref. **75**, 353 (1924).

KAUSCHE, G. A., E. PFANKUCH und H. RUSKA (1941), Naturwiss. (D.) 29, 573.
KAUSCHE, G. A. and H. STUBBE (1939), Naturwiss. (D.) 27, 501.
KAY, C. F. (1940), J. exp. Med. (Am.) 72, 559.
KAY, C. F., P. F. LUCCHESI and B. R. RUTHERFORD (1941), J. Immunol. (Am.) 42, 369.
KEKWICK, R. A. (1940), Bioch. J. (Brit.) 34, 1248.
KEKWICK, R. A., P. G. H. GELL and M. E. YUILL (1938), Bioch. J. (Brit.) 32 I, 552.
KELLAWAY, C. H. and COWELL (1922), Brit. J. exp. Path. 3, 268.
KELLENBERGER, K. (1926), Z. Hyg. (D.) 106, 253.
KENDALL, F. E. (1937), J. clin. investig. (Am.) 16, 921.
— (1941), Conference on Immunochemistry, New York, Acad. of Scienc., March 28. and 29.
KENDALL, F. E., M. HEIDELBERGER and M. H. DAWSON (1937), J. biol. Chem. (Am.) 118, 61.
KEOGH, E. V. (1938), Brit. J. exp. Path. 19, 1.
KERGUNTUL, R. (1933), La greffe des tumeurs malignes entre espèces animales distinctes. Monographies Institut Pasteur, Nr. 15.
KERN, R. A. (1939), J. Allergy (Am.) 10, 160.
KESTNER, O. (1937), J. Phys. (Proc. Phys. Soc.) 90, 187.
KIDD, J. G. (1938a), Proc. Soc. exp. Biol. a. Med. (Am.) 38, 292.
— (1938b), J. exp. Med. (Am.) 67, 581.
— (1939), J. exp. Med. (Am.) 70, 583.
— (1940a), J. exp. Med. (Am.) 71, 335, 351.
— (1940b), J. Bact. (Am.) 39, 349.
KIDD, J. G., J. W. BEARD and P. ROUS (1936), J. exp. Med. (Am.) 64, 63, 79.
KIDD, J. G. and W. F. FRIEDEWALD (1942), J. exp. Med. (Am.) 76, 543, 557.
KILDUFF, R. A. (1933), Americ. J. clin. Path. 3, 61.
KIMMIG, J. (1940), Klin. Wschr., S. 858.
KING, H. K. and W. T. J. MORGAN (1944), Bioch. J. (Brit.) 28, (Proc.) X.
KIRK, J. S. (1933), J. biol. Chem. (Am.) 100, 667.
KIRK, J. S. and J. B. SUMNER (1932), J. biol. Chem. (Am.) 205, 219.
— — (1934), J. Immunol. (Am.) 26, 495.
KLECZKOWSKI, A. (1941), Brit. J. exp. Path. 22, 188.
KLIENEBERGER-NOBEL (1945), J. Hyg. (Brit.) 44, 99.
KLIGLER, I. J. and M. ASCHNER (1933), Proc. Soc. exp. Biol. a. Med. (Am.) 31, 808.
— — (1934), Brit. J. exp. Path. 15, 337.
KLIGLER, I. J., M. ASCHNER and S. LEVINE (1936), Brit. J. exp. Path. 17, 53.
KLIGLER, I. J. and E. OLEINIK (1943), Nature (Brit.) 152, 627.
— — (1944), Nature (Brit.) 154, 462.
KLOBUSITZKY, D. v. (1941), Ergebn. d. Hyg. (D.) 24, 226.
KLOBUSITZKY, D. v. und P. KÖNIG (1938), Z. phys. Chem. (D.) 255, 1.
KNAFFL-LENTZ, E. (1922), Z. phys. Chem. (D.) 120, 110.
KNIGHT, C. A. (1942), J. Amer. Chem. Society 64, 2734.
— (1944), J. exp. Med. (Am.) 80, 83.
— (1946a), J. exp. Med. (Am.) 83, 11.
— (1946b), J. exp. Med. (Am.) 83, 281.
— (1947), J. exp. Med. (Am.) 85, 99.
KNIGHT, C. A. and W. M. STANLEY (1941), J. biol. Chem. (Am.) 141, 39.
KODAMA, T. (1936), Kitasato Arch. exp. Med. 13, 101.
KOERBER, W. L. and W. E. BURNEY (1941), J. Immunol. (Am.) 40, 459.

KÖGL, F. (1939), Klin. Wschr. (D.) **18**, 801.

KÖGL, F. und H. ERXLEBEN (1939), Z. phys. Chem. (D.) **258**, 57.

KÖHLER, E. (1940), Arch. Virusfschg. **1**, 46.

KOIZUMI, M. (1935), Okayama-Igakkai-Zasshi 47, 1963, ref. Ber. ges. Physiol. **90**, 405 (1936).

KOLLE, W., H. SCHLOSSBERGER und R. PRIGGE **(1924)**, Dtsch. med. Wschr., Nr. 83.

KOMATSU, K. (1936), Tohoku J. exp. Med. **29**, 263.

KOPELOFF, L. M., S. E. BARRERA and N. KOPELOFF (1942), Americ. J. Psych. **98**, 881.

KOPELOFF, L. M. and N. KOPELOFF (1944), J. Immunol. (Am.) **48**, 297.

KOURILSKY, R., S. KOURILSKY et A. BOIVIN (1939), C. r. Soc. Biol. Paris **131**, 190.

KRAMÁR, E. (1921/22), Zentralbl. f. Bakt., I. Orig. **87**, 401.

KRAUS, R. (1903), Zentralbl. f. Bakt., I. Orig. **34**, 488,

— **(1904)**, Monatschr. f. Ges.-Pflege, Nr. 11.

— **(1906)**, Wien. Klin. Wschr., S. 655.

KRAUS, R. und P. CLAIRMONT (1900), Wien. Klin. Wschr. **13**, 49.

KRAUS, R. und R. DOERR **(1905a)**, Wien. Klin. Wschr., Nr. 7.

— — **(1905b)**, Wien. Klin. Wschr., Nr. 42.

— **(1905c)**, Wien. Klin. Wschr., Nr. 30.

KRUMWIEDE, E. (1943), J. Bact. (Am.) **46**, 117.

KUNITZ, M. (1939), Science (Am.) **90**, 112.

— (1940), J. gener. Phys. (Am.) **24**, 15.

KUNITZ, M. and J. H. NORTHROP (1935), J. gener. Phys. (Am.) **18**, 433.

— — (1936), J. gener. Phys. (Am.) **19**, 991.

KUNKEL, L. O. (1934), Phytopathol. **24**, 437.

— (1936), Phytopathol. **26**, 201.

— **(1940)**, Americ. Ass. Advanc. Science, S. 22.

— (1944), General Pathology of virus infections in plants. Handb. d. Virusfschg., 1. Erg.-Bd., S. 473—521.

LAIDLAW, P. P. **(1935 I)**, Lancet (Brit.), S. 1118.

LAMANNA, C., O. E. MCELROY and H. W. EKLUND (1946a), Science (Am.) **103**, 613.

— — — (1946b), J. Bact. (Am.) **52**, 1.

LANCEFIELD, R. C. (1928), J. exp. Med. (Am.) **47**, 91, 469, 481, 483, 857.

— (1934), J. exp. Med. (Am.) **59**, 441.

— (1938), J. exp. Med. (Am.) **67**, 25.

— (1940), J. exp. Med. (Am.) **71**, 521.

— (1941), Harvey Lectures **36**, 251.

— (1943), J. exp. Med. (Am.) **78**, 465.

LANDSTEINER, K. (1917), Z. Immunfschg. (D.) **26**, 152.

— (1919), Bioch. Z. (D.) **93**, 106.

— (1921), Bioch. Z. (D.) **119**, 294.

— (1927), Klin. Wschr. (D.) **6**, 103.

— (1928), Proc. Soc. exp. Biol. a. Med. (Am.) **25**, 666.

— (1930), Naturwiss. (D.) **18**, 653.

— **(1936)**, The specifity of serological reactions. London.

— (1942), J. exp. Med. (Am.) **75**, 269.

— **(1945)**, The specifity of serological reactions, Rev. Edit., Havard University Press.

LANDSTEINER, K. und C. BARRON (1917), Z. Immunfschg. (D.) **26**, 142.

LANDSTEINER, K. und A. CALVO (1902), Zentralbl. f. Bakt., I. Orig. **31**, 781.

LANDSTEINER, K. and M. W. CHASE (1933), Proc. Soc. exp. Biol. a. Med. (Am.) **30**, 1413.

— — (1936), J. exp. Med. (Am.) **63**, 813.

— — (1937), J. exp. Med. (Am.) **66**, 337.

— — (1939), J. exp. Med. (Am.) **69**, 767.

— — (1940), J. exp. Med. (Am.) **71**, 237.

— — (1941), J. exp. Med. (Am.) **73**, 431.

— — (1941), Proc. Soc. exp. Biol. a. Med. (Am.) **46**, 223.

— — (1942), Proc. Soc. exp. Biol. a. Med. (Am.) **49**, 688.

LANDSTEINER, K. and R. A. HARTE (1940), J. exp. Med. (Am.) **71**, 551.

— — (1941), J. biol. Chem. (Am.) **140**, 673.

LANDSTEINER, K. und M. HEIDELBERGER (1923), J. of gener. Phys. (Am.) **6**, 131.

LANDSTEINER, K. und JABLONS (1914), Z. Immunfsch. (D.) **20**, 618.

LANDSTEINER, K. and J. JACOBS (1932), Proc. Soc. exp. Biol. a. Med. (Am.) **29**, 570.

— — (1933), Proc. Soc. exp. Biol. a. Med. (Am.) **30**, 1055.

— — (1936), J. exp. Med. (Am.) **64**, 625.

LANDSTEINER, K. und H. LAMPL (1917), Z. Immunfschg. (D.) **26**, 293.

LANDSTEINER, K. and P. A. LEVENE (1926/27), Proc. Soc. exp. Biol. a. Med. (Am.) **24**, 693.

— — (1927), J. Immunol. (Am.) **14**, 81.

LANDSTEINER, K. and PH. LEVINE (1926), J. Immunol. (Am.) **12**, 415.

— — (1932), J. Immunol. (Am.) **22**, 397.

LANDSTEINER K. and C. PH. MILLER (1925a), J. exp. Med. (Am.) **42**, 481.

— — (1925b), J. exp. Med. (Am.) **42**, 853.

— — (1925c), J. exp. Med. (Am.) **42**, 863.

LANDSTEINER, K. und E. PRÁŠEK (1912), Z. Immunfschg. (D.) **13**, 403.

— — (1916), Bioch. Z. (D.) **74**, 388.

LANDSTEINER, K. and J. VAN DER SCHEER (1924a), J. Immunol. (Am.) **9**, 213.

— — (1924b), J. exp. Med. (Am.) **40**, 91.

— — (1925), J. exp. Med. (Am.) **41**, 427.

— — (1927), J. exp. Med. (Am.) **45**, 1045.

— — (1927), Proc. Soc. exp. Biol. a. Med. (Am.) **25**, 140.

— — (1931), Proc. Soc. exp. Biol. a. Med. (Am.) **28 II**, 983.

LANDSTEINER, K. and S. SIMMS (1923), J. exp. Med. (Am.) **38**, 127.

LANDSTEINER, K. and A. A. DI SOMMA (1940), J. exp. Med. (Am.) **72**, 361.

LASERSOHN, M. **(1930)**, J. Americ. med. Ass., S. 199.

LAUFFER, M. A. and G. L. MILLER (1944), J. exp. Med. (Am.) **80**, 521.

LAUFFER, M. A. and W. M. STANLEY (1944), J. exp. Med. (Am.) **80**, 531.

LAVIN, G. I., H. S. LORING and W. M. STANLEY (1939), J. biol. Chem. (Am.) **130**, 259.

LAVIN, G. I. and W. M. STANLEY (1937), J. biol. Chem. (Am.) **118**, 269.

LAZARUS, A. S. (1940), Americ. J. publ. Health **30**, 1177.

— (1941), Americ. J. publ. Health **31**, 60.

LEBLANC, A. (1901), La cellule (Franz.) **18**, 335.

LEDERBERG, J. and E. L. TATUM (1946a), Nature (Brit.) **158**, 558.

— — (1946b), J. biol. Chem. (Am.) **165**, 381.

LEDINGHAM, J. C. G. **(1914)**, Lancet (Brit.), S. 1673.

— **(1931 II)**, Lancet (Brit.), S. 525.

LEDINGHAM, J. C. G. (1932), J. Path. a. Bact. (Brit.) **35**, 140.

LEDINGHAM, J. C. G. and ABERD **(1914)**, Lancet (Brit.), S. 1673.

LEDINGHAM, J. C. G. and S. P. BEDSON **(1915 I)**, Lancet (Brit.), S. 311.

LE MOIGNIC et PINOY (1916), C. r. Soc. Biol. Paris **79**, 201, 352.

LENNETTE, E. H. and F. L. HORSFALL (1940), J. exp. Med. (Am.) **72, 233**.

LENNETTE, E. H. and H. KOPROWSKI (1946), J. exp. Med. (Am.) **83,** 195.

LENORMANT, H. **(1940),** Presse med. (Franz.), S. 1049.

LENTZ, O. und R. PRIGGE (1931), Dysenterie. Handb. d. path. Microorg.,
3. Aufl. **3,** 1377—1584.

LERMANN, J. (1940), J. clin. Investig. (Am.) **19,** 555.

— (1942), Endocrinology (Am.) **31,** 558.

— (1944), Americ. J. med. Scienc. **207, 354**.

LESCHKE, E. (1913), Z. Immunfschg. (D.) **16,** 627.

LEVINE, H. P. and P. A. MOODY (1939), Physiol. Zool. (Am.) **12,** 400.

LEVIT, S. G., S. G. GINSBURG, V. S. KALININ and R. G. FEINBERG (1936),
Nature (Brit.) **138,** 78.

LEVISON, L. A. and J. J. HARRIS **(1939),** J. Americ. med. Assoc., S. 2055.

LEWINTHAL, W. (1929), Zentralbl. f. Bakt., I. Orig. **110,** Beiheft, 30.

LEWIS, J. H. (1928), Z. Hyg. (D.) **108,** 336.

— **(1937),** J. Am. med. Assoc., S. 1336.

LEWIS, J. H. and G. H. WELLS (1927), J. inf. diseas. (Am.) **40,** 316.

LEWIS, K. H. and E. V. HILL (1947), J. Bact. (Am.) **53,** 213.

LEWIS, P. A. and D. LOOMIS (1924), J. exp. Med. (Am.) **40,** 503.

— — (1925), J. exp. Med. (Am.) **41,** 327.

— — (1926), J. exp. Med. (Am.) **43,** 263.

LIN, W. and CHEN (1928), Chin. J. Physiol. **2,** 131.

LINDEGREN, C. C. (1942), Jowa State College J. Scienc. (Am.) **16,** 307.

LINDSTRÖM, G. A. (1927), Acta med. Scandin., Suppl. **22**.

LINGELSHEIM, W. v. (1899), Beiträge z. exp. Therap. (D.), Heft **1,** 49.

LINGOOD, F. V. (1941), Brit. J. exp. Path. **22,** 255.

LINTON, R. W. (1940), Bact. Reviews (Am.) **4,** 261.

LINTON, R. W. and B. N. MITRA (1936/37), Indian J. med. Research.
24, 323.

LISBONNE, M. et P. MONNIER (1936), C. r. Soc. Biol. Paris **123,** 1104.

LOEWENTHAL, H. (1938), Brit. J. exp. Path. **19,** 164.

LÖFFLER, F. (1884), Mittlgn. Kais. Ges.-Amt (D.) **2.**

LOISEAU, G. et M. PHILIPPE (1934), C. r. Soc. Biol. Paris **117,** 1056.

LOISELEUR, J. (1942), Ann. Inst. Pasteur Paris **68,** 439.

— (1946a), C. r. Acad. Scienc. Paris, **222,** 159.

— (1946b), C. r. Acad. Scienc. Paris, **222,** 461.

— (1946c), C. r. Acad. Scienc. Paris, **222,** 978.

— (1946d), C. r. Acad. Scienc. Paris, **222,** 1013.

— (1947), C. r. Acad. Scienc. Paris, **224,** 687.

LOISELEUR, J. et M. LÉVY (1947), Ann. Inst. Past. Paris, **73,** 116.

LOISELEUR, J. et R. O. PRUDHOMME (1942), Ann. Inst. Pasteur Paris **68,** 479.

LONGWORTH, L. G. and D. A. MCINNES (1940), J. exp. Med. (Am.) **71,** 77.

LONGWORTH, L. G., TH. SHEDLOVSKY and D. A. MCINNES (1939), J. exp.
Med. (Am.) **70, 399**.

LORING, H. S. (1939), J. biol. Chem. (Am.) **130,** 251.

LOVELESS, M. H. (1941), J. Immunol. (Am.) **41,** 15.

LÖWENSTEIN, E. (1909), Z. Hyg. (D.) **62,** 491.

LOWELL, F. C. (1942), Proc. Soc. exp. Biol. a. Med. (Am.) **50,** 167.

Löwenthal, H. (1938), Brit. J. exp. Path. **19**, 164.

Lucké, B. and H. Schlumberger (1940), J. exp. Med. (Am.) **72**, 311.

Luksch, F. (1908), Zentralbl. f. Bakt., I. Orig. **45**, 365.

Luetscher, J. A. (1940), J. clin. Investig. (Am.) **19**, 313.

— (1941), J. clin. Investig. (Am.) **20**, 99, 315.

Lundgren, H. P., A. M. Pappenheimer and J. W. Williams (1939), J. Americ. Chem. Soc. **61**, 533.

Luria, S. E. (1947), Bact. Reviews (Am.) **11**, 1.

MacFarlane, M. G. (1942), Bioch. J. (Brit.) **36**, III.

MacFarlane, M. G. and D. E. Dolby (1940), Brit. J. exp. Path. **21**, 219.

MacFarlane, M. G. and M. H. Salaman (1938), Brit. J. exp. Path. **19**, 184.

MacFarlane, M. G. and B. C. J. G. Knight (1941), Bioch. J. (Brit.) **35**, 884.

MacFarlane, M. G., C. L. Oakley and C. G. Anderson (1941), J. Path. a. Bact. (Brit.) **52**, 99.

Macheboeuf, M. **(1939)**, L'immunochimie. Expos. ann. d. Bioch. méd., 2. Sér., S. 117.

Magill, T. P. and Th. Francis (1936/37), Proc. Soc. exp. Biol. a. Med. (Am.) **35**, 463.

Magill, T. P. and J. Y. Sugg (1944), J. exp. Med. (Am.) **80**, 1.

Magnus (1908), Bericht. Dtsch. botan. Ges. **26a**, 532.

Magrassi, Fl. (1935a), Boll. Ist. sierotherap. Milan. (Ital.) **14**, 773.

— (1935b), Z. Hyg. (D.) **117**, 501.

— (1935c), Z. Hyg. (D.) **117**, 573.

Malkoff, G. M. (1900), Dtsch. med. Wschr. **26**, 229.

Manteufel, P. und H. Beger (1922), Z. Immunfschg. (D.) **33**, 348.

Marie, P. L. (1916), C. r. Soc. Biol. Paris **79**, 149.

Marino, F. (1905), C. r. Soc. Biol. Paris **58**, 194.

Marrack, J. R. (1938), The chemistry of antigens and antibodies. Med. Press, Council, Spec. Rep. Ser. **230.**

Massini, R. (1916), Z. Immunfschg. (D.) **25**, 179.

Masucci, P., K. L. McAlpine and J. T. Glenn (1930), Amer. Rev. Tubercul. **22**, 669.

— — — (1931), Americ. Rev. Tubercul. **24**, 737.

Masugi, M. (1928), Mitt. med. Ges. Chiba **6**, II. 12.

— (1933a), Beitr. path. Anat. (D.) **91**, 82.

— (1933b), Beitr. path. Anat. (D.) **92**, 429.

Masugi, M. und Y. Sato (1934), Virch. Arch. **293**, 615.

Matsumo, M. (1932), Tohoku J. exp. Med. **19**, 168.

Maxim, M. (1930), Bioch. Z. (D.) **223**, 404.

Mayer, R. L. (1931), Arch. f. Dermat. (D.) **163**, 223.

McCartney, J. E. and P. K. Olitksy (1923), J. exp. Med. (Am.) **37**, 767.

McCarty, M. and O. T. Avery (1946a), J. exp. Med. (Am.) **83**, 89.

— — (1946b), J. exp. Med. (Am.) **83**, 97.

McClean, D. (1941), J. Path. a. Bact. (Brit.) **53**, 13.

— (1942), J. Path. a. Bact. (Brit.) **54**, 284.

McClean, D. and C. W. Hale (1941), Bioch. J. (Brit.) **35**, 159.

McClelland, L. and R. Hare (1941), Canad. Publ. Health J. **32**, 530.

McEwen, A. D. (1926), J. comp. Path. (Brit.) **39**, 253.

— (1930), J. comp. Path. (Brit.) **43**, 1.

McFarlane, A. S. and M. G. MacFarlane (1939), Nature (Brit.) **144**, 376.

McFarlane, A. S., M. G. MacFarlane, Amies and Eagles (1939), Brit. J. exp. Path. 20, 485.

Medvecsky, A. und A. Uhrovits (1931), Z. Immunfschg. (D.) 72, 256.

Meisel, H. et E. Mikulaszek (1933), C. r. Soc. Biol. Paris 114, 364.

Menne, F. R. (1922), J. inf. diseas. (Am.) 31, 455.

Menzel, A. E. O. and M. Heidelberger (1939), J. biol. Chem. (Am.) 127, 221.

Mesrobeanu, L. et A. Boivin (1937), C. r. Soc. Biol. Paris 124, 439.

Merill, M. H. (1936), J. Immunol. (Am.) 30, 169.

Metschnikoff, E. (1899), Ann. Inst. Past. Paris 13, 737.

— (1900), Ann. Inst. Past. Paris 14, 369.

Meyer, K. F. (1928), Botulismus. Handb. path. Microorg., 3. Aufl. 4, 1269 bis 1364.

Meyer, K. F. and E. B. Shaw (1920), J. inf. diseas. (Am.) 27, 173.

Meyer, K. F., R. Dubos and E. M. Smyth (1937), J. biol. Chem. (Am.) 118, 71.

Michaelis, L. (1904), Dtsch. med. Wschr., S. 1240.

Micheel, F., H. Dietrich und G. Bischoff (1937), Z. phys. Chem. (D). 249, 157.

Micheel, F. und F. Jung (1936), Z. phys. Chem. (D.) 239, 217.

Micheel, F. und H. Schmitz (1938), Ber. Dtsch. chem. Ges. 71, 703.

Miescher, G. (1946), Schweiz. med. Wschr. 76, 309.

Mikulaczek, E. (1935), Bakterielle Polysaccharide, Ergebn. Hyg. (D.), 17, 415.

Miles, A. A. (1939), Brit. J. exp. Path. 20, 63.

Miles, A. A. and N. W. Pirie (1939a), Brit. J. exp. Path. 20, 83.

— — (1939b), Brit. J. exp. Path. 20, 109.

— — (1939c), Brit. J. exp. Path. 20, 278.

Miller, C. Ph. and A. K. Boor (1934), J. exp. Med. (Am.) 59, 75.

Miller, Hyman and D. Campbell (1946), Americ. Meeting Coll. of. Allerg.

Miller, G. L., M. A. Lauffer and W. M. Stanley (1944), J. exp. Med. (Am.) 80, 549.

M'Leod, J. W. and J. W. M'Nee (1913), J. Path. a. Bact. (Brit.) 17, 524.

Moody, P. (1941), J. Mammalogy 22, 40.

Mooser, H. und R. K. Grilliches (1941), Schweiz. Z. Path. u. Bakt. 4, 375.

Morgan, H. R., G. O. Favorite and J. A. Horneff (1943), J. Immunol. (Am.) 46, 301.

Morgan, J. E. and A. C. Ivy (1934), Proc. Soc. exp. Biol. a. Med. (Am.) 31, 1139.

Morgan, J. M. (1946), J. Bact. (Am.) 51, 53.

Morgan, W. T. J. (1932), Brit. J. exp. Path. 13, 342.

— (1936), Bioch. J. (Brit.) 30, 909.

— (1937), Bioch. J. (Brit.) 31, 2003.

— (1938), Helvetica chim. Acta 21, 469.

— (1943a), Nature (Brit.) 152, 82.

— (1943b), Brit. J. exp. Path. 24, 41.

— (1944), Brit. med. Bull. 2, 281.

Morgan, W. T. J. and R. van Heynigen (1944), Brit. J. exp. Path. 25, 5.

Morgan, W. T. J. and S. M. Partridge (1939), Chem. Ind. 58, 1020.

— — (1940), Bioch. J. (Brit.) 34, 169.

— — (1941), Bioch. J. (Brit.) 35, 1140.

— — (1942), Brit. J. exp. Path. 23, 151.

MORGAN, W. T. J. and H. SCHÜTZE (1946), Brit. J. exp. Path. **27, 286.**
MORGAN, W. T. J. and W. M. WATKINS (1944), Brit. J. exp. Path. **25, 221.**
MORGENROTH, J. (1910), Bioch. Z. (D.) **25, 100.**
MORGENROTH, J. und R. BIELING (1915), Bioch. Z. (D.) **68, 85.**
— — (1922), Bioch. Z. (D.) **131, 541.**
MORGENROTH, J. und R. KAYA (1910), Bioch. Z. (D.) **25, 88.**
MORRISON, A. P., D. R. SHAW, A. S. KENNEY and J. STOKES (1939), Americ.
    J. Med. Scienc. **197, 253.**
MORTON, H. E. and L. M. GONZALEZ (1942), J. Immunol. (Am.) **45, 63.**
MOXTER **(1900),** Dtsch. med. Wschr., S. 61.
MUDD, ST. and E. W. JOFFE (1933), J. general. Phys. (Am.) **16, 947.**
MUDD, ST. and E. B. H. MUDD (1929), J. Immunol. (Am.) **17, 39.**
MUELLER, J. H. (1938), J. Bact. (Am.) **36, 499.**
— (1941a), J. Immunol. (Am.) **42, 343.**
— (1941b), J. Immunol. (Am.) **42, 353.**
MUELLER, J. H. and P. A. MILLER (1940), Proc. Soc. exp. Biol. a. Med.
    (Am.) **43, 389.**
— — (1941), J. Immunol. (Am.) **40, 21.**
— — (1945), J. Immunol. (Am.) **50, 377.**
MUELLER, J. H., E. B. SCHOENBACH, J. J. JEZUKAWICZ and P. A. MILLER
    (1943), J. clin. Investig. (Am.) **22, 315.**
MÜLLER, P. TH. **(1917),** Vorlesungen über Infektion und Immunität, 5. Aufl.,
    Jena.
MURPHY, J. B. (1913), J. exp. Med. (Am.) **17, 482.**
— (1935), Bull. Johns Hopkins Hosp. **56, 1.**
MUTSAARS, W. (1930), Ann. Inst. Past. Paris **62, 81.**
MUTSAARS, W. et P. O. GRÉGOÎRE (1936), C. r. Soc. Biol. Paris **123, 144.**

NAGLER, F. P. O. (1939), Brit. J. exp. Path. **20, 473.**
NATHAN, P. und P. KALLOS (1937), cit. n. KALLOS u. L. KALLOS-DEFFENER,
    Ergebn. d. Hyg. **19, 200.**
NEISSER, M. und F. WECHSBERG (1901), Z. Hyg. (D.) **36, 299.**
NETTER, A. (1915), C. r. Soc. Biol. Paris **78, 505, 651.**
NEUFELD, F. und W. LEWINTHAL (1928), Z. Immunfschg. (D.) **55, 324.**
NICOLAS, E. (1932), C. r. Soc. Biol. Paris **109, 1249.**
NIGG, CL., J. H. CROWLEY and D. E. WILSON (1941), J. Immunol. (Am.)
    42, 51.
NITTI, F. et D. BOVET (1936), Rev. d'Immunol. (Franz.) **2, 460.**
NORMAN, A. G. **(1937),** The Biochemistry of Cellulose, the Polyuronides etc.,
    London.
NORTHROP, J. H. (1930), J. gener. Phys. (Am.) **13, 739.**
— **(1940),** Die Chemie der kristallisierbaren Enzyme. Handb. d. Enzy-
    mologie (D.), S. 649.
NORTHROP, J. H. and M. L. ANSON (1928/29), J. gener. Phys. (Am.) **12, 543.**
NUTALL, G. H. F. (1904), Blood Immunity and Blood relationship. Cam-
    bridge Univers. Press.

OAKLEY, C. L. (1943), Bull. Hyg. London **18, 781.**
OBERMAYER, Fr. und E. P. PICK **(1906),** Wien. Klin. Wschr., S. 327.
OBERMAYER, Fr. und WILLHEIM (1912), Bioch. Z. (D.) **38, 331.**
— — (1913), Bioch. Z. (D.) **50, 369.**
OKELL, C. C. and A. V. BLAKE (1930), J. Path. a. Bact. (Brit.) **33 I, 57.**

OLITSKI, L., J. BENDERSKY and P. K. KOCH (1943), J. Immunol. (Am.) **46,** 71.

OLITSKI, L. and L. BICHOWSKY (1946), J. Immunol. (Am.) **52,** 293.

OLITSKI, L. and E. BUECHLER (1946), Brit. J. exp. Path. **27,** 220.

OLITSKY, P. K. and I. J. KLIGLER (1920), J. exp. Med. (Am.) **31,** 19.

O'MEARA, R. A. Q. (1940), J. Path. a. Bact. (Brit.) **51,** 317.

ØRSKOV, J. (1922), J. Bact. (Am.) **7,** 537.

OSBORNE, TH., L. B. MENDEL and J. F. HARRIS (1905), Amer. J. of Phys. **14,** 259.

OSTER, G. and W. M. STANLEY (1946), Brit. J. exp. Path. **27,** 261.

OSWALD, W. (1939), Z. Immunfschg. (D.) **97,** 219.

OTTENSOOSER, F. und E. STRAUSS (1928), Bioch. Z. (D.) **193,** 426.

OTTO, R. **(1907a),** Münch. med. Wschr., Nr. 34.

— **(1907b),** Münch. med. Wschr., S. 1665.

— (1933), Mediz. Klinik (D.) **31,** 333.

OTTO, R. und H. MUNTER, Bakteriophagie. (1929) Handb. path. Microorg., 3. Aufl. **1,** 353—436.

PAIĆ, M. (1938), C. r. Acad. Scienc. Paris **207,** 1074.

— (1939), Bull. Soc. Chim. biol. (Franz.) **21,** 412.

PANGBORN, M. C. (1942a), Proc. Soc. exp. Biol. a. Med. (Am.) **48,** 484.

— (1942b), J. biol. Chem. (Am.) **143,** 247.

— (1947), J. biol. Chem. (Am.) **168,** 351.

PAPPENHEIMER, A. M. (1917), J. exp. Med. (Am.) **26,** 163.

— (1936), Brit. J. exp. Path. **17,** 342.

— (1937), J. biol. Chem. (Am.) **120,** 543.

— (1938), J. biol. Chem. (Am.) **125,** 201.

— (1942), J. Bact. (Am.) **43,** 273.

PAPPENHEIMER, A. M. and S. J. JOHNSON (1936), Brit. J. exp. Path. **17,** 335.

—— (1937), Brit. J. exp. Path. **18,** 239.

PAPPENHEIMER, A. M., H. P. LUNDGREN and J. W. WILLIAMS (1940), J. exp. Med. (Am.) **71,** 247.

PAPPENHEIMER, A. M., J. H. MUELLER and S. COHEN (1937), Proc. Soc. exp. Biol. a. Med. (Am.) **36,** 795.

PAPPENHEIMER, A. M. and E. S. ROBINSON (1937), J. Immunol. (Am.) **32,** 291.

PARFENTJEW, I. A. (1936), U. S. Patente Nr. 2065, 196 und Nr. 2123, 198 (1937).

PARISH, H. J. (1936), Proc. Roy. Soc. Med. (Brit.) **29,** 481.

PARISH, H. J., and C. L. OAKLEY **(1940 I),** Brit. med. J., S. 294.

PARK, W. H. and A. W. WILLIAMS (1896), J. exp. Med. (Am.) **1,** 164.

PARKER, J. T. (1924), J. exp. Med. (Am.) **40,** 761.

PARKER, R. F. and T. M. RIVERS (1937), J. exp. Med. (Am.) **65,** 243.

PARODI, A. S., S. LAJMANOVICH y N. MITTELMAN (1944), Rev. Inst. bact. "C. G. Malbran" **12,** 312.

PARTRIDGE, S. M. and W. T. J. MORGAN (1940), Brit. J. exp. Path. **21,** 180.

— — (1942), Brit. J. exp. Path. **23,** 84.

PEARCE, L. and W. H. BROWN (1923), J. exp. Med. (Am.) **37,** 811.

PENNELL, R. B. and I. F. HUDDLESON (1938), J. exp. Med. (Am.) **68,** 73, 83.

— — (1937), J. Bact. (Am.) **33,** 42.

PERAGALLO, I. (1937), Giorn. Batt. e Immun. (Ital.) **18,** 577.

PERLMAN, E., F. BINCLEY and W. F. GOEBEL (1945), J. exp. Med. (Am.) **81,** 349.

PERLMAN, E. and J. G. M. BULLOWA (1942), J. Immunol. (Am.) **43,** 99.

PERLMAN, E. and W. F. GOEBEL (1946), J. exp. Med. (Am.) **84,** 223.

PFANKUCH, E. (1940), Bioch. Z. (D.) **306, 125.**

PFANKUCH, E. und F. PIEKENBROCK (1943), Naturw. (D.) **31, 94.**

PFEIFFER, H. **(1905),** Wien. med. Wschr., S. 637.

— **(1910),** Das Problem der Eiweißanaphylaxie. Jena.

PHILLIPS, E. W. (1940a), J. Allergy (Am.) **11, 28.**

— (1940b), J. Allergy (Am.) **12, 24.**

PICK, E. P. (1912), Biochemie der Antigene. Handb. d. path. Microorg.. 2. Aufl. **1, 685—868.**

PICK, E. P. und F. SILBERSTEIN (1928), Biochemie der Antigene und Antikörper. Handb. d. path. Microorg., 3. Aufl. **2, 317.**

PICK, R. (1913), Zentralbl. f. Bakt., I. Orig. **70, 435.**

PICKETT, M. J., P. D. HOEPRICH and R. O. GERMAN (1945), J. Bact. (Am.) **49, 515.**

PIEKARSKI, G. (1937), Arch. Mikrobiol. (D.) **8, 428.**

PIJPER, A. (1938), J. Path. a. Bact. (Brit.) **47, 1.**

PILLEMER, L., E. E. ECKER, J. L. ONCLEY and E. J. COHN (1941), J. exp. Med. (Am.) **74, 297.**

PILLEMER, L., R. WITTLER and D. B. GROSSBERG (1946), Science (Am.) **103, 615.**

PIRIE, N. W. (1945), Advances in Enzym. (Am.) **5, 1.**

PIRQUET, CL. V. **(1910),** Allergie. Berlin.

PLAUT, F. und H. RUDY (1933), Z. Immunfschg. (D.) **81, 87.**

PLOTZ, H. (1943), Science (Am.) **97, 20.**

POP, A., A. DOMBOVICEANU, C. BARBER et I. MARINO (1938), C. r. Soc. Biol. Paris **127, 733, 736, 738.**

POPE, C. G. (1932a), Brit. J. exp. Path. **13, 207.**

— (1932b), Brit. J. exp. Path. **13, 218.**

POPE, C. G. and P. HEALEY (1933), Brit. J. exp. Path. **14, 87.**

POPE, C. G. and F. V. LINGOOD (1939), Brit. J. exp. Path. **20, 297.**

PORTIS, M. M., (1904), J. inf. diseas. (Am.) **1, 127.**

PRAUSSNITZ, C. und H. KÜSTNER (1921), Zentralbl. f. Bakt., I. Orig. **86, 160.**

PREISZ, H. (1904), Zentralbl. f. Bakt., I. Orig. **35,** 280, 416, 537, 657.

PRIGGE, R. (1936), Z. Immunfschg. (D.) **89, 477.**

— (1937), Z. Immunfschg. (D.) **91,** 157.

— (1940), Zentralb. f. Bakt., I. Orig. **145, 241.**

PURDY, W. J. (1933), Brit. J. exp. Path. **20, 260.**

PUTNOKY, J. (1930), Z. Krebsfschg. (D.) **32, 520.**

— (1933), Z. Krebsfschg. (D.) **39, 451.**

— (1938), Americ. J. Cancer **32, 35.**

RAIMANN, H. A. (1925), J. exp. Med. (Am.) **41, 587.**

RAISTRICK, H. and W. W. C. TOPLEY (1934), Brit. J. exp. Path. **15, 113.**

RAKE, G. and H. P. JONES (1944), J. exp. Med. (Am.) **79, 463.**

RAMON, G. (1922), C. r. Soc. Biol. Paris **86,** 661, 711.

— (1923a), C. r. Acad. Scienc. Paris **177, 1338.**

— (1923b), Ann. Inst. Past. Paris (Franz.) **37, 1001.**

— (1923c), C. r. Soc. Biol. Paris **89, 2.**

— (1924), C. r. Acad. Scienc. Paris **179, 485.**

— (1925a), Rec. de Méd. véterin. (Franz.) **101, 348.**

— (1925b), C. r. Acad. Scienc. Paris **181, 157.**

— (1925c), Ann. Inst. Past. Paris **39,** 1.

— (1926), Ann. Inst. Past. Paris **40, 1.**

RAMON, G. (1934), Reale Accad. d'Italia, Fond. Volta **3**, 241.
— (1936), Rev. d'Immunol. (Franz.) **2**, 415.
— — (1937), Rev. d'Immunol. (Franz.) **3**, 193.
— (1938), Rev. d'Immunol. (Franz.) **4**, 5.
— — (1939), Rev. d'Immunol. (Franz.) **5**, 385.
— (1943), Bull. Acad. Méd. (Franz.) **127**, 653.
RAMON, G., A. BOIVIN et R. RICHOU (1937), C. r. Soc. Biol. Paris **124**, 32.
RAMON, G. et P. DESCOMBEY (1930), C. r. Soc. Biol. Paris **103**, 1202.
RAMON, G., E. LEMETAYER et R. RICHOU (1937), Rev. d'Immunol. (Franz.) **3**, 202.
RAMON, G., E. LEMETAYER, R. RICHOU et L. NICOL (1937), Rev. d'Immunol. (Franz.) **3**, 285.
RAMON, G. et R. RICHOU (1934), C. r. Soc. Biol. Paris **117**, 1058.
— — — (1939), Rev. d'Immunol. (Franz.) **5**, 417.
RAMON, G. et CHR. ZOELLER (1926), C. r. Soc. Biol. Paris **94**, 106.
RANE, L. and L. WYMAN (1937), J. Immunol. (Am.) **32**, 321.
RATNER, B. **(1943)**, Allergy, Anaphylaxis and Immunotherapy. Baltimore.
RATNER, B. and H. L. GRUEHL (1930), Proc. Soc. exp. Biol. a. Med. (Am.) **27**, 574.
RATNER, B., H. C. JACKSON and H. L. GRUEHL (1927), J. Immunol. (Am.) **14**, 291.
REDFERN, W. N. (1926), Americ. J. Hyg. **6**, 276.
REESER, H. E. (1919), Meded. van d. Rijksserum. (Holl.) **2**, 39, 83.
REEVES, R. E. and W. F. GOEBEL (1941), J. biol. Chem. (Am.) **139**, 511.
REICHERT, E. T. and A. P. BROWN (1909), Canad. Inst. Publ. H., Washington.
REIMANN, A. H. (1929), J. exp. Med. (Am.) **49**, 237.
REINER, L. und Mitarbeiter (FISCHER, KOPP, STRILICH) (1929), Z. Immun-fschg. (D.) **61**, 317, 397, 405, 459.
REINERT, M. **(1937)**, Schweiz. med. Wschr., S. 515.
RENAUX, E. et J. THOMAS (1942), Ann. Inst. Past. Paris **68**, 31.
RIST, N. (1938), Ann. Inst. Past. Paris **61**, 121.
RIVERS, T. M. and F. F. SCHWENTKER (1935), J. exp. Med. (Am.) **61**, 689.
RIVERS, T. M. and S. M. WARD (1937), J. exp. Med. (Am.) **66**, 1.
RIVERS, T. M., S. M. WARD and J. E. SMADEL (1939), J. exp. Med. (Am.) **69**, 31.
ROBINOW, C. F. (1945), Addendum in R. J. DUBOS, „The bacterial cell" (1945).
ROBINOW, C. F. and J. O. W. BLAND (1938), Nature (Brit.) **142**, 770.
ROCHE, J. (1932), C. r. Soc. Biol. Paris **110**, 1084.
ROCHE, J. et P. DUBOULOZ (1933), C. r. Soc. Biol. Paris **113**, 317.
ROCKWELL, G. E. (1942), J. Immunol. (Am.) **43**, 259.
RODNEY, G. and N. FELL (1943), J. Immunol. (Am.) **47**, 251.
ROOT, H. F. **(1943)**, J. Americ. med. Assoc., S. 173.
ROSEN, S. H. and D. MARINE (1937), Americ. J. Phys. **120**, 121.
ROSENTHAL, F. (1912), Bioch. Z. (D.) **42**, 7.
ROSENTHAL, F. und C. FALKENHEIM (1922), Arch. exp. Path. u. Pharm. (D.) **92**, 231.
ROSENTHAL, L. **(1904)**, Dtsch. med. Wschr., Nr. 7.
ROSS, A. F. (1940), J. biol. Chem. (Am.) **136**, 119.
— (1941), J. biol. Chem. (Am.) **138**, 741.
— (1942), J. biol. Chem. (Am.) **143**, 685.
ROUS, P. (1936), Americ. J. Cancer. **28**, 233.
ROUS, P. and J. B. MURPHY (1914), J. exp. Med. (Am.) **19**, 52.

Rous, P. and J. B. Murphy (1914), J. exp. Med. (Am.) **20**, 419.

Roux, E., cit. nach L. Vaillard, s. das.

Roux, E. et L. Vaillard (1893), Ann. Inst. Past. Paris **7**, 65.

Roux, E. et A. Yersin (1888), Ann. Inst. Past. Paris **1**.

— — (1889), Ann. Inst. Past. Paris **3**, 273.

Ruska, H. (1940), Fortschr. u. Forschg. **15**, 371.

— (1942a), Arch. f. Virusfschg. (D.) **2**, 480.

— **(1942b)**, Dtsch. med. Wschr., S. 281.

Russ, V. K. (1916), Z. exp. Path. u. Therap. **18**, 2. Heft.

Sacerdotti, C. (1908), Arch. ital. Biol. **52**, 153.

— **(1908)**, G. Accad. Med. Torino, S. 74.

Sachs, H. (1928), Ergebn. d. Hyg. **9**, 1.

— (1929), Handb. d. norm. u. path. Phys. (D.) **13**, 405.

Sachs, H., A. A. Klopstock und A. J. Weil **(1925)**, Dtsch. med. Wschr., S. 580.

Salaman, M. H. (1937), Brit. J. exp. Path. **18**, 245.

Salk, J. E., W. J. Menke and Th. Francis (1945), Americ. J. Hyg. **42**, 57.

Salomonsen, C. J. et Th. Madsen (1898), Ann. Inst. Past. Paris **12**, 763.

Samyslov, A. (1927), Bioch. Z. (D.) **182**, 72.

Sanders, E., I. F. Huddleson and P. J. Schaible (1944), J. biol. Chem. (Am.) **155**, 469.

Satoh, F. (1933), Z. Immunfschg. (D.) **79**, 117.

Scheer, J. van der, and K. Landsteiner (1935), J. Immunol. (Am.) **29**, 371.

Scheer, J. van der, R. W. G. Wyckoff and F. H. Clarke (1940), J. Immunol. (Am.) **39**, 65.

Schiff, F. and L. Adelsberger (1924a), Zentralbl. f. Bakt., I. Orig. **93**, 174.

— — (1924b), Z. Immunfschg. (D.) **40**, 335.

Schiemann, O. und W. Casper (1927), Z. Hyg. (D.) **108**, 220.

Schäfer, W. (1939), Arb. Staatsinst. exp. Ther., Frankfurt **38**, 25.

Schiller, I. (1916), C. r. Soc. Biol. Paris **79**, 562.

Schlesinger, M. (1933), Z. Hyg. (D.) **114**, 746.

Schmidt, Adam (1932), Zentralbl. f. Bakt., I. Orig. **123**, 202, 207.

Schmidt, H. **(1940)**, Grundlagen der spezifischen Therapie und Prophylaxe bakterieller Infektionskrankheiten. Berlin.

Schmidt, S. (1930), C. r. Soc. Biol. Paris **105**, 323.

— (1932), Bioch. Z. (D.) **256**, 158.

— (1933), Z. Immunfschg. (D.) **78**, 27.

Schmidt, S. et Fjord-Neelson (1933), C. r. Soc. Biol. Paris **112**, 106.

— — (1934), Acta path. et microb. scand. **11**, 367.

— — (1935), Acta path. et microb. **12**, 1.

Scholtens, R. F. (1936), J. Hyg. Camb. (Brit.) **36**, 452.

— (1937), J. Hyg. Camb. (Brit.) **37**, 315.

Schönheimer, R., S. Ratner, D. Rittenberg and M. Heidelberger (1942), J. biol. Chem. (Am.) **144**, 545.

Schramm, G. (1941), Ber. Dtsch. Chem. Ges. **74**, 532.

— (1943), Naturwiss. (D.) **31**, 94.

Schramm, G. und H. Müller (1940), Naturwiss. (D.) **28**, 223.

Schreus, H. Th. **(1938 II)**, Klin. Wschr. (D.), S. 1171.

Schübel, K. (1923), Arch. exp. Path. u. Therap. **96**, 193.

Schulhof, K. (1930), Americ. J. Phys. **93**, 175.

Schultz, W. H. (1910), J. Pharm. (Brit.) **1**, 549; **2**, 221; **3**, 299.

SCHULTZ, W. H. **(1912)**, Hyg. Lab. Bull. (Am.), Nr. 80.
SCHUURMANN, C. J. (1925), Zentralbl. f. Bakt., I. Orig. **95,** 97.
SCHWARZMANN, B. (1926), Z. Hyg. (D.) **106,** 113.
SEASTONE, C. V. (1943), J. exp. Med. (Am.) **77,** 21.
SEASTONE, C. V. and R. M. HERRIOTT (1937), J. gener. Phys. (Am.) **20,** 797.
SEASTONE, C. V., H. S. LORING and K. S. CHESTER (1937), J. Immunol. (Am.) **33,** 407.
SEELEMANN, M. und H. NOTTBOHM (1940), Zentralbl. f. Bakt., I. Orig. **146,** 142.
SEIBERT, F. B. (1928), J. biol. Chem. (Am.) **78,** 345.
— (1935), J. Immunol. (Am.) **28,** 425.
SEIBERT, F. B. and J. W. NELSON (1942), Proc. Soc. exp. Biol. a. Med. (Am.) **49,** 77.
SEIBERT, F. B., K. O. PEDERSEN and A. TISELIUS (1938), Americ. Rev. Tubercul. **38,** 399.
SEIDEMANN, R. A. (1940), J. Immunol. (Am.) **38,** 237.
SERTIC, V. et N. A. BULGAKOV (1936), C. r. Soc. Biol. Paris **122,** 35.
SEVAG, M. G. **(1945),** Immunocatalysis. Springfield.
SHAPIRO, S., V. ROSS and D. H. MOORE (1943), J. clin. Investig. (Am.) **22,** 137.
SHAPIRO, B. and E. WERTHEIMER (1946), Brit. J. exp. Path. **27,** 225.
SHARP, D. G., A. R. TAYLOR, D. BEARD and J. W. BEARD (1942a), J. Immunol. (Am.) **44,** 115.
— — — — — (1942b), Proc. Soc. exp. Biol. a. Med. (Am.) **50,** 205.
SHEDLOVSKY, Th., A. ROTHEN and J. E. SMADEL (1943), J. exp. Med. (Am.) **77,** 155.
SHEDLOVSKY, TH. and J. E. SMADEL (1942), J. exp. Med. (Am.) **75,** 165.
SHELDON, J. M., N. FELL, J. H. JOHNSTON and H. A. HOWES (1942), J. Allergy (Am.) **13,** 18.
SHERWOOD, N. P. **(1935),** Immunology, St. Louis.
SHIRAI, Y. (1921), Japan. Med. World **1,** 14.
SHOPE, R. E. (1931), J. exp. Med. (Am.) **54,** 373.
SIA, R. H. P. and M. H. DAWSON (1931), J. exp. Med. (Am.) **54,** 701.
SIEBENMANN, CH. (1936), J. Path. a. Bact. (Brit.) **43,** 261.
SIGURGEISSON, T. and W. M. STANLEY (1946), Phytopathol. (Am.) **36.**
SIGURSSON, B. (1940), Proc. Soc. exp. Biol. a. Med. (Am.) **45,** 237.
— (1942), Proc. Soc. exp. Biol. a. Med. (Am.) **50,** 62.
— (1943), J. exp. Med. (Am.) **77,** 315.
SIMMONS, R. T. and E. V. KEOGH (1940), Austral. J. exp. Biol. a. Sci. **18,** 151.
SIMON, F. A. (1941), J. Allergy (Am.) **12,** 610.
— (1942), J. exp. Med. (Am.) **75,** 315.
SLOTTA, K. H. und W. FORSTER (1938), Ber. Dtsch. Chem. Ges. **71,** 1082.
SLOTTA, K. H. und H. L. FRÄNKEL-CONRAT (1938a), Ber. Dtsch. Chem. Ges. **71,** 264.
— — (1938b), Ber. Dtsch. Chem. Ges. **71,** 1076.
SLOTTA, K. H. und G. SZYSZKA (1938), Ber. Dtsch. Chem. Ges. **71,** 258.
SMADEL, J. E. (1936), J. exp. Med. (Am.) **64,** 921.
SMADEL, J. E., R. D. BAIRD and M. J. WALL (1939), J. exp. Med. (Am.) **70,** 53.
SMADEL, J. E., C. L. HOAGLAND and TH. SHEDLOVSKY (1943), J. exp. Med. (Am.) **77,** 165.
SMADEL, J. E., G. I. LAVIN and R. J. DUBOS (1940), J. exp. Med. (Am.) **71,** 373.

SMADEL, J. E. and T. M. RIVERS (1942), J. exp. Med. (Am.) **75**, 151.
SMADEL, J. E. and H. F. SWIFT (1937), J. Immunol. (Am.) **32**, 75.
SMADEL, J. E. and M. J. WALL (1940), J. exp. Med. (Am.) **72**, 389.
SMADEL, J. E., M. J. WALL and R. D. BAIRD (1940), J. exp. Med. (Am) **71**, **43**.
SMITH, W. (1932), Brit. J. exp. Path. **13**, 434.
SMITH, W., C. H. ANDREWES and P. P. LAIDLAW **(1933 II)**, Lancet, S. 66.
SMOLENS, J., S. P. HALBERT, ST. MUDD, B. W. DEAK and L. M. GONZALEZ
    (1946), J. Immunol. (Am.) **52**, 41.
SMOLENS, J. and SEVAG (1942), J. gener. Phys. (Am.) **26**, 11.
SNAPPER, I. and A. GRÜNBAUM (1936), Brit. J. exp. Path. **17**, 361.
— — **(1935)**, Wien. Klin. Wschr., S. 1199.
SNIPE, P. T. and H. SOMMER (1928), J. inf. diseas. (Am.) **43**, 152.
SOBERNHEIM, G. (1931), Milzbrand. Handb. d. path. Microorg., 3. Aufl.,
    III 2, 1118.
SOLOMIDÉS, J. (1944), C. r. Soc. Biol. Paris, **138**, 832.
SOMMER, H. (1936/37), Proc. Soc. exp. Biol. a. Med. (Am.) **35**, 520.
SOMMER, H., P. J. NEALON and P. T. SNIPE (1928), J. inf. diseas. (Am.)
    43, 161.
SORDELLI, A., J. FERRARI, I. GRITZMAN, F. MODERN, G. RUF y O. REPETTO
    (1943), Rev. Inst. bact. „Dr. C. G. Malbran" **12**, 83.
SORDELLI, A., H. FISCHER, R. WERNICKE y C. PICO (1918), Rev. Inst. bact.
    Buenos Aires **1**, **229**.
SORDELLI et E. MAYER (1931), C. r. Soc. Biol. Paris **107**, 736.
SPÄT, W. (1914), Z. Immunfschg. (D.) **21**, 565.
SPÄT, W. und F. HODER (1927), Z. Immunfschg. (D.) **49**, 282.
SPIEGEL-ADOLF, M. (1926), Bioch. Z. (D.) **170**, 126.
STABLEFORTH, A. W. (1937), J. Path. a. Bact. (Brit.) **45**, 263.
STALLYBRASS, C. O. (1936), Proc. Roy. Soc. Med. (Brit.) **29**, 487.
STANLEY, W. M. (1935), Science (Am.) **81**, **644**.
— (1936), Phytopathol. (Am.) **26**, 305.
— **(1938)**, Biochemistry and biophysics of viruses. Handb. d. Virusfschg.,
    1. Hälfte, S. 491.
— (1939), J. biol. Chem. (Am.) **129**, 405.
— (1940), Ann. Rev. Bioch. (Am.) **9**, 545.
— (1944), J. exp. Med. (Am.) **79**, 267.
STANLEY, W. M. and C. A. KNIGHT (1941), Cold Spring Harbor Sympos.
    Quant. Biol. (Am.) **9**, 255.
STANLEY, W. M., C. A. KNIGHT et L. J. DE MERRE (1945), Les virus. Actualit.
    med.-chirurg. (Franz.), Nr. VI, 9—81.
STANLEY, W. M. and R. W. G. WYCKOFF (1937), Science (Am.) **85**, 181.
STARIN, A. (1918), J. infect. diseas. (Am.) **23**, 139.
STAUB, A. M. et P. GRABAR (1943), Ann. Inst. Pasteur Paris **69**, 268.
STEABBEN, D. (1943), J. Hyg. Cambr. (Brit.) **43**, 83.
STEIN, L. and E. WERTHEIMER (1942), Ann. trop. Med. Parasit. **36**, 17.
STEINBERG, B. and R. A. MARTIN (1944), Proc. Soc. exp. Biol. a. Med. (Am.)
    56, 50.
— — (1945), J. Immunol. (Am.) **51**, 421.
— — (1946), J. Immunol. (Am.) **52**, 71.
STERN, K. G. and M. REINER (1946), Yale J. Biol. a. Med. (Am.) **19**, Heft 1.
STERN, K. G., M. REINER and R. H. SILBER (1945), J. biol. Chem. (Am.)
    161, 731.
STERNBERG, GEO **(1892)**, Transact. Assoc. Amer. Physicians, S. 98.

STEWART, D. F. (1937), J. Path. a. Bact. (Brit.) 45, 279.

STOCK, A. H. (1939), J. Immunol. (Am.) 36, 489.

STOCKINGER, H. E. and M. HEIDELBERGER (1937), J. exp. Med. (Am.) 66, 251.

STRAUS, W. H. (1934), J. Allergy (Am.) 5, 568.

STRAUS, W. H. and A. F. COCA (1937), J. Immunol. (Am.) 33, 215.

STUART, C. A., M. BAKER, A. ZIMMERMAN, C. BROWN and C. M. STONE (1940), J. Bact. (Am.) 40, 101.

STUART, C. A., GRIFFIN, FULTON and E. G. E. ANDERSON (1936), Proc. Soc. exp. Biol. a. Med. (Am.) 34, 209.

STUART, C. A., GRIFFIN, WHEELER and SH. BATTEY (1936), Proc. Soc. exp. Biol. a. Med. (Am.) 34, 312.

STUART, C. A., P. B. SAWIN, A. M. GRIFFIN and K. M. WHEELER (1936), J. Immunol. (Am.) 31, 31.

STULL, A. and ST. F. HAMPTON (1941), J. Immunol. (Am.) 41, 143.

SUGG, J. Y., E. L. CASPARI, W. L. FLEMING and J. M. NEILL (1928), J. exp. Med. (Am.) 47, 917.

SULZBERGER, M. B. (1930), Arch. Derm. and Syphil. (Am.) 22, 839.

SULZBERGER, M. B. and BAER (1938), J. investig. derm. (Am.) 1, 45.

— — (1939), J. investig. derm. (Am.) 2, 25.

SULMAN, F. (1937), J. exp. Med. (Am.) 65, 1.

SUMNER, J. B. (1926), J. biol. Chem. (Am.) 69, 435.

— — (1941), Antienzyme. Methoden der Fermentforschg. 3, 2741.

SUMNER, J. B. and A. L. DOUNCE (1937), J. biol. Chem. (Am.) 121, 417.

SÜSSMAN, PH. O. (1925), Würzburg. Abhandlgn. Mediz. (D.) 22, 297.

SVEDBERG, TH. and K. O. PEDERSEN (1940), Die Ultrazentrifuge.

SWIFT, H. F. and M. P. SCHULTZ (1936), J. exp. Med. (Am.) 63, 725.

SWIFT, H. F. and J. E. SMADEL (1937), J. exp. Med. (Am.) 65, 557.

TAMURA, J. T. and M. J. BOYD (1938), Proc. Soc. exp. Biol. a. Med. (Am.) 38, 909.

TANIGUCHI, T. (1921), J. Path. a. Bact. (Brit.) 24, 253.

TARNOWSKI, C. (1942), Acta path. et microb. scand. 19, 300.

TATUM, E. L. and J. LEDERBERG (1947), J. Bact. (Am.) 53, 673.

TAYLOR, E. M. (1945), J. Immunol. (Am.) 50, 385.

TAYLOR, R. A. (1944), J. biol. Chem. (Am.) 153, 675.

TAYLOR, R. A., D. G. SHARP, D. BEARD, J. W. BEARD, J. H. DINGLE and A. E. FELLER (1943), J. Immunol. (Am.) 47, 261.

TCHISTOWITCH, TH. (1899), Ann. Inst. Past. Paris 13, 406.

TEN BROECK (1914), J. biol. Chem. (Am.) 17, 369.

— (1934), J. biol. Chem. (Am.) 106, 729.

TENNENT, D. M. and D. W. WATSON (1942), J. Immunol. (Am.) 45, 179.

TETSCH, CHR. und K. WOLFF (1936), Bioch. Z. (D.) 288, 126.

— — (1937), Bioch. Z. (D.) 290, 394.

THOMPSON, K. W. (1936/37), Proc. Soc. exp. Biol. a. Med. (Am.) 35, 637.

— (1941), Physiol. Reviews (Am.) 21, 588.

THOMPSON, R. and D. KHORAZO (1937), J. Bact. (Am.) 34, 69.

THOMSEN, O. (1909), Z. Immunfschg. (D.) 1, 741.

— (1912), Z. Immunfschg. (D.) 14, 609.

(1917), Z. Immunfschg. (D.) 26, 213.

— — (1936), Z. Immunfschg. (D.) 87, 335.

— (1939), Die Virusarten als tumorerzeugende Agenzien. Handb. d. Virusforschg., 2. Hälfte, S. 994—1105.

TILLET, W. S., W. F. GOEBEL and O. T. AVERY (1930), J. exp. Med. (Am.) 52, 895.

TISELIUS, A. and E. A. KABAT (1939), J. exp. Med. (Am.) 69, 119.

TODD, J. L. (1903), Brit. med. J.

TODD, E. W. (1941), Brit. J. exp. Path. 22, 174.

TOMCSIK, J. (1927a), Proc. Soc. exp. Biol. a. Med. (Am.) 24, 810.

— (1927b), Proc. Soc. exp. Biol. a. Med. (Am.) 24, 812.

— (1927c), Magyar Orv. Arch. (Ungar.) 28, 578; ref. Zentralbl. Hyg. 17, 405 (1928).

TOMCSIK, J. und G. BODON (1934), Z. Immunfschg. (D.) 83, 426.

TOMCSIK, J. und R. FISCHER (1946), Schweiz. Z. Path. u. Bakt. 9, 573.

TOMCSIK, J. und T. J. KUROTCHKIN (1928), J. exp. Med. (Am.) 47, 379.

TOMCSIK, J. und H. SZONGOTT (1932), Z. Immunfschg. (D.) 76, 214.

— — (1933), Z. Immunfschg. (D.) 78, 86.

TOPLEY, W. W. C. (1933), An Outline of Immunity, London.

TOPLEY, W. W. C., H. RAISTRICK, J. WILSON, M. STACEY, S. W. CHALLINOR and R. O. J. CLARK (1937 I), Lancet, S. 252.

TOPLEY, W. W. C. und G. S. WILSON (1936), The Principles of bacteriology and immunology, 2. Edit., London.

— — (1946), Principles of bacteriology and immunology, 3. Edit., revis. by G. S. Wilson and A. A. Miles, London.

TOPPING, N. H. (1944), Publ. Health Rep. Washington 59, 1671.

TRAWINSKI, A. (1937), Z. Immunfschg. (D.) 90, 85.

TREFFERS, H. P. (1944), „Immunity" in Handbook of medical physics, Chicago.

— (1946), Science 103, 387.

TREFFERS, H. P., D. H. MOORE and M. HEIDELBERGER (1942), J. exp. Med. (Am.) 75, 135.

TRIA, E. (1939), J. biol. Chem. (Am.) 129, 377.

TROMMSDORFF, R. (1909), Arb. Kais: Ges.-Amt 32, 560.

TULASNE, R. (1947), C. r. Soc. Biol. Paris, 141, 411.

TYLER, A. (1945a), J. Immunol. (Am.) 51, 157.

— (1945b), J. Immunol. (Am.) 51, 329.

TYLER, A. and ST. M. SWINGLE (1945), J. Immunol. (Am.) 51, 339.

UHLENHUTH, P. (1905), Dtsch. med. Wschr., S. 1673.

UHLENHUTH, P. und HAENDEL (1910), Z. Immunfschg. 4, 761.

UHLENHUTH, P. und E. REMY (1933), Z. Immunfschg. (D.) 79, 318.

— — (1934), Z. Immunfschg. (D.) 82, 229.

UHLENHUTH, P. und K. SEIFFERT (1930), Handb. d. path. Microorg., 3. Aufl., III 1, S. 365—468.

UHLENHUTH, P. und WEIDANZ (1909), Arb. Kais. Ges.-Amt. 30, Heft 2.

URBACH, E. (1935), Klinik und Therapie der allergischen Krankheiten. Wien.

URBACH, E. and PH. M. GOTTLIEB (1946), Allergy. New York.

VAILLARD, L. (1892), Ann. Inst. Past. Paris 6, 224.

VELDE, H. VAN DER (1894), La cellule (Franz.) 10, 401.

VELLUZ, L. (1933), C. r. Soc. Biol. Paris 113, 684.

— (1934), C. r. Soc. Biol. Paris 116, 981.

— (1936a), Bull. Soc. Chim. biol. (Franz.) 18, 1716.

— (1936b), C. r. Acad. Scienc. Paris 203, 471, 498.

— (1937), VI. Congr. Chim. biol. (Franz.), S. 173.

Velluz, L. (1938), C. r. Soc. Biol. Paris 127, 35.
Verwey, W. F. (1940), J. exp. Med. (Am.) 71, 635.
Voss, E. A. (1937/38), Z. Kinderheilk. (D.) 59, 612.
Voss, E. A. und O. Hundt (1938), Z. Immunfschg. (D.) 94, 281.

Wadsworth, A. and M. W. Wheeler (1934), J. inf. diseas. (Am.) 55, 123.
Walbum, L. E. and C. G. Reymann (1933), J. Path. a. Bact. (Brit.) 36, 469.
Waldschmidt-Leitz, E., F. Ziegler, A. Schäffner und L. Weil (1931), Z. phys. Chem. (D.) 197, 219.
Walton, A. J. (1915), J. exp. Med. (Am.) 22, 194.
Wasserman, Ph., R. H. Broh-Kahn and I. A. Mirsky (1940), J. Immunol. (Am.) 38, 213.
Wasserman, Ph. and I. A. Mirsky (1942), Endocrinology (Am.) 31, 115.
Watson, A. F. and E. Langstaff (1927), J. Path. a. Bact. (Brit.) 30, 383.
Weil, A. J. (1926), Z. Immunfschg (D.), 46, 81.
— (1943), J. Immunol. (Am.) 46, 13.
Weil, A. J., I. A. Parfentjev and K. L. Bowman (1938), J. Immunol. (Am.) 35, 399.
Weil, A. J., B. Ritzenthaler und H. Merkens (1933), Z. Immunfschg. (D.) 78, 316.
Weil, A. J. and E. Sherman (1939), J. Immunol. (Am.) 36, 139.
Weil, E. und A. Felix (1916), Wien. Klin. Wschr. 29, 33, 974.
Weil, R. (1913), J. med. Research 28, 243.
— (1913), Z. Immunfschg. (D.) 20, 199.
— (1914), Z. Immunfschg. (D.) 23, 1.
Weil-Halé et Lémaire (1908), C. r. Soc. Biol. Paris 65, 141.
Weinberg, M. et P. Seguin (1915), C. r. Soc. Biol. Paris 78, 274.
Weiss, A. (1935), Beitr. path. Anat. (D.) 96, 111.
Weiss, P. (1945), Science (Am.) 101, 101.
Welch, W. H. and G. H. F. Nutall (1892), Johns Hopkins Hosp. Bull. 3, 81.
Wells, H. G. (1908), J. inf. diseas. (Am.) 5, 449.
— (1909), J. inf. diseas. (Am.) 6, 506, 513.
— (1911), J. inf. diseas. (Am.) 9, 168.
— The chemical aspects of immunity, 1. Ed. 1925, 2. Ed. 1929, New York.
Went, St. und K. Lissak (1934), Z. Immunfschg. (Am.) 82, 474.
Went, St. und L. Kesztyüs (1939), Arch. exp. Path. Pharm. (D.) 193, 609.
Went, St., K. Piribauer und L. Kesztyüs (1939), Arch. exp. Path. Pharm. (D.) 193, 312.
Wertheimer, E. and L. Stein (1944), J. Lab. clin. Med. (Am.) 29, 1082.
Wheeler, M. W. (1934), J. Immunol. (Am.) 26, 339.
Wheeler, K. M., P. B. Sawin and C. A. Stuart (1939), J. Immunol. (Am.) 36, 349.
White, P. B. (1933), Brit. J. exp. Path. 14, 145.
Whittingham, H. E. (1940), Brit. med. J., S. 292.
Wiedemann, E. (1944), Schweiz. med. Wschr., S. 566.
— (1945), Schweiz. med. Wschr., S. 229.
— (1946), Schweiz. med. Wschr., S. 241.
Wieghard, C. W. and L. A. Julianelle (1935), J. exp. Med. (Am.) 62, 23, 31.
Wieland, H. und W. Konz (1936), Sitzgsber. bayr. Akad. Wiss., Math.-phys. Kl., S. 177.
Wiener, A. S. (1941), J. Immunol. (Am.) 41, 181.
— (1945), Blood groups and Transfusion, 3. Edit., Springfield.

WIENER, A. S. (1946), Science (Am.) **104,** 579.

WIENER, W., M. HENLE and G. HENLE (1946), J. exp. Med. (Am.) **83,** 259.

WILKE, P. (1936), Z. Immunfschg. (D.) **87,** 252.

WILLIAMS, J. W., M. L. PETERMANN, G. C. COLOVOS, M. B. GOODLOE, J. L. ONCLEY and S. H. ARMSTRONG (1944), J. clin. Investig. (Am.) **23,** 433.

WILLIAMS, R. C. and R. W. G. WYCKOFF (1945), Proc. Soc. exp. Biol. a. Med. (Am.) **58,** 265.

WILSDON, A. J. **(1931),** 2. Rep. Inst. Path. Anim., Cambridge, S. 53.

— — **(1933),** 3. Rep. Inst. Path. Anim., Cambridge, S. 46.

WILSON, A. T. (1945), J. exp. Med. (Am.) **81,** 593.

WILSON, G. S. and A. A. MILES (1932), Brit. J. exp. Path. **13,** 1.

WILSON, W. J. (1929), System of Bact. (Brit.) **4,** 254.

WITEBSKY, E. (1929), Z. Immunfschg. (D.), **62,** 35.

— (1928), Z. Immunfschg. (D.) **59,** 139.

WITEBSKY, E., N. C. KLENDSHOY and MCNEIL (1944), Proc. Soc. exp. Biol. a. Path. (Am.) **55,** 167.

WITEBSKY, E. und K. KONIYA (1930), Z. Immunfschg. (D.) **67,** 480.

WITEBSKY, E. und K. OKABE (1927/28), Z. Immunfschg. (D.) **54,** 181.

WITTINGHAM, H. E. **(1940),** Brit. med. J., S. 292.

WOGLOM, W. H. (1929), Cancer Rev. (Am.) **4,** 129.

WOLFE, H. R. (1929), Proc. Soc. exp. Biol. a. Med. (Am.) **27,** 146.

— (1933), Physiological Zoology **6,** 55.

— — (1935), J. Immunol. (Am.) **29,** 1.

WOLFF-EISNER, A. (1907), Dermatol. Centralbl. (D.) **10,** 164.

WOOLF, J., R. MARRACK and A. W. DOWNIE (1936), J. Soc. Chem. Industr. **55,** 156.

WORMALL, A. (1930), J. exp. Med. (Am.) **51,** 295.

WRIGHT, G. G. (1944), J. exp. Med. (Am.) **79,** 455.

WRIGHT, G. G. and L. PAULING (1944), Science (Am.) **99,** 198.

WRIGHT, G. G., W. M. and C. G. L. WOLF (1930), J. Canc. Res. (Am.) **14,** 370.

WUHRMANN, F. und CH. WUNDERLY **(1943),** Die Bluteiweißkörper in der klinischen Medizin. Basel.

— — **(1945),** Schweiz. med. Wschr., S. 234.

— — **(1946),** Schweiz. med. Wschr., S. 251.

WUTH, O. (1923), Bioch. Z. (D.) **142,** 19.

WYCKOFF, R. W. G. (1937a), Proc. Amer. Philos. Soc. **77,** 455.

— (1937b), Science (Am.) **86,** 92.

— (1937c), Proc. Soc. exp. Biol. a. Med. (Am.) **36,** 71.

WYCKOFF, R. W. G. and R. COREY (1936a), Science (Am.) **84,** 513.

— — (1936b), J. biol. Chem. (Am.) **116,** 51.

YAMAKAMI, K. (1926), J. Immunol. (Am.) **12,** 185.

YAMAMOTO, H. (1930), Tohoku J. exp. Med. **15,** 324.

YEN, C. H. (1939), Proc. Soc. exp. Biol. a. Med. (Am.) **41,** 162.

ZACHO, A. (1932), Z. Immunfschg. (D.) **77,** 520.

ZAHL, P. A. and S. H. HUTNER (1944), Americ. J. Hyg. **39,** 189.

ZAMECNIK, P. C., J. FOLCH and L. BREWSTER (1945), Proc. Soc. exp. Biol. a. Med. (Am.) **60,** 33.

ZIEGLER, J. E. and F. L. HORSFALL (1944), J. exp. Med. (Am.) **79,** 361, 379.

ZINNEMANN, K. (1943), J. Path. a. Bact. (Brit.) **55,** 275.

ZINSSER, H. **(1931),** Resistance to infectious diseases, New York.

ZINSSER, H. (1921), J. Immunol. (Am.) **6,** 289.
ZINSSER, H. and M. R. CASTANEDA (1933), J. exp. Med. (Am.) **57,** 381, 391.
ZINSSER, H. and R. F. PARKER (1917), J. exp. Med. (Am.) **26,** 411.
ZITTLE, CH. A. (1942), J. Immunol. (Am.) **43,** 31.
ZITTLE, CH. A. and T. N. HARRIS (1941), J. biol. Chem. (Am.) **142,** 823.
ZONDEK, B. and F. SULMAN (1937), Proc. Soc. exp. Biol. a. Med. (Am.) **36,** 712.
— — (1937/38), Proc. Soc. exp. Biol. a. Med. (Am.) **37,** 343.
ZONDEK, B., F. SULMAN and A. HOCHMANN (1938), Proc. Soc. exp. Biol. (Am.)
    39, 283.
ZOZAYA, J. (1931), Science (Am.) **74,** 270.
— (1932a), J. exp. Med. (Am.) **55,** 325.
— (1932b), Proc. Soc. exp. Biol. a. Med. (Am.) **30,** 47.
— (1933), J. exp. Med. (Am.) **57,** 21.
ZOZAYA, J. and J. CLARK (1933), J. exp. Med. (Am). **57,** 21.

Nachtrag.

BAWDEN, F. C. and N. W. PIRIE (1944), Brit. J. exp. Path. **25,** 68.
— — (1946), Brit. J. exp. Path. **27,** 81.
BOVARNICK, M. and P. M. DE BURGH (1947), Science (Am.) **105,** 550.
DE BURGH, P. M., PEN-CHUNG YU, C. HOWE and M. BOVARNICK (1948),
    J. exp. Med. (Am.) **87,** 1.
FRIEDEWALD, W. F. (1943), J. exp. Med. (Am.) **78,** 347.
FRIEDEWALD, W. F., E. S. MILLER and L. R. WHATLEY (1947), J. exp. Med.
    (Am.) **86,** 65.
GAW, Z. H. (1947), Arch. f. Virusfschg. **3,** 347.
GREEN, R. H. and D. W. WOOLEY (1947), J. exp. Med. (Am.) **86,** 55.
HERRIOT, R. M. (1938), J. gen. Physiol. **21,** 501.
HORSFALL, F. L. and M. MCCARTY (1947), J. exp. Med. (Am.) **85,** 623.
LORING, H. S. and W. M. STANLEY (1937), J. biol. Chem. (Am.) **117,** 733.

Sachverzeichnis.